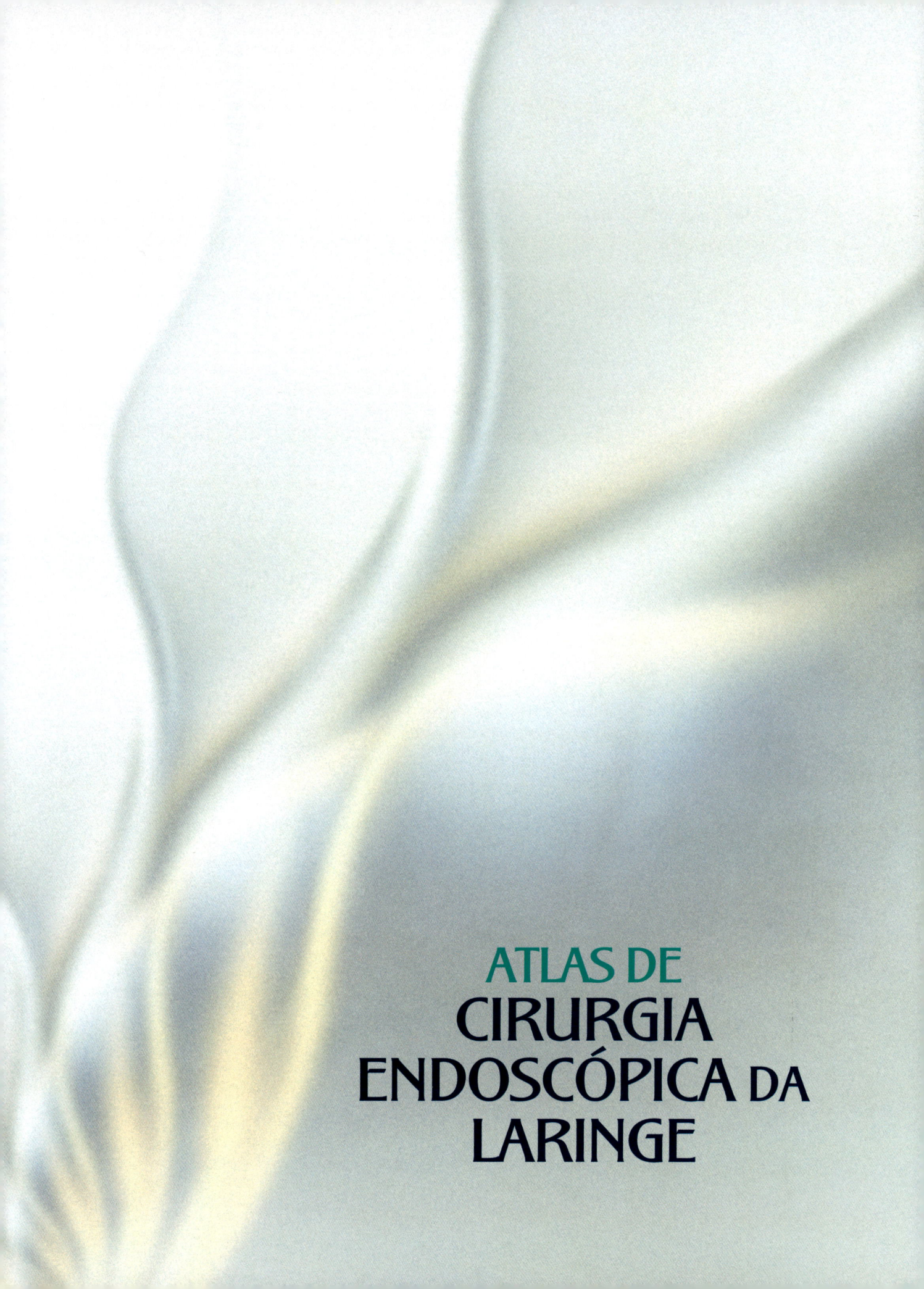

ATLAS DE CIRURGIA ENDOSCÓPICA DA LARINGE

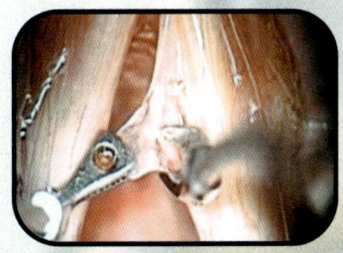

Robert T. Sataloff MD DMA FACS
Professor and Chairman
Department of Otolaryngology — Head and Neck Surgery
Senior Associate Dean for Clinical Academic Specialties
Drexel University College of Medicine
Philadelphia, Pennsylvania, USA

Farhad Chowdhury DO
Assistant Professor
Department of Otolaryngology — Head and Neck Surgery
Drexel University College of Medicine
Philadelphia, Pennsylvania, USA

Shruti Joglekar MBBS MD DORL
Instructor
Department of Otolaryngology — Head and Neck Surgery
Drexel University College of Medicine
Philadelphia, Pennsylvania, USA

Mary J. Hawkshaw BSN RN CORLN
Research Associate Professor
Department of Otolaryngology — Head and Neck Surgery
Drexel University College of Medicine
Philadelphia, Pennsylvania, USA

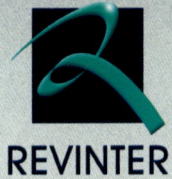

REVINTER

Atlas de Cirurgia Endoscópica da Laringe
Copyright © 2012 by Livraria e Editora Revinter Ltda.

ISBN 978-85-372-0418-4

Todos os direitos reservados.
É expressamente proibida a reprodução
deste livro, no seu todo ou em parte,
por quaisquer meios, sem o consentimento
por escrito da Editora.

Tradução:
RICARDO R. FIGUEIREDO
Médico-Otorrinolaringologista
Mestrado em Cirurgia Geral-ORL pela Universidade Federal do Rio de Janeiro
Professor Adjunto e Chefe do Serviço de ORL da Faculdade de Medicina de Valença, RJ

Nota: A medicina é uma ciência em constante evolução. À medida que novas pesquisas e experiências ampliam os nossos conhecimentos, são necessárias mudanças no tratamento clínico e medicamentoso. Os autores e o editor fizeram verificações junto a fontes que se acredita sejam confiáveis, em seus esforços para proporcionar informações acuradas e, em geral, de acordo com os padrões aceitos no momento da publicação. No entanto, em vista da possibilidade de erro humano ou mudanças nas ciências médicas, nem os autores e o editor nem qualquer outra parte envolvida na preparação ou publicação deste livro garantem que as instruções aqui contidas são, em todos os aspectos, precisas ou completas, e rejeitam toda a responsabilidade por qualquer erro ou omissão ou pelos resultados obtidos com o uso das prescrições aqui expressas. Incentivamos os leitores a confirmar as nossas indicações com outras fontes. Por exemplo e em particular, recomendamos que verifiquem as bulas em cada medicamento que planejam administrar para terem a certeza de que as informações contidas nesta obra são precisas e de que não tenham sido feitas mudanças na dose recomendada ou nas contraindicações à administração. Esta recomendação é de particular importância em conjunto com medicações novas ou usadas com pouca frequência.

Título original:
Atlas of Endoscopic Laringeal Surgery
Copyright © 2011 by Jaypee Brothers Medical Publishers

Livraria e Editora REVINTER Ltda.
Rua do Matoso, 170 – Tijuca
20270-135 – Rio de Janeiro – RJ
Tel.: (21) 2563-9700 – Fax: (21) 2563-9701
livraria@revinter.com.br – www.revinter.com.br

Este livro é dedicado a

Dahlia, Ben e John Sataloff
Saba, Mikael, Shahed e Irfat Chowdhury
Siddharth e Rayva Joglekar, e aos pais e mestres do Dr. Joglekar
e a
Judy Hawkshaw Johnson.

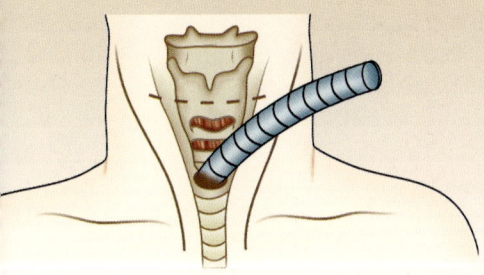

Sumário

Colaboradores — xii
Prefácio — xiii

Seção 1 — Princípios básicos e procedimentos

1. Introdução – História, evolução e desenvolvimento da fonomicrocirurgia — 3
Robert T. Sataloff ■ Farhad Chowdhury ■ Shruti Joglekar ■ Mary J. Hawkshaw
Introdução à fonocirurgia, laringe fonatória, laringoscopia com espelhos, arcabouço laríngeo

2. Seleção de pacientes — 5
Robert T. Staloff ■ Farhad Chowdhury ■ Shrudi Joglekar ■ Mary J. Hawkshaw
Seleção e consentimento de pacientes, avaliação pré-operatória objetiva da voz, documentação, *timing* de indicação de cirurgia vocal, ectasia vascular óbvia das pregas vocais, hemorragias pré-menstruais das pregas vocais, cistos e pólipos das pregas vocais, coagulopatia

3. Anatomia e fisiologia da voz – Uma breve revisão — 8
Robert T. Sataloff ■ Farhad Chowdhury ■ Shruti Joglekar ■ Mary J. Hawkshaw
Anatomia da voz, laringe, laringectomia, músculos intrínsecos da laringe, glote, cartilagens aritenoides, falsas pregas vocais, epitélio escamoso lubrificado, lâmina própria, trato vocal supraglótico, trato vocal infraglótico, controle neural, sistema nervoso extrapiramidal e autônomo, produção de sons, ressonância, controle de *pitch* e volume, avaliação da mucosa

4. Avaliação e cuidados vocais pré-operatórios — 16
Robert T. Sataloff ■ Farhad Chowdhury ■ Shruti Joglekar ■ Mary J. Hawkshaw
A história, discussão compreensiva sobre seleção e preparação adequadas de pacientes, campo cirúrgico, refluxo faringolaríngeo, disfonia de tensão muscular, videolaringoestroboscopia, laringoscopia flexível, mensuração da voz, consentimento informado, *timing* da indicação cirúrgica e considerações correlatas

5. Laringoscopia indireta — 18
Robert T. Sataloff ■ Farhad Chowdhury ■ Shruti Joglekar ■ Mary J. Hawkshaw
Cirurgia por laringoscopia indireta, anestesia tópica, laringoscópio flexível, injeção por via externa, injeção transoral, técnicas cirúrgicas

6. Laringoscopia direta — 21
Robert T. Sataloff ■ Farhad Chowdhury ■ Shruti Joglekar ■ Mary J. Hawkshaw
Microlaringoscopia de suspensão, visão estereoscópica, comissura anterior, sistema de laringoscopia de suspensão

Sumário

7. Anestesia — 25
Robert T. Sataloff ▪ Farhad Chowdhury ▪ Shruti Joglekar ▪ Mary J. Hawkshaw

Anestesia local, grande corno da cartilagem tireoide, grande corno do osso hioide, bloqueio do nervo glossofaríngeo, intubação endotraqueal, irritação da mucosa, metemoglobinemia, anestesia geral, intubação e extubação

8. Instrumental — 28
Robert T. Sataloff ▪ Farhad Chowdhury ▪ Shruti Joglekar ▪ Mary J. Hawkshaw

Magnificação, instrumentos laríngeos com cabo longo, telescópios laríngeos, endoscopia de contato, instrumentos microlaríngeos, instrumentos não refletores, debridadores, microdissecção

9. Injeção submucosa e microcirurgia de laringe — 35
Robert T. Sataloff ▪ Farhad Chowdhury ▪ Shruti Joglekar ▪ Mary J. Hawkshaw

Conceitos de infusão laríngea, injeção submucosa, complicações

10. Cirurgia laríngea a *laser* — 36
Jean Abitbol ▪ Robert T. Sataloff

Cirurgia a *laser*, características dos *lasers*, fonomicrocirurgia, *laser* de argônio, *laser* Nd-YAG, *laser* de cristal KTP (potássio, titanil, fosfato), terapia fotodinâmica com *laser* corado, *laser* pulsado KTP, *laser* de diodo e suas limitações, *laser* CO_2 e suas limitações, interações teciduais com o *laser*, procedimentos fonomicrocirúrgicos, procedimentos microlaringoscópicos, técnicas anestésicas, riscos e complicações, princípios da fonomicrocirurgia com *laser* CO_2, técnicas fonomicrocirúrgicas com *laser* para variados tipos de lesões, complicações da fonomicrocirurgia com *laser*

11. Cosmética da voz – O *lift* da voz — 52
Robert T. Sataloff ▪ Farhad Chowdhury ▪ Shruti Joglekar ▪ Mary J. Hawkshaw

Lições vocais, habilitação vocal, retreinamento neuromuscular, laringoplastia por injeção, cirurgia de *lift* da voz

12. Cuidados vocais no pós-operatório — 54
Robert T. Sataloff ▪ Farhad Chowdhury ▪ Shruti Joglekar ▪ Mary J. Hawkshaw

Repouso vocal, formação de cicatrizes, esteroides, medicações antirrefluxo, fonoterapia, considerações individuais

Seção 2 — Lesões estruturais benignas

13. Cistos das pregas vocais — 59
Robert T. Sataloff ▪ Farhad Chowdhury ▪ Shruti Joglekar ▪ Mary J. Hawkshaw

Cistos congênitos, cistos adquiridos, diferenciação de cistos, tratamento de cistos de pregas vocais, técnica do *microflap*, prega vocal contralateral, técnicas cirúrgicas

14. Nódulos das pregas vocais — 69
Robert T. Sataloff ▪ Farhad Chowdhury ▪ Shruti Joglekar ▪ Mary J. Hawkshaw

Posição dos nódulos de pregas vocais, zona de atrito, fonoterapia, nódulos de pregas vocais em crianças, técnicas cirúrgicas

Sumário

15. Pólipos das pregas vocais — **76**
Robert T. Sataloff ▪ Farhad Chowdhury ▪ Shruti Joglekar ▪ Mary J. Hawkshaw
Pólipos, efeito funcional dos pólipos, técnicas cirúrgicas

16. Varicosidades, vasos ectásicos e hemorragias das pregas vocais — **85**
Robert T. Sataloff ▪ Farhad Chowdhury ▪ Shruti Joglekar ▪ Mary J. Hawkshaw
Hemorragia das pregas vocais e lacerações da mucosa, ectasias e varizes, técnicas cirúrgicas

17. Edema de Reinke — **91**
Robert T. Sataloff ▪ Farhad Chowdhury ▪ Shruti Joglekar ▪ Mary J. Hawkshaw
Degeneração polipoide, cordite polipoide, hipertrofia edematosa, edema de Reinke compensatório localizado, técnicas cirúrgicas

18. Granulomas e úlceras dos processos vocais — **98**
Robert T. Sataloff ▪ Farhad Chowdhury ▪ Shruti Joglekar ▪ Mary J. Hawkshaw
Ocorrência de granulomas, etiologias dos granulomas, usos de toxina botulínica, técnicas cirúrgicas

19. Papilomas — **106**
Robert T. Sataloff ▪ Farhad Chowdhury ▪ Shruti Joglekar ▪ Mary J. Hawkshaw
Diagnóstico dos papilomas, ressecção de papiloma laríngeo, uso do cidofovir, técnicas cirúrgicas

20. Supraglotoplastia — **115**
Robert T. Sataloff ▪ Farhad Chowdhury ▪ Shruti Joglekar ▪ Mary J. Hawkshaw
Causa de estridor, efeitos da laringomalacia, crianças com laringomalacia, redundância da mucosa supraglótica, técnicas cirúrgicas

21. Cicatrizes das pregas vocais — **119**
Robert T. Sataloff ▪ Farhad Chowdhury ▪ Shruti Joglekar ▪ Mary J. Hawkshaw
Cicatrizes sintomáticas das pregas vocais, tratamento da cicatriz da prega vocal, cirurgia das cicatrizes das pregas vocais, técnicas de medialização, técnicas cirúrgicas

22. Sulco vocal — **130**
Robert T. Sataloff ▪ Farhad Chowdhury ▪ Shruti Joglekar ▪ Mary J. Hawkshaw
Introdução aos sulcos vocais, etiologias dos sulcos vocais, pseudosulcos vocais, *sulcus vergeture*, tratamento do sulco vocal, ponte de mucosa, utilidade de numerosas técnicas

23. Membranas laríngeas — **133**
Robert T. Sataloff ▪ Farhad Chowdhury ▪ Shruti Joglekar ▪ Mary J. Hawkshaw
Membranas sintomáticas, ressecção endoscópica

24. Estenose glótica posterior — **136**
Joseph R. Spiegel ▪ Robert T. Sataloff ▪ Farhad Chowdhury ▪ Mary J. Hawkshaw
Achados da laringe posterior, fatores que afetam complicações pós-intubação, tipos de estenose, EMG dos músculos laríngeos intrínsecos, procedimentos endolaríngeos, procedimentos laríngeos abertos, técnicas cirúrgicas

Sumário

25. Estenose subglótica — **142**
Robert T. Sataloff ▪ Farhad Chowdhury ▪ Shruti Joglekar ▪ Mary J. Hawkshaw

Efeitos da estenose, estenose subglótica congênita, objetivos da correção da estenose subglótica, técnicas cirúrgicas

26. Pregas vocais arqueadas e presbifonia — **146**
Robert T. Sataloff ▪ Farhad Chowdhury ▪ Shruti Joglekar ▪ Mary J. Hawkshaw

Pregas vocais arqueadas, paralisias do nervo laríngeo superior, presbifonia

Seção 3 — Lesões pré-malignas e malignas da laringe

27. Lesões pré-malignas da laringe — **149**
Carole M. Dean ▪ Robert T. Sataloff ▪ Farhad Chowdhury ▪ Mary J. Hawkshaw

Terminologia (termos clínicos, termos histológicos), epidemiologia e fatores etiológicos, transformação maligna, carcinoma *in situ* (CIS), papilomas laríngeos, epidemiologia e biologia molecular do vírus papiloma humano, técnicas cirúrgicas

28. Câncer da laringe — **161**
Timothy D. Anderson ▪ Robert T. Sataloff ▪ Farhad Chowdhury

Tumores supraglóticos, considerações terapêuticas, procedimentos cirúrgicos, tumores glóticos, tratamento cirúrgico (biópsia excisional, cirurgia endoscópica, cordectomia, hemilaringectomia vertical endoscópica assistida por *laser*, hemilaringectomia vertical, reconstrução após laringectomia parcial, hemilaringectomia supracricóidea, laringectomia total), câncer subglótico, técnicas cirúrgicas

Seção 4 — Desordens neurogênicas

29. Paresias/paralisias das pregas vocais — **183**
Adam D. Rubin ▪ Robert T. Sataloff ▪ Farhad Chowdhury

Efeitos da paralisia das pregas vocais, abandono da injeção de Teflon, injeção de Gelfoam, colágeno, injeção de Alloderm e fáscia, injeção de gordura autóloga, remoção de Teflon, técnicas cirúrgicas

30. Tireoplastia — **198**
Robert T. Sataloff ▪ Farhad Chowdhury ▪ Shruti Joglekar ▪ Mary J. Hawkshaw

Tireoplastia tipo I, revisão da tireoplastia, outros tipos de tireoplastia, nomenclatura, técnicas cirúrgicas

31. Adução/rotação da cartilagem aritenoide, subluxação cricotireoide, aritenoidopexia e aritenoidectomia — **210**
Robert T. Sataloff ▪ Farhad Chowdhury ▪ Shruti Joglekar ▪ Mary J. Hawkshaw

Adução/rotação da cartilagem aritenoide, aritenoideopexia e subluxação cricotireóidea, articulação cricotireóidea, bloco de Gore-Tex silastic, anastomoses neurais, aritenoidectomia

32. Cirurgia do pedículo neuromuscular — 220
Robert T. Sataloff ▪ Farhad Chowdhury ▪ Shruti Joglekar ▪ Mary J. Hawkshaw
Envolvimento da cirurgia do pedículo neuromuscular, limitações da reinervação, outras técnicas

33. Outras técnicas para paralisias bilaterais das pregas vocais — 222
Robert T. Sataloff ▪ Farhad Chowdhury ▪ Shruti Joglekar ▪ Mary J. Hawkshaw
Aritenoideopexia, sutura/aritenoidectomia alternativa, paralisia de pregas vocais, cordotomia posterior, sincinesias

34. Neurectomia do tireoaritenóideo — 224
Robert T. Sataloff
Desenvolvimento do procedimento de neurectomia tireoaritenóidea para disfonia espasmódica de adução, variações da neurectomia tireoaritenóidea, anatomia do ramo tireoaritenóideo, potencial para disfonia espasmódica de abdução

Seção 5 — Trauma laríngeo

35. Trauma laringotraqueal — 229
Yolanda D. Heman-Ackah ▪ Robert T. Sataloff
Trauma contuso, avaliação do paciente com trauma contuso sem sofrimento da via aérea, avaliação do paciente com trauma contuso e sofrimento da via aérea, avaliação cirúrgica, exploração e reparo abertos, lesões penetrantes, lesões cáusticas e térmicas, lesões iatrogênicas

36. Avulsão do processo vocal — 246
Robert T. Sataloff ▪ Farhad Chowdhury ▪ Shruti Joglekar ▪ Mary J. Hawkshaw
Ocorrência de avulsão do processo vocal, resultados da avulsão do processo vocal, tratamento da avulsão do processo vocal, técnicas cirúrgicas

37. Lesões das articulações cricoaritenóidea e cricotireóidea – Avaliação e tratamento — 249
Robert T. Sataloff ▪ Farhad Chowdhury ▪ Shruti Joglekar ▪ Mary J. Hawkshaw
Lesões da articulação cricoaritenóidea, embriologia e anatomia, deslocamento/subluxação da aritenoide (diagnóstico), medidas adjuntas, lesões da articulação cricotireóidea

Índice remissivo — 258

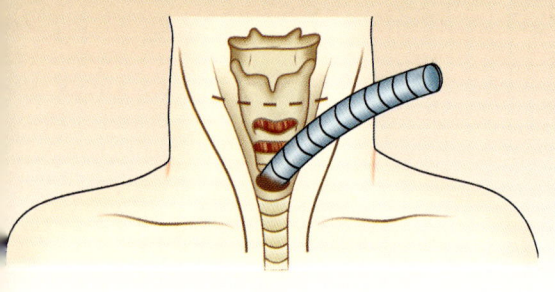

Colaboradores

Jean Abitbol MD
Otorhinolaryngologiste – Phoniatre
Ancien Assistant des Hôpitaux de Paris
Ancien Chef de Clinique à la Faculté de Médecine de Paris
Chirurgie Laser-Chirurgie Cervico-Faciale
Chevalier de la Légion d'Honneur
President of the International Society for Laser Surgery and Medicine
Adjunct Professor, Department of Otolaryngology
Head and Neck Surgery
Drexel University College of Medicine
Philadelphia, Pennsylvania, USA

Timothy D. Anderson MD
Director
Voice and Swallowing Center
Department of Otolaryngology
Lahey Clinic, Burlington, MA, USA
Assistant Professor
Boston University School of Medicine
Boston, MA, USA

Farhad Chowdhury DO
Assistant Professor
Department of Otolaryngology
Head and Neck Surgery
Drexel University College of Medicine
Philadelphia, Pennsylvania, USA

Carole M. Dean MD FRCS(c) PC
President
The Voice Institute
Atlanta, Georgia, USA

Mary J. Hawkshaw BSN RN CORLN
Research Associate Professor
Department of Otolaryngology
Head and Neck Surgery
Drexel University College of Medicine
Philadelphia, Pennsylvania, USA

Yolanda D. Heman-Ackah MD
Associate Professor
Department of Otolaryngology
Head and Neck Surgery
Drexel University College of Medicine
Philadelphia, Pennsylvania, USA

Shruti Joglekar MBBS MD DORL
Instructor
Department of Otolaryngology
Head and Neck Surgery
Drexel University College of Medicine
Philadelphia, Pennsylvania, USA

Adam D. Rubin MD
Director
Lakeshore Professional Voice Center
St Clair Shores, MI
Adjunct Assistant Professor
University of Michigan
Department of Otolaryngology
Head and Neck Surgery
Ann Arbor, MI, USA

Robert T. Sataloff MD DMA FACS
Professor and Chairman
Department of Otolaryngology
Head and Neck Surgery
Senior Associate Dean for Clinical Academic Specialties
Drexel University College of Medicine
Philadelphia, Pennsylvania, USA

Joseph R. Spiegel MD
Associate Professor
Department of Otolaryngology
Head and Neck Surgery
Thomas Jefferson University
Jefferson Medical College
Philadelphia, Pennsylvania, USA

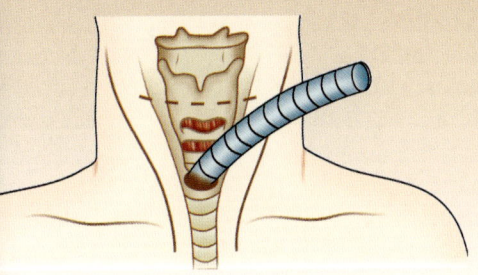

Prefácio

A intenção deste *Atlas de Cirurgia Endoscópica da Laringe* é servir como uma fonte prática de consulta para médicos especialistas e residentes. Inclui não somente uma visão geral de vários aspectos da fonocirurgia, mas também fotografias intraoperatórias ainda não publicadas. Estas são acompanhadas por descrições detalhadas da técnica cirúrgica, incluindo dicas. Adicionalmente ao material novo, parte do texto foi modificada a partir de trabalhos previamente publicados do autor principal (Robert T. Sataloff). Para a conveniência dos cirurgiões que procuram por um guia eficiente e prático da fonocirurgia, esta parte do material foi condensada, reorganizada, republicada, reescrita e/ou modificada de "Professional Voice: The Science and Art of Clinical Care, 3rd edition" de Robert T. Sataloff, um compêndio com aproximadamente 1.800 páginas publicado por Plural Publications, Inc. (San Diego, CA) em 2005. Somos gratos a Plural Publications, Inc., por permitir a reutilização de material deste livro, que se encontra distribuído ao longo deste atlas.

Na Seção 1, *Princípios Básicos e Procedimentos*, temos uma breve introdução à evolução da fonomicrocirurgia e diretrizes práticas para a seleção, avaliação e tratamento dos pacientes, consentimento informado, anestesia para fonocirurgia, seleção do instrumental cirúrgico e cuidados pós-operatórios, além de outros assuntos. A Seção 2, *Lesões Estruturais Benignas*, oferece informações sobre a natureza de nódulos, cistos, pólipos e outras anormalidades estruturais (incluindo, com frequência, descrições histológicas e figuras), além de incluir descrições detalhadas da técnica cirúrgica e fotografias intraoperatórias para guiar o cirurgião interessado nestes procedimentos. A Seção 3, *Lesões Pré-Malignas e Malignas da Laringe*, limita-se à cirurgia endoscópica. A laringectomia é revista de forma breve, não sendo detalhadamente abordada neste livro. A Seção 4, *Desordens Neurogênicas*, inclui não só a cirurgia endoscópica, mas também informações sobre cirurgia funcional da laringe para o tratamento de distúrbios motores da laringe. A Seção 5, *Trauma Laríngeo*, também tem seu foco no tratamento endoscópico, objetivo maior deste atlas, embora o capítulo de Trauma Laringotraqueal ofereça também uma visão geral de procedimentos externos importantes.

Esperamos que este atlas ofereça ideias úteis para os cirurgiões vocais. A inclusão dos "segredos do negócio", que nunca antes haviam sido publicados, pretende assistir aos otorrinolaringologistas em nossos esforços para oferecer tratamento cirúrgico "estado-da-arte" para nossos pacientes com desordens vocais e otimizar os resultados terapêuticos. Temos certeza de que nossos leitores acharão as informações muito úteis.

Robert T. Sataloff
Farhad Chowdhury
Shruti Joglekar
Mary J. Hawkshaw

SEÇÃO 1

Princípios básicos e procedimentos

Capítulo 1

Introdução – História, evolução e desenvolvimento da fonomicrocirurgia

Robert T. Sataloff ■ Farhad Chowdhury ■ Shruti Joglekar ■ Mary J. Hawkshaw

Fonocirurgia é um termo adotado no outono de 1963 durante uma conversação entre Hans Von Leden e Godfrey Arnold no bar do Hotel Roosevelt, em Nova Iorque, sobre o potencial cirúrgico de melhorias da função vocal. Fonocirurgia é qualquer cirurgia desenvolvida primariamente para a melhora ou a restauração da voz. O termo é frequentemente confundido com fonomicrocirurgia, termo referente à convergência de teorias que guiam a cirurgia endoscópica das pregas vocais e teorias que explicam a fonação. A premissa que sustenta a abordagem cirúrgica da fonomicrocirurgia é que a melhor qualidade vocal pós-operatória será conseguida com a máxima preservação da estrutura das pregas vocais.

A fonomicrocirurgia é uma das modalidades cirúrgicas mais recentes no armamentário do otorrinolaringologista e tem suas raízes fundamentadas no desenvolvimento histórico da visualização e manipulação cirúrgica das pregas vocais. Uma tentativa de compreensão do conceito da fonação remete ao antigo Egito, por volta de 3000 a.C., quando se acreditava que a voz representava um fenômeno mágico ou religioso originado dos pulmões. Os egípcios eram reverentes aos pulmões, descrevendo-os com frequência, mas provavelmente não tinham noções da relação entre respiração e voz.

O médico grego Cláudio Galeno (Clarissimus, 130-200) foi provavelmente o mais influente autor médico de todos os tempos. Ele é reconhecido como o fundador da laringologia e é certamente o padrinho da foniatria e ciências vocais. Galeno ensinava que "a traqueia prepara e pré-arranja a voz para a laringe (as cartilagens), aumentando-a, e é ainda mais aumentada pelas profundidades da garganta, que agem como um ressonador" (*De usu partium* VII, 5).

O trabalho de Galeno indubitavelmente influenciou o grande médico persa, filósofo, homem de Estado e poeta Abu Ali Al Husayn Ibn Sina (Avicena, 980-1037). O trabalho seminal de Ibn Sina, *Al-Qanun fi al-Tibb* ou *Canon of Medicine*, foi considerado a Bíblia Médica por um período maior do que qualquer outro trabalho, e alguns argumentam que se trata do mais famoso livro jamais escrito. O *Qanun* inclui importantes dados sobre a anatomia e fisiologia da laringe e dedica um capítulo inteiro à fonação e aos distúrbios vocais. Quinhentos anos após a sua publicação, o *Qanun* era ainda um livro-texto requisitado na Universidade de Viena e em outras universidades continentais e britânicas.

A laringe em fonação foi visualizada apenas recentemente de forma direta. Bozzini foi o primeiro indivíduo a reportar a visualização da laringe através de espelho em 1807. Ele desenhou um cabo engenhoso contendo uma vela e um refletor como fonte de luz artificial. Uma variedade de espéculos podia ser acoplada ao cabo universal para o exame de diferentes cavidades do corpo, incluindo um espéculo contendo um espelho para exame da laringe. O brilhante conceito de Bozzini, sobre o uso de uma fonte de luz extracorpórea para iluminar as cavidades internas do corpo, é a premissa-guia de toda a endoscopia.

Em 1854, um professor de canto do Conservatório de Paris, Manuel Garcia, utilizou um pequeno espelho odontológico para refletir a luz do sol na sua própria laringe e visualizou o órgão em fonação em um espelho de mão. Essa descoberta, independente da laringoscopia com espelho, foi apresentada à Sociedade Real de Medicina em um relato no *Physiological Observation of the Human Voice* em 13 de março de 1855, estimulando um novo interesse na comunidade médica na aplicação da técnica para a avaliação das doenças laríngeas.

Ludwig Türck foi o primeiro médico a adotar a laringoscopia com espelho após a apresentação de Garcia; entretanto, ele dependia da luz do sol para a iluminação. A habilidade em visualizar bem a laringe foi catalítica para fazer da manipulação cirúrgica transoral guiada por espelho confiável e efetiva.

A adaptação do microscópio cirúrgico para magnificação da endolaringe foi a chave para a evolução da fonomicrocirurgia. A visualização por microscopia das pregas vocais foi primeiramente descrita em 1954 pela professora Rosemarie Albrecht, da Academia Médica da cidade alemã de Erfurt. Albrecht adaptou o microscópio para o diagnóstico laríngeo na tentativa de reproduzir o sucesso de seus colegas ginecologistas no diagnóstico precoce de malignidades do colo uterino. Os créditos do aperfeiçoamento desta técnica e da popularização da arte e da ciência da microlaringoscopia pertencem ao professor austríaco Oskar Kleinsasser. Inicialmente, ele utilizou diferentes lupas para a magnificação, mas os resultados foram insuficientes. Gradualmente, ele alargou e redesenhou os laringoscópios até que fossem capazes de permitir a visão binocular e a cirurgia bimanual. Por volta de 1962, Kleinsasser havia adaptado o microscópio Zeiss para casos selecionados de diagnóstico laríngeo. Pouco tempo depois, a Zeiss desenvolveu lentes com distância focal de 400 mm, que permitiam o uso de longos instrumentos cirúrgicos para precisos procedimentos sobre as pregas vocais com resultados funcionais largamente superiores.

A melhora da voz humana por uma abordagem cirúrgica sistemática do esqueleto laríngeo foi apresentada por Nobuhiko Isshiki. Em um artigo seminal, Isshiki *et al.* descreveram 4 procedimentos básicos para a alteração do esqueleto laríngeo e, por conseguinte, a voz resultante. Estes 4 procedimentos estendem ou encurtam as pregas vocais e comprimem ou expandem o interior da laringe. Desde a sua descrição original, Isshiki modificou alguns passos básicos para melhorar os resultados funcionais e também criou uma série de novos procedimentos para alcançar esse objetivo. Uma revisão mais abrangente da história da cirurgia vocal pode ser encontrada nas referências.[1]

A fonomicrocirurgia reflete a convergência de teorias que guiam a cirurgia endoscópica das pregas vocais com outras que explicam a fonação, e as contribuições de inúmeros médicos a esta ciência transcendem largamente a extensão deste capítulo. A premissa básica desta abordagem cirúrgica é a de que a voz pós-operatória ótima, observada como uma cobertura mucosa íntegra das pregas vocais, será obtida com a máxima preservação da microestrutura em camadas das pregas vocais. Nos dias de hoje, o laringologista pode escolher entre uma variedade de instrumentos cirúrgicos para ajudá-lo a obter resultados funcionais ótimos.

A cirurgia laríngea pode ser realizada endoscopicamente (direta ou indiretamente) ou através de um acesso externo. Os cirurgiões laríngeos devem dominar todos os acessos, de forma a oferecer tratamento adequado. A maioria dos procedimentos para desordens vocais pode ser realizada endoscopicamente, eliminando a necessidade de acessos, externos e minimizando o dano tecidual. Embora a cirurgia endoscópica pareça intuitivamente mais "conservadora", essa suposição só é verdadeira quando o equipamento permite uma boa exposição do campo operatório e a anormalidade possa ser tratada de forma meticulosa e completa com o auxílio de instrumentos endoscópicos. Quando a visualização endoscópica não for adequada, devido à anatomia do paciente, à extensão da doença ou a outros fatores, o cirurgião não deve comprometer os resultados do tratamento ou correr o risco de lesões mais sérias tentando completar um procedimento endoscópico. Nestes pacientes, pode ser mais seguro deixar lesões benignas selecionadas sem tratamento ou tratar a doença por uma abordagem externa.

Este atlas revê abordagens e procedimentos selecionados para cirurgia das pregas vocais. Ainda que seu foco principal seja quase exclusivamente a cirurgia endoscópica, alguns dos procedimentos não endoscópicos mais comuns foram também incluídos. Informação adicional mais extensa sobre estes tópicos pode ser encontrada nas referências.[2-9]

CONCLUSÃO

A maior parte da história da cirurgia laríngea é dedicada à remoção de neoplasias, sendo a melhora vocal objetivo secundário. Informação adicional pode ser obtida em outras fontes.[10] Embora tenha havido tentativas de melhora da qualidade vocal no passado, somente nos últimos 30 anos observou-se grande esforço internacional para estabelecer procedimentos confiáveis e efetivos para a transformação da voz humana. A maior compreensão da fisiologia vocal entre os cirurgiões levou a grandes avanços nas teorias e técnicas cirúrgicas. Esses princípios foram acompanhados pelo desenvolvimento tecnológico da microcirurgia laríngea e levou aos atuais conceitos da fonomicrocirurgia.

REFERÊNCIAS

1. von Ledon HL. A Cultural History of the Larynx and Voice. In: Sataloff RT. Professional Voice: The Science and Art of Clinical Care, 3rd edition. San Diego, CA: Plural Publishing, Inc.; 2005. pp. 9-88.
2. Sataloff RT. Professional Voice: The Science and Art of Clinical Care, 3rd edition. San Diego, CA: Plural Publishing, Inc.; 2005.
3. Rubin J, Sataloff RT, Korovin G. Diagnosis and Treatment of Voice Disorders, 3rd edition. San Diego, CA: Plural Publishing, Inc.; 2006.
4. Fried MP, Ferlito A (Eds). The Larynx. San Diego, CA: Plural Publishing, Inc.; 2009.
5. Ossoff RH, Shapshay SM, Woodson GE, *et al.* The Larynx. Philadelphia, PA: Lippincott, Williams and Wilkins; 2003.
6. Rosen CA, Simpson CB. Operative Techniques in Laryngology. Berlin: Springer-Verlag; 2008.
7. Tucker HM. The Larynx, 2nd edition. New York, NY: Thieme; 1993.
8. Zeitels SM. Atlas of Phonomicrosurgery. San Diego, CA: Singulair Publications; 2001.
9. Isshiki N, *et al.* Thyroplasty as a New Phonosurgical Technique. Acta Otolaryngol. 1974;78(5-6):451-7.
10. Zeitels SM. The History and Development of Phonomicrosurgery. In: Sataloff RT. Professional Voice: The Science and Art of Clinical Care, 3rd edition. San Diego, CA: Plural Publishing, Inc.; 2005. pp. 1115-36.

Capítulo 2

Seleção de pacientes

Robert T. Staloff ■ Farhad Chowdhury ■ Shrudi Joglekar ■ Mary J. Hawkshaw

SELEÇÃO E CONSENTIMENTO DE PACIENTES

Antes de realizarmos uma fonocirurgia, é essencial estar certo de que a seleção do paciente foi apropriada e de que o paciente compreendeu os limites e as potenciais complicações do procedimento. Os pacientes apropriados não somente possuem anormalidades vocais, mas também desejam melhorar sua qualidade vocal, esforço e sustentação da voz. Por exemplo: nem todas as pessoas com voz "patológica" estão insatisfeitas com ela. Locutores esportivos, advogadas de tribunal com vozes rudes, masculinas e outros ocasionalmente consultam um médico apenas por receio de estarem com câncer. Se não há suspeita de malignidade, recuperar a "normalidade" da voz (p. ex., aspirando um edema de Reinke) pode ser um prejuízo e, até mesmo, arriscar uma carreira. De forma similar, é essencial distinguir acuradamente entre desordens vocais orgânicas e psicogênicas antes de embarcar em uma cirurgia laríngea. Embora uma voz soprosa possa ser causada por numerosas condições orgânicas, também é frequentemente encontrada em pessoas com disfonia psicogênica. A diferenciação pode requerer a avaliação de uma equipe experiente.

Ainda que todos os esforços razoáveis devam ser feitos para evitar uma intervenção cirúrgica em profissionais da voz, especialmente cantores, há situações em que a cirurgia é apropriada e necessária. Em última instância, a decisão deve ser tomada por uma análise de risco-benefício. Se um profissional é incapaz de continuar sua carreira e se for possível restaurar a função vocal cirurgicamente, a cirurgia não deve ser postergada. Às vezes, tomar tais decisões pode ser um desafio. Um cantor de rock ou pop com uma massa em prega vocal pode ter uma qualidade vocal satisfatória apenas com ajustes técnicos mínimos. Cantores pop usam amplificação sonora em suas *performances*, não necessitando cantar alto ou projetar sua voz em alguns casos (dependendo do estilo do artista). Tais pacientes são capazes de "driblar" a doença de forma segura por muitos anos. Por outro lado, mesmos patologias mínimas podem ser incapacitantes para alguns cantores clássicos. Por exemplo, se uma soprano especializada em música barroca desenvolve uma paresia de leve a moderada do nervo laríngeo superior, sua voz pode apresentar soprosidade e instabilidade. Se ela cair na tentação de fazer uma compensação com uma leve retração da língua e rebaixando sua laringe, a soprosidade será controlada devido a um aumento das forças adutoras, mas perderá a habilidade em executar séries ágeis e trinados. Problemas similares podem surgir a partir de compensações mal ajustadas em resposta a outras lesões, como cistos de pregas vocais. Nestes casos, o artista pode beneficiar-se mais da correção cirúrgica do problema básico do que da compensação hiperfuncional (má técnica), que pode por si só originar outros problemas performáticos, da mesma forma que a patologia da prega vocal. O paciente deve compreender todas estas considerações de forma clara, incluindo os riscos da cirurgia. Ele deve aceitar o risco de que qualquer cirurgia vocal pode piorar de forma permanente a voz e considerar o risco aceitável considerando o atual problema.

Mesmo nas mãos dos melhores cirurgiões, uma cicatrização indesejada pode ocorrer, resultando em rouquidão permanente. O paciente deve estar ciente de que existe uma possibilidade da voz piorar após a cirurgia. Naturalmente, outras complicações devem ser discutidas, incluindo (entre outras) complicações anestésicas, fraturas dentárias, recorrência de lesões laríngeas, comprometimento das vias aéreas, sinéquias entre as pregas vocais e outras ocorrências indesejadas. Além do termo de consentimento padrão dos hospitais, os autores oferecem informação escrita adicional aos pacientes antes da cirurgia. O paciente fica com uma cópia do documento "Riscos e Complicações da Cirurgia" e uma cópia assinada é arquivada. Termos de consentimento específicos podem ser utilizados também para outros tratamentos selecionados, como injeções de cidofovir, aplicação tópica de mitomicina-C e injeções de toxina botulínica, mesmo que esses documentos não sejam realmente obrigatórios. Se medicações forem usadas com objetivos terapêuticos (outros que não os objetivos de pesquisa) e representam uso *off-label* de medicamentos aprovados pelo FDA para outros fins, seu uso não requer necessariamente aprovação do comitê de ética médica. Entretanto, os autores acreditam ser útil e prudente oferecer aos pacientes o máximo de informação possível e documentar essa informação.

É frequentemente útil para o laringologista, o fonoaudiólogo, o especialista em voz cantada e o paciente que o professor de canto do paciente participe do processo de decisão. Todos devem compreender não somente os riscos da cirurgia, mas também aqueles envolvidos na decisão de não operar, associados a ajustes técnicos inadequados. Em muitos casos, não há decisão "certa" ou "errada" e a equipe deve combinar experiência e intuição na carreira e preocupações de cada paciente individualmente para ajudar o profissional da voz a fazer a melhor escolha.

DOCUMENTAÇÃO

A avaliação pré-operatória objetiva da voz e a documentação são essenciais adicionalmente à documentação de rotina e aos termos de consentimento. Como requisitos mínimos, uma gravação em fita de alta qualidade da voz do paciente deve ser feita antes da cirurgia. A memória auditiva de médicos e pacientes em geral não são boas, e tanto o médico quanto o profissional da voz no pós-operatório ficam surpresos quando comparam as gravações pré e pós-operatórias. Frequentemente, a voz pré-operatória é pior do que as pessoas podem recordar. Além disso, essa documentação é inestimável para propósitos médico-legais. Fotografias ou vídeos da laringe obtidas durante videolaringoestroboscopia (VLE) são muito valiosas. Idealmente, uma completa avaliação laboratorial objetiva da voz e a avaliação por equipe multidisciplinar devem ser realizadas. Documentação apropriada é essencial para a avaliação de resultados, mesmo para o médico não interessado em pesquisa ou publicações.

TIMING DA FONOCIRURGIA

A decisão, quanto ao momento de realizar a cirurgia, é importante e pode ser particularmente um desafio para profissionais com muitos compromissos vocais. Muitos fatores devem ser levados em consideração, incluindo fonoterapia pré e pós-operatória, condições médicas concomitantes, estado psicológico, compromissos vocais profissionais e outros.

Considerações sobre hormônios e ciclo pré-menstrual podem ser importantes, especialmente em pacientes com laringopatia pré-menstrual sintomática. Em pacientes com tumorações vasculares óbvias ou naquelas com história de hemorragia pré-menstrual das pregas vocais, pode ser melhor evitar cirurgia eletiva durante o período pré-menstrual. Excetuando-se pacientes em que a cirurgia pretende tratar vasos que sangram repetidamente e que só se encontram proeminentes durante o período pré-menstrual, pode ser mais seguro realizar a cirurgia entre os dias 4 e 21 do ciclo menstrual. Embora pareça desnecessário programar a cirurgia desta forma para todos os pacientes, o assunto não foi ainda esgotado.

O *timing* da cirurgia, considerando a fonoterapia e compromissos performáticos, pode ser especialmente difícil em profissionais da voz muito ocupados. O cirurgião deve ser cuidadoso no sentido de evitar que compromissos profissionais dos pacientes e pressões determinem cirurgia inadequada ou *timing* cirúrgico que não seja do melhor interesse do paciente. Por exemplo: alguns profissionais da voz podem pressionar por cirurgia precoce de nódulos vocais, prometendo realizar a fonoterapia após o término de uma temporada intensa de concertos. Tal ideia não é apropriada, uma vez que a fonoterapia pode curar os nódulos, evitando os riscos da cirurgia. Por outro lado, compromissos profissionais frequentemente requerem que a cirurgia apropriada seja postergada até que uma série de concertos ou temporada de uma peça termine. No tratamento de cistos de pregas vocais, pólipos e outras condições, esses atrasos podem ser razoáveis. Eles se tornam mais seguros com a realização de fonoterapia durante o período e supervisão constante do laringologista. Eventualmente, tratamentos individualizados podem ajudar na temporização. Como exemplo, a aspiração de um cisto é um procedimento ambulatorial que promove alívio temporário dos sintomas, embora o usual seja a recidiva do cisto, eventualmente requerendo cirurgia definitiva.

Ao menos um breve período de fonoterapia pós-operatória é desejável. Mesmo quando a terapia é incapaz de curar a lesão, ela atenua os excessos relacionados com a hiperfunção compensatória assim como, uma boa fonoterapia pré-operatória é a melhor fonoterapia pós-operatória. Ela também é inestimável no sentido da educação do paciente sobre a função vocal e disfunções e em tornar certo de que ele ou ela está totalmente informado sobre a cirurgia e outras opções. Após a cirurgia, a fonoterapia é medicamente necessária em várias condições. Ela é extremamente importante no resultado cirúrgico de longo prazo, de forma que o paciente seja capaz de realizar repouso vocal e reabilitação pós-operatórios.

Muitas outras condições devem ser consideradas no *timing* cirúrgico. Condições médicas concomitantes, como refluxo faringolaríngeo incontrolado, alergias que produzem tosse intensa ou esternutação (que podem lesar as pregas vocais após a cirurgia), coagulopatias (mesmo a coagulopatia temporária relacionada ao uso de aspirina) e outros fatores físicos podem ser importantes para os resultados vocais. Fatores psicológicos também devem ser considerados. O paciente deve não somente compreender os riscos e complicações da cirurgia, mas também estar o mais preparado possível psicologicamente para aceitá-los e para se comprometer com o processo terapêutico e de reabilitação. Eventualmente, o preparo psicológico requer postergação da cirurgia, permitindo mais tempo para que o paciente interaja com a equipe. Existem poucas indicações para fonocirurgia de lesões benignas que contraindiquem um retardo de algumas semanas. Geralmente, vale a pena usar esse tempo para otimizar o conforto e o preparo do paciente. Na verdade, o paciente é a parte mais importante da equipe de reabilitação vocal e o seu compromisso colaborativo é inestimável para alcançarmos resultados cirúrgicos excelentes e consistentes.

Capítulo 3

Anatomia e fisiologia da voz – Uma breve revisão

Robert T. Sataloff ■ Farhad Chowdhury ■ Shruti Joglekar ■ Mary J. Hawkshaw

INTRODUÇÃO

Anatomia clínica e fisiologia são complexas, sendo crítico para o cirurgião compreendê-las em detalhes. Uma discussão detalhada está além do escopo deste atlas, e, para uma revisão mais abrangente, o leitor pode consultar outras referências.[1-5] A voz humana é notável, complexa e delicada. Ela é capaz de exprimir não somente conceitos intelectuais sofisticados, mas também sutis *nuances* emocionais. Embora a singularidade e beleza da voz humana venham sendo apreciadas há séculos, a ciência médica começou a compreender as funções e os cuidados da voz somente a partir do final dos anos 1970 e dos anos 1980.

ANATOMIA DA VOZ

Laringe

A laringe é essencial para a produção de uma voz normal, mas a anatomia da voz não é limitada a ela. Os mecanismos vocais incluem as musculaturas abdominal e dorsal, os arcos costais, os pulmões, além da faringe, da cavidade oral e do nariz. Cada componente desempenha um importante papel na produção da voz, embora seja possível a produção da voz mesmo com a ausência da laringe (p. ex., em pacientes submetidos a laringectomia – remoção da laringe – devido a câncer). Adicionalmente, virtualmente todas as partes do corpo têm algum papel na produção vocal e podem ser responsáveis por disfunções vocais. Mesmo algo remoto, como uma entorse do quadril, pode alterar a postura, afetando, portanto, a função dos músculos abdominais e resultando em uma voz ineficiente, fraca ou rouca.

A laringe é composta por 4 unidades anatômicas básicas: esqueleto, musculatura intrínseca, musculatura extrínseca e mucosa. As partes mais importantes do esqueleto laríngeo são a cartilagem tireoide, a cartilagem cricoide e as duas cartilagens aritenoides (Fig. 3.1A a E). Os músculos intrínsecos conectam-se a essas cartilagens. Um dos músculos intrínsecos, o músculo vocal (parte do músculo tireoaritenóideo), estende-se de cada lado da cartilagem aritenoide para o interior da cartilagem tireoide, imediatamente inferior e posterior ao "Pomo de Adão", formando o corpo das pregas vocais (popularmente conhecidas como cordas vocais) (Fig. 3.2A a D). As pregas vocais são as osciladoras ou fontes de voz (geradoras de ruído) do trato vocal. O espaço entre as pregas vocais é denominado glote, sendo usado como ponto anatômico de referência. Os músculos intrínsecos alteram a posição, a forma e a tensão das pregas vocais, aproximando-as (adução), afastando-as (abdução) ou alongando-as, aumentando a tensão longitudinal. Eles são capazes de tais ações devido ao fato de que as cartilagens laríngeas encontram-se conectadas por tecidos moles que permitem alterações em seus ângulos e distâncias relativos, e, por conseguinte, alterações na forma e tensão dos tecidos suspensos entre elas. As cartilagens aritenoides são ainda capazes de executar movimentos de oscilação e deslizamento, o que permite movimentos complexos das pregas vocais (Fig. 3.3A a E) e alterações no formato da borda das mesmas. Todos menos um dos músculos de cada lado da laringe são inervados por 1 dos 2 nervos laríngeos recorrentes. Devido ao longo trajeto destas estruturas, desde o pescoço, inferiormente, até o tórax e então retornando à laringe (derivando daí o nome "recorrente"), elas são facilmente lesionadas por trauma, cirurgias cervicais e torácicas (especialmente do lado esquerdo), o que pode levar à paralisia das pregas vocais. O músculo restante (músculo cricotireóideo) é inervado pelo nervo laríngeo superior de cada lado, nervo especialmente suscetível a lesões por vírus e trauma. O músculo produz aumento da tensão longitudinal, importante na projeção de volume e controle de *pitch*. As "falsas pregas vocais" localizam-se superiormente às pregas vocais; diferentemente das pregas vocais verdadeiras, elas não fazem contato durante a fala ou canto normal.

Como as conexões entre as cartilagens laríngeas são flexíveis, a posição das cartilagens se altera com relação às outras quando o esqueleto laríngeo é elevado ou rebaixado. Tais alterações no comprimento vertical são controladas pelos músculos extrínsecos ou músculos em fita do pescoço.

Anatomia e fisiologia da voz – Uma breve revisão

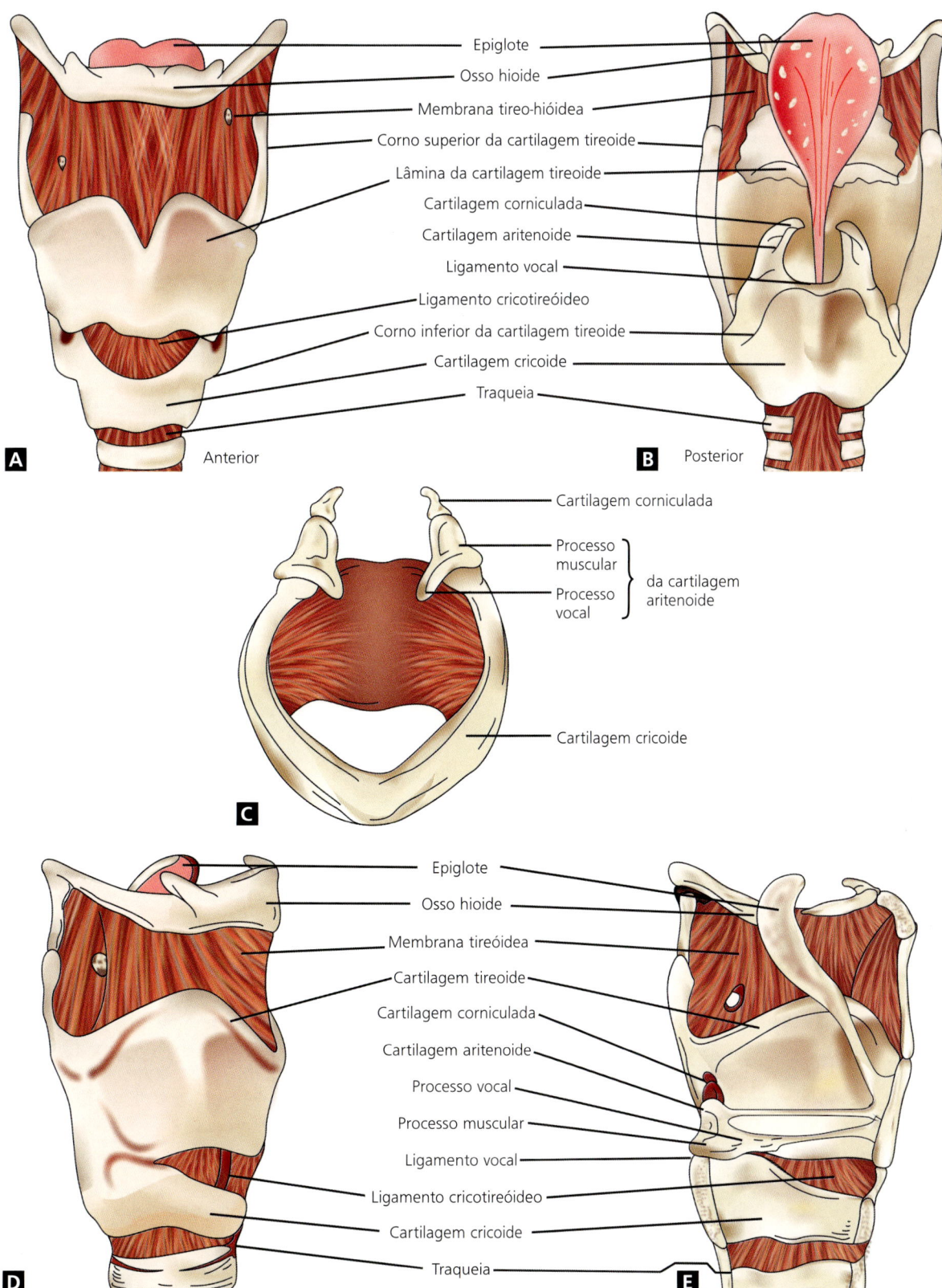

Fig. 3.1A a E: Cartilagens da laringe.

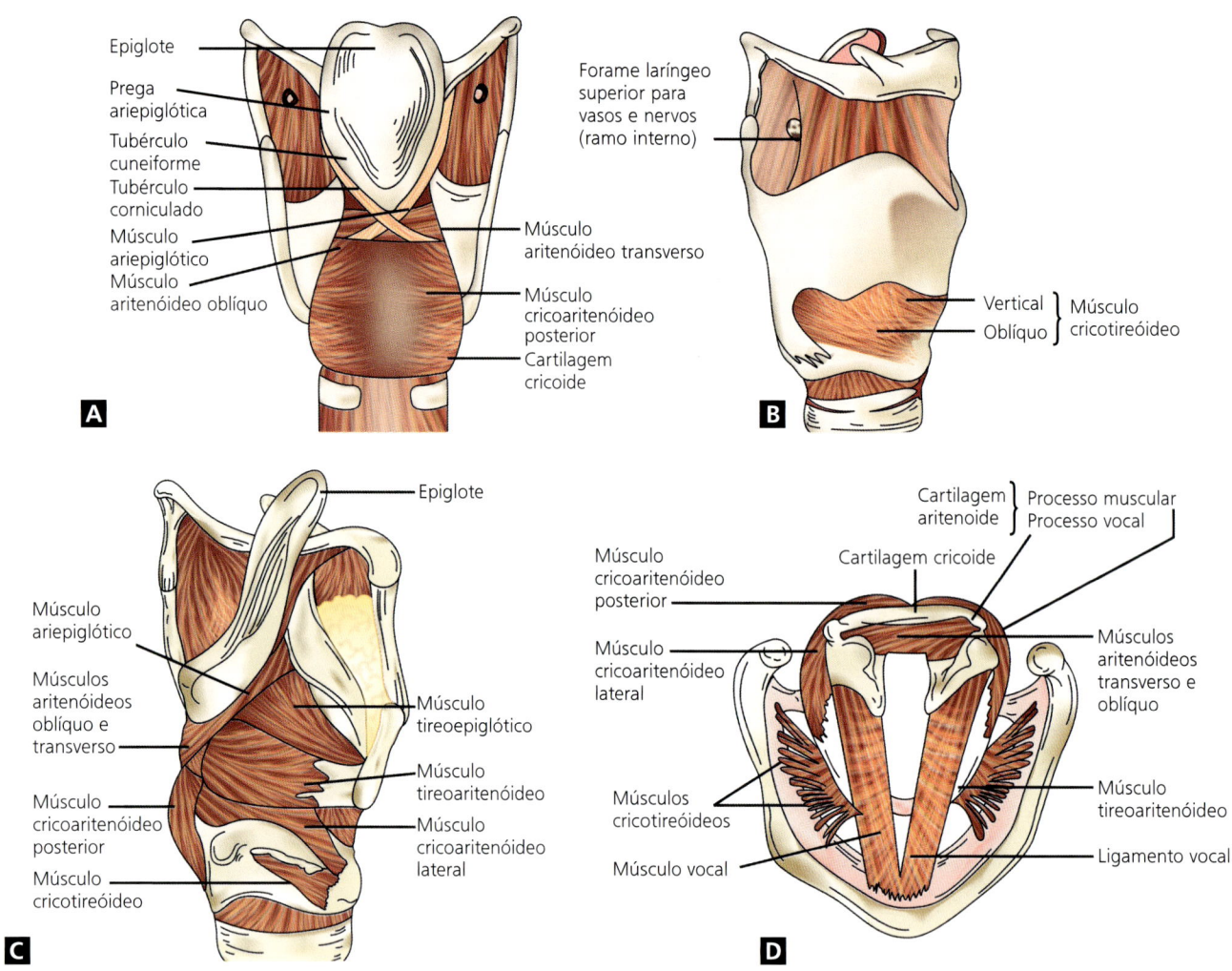

Fig. 3.2A a D: Músculos intrínsecos da laringe.

Quando os ângulos e as distâncias entre as cartilagens mudam devido a este "efeito acordeão", o comprimento em repouso dos músculos intrínsecos também se altera. Tais ajustes largos na condição dos músculos intrínsecos interferem no controle fino da qualidade vocal suave. É por essa razão que cantores de treinamento clássico são geralmente ensinados a utilizar sua musculatura extrínseca para manter o esqueleto laríngeo em uma altura constante independente do *pitch*. Ou seja, eles aprendem a evitar a tendência natural da laringe de se elevar com o aumento do *pitch* e se rebaixar com a redução, aumentando, portanto, a uniformidade da qualidade em toda a extensão vocal. As técnicas podem ser diferentes em certas tradições musicais, como asiáticas, indianas, árabes e outras, com diferentes valores estéticos.

Os tecidos moles que revestem a laringe são muito mais complexos do que se pensava originalmente.[6] A mucosa forma a delgada e lubrificada superfície das pregas vocais, que fazem contato quando as duas pregas vocais se fecham. Ela se assemelha à mucosa que reveste o interior da boca. Entretanto, a prega vocal não se constitui somente por músculos cobertos por mucosa (Fig. 3.4). O epitélio escamoso delgado e lubrificado cobre a superfície. Imediatamente abaixo do epitélio, conectado por uma membrana basal complexa, encontra-se a camada superficial da lâmina própria, também conhecida por espaço de Reinke, composto por componentes fibrosos frouxos e matriz. Ele tende a acumular fluidos e contém poucos fibroblastos (células envolvidas na cicatrização). O epitélio se conecta à camada superficial da lâmina própria por meio de uma sofisticada membrana basal. A camada intermediária da lâmina própria contém primariamente fibras elásticas e um número moderado de fibroblastos. A camada profunda da lâmina própria é rica em fibroblastos e consiste, primariamente, em fibras colágenas. Ela recobre o músculo tireoaritenoide ou vocal. As várias camadas possuem dis-

Anatomia e fisiologia da voz – Uma breve revisão

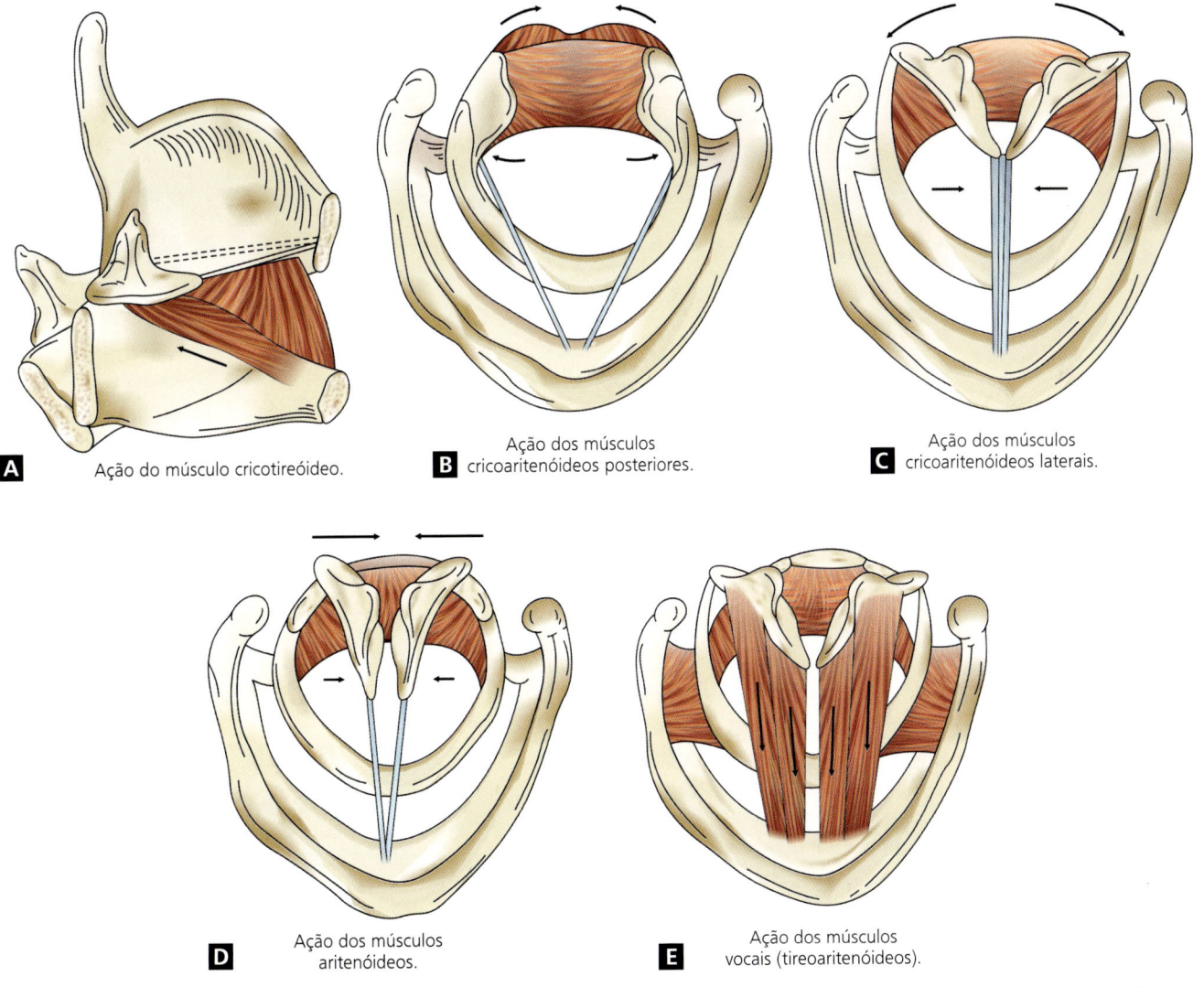

A Ação do músculo cricotireóideo.
B Ação dos músculos cricoaritenóideos posteriores.
C Ação dos músculos cricoaritenóideos laterais.
D Ação dos músculos aritenóideos.
E Ação dos músculos vocais (tireoaritenóideos).

Fig. 3.3A a E: Ação dos músculos intrínsecos. Figuras B a E, a seta sugere as ações musculares, mas podem levar a uma impressão errônea dos movimentos da aritenoide. Estes desenhos não devem ser interpretados como indicando que a cartilagem aritenoide gira sobre um eixo vertical. O ângulo do eixo longo das facetas da cricoide não permite alguns dos movimentos descritos nesta figura. Entretanto, o desenho ainda oferece uma conceitualização útil dos efeitos individuais dos músculos intrínsecos, desde que sejam reconhecidas as limitações.

tintas propriedades mecânicas, importantes para permitir a ação suave necessária para a vibração apropriada das pregas vocais.

Mecanicamente, as estruturas das pregas vocais agem mais como 3 camadas, consistindo em cobertura (epitélio e camada superficial da lâmina própria), transição (camadas intermediária e profunda da lâmina própria) e corpo (músculo vocal).

Trato Vocal Supraglótico

O trato vocal supraglótico inclui faringe, língua, palato, cavidade oral, nariz e outras estruturas. Em conjunto, eles funcionam como câmara de ressonância e são largamente responsáveis pela qualidade vocal (ou timbre) e pelo caráter perceptível de todos os sons falados. As pregas vocais, por si próprias, produzem somente um "zumbido". Durante o treinamento vocal para canto, atuações ou fala saudável, as alterações ocorrem não somente na laringe, mas também na atividade muscular, no controle e na forma do trato vocal supraglótico.

Trato Vocal Infraglótico

O trato vocal infraglótico serve como força motriz da voz. Cantores e atores referem-se ao complexo de força motriz como seu "suporte" ou "diafragma". De fato, a anatomia do suporte da fonação é especialmente complicada e não completamente compreendida, e os artistas que usam os termos diafragma e suporte não se referem necessariamente às mes-

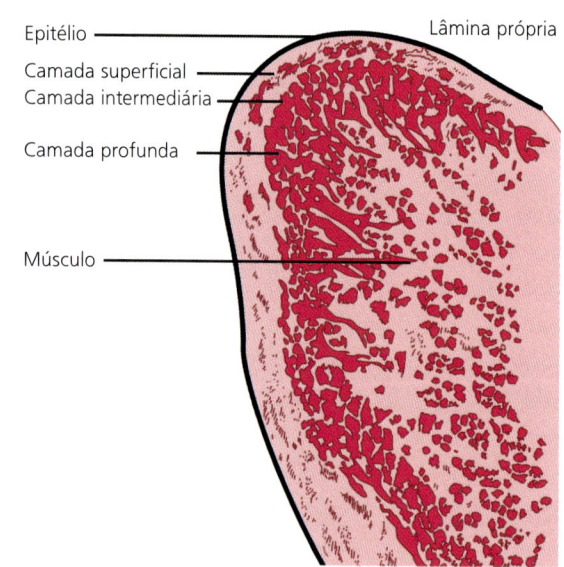

Fig. 3.4: Estrutura da prega vocal.

mas estruturas. Ainda, este trato é especialmente importante, uma vez que deficiências no suporte são frequentemente responsáveis por disfunções vocais.

O objetivo dos mecanismos de suporte é gerar a força que direciona uma corrente aérea controlada para a glote. A ação ativa da musculatura respiratória trabalha em conjunto com forças passivas. Os principais músculos inspiratórios são o diafragma (um músculo em forma de domo que se estende ao longo do assoalho da caixa torácica) e os músculos intercostais externos (costais). Durante a respiração tranquila, a expiração é largamente passiva. Os pulmões e a caixa torácica geram forças expiratórias passivas em várias circunstâncias comuns, como após respiração profunda.

Muitos dos músculos utilizados na expiração ativa são também empregados como "suporte" para a fonação. Os músculos da expiração ativa aumentam a pressão intra-abdominal, forçando o diafragma para cima, rebaixando as costelas ou o esterno para reduzir as dimensões do tórax, ou ambos, comprimindo, portanto, o ar no interior do tórax. Os músculos primários da expiração são os músculos abdominais, mas os intercostais internos e outros músculos do tórax e dorso estão também envolvidos. Trauma ou cirurgia, que alterem a estrutura ou função desses músculos ou das costelas, enfraquecem a força motriz da voz, da mesma forma que as doenças que afetam a expiração, como a asma.

Deficiências nos mecanismos de suporte frequentemente resultam em efeitos compensatórios com a utilização dos músculos laríngeos, que não foram desenhados para a função de força motriz. Este comportamento pode levar a decréscimo da função vocal, fadiga rápida, dor e até mesmo patologias estruturais, incluindo nódulos vocais. O atual tratamento especializado para estes problemas tem seu foco na correção da disfunção basal, o que frequentemente leva à cura, evitando a abordagem cirúrgica.

FISIOLOGIA DA VOZ

Controle Neural

A fisiologia da produção da voz é extremamente complexa.[1,7,8] A produção volitiva de voz começa no córtex cerebral. O comando para vocalização envolve uma complexa interação entre os centros cerebrais da fala e outras áreas. Para o canto, diretivas de fala devem ser integradas a informações oriundas dos centros relacionados com a expressão musical e artística. A "ideia" da vocalização planejada é transportada até o giro pré-central no córtex motor, que transmite outras instruções aos núcleos motores do tronco encefálico e medula espinhal. Essas áreas enviam complicadas mensagens necessárias para a atividade coordenada de laringe, tórax e musculatura abdominal e também para os articuladores do trato vocal. Um refinamento adicional da atividade motora é gerado pelos sistemas extrapiramidal e nervoso autônomo. Esses impulsos se combinam para produzir um som que é transmitido não somente às orelhas do ouvinte, mas também às do orador ou cantor. O *feedback* auditivo é transmitido da orelha para o córtex cerebral através do tronco encefálico e ajustes são realizados, permitindo ao vocalista comparar o som produzido com o som desejado, integrando as propriedades acústicas do ambiente da *performance*. O *feedback* tátil, da garganta e músculos envolvidos na fonação, também contribui para a sintonia fina do *output* vocal, embora o mecanismo e o papel do *feedback* tátil (sentido ou toque) não sejam ainda completamente compreendidos. Muitos cantores e oradores treinados cultivam a habilidade efetiva do uso do *feedback* tátil, devido à interferência no *feedback* auditivo esperada a partir de sons auxiliares, como orquestra, coro e banda.

Produção do Som

A fonação – produção de som – requer interações entre fonte de força, osciladores e ressonadores. A voz pode ser comparada com um instrumento de sopro metálico, como o trompete. Os lábios do trompetista se abrem e fecham contra o bocal, produzindo um "zumbido" semelhante ao som produzido pelo contato entre as pregas vocais. Esse som então passa pelo trompete, que possui características acústicas de ressonância idênticas às do som que associamos à música do trompete. As porções extrabocais de um instrumento de sopro metálico são análogas às do trato vocal supraglótico.

Durante a fonação, a musculatura infraglótica deve realizar ajustes rápidos e complexos devido ao fato de que a resistência se altera de forma quase contínua à medida que a glote abre, fecha e muda sua forma. No início de cada ciclo fonatório, as pregas vocais estão próximas, e a glote encontra-se fechada. Isso permite o aumento progressivo da pressão aérea infraglótica, tipicamente até cerca de 7 cm de água, para fala em conversação. Nesse ponto, as pregas vocais são convergentes (Fig. 3.5A). Como as pregas vocais estão fechadas, não há fluxo aéreo. Então, a pressão subglótica empurra progressivamente para cima as pregas vocais a partir de sua porção inferior (Fig. 3.5B), até que se desenvolva um espaço (Fig. 3.5C e D) e o ar comece a passar. As forças de Bernoulli, criadas pela passagem do ar entre as pregas vocais, combinam-se com propriedades mecânicas das pregas para o início do fechamento da porção inferior da glote de forma quase imediata (Fig. 3.5E a H), estando mesmo as bordas superiores ainda em separação. Os princípios e a matemática das forças de Bernoulli são complexos. Trata-se de um efeito de fluxo, mais facilmente compreendido por meio de exemplos familiares, como o puxão sentido por um veículo ao ser ultrapassado por um caminhão em alta velocidade ou o movimento para dentro de uma cortina de boxe quando a água passa por ela.

A porção superior das pregas vocais possui propriedades elásticas fortes que tendem a reposicioná-las na linha média. Essas forças se tornam mais dominantes à medida que as bordas superiores são estiradas e a força opositora do ar diminui devido à aproximação das bordas inferiores. As porções superiores então retornam à linha média (Fig. 3.5I), completando o ciclo glótico. A pressão subglótica volta, então, a crescer (Fig. 3.5J) e os eventos se repetem. A frequência de vibração (números de ciclos de abertura e fechamento por segundo), medida em hertz (Hz), depende da pressão de ar e das propriedades mecânicas das pregas vocais, que são reguladas, em parte, pelos músculos laríngeos.[4]

O *pitch* é o correlato perceptível da frequência. Na maioria das circunstâncias, à medida que as pregas vocais se adelgaçam e estiram e que a pressão de ar aumenta, a frequência de emissões de pulsos de ar aumenta e, por conseguinte, o *pitch* aumenta. O mecanismo mioelástico-aerodinâmico da fonação revela que as pregas vocais emitem pulsos de ar, ao invés de vibrarem como cordas, e também que existe uma diferença de fase vertical. Isto quer dizer que a porção inferior das pregas vocais começa a se abrir e fechar antes da porção superior. O deslocamento oscilante da cobertura mucosa da prega vocal produz uma onda mucosa que pode ser avaliada clinicamente através da luz estroboscópica. Se esta movimentação complexa é alterada, rouquidão ou outras alterações na qualidade vocal podem levar o paciente a procurar avaliação médica.

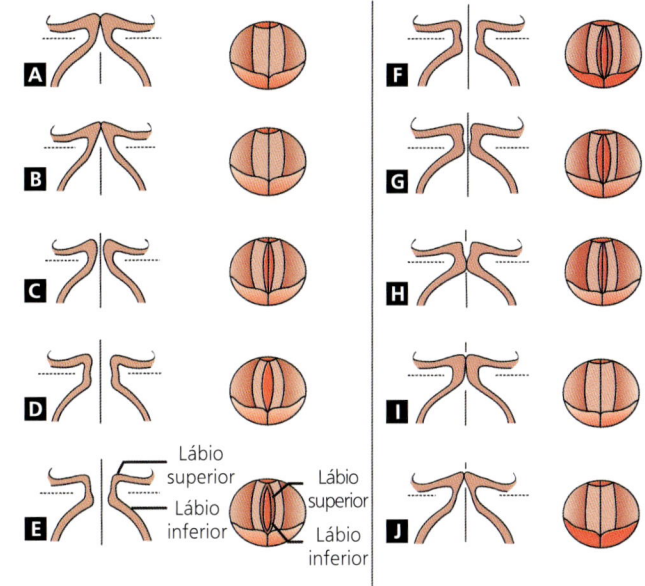

Fig. 3.5: Cortes coronais e visão superior (em círculos) da região glótica mostrando as etapas da fase laríngea da fonação, com abertura e fechamento iniciais dos lábios inferiores das pregas vocais verdadeiras. A coluna à esquerda mostra as fases de abertura, e à direita as fases de fechamento das pregas vocais.

O som produzido pela vibração das pregas vocais, chamado som glótico, é um tom complexo, contendo uma frequência fundamental e vários supratons ou harmônicos parciais. A amplitude das parciais diminui uniformemente à razão aproximada de 12 dB por oitava. Interessantemente, o espectro acústico do som glótico é praticamente o mesmo em pessoas comuns e em cantores e oradores treinados.[8] As diferenças na qualidade vocal dos profissionais da voz ocorrem à medida que o som passa através dos ressonadores do trato vocal supraglótico.

Ressonância

A faringe e as cavidades oral e nasal agem como uma série de ressonadores interconectados, mais complexa que o sistema do trompete anteriormente descrito ou do que outros ressonadores isolados. Da mesma forma que em outros ressonadores, algumas frequências são atenuadas, enquanto outras são reforçadas (Fig. 3.6). As frequências reforçadas são então realçadas com amplitudes e intensidades relativamente mais altas. Sundberg mostrou que o trato vocal tem 4 ou 5 importantes frequências de ressonância, chamadas formantes. A presença dos formantes altera o espectro em rampa uniforme do som glótico, criando picos nas frequências formantes. Essas alterações no envelope espectral do som glótico são responsáveis pelos distintos sons da

Seção 1 — Princípios básicos e procedimentos

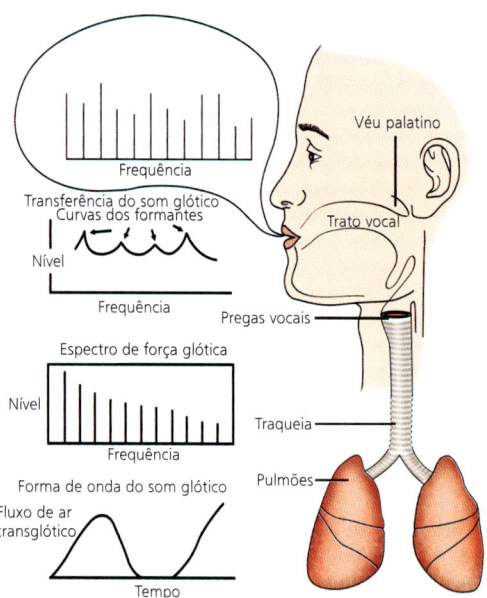

Fig. 3.6: Função ressonadora do trato vocal, convertendo o som glótico em formantes que determinam um timbre individual, inteligibilidade vogal e audibilidade contra ruído de fundo.

fala e do canto.[7] O formante dos cantores é de especial interesse. Trata-se de um intenso pico acústico em torno de 2.400-3.200 Hz, dependendo da classificação vocal. Ele é responsável pelo "anel" que permite a um cantor solo ser ouvido na presença de coros, orquestras e ruídos ambientais. Mesmo que ele esteja grosseiramente 3 oitavas e meia abaixo do dó médio, é um componente essencial do som do cantor. Se for eliminado, mesmo uma grande voz como Pavarotti perderá seu anel e desaparecerá no envelope sonoro ao seu redor.

Enquanto um forte formante de cantor é essencial para o canto solo excitante e sem esforço, ele nem sempre é bom para cantores de coral. Este pico de energia deve ser ajustado e orientado para prevenir que vozes fortes se sobressaiam demais em um arranjo de coral.

Controle de *Pitch* e Volume

Os mecanismos que controlam duas características vocais – frequência fundamental e intensidade – são particularmente importantes. A frequência fundamental, que corresponde ao *pitch*, pode ser alterada por mudanças tanto na pressão de ar, quanto nas propriedades mecânicas das pregas vocais, embora esta última seja mais eficiente na maioria das condições. Quando o músculo cricotireóideo se contrai, determina um movimento em "pivot" da cartilagem tireoide e aumenta a distância entre as cartilagens tireoide e aritenoides, estirando, portanto, as pregas vocais. Tal fato aumenta a superfície da área exposta à pressão subglótica e torna a pressão aérea mais efetiva em abrir a glote. Adicio-

nalmente, o estiramento das fibras elásticas das pregas vocais as tornam mais eficientes em retornar conjuntamente à posição original. À medida que os ciclos se encurtam e se repetem mais frequentemente, a frequência fundamental e o "pitch" aumentam. Outros músculos, incluindo o tireoaritenóideo, também contribuem.[1] O aumento da pressão da corrente aérea também tende a elevar a frequência fundamental, um fenômeno que cantores devem aprender a compensar. Os padrões musculares e de força que os cantores utilizam levam a essa ineficiência laríngea que pode levar a fadiga vocal e danos.

A intensidade vocal corresponde ao volume ("loudness") e depende do grau em que o movimento ondulatório glótico excita as moléculas de ar no trato vocal. O aumento da pressão de ar eleva a amplitude de movimentos da prega vocal com relação à linha média, aumentando, portanto, a intensidade vocal. Entretanto, não é verdadeiramente a vibração das pregas vocais, e sim a súbita cessação do fluxo de ar a responsável pelo início do som dentro do trato vocal e pelo controle de intensidade. Tal fato assemelha-se ao mecanismo de vibração acústica produzido pelos lábios ao assoviar. Na laringe, quanto mais aguda a interrupção do fluxo de ar, mais intenso é o som.[4]

Avaliação da Mucosa

Na avaliação das desordens vocais, os clínicos acessam a habilidade de um indivíduo para otimizar ajustes de pressão de ar e resistência glótica. Quando uma pressão subglótica elevada é combinada com uma elevada força adutora (de fechamento) da prega vocal, o fluxo de ar glótico e a amplitude da frequência fundamental são baixos. Isso é chamado fonação tensa ("pressed phonation") e pode ser mensurado clinicamente através de uma técnica conhecida como glotografia de fluxo.[1,7] A amplitude da onda do glotograma de fluxo indica o tipo de fonação utilizado, e a inclinação (ritmo de fechamento) fornece informações sobre o nível de pressão sonora ou "loudness". Se as forças adutoras forem tão fracas de forma que as pregas vocais não façam contato, a glote se torna ineficiente em resistir ao escape de ar, e a frequência fundamental também é baixa. Isso é conhecido como voz soprosa ("breathy phonation"). A fonação fluida ("flow phonation") é caracterizada por baixas pressão subglótica e força adutora. Tais condições aumentam a dominância da frequência fundamental da fonte vocal.[1,7,8] Sundberg mostrou que a amplitude da frequência fundamental pode ser aumentada em 15 dB ou mais, quando o indivíduo muda da fonação tensa para a fluida.[7] Trata-se de um aumento significativo. Se alguém em uma fábrica, com uma grande impressora produzindo 90 dB, liga uma segunda máquina, o som aumenta somente 3 dB. Para um aumento de 15 dB, seriam necessárias 32 ensurdecedoras máquinas. Se um cantor utiliza habitualmente fonação tensa, um considerável esforço será necessário para alcançar grandes intensidades vocais. Os padrões musculares e a força que o cantor utiliza para compensar essa ineficiência laríngea pode levar a fadiga vocal e a danos.

pós-operatório. Uma equipe multidisciplinar otimizando a função de todos os componentes do sistema fonatório e eliminando a hiperfunção é essencial para a obtenção dos melhores resultados cirúrgicos.

CONCLUSÃO

O mecanismo vocal inclui laringe, musculatura abdominal e dorsal, caixa torácica, pulmões, faringe, cavidade oral e nariz. Cada componente executa uma função importante na produção vocal. A fisiologia da voz é extremamente complexa, envolvendo interações entre centros cerebrais da fala e outras áreas. Sinais são transmitidos para núcleos motores do tronco encefálico e medula espinhal, coordenando as atividades da laringe, da musculatura torácica e abdominal e dos articuladores do trato vocal. Outras áreas do sistema nervoso promovem refinamento adicional. A fonação requer interações entre fonte de força, osciladores e ressonadores. O som produzido pelas pregas vocais, chamado som glótico, é um tom complexo, contendo frequência fundamental e tons adicionais. A faringe e as cavidades oral e nasal atuam como uma série interconectada de ressonadores. Eles moldam a qualidade sonora e melhoram a audibilidade criando o formante do cantor. Ajustes anatômicos específicos controlam a frequência fundamental, e a intensidade e eficiência das estratégias de controle do cantor ou orador podem ser avaliadas clinicamente de forma objetiva. É essencial para o cirurgião a compreensão de todos os componentes da produção vocal e saber avaliar a fonte de força, os osciladores e os ressonadores no pré- e

REFERÊNCIAS

1. Sataloff RT. Clinical anatomy and physiology of the voice. In: Sataloff RT. Professional Voice: The Science and Art of Clinical Care, 3rd edition. San Diego, CA: Plural Publishing, Inc.; 2005. pp. 143-78.
2. Letson JA, Tatchell R. Arytenoid movement. In: Sataloff RT. Professional Voice: The Science and Art of Clinical Care, 3rd edition. San Diego, CA: Plural Publishing, Inc.; 2005. pp. 179-94.
3. Baken RJ. An overview of laryngeal function for voice production. In: Sataloff RT. Professional Voice: The Science and Art of Clinical Care, 3rd edition. San Diego, CA: Plural Publishing, Inc.; 2005. pp. 237-56.
4. Scherer RC. Laryngeal function during phonation. In: Sataloff RT. Professional Voice: The Science and Art of Clinical Care, 3rd edition. San Diego, CA: Plural Publishing, Inc.; 2005. pp. 257-74.
5. Sundberg J. Vocal tract resonance. In: Sataloff RT. Professional Voice: The Science and Art of Clinical Care, 3rd edition. San Diego, CA: Plural Publishing, Inc.; 2005. pp. 275-92.
6. Hirano M. Phonosurgery: Basic and clinical investigations. Otologia (Fukuoka). 1975; 21:239-442.
7. Sundberg J. The Science of the Singing Voice. DeKalb, Ill: Northern Illinois University Press; 1987.
8. Scherer RS. Physiology of phonation: A review of basic mechanics. In: Ford CN, Bless DM (Eds). Phonosurgery. New York, NY: Raven Press; 1991. pp. 77-93.

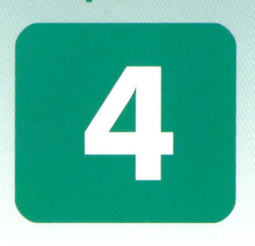

Capítulo 4
Avaliação e cuidados vocais pré-operatórios

Robert T. Sataloff ■ Farhad Chowdhury ■ Shruti Joglekar ■ Mary J. Hawkshaw

A seleção e a preparação adequada do paciente são provavelmente os mais importantes e desafiadores aspectos da cirurgia vocal. Uma discussão abrangente destes tópicos poderia facilmente preencher um livro inteiro, logo os leitores devem reconhecer que este capítulo oferece uma revisão extremamente breve, devendo ser suplementado por outras fontes.

ANAMNESE

Os pacientes de voz requerem uma anamnese detalhada, que envolva potenciais problemas em todos os sistemas do corpo.[1] Doenças remotas, como uma distensão do quadril, podem alterar postura, suporte abdominal e, por afetar a fonte de força da voz, ser responsáveis por disfonias. Anormalidades gastroenterológicas, distúrbios endócrinos, disfunções pulmonares e alterações neurológicas são encontrados com frequência.[2] As queixas do paciente frequentemente são pistas diagnósticas e direcionam avaliações e testes posteriores. É essencial para o cirurgião estabelecer diagnósticos acurados e tratar condições corrigíveis antes de determinar se a cirurgia é necessária, o tipo apropriado de cirurgia e tratamentos auxiliares à cirurgia.

O "campo cirúrgico" deve ser otimizado globalmente, o que significa não somente tratar doenças inflamatórias das pregas vocais, como o refluxo faringolaríngeo, mas também otimizar a função do trato vocal. A disfonia de tensão muscular deve ser eliminada pré-operatoriamente de forma a reduzir as forças de contato entre as pregas vocais que, caso excessivas, podem afetar a cicatrização de feridas ou predispor o paciente a lesões de massa recorrentes.

EXAME FÍSICO

O exame físico da voz não inclui somente a laringoscopia indireta ou mesmo a laringoscopia flexível com fibra ótica. Todo o trato vocal deve ser meticulosamente examinado.[3] A videolaringoestroboscopia e/ou técnicas de imagem em alta velocidade das pregas vocais, rotineiramente, revelam anormalidades das margens vibratórias que afetam as decisões operatórias. Entretanto, embora tais métodos ofereçam excelente resolução das margens vibratórias, não eliminam a necessidade de avaliarmos a dinâmica laríngea utilizando um laringoscópio flexível e posições fonatórias mais naturais. A laringoscopia flexível frequentemente revela problemas insuspeitos, como paresias de pregas vocais. Tais condições podem ser responsáveis por alterações no comportamento vocal (como o desenvolvimento da disfonia de tensão muscular) que causaram lesões cirúrgicas. Os problemas de base devem ser abordados anteriormente à cirurgia, na maioria dos casos.

O exame físico deve também incluir a avaliação e os comentários sobre a voz. Em parte, isso pode ser feito pelo fonoaudiólogo, especialista em canto, especialista em voz teatral ou outros membros da equipe. Entretanto, o médico/cirurgião deve estar sempre ciente do som da voz, e notas pré-operatórias devem documentar a impressão sobre a *performance* vocal.

MEDIDAS DA VOZ

A documentação pré-operatória quantitativa da função vocal é válida por várias razões. Em primeiro lugar, em certas situações ela fornece informações sobre o comportamento e características vocais que podem ter passado despercebidas, mesmo durante a avaliação multidisciplinar. Em segundo lugar, ela fornece informações basais que permitem a avaliação quantitativa dos resultados. No mínimo, gravações da voz devem ser realizadas utilizando um protocolo estandardizado. Idealmente, uma análise mais sofisticada deve ser feita.[4]

Avaliações de qualidade de vida também oferecem valiosas informações que podem afetar as decisões cirúrgicas e necessita de avaliações de resultados.[5] Alguns pacientes com disfonia severa, aparentemente, não se incomodam com isso. Outros, com disfonia aparentemente leve, apresentam incômodo significativo. Isso é particularmente verdadeiro entre cantores e outros profissionais da voz. A reação de um paciente à disfonia pode determinar se a cirurgia é justificada. Também deve ser notado que pacientes muito incomodados por dificuldades laríngeas relativamente leves serão, provavelmente, também muito sensíveis à formação de cicatrizes e outros resultados cirúrgicos adversos.

CONSENTIMENTO INFORMADO, *TIMING* DA CIRURGIA VOCAL E CONSIDERAÇÕES RELACIONADAS

O termo de consentimento e o *timing* da cirurgia vocal foram revistos no Capítulo 2. É essencial que o paciente compreenda os riscos da cirurgia. A cirurgia deve ser realizada quando o paciente tiver completado a fonoterapia e permanecer suficientemente insatisfeito com a sua *performance* vocal, a ponto de aceitar os riscos de um mau resultado para ter uma chance de melhora vocal. As condições médica e laríngea do paciente devem ser ótimas, sempre que possível, e o paciente deve estar preparado (psicológica e profissionalmente) para permanecer em repouso vocal e seguir os protocolos de reabilitação depois da cirurgia.

REFERÊNCIAS

1. Sataloff RT, Hawkshaw MJ, Anticaglia J. Patient history. In: Sataloff RT. Professional Voice: The Science and Art of Clinical Care, 3rd edition. San Diego, CA: Plural Publishing, Inc.; 2005. pp. 323-38.
2. Sataloff RT. Common medical diagnoses and treatments in patients with voice disorders: An introduction and overview. In: Sataloff RT. Professional Voice: The Science and Art of Clinical Care, 3rd edition. San Diego, CA: Plural Publishing, Inc.; 2005. pp. 481-96.
3. Sataloff RT. Physical examination. In: Sataloff RT. Professional Voice: The Science and Art of Clinical Care, 3rd edition. San Diego, CA: Plural Publishing, Inc.; 2005. pp. 343-54.
4. Heuer RJ, Hawkshaw MJ, Sataloff RT. The clinical voice laboratory. In: Sataloff RT. Professional Voice: The Science and Art of Clinical Care, 3rd edition. San Diego, CA: Plural Publishing, Inc.; 2005. pp. 355-94.
5. Benninger MS, Gardner GM, Jacobson BH. New dimensions in measuring voice treatment outcome and quality of life. In: Sataloff RT. Professional Voice: The Science and Art of Clinical Care, 3rd edition. San Diego, CA: Plural Publishing, Inc.; 2005. pp. 471-8.

Capítulo 5

Laringoscopia indireta

Robert T. Sataloff ▪ Farhad Chowdhury ▪ Shruti Joglekar ▪ Mary J. Hawkshaw

A cirurgia por meio de laringoscopia indireta tem sido realizada por muitos anos e ainda tem seu valor em certas circunstâncias. Ela permite biópsia grosseira de lesões sob anestesia local, remoção de corpos estranhos selecionados e injeções de gordura, colágeno ou outras substâncias. Em pacientes com patologia cervical (artrite cervical, fraturas, fusões de vértebras) cujo pescoço não se estenderá ou fletirá o suficiente para permitir a laringoscopia direta rígida, a cirurgia por laringoscopia indireta pode constituir uma alternativa segura para a cirurgia externa.

Para realização da cirurgia por laringoscopia indireta, o paciente encontra-se geralmente sentado. Anestesia tópica é aplicada e pode ser completada por bloqueios regionais. A laringe é então visualizada, seja com um espelho, telescópio rígido ou laringoscópio flexível. Quando o objetivo é somente a injeção (gordura ou colágeno), técnicas externas ou transorais podem ser realizadas. A injeção por via externa pode ser feita passando-se a agulha através da membrana cricotireóidea e até a posição desejada lateralmente à prega vocal ou através da lâmina tireóidea, usualmente próximo ao ponto médio da prega vocal musculomembranosa, cerca de 7-9 mm acima da borda inferior da cartilagem tireoide. A injeção transoral tem sido mais utilizada (Fig. 5.1A e B) e a técnica transoral também pode ser usada para biópsia e outros procedimentos. Requer a presença de um assistente. A língua do paciente é tracionada com uma gaze, de forma similar à laringoscopia indireta de rotina. Pacientes cooperativos podem ser instruídos a segurarem suas próprias línguas. Instrumentos angulares desenhados especificamente para cirurgia por laringoscopia indireta são passados pela boca e guiados visualmente. Somente um cirurgião treinado nas manobras necessárias deve realizar esse procedimento. As vantagens da técnica incluem um acesso relativamente fácil em qualquer pessoa cuja laringe possa ser visualizada com um espelho, dispensa de sala operatória e prontidão quando a espera pelo acesso a um hospital e centro cirúrgico pode causar sérias complicações (p. ex., uma criança com um osso de frango impactado acima do vestíbulo laríngeo). Entretanto, esse procedimento também possui desvantagens distintas. O controle preciso não é tão bom quanto na microlaringoscopia sob sedação ou anestesia geral, perda intraoperatória da cooperação do paciente pode resultar em lesões, e a capacidade de controle de complicações, como sangramentos e edema, é limitada. Entretanto, em algumas situações o procedimento é de validade inestimável e deve fazer parte do armamentário do cirurgião laríngeo.

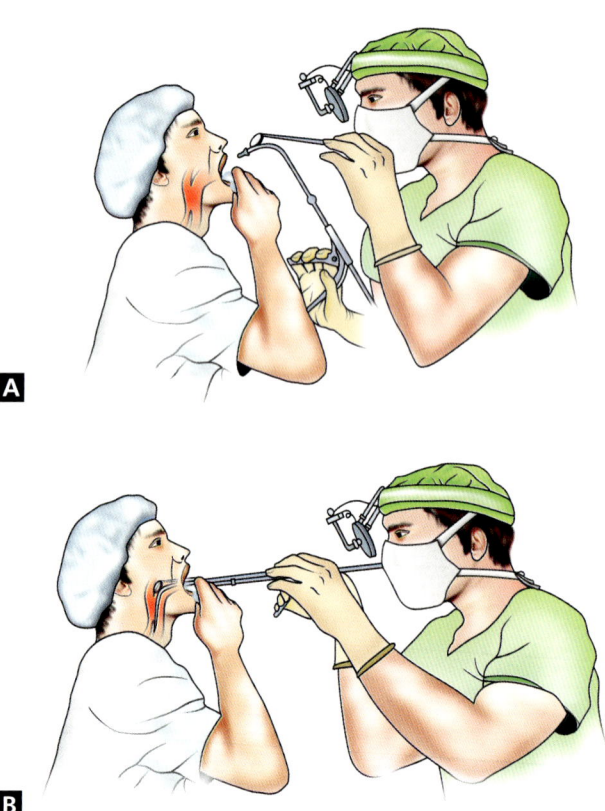

Fig. 5.1A e B: (A) Depois da anestesia tópica, o paciente segura firmemente a sua língua estendida enquanto o espelho e a agulha indireta são posicionados. (B) O paciente fona em falsete/i/à medida que a agulha é inserida para a injeção. Posições similares podem ser utilizadas para biópsias e remoção de corpos estranhos.

TÉCNICAS CIRÚRGICAS

Passo 1

O paciente encontra-se sentado. Uma laringoscopia transnasal flexível é realizada para visualizar a laringe. Anestesia tópica é aplicada por via transoral (Fig. 5.2A a C), com auxílio de uma agulha. A preferência do autor (RTS) é aplicar 4 cc de lidocaína a 4%. Bloqueios regionais podem potencializar essa anestesia. Note-se que, ao posicionar os instrumentos transorais, o laringoscópio é primariamente posicionado em um nível imediatamente inferior ao palato mole, na porção superior da orofaringe. À medida que os instrumentos são posicionados na laringe, o laringoscópio progride para melhor visualização.

Passo 2

Uma vez que os efeitos da anestesia ocorram, uma injeção subepitelial de uma solução de lidocaína a 1% com epinefrina na proporção 1:100.000 é aplicada na base da lesão por meio de uma agulha (Fig. 5.2D). Isso permite vasoconstrição em torno do granuloma e tem o benefício adicional de melhor demarcar os limites entre tecidos normais e anormais.

Passo 3

O granuloma é pinçado com uma pinça reta para laringoscopia indireta de Sataloff (Fig. 5.2E e F); o vetor de força é em direção à glote. Todas as lesões podem ser pinçadas com pinças em forma de coração e dissecadas com tesouras, espátulas ou dissecadores em forma de esfera. Podem ser ressecadas com precisão com tesouras. Essa abordagem é preferível para lesões como cistos, que requerem uma ressecção precisa e cuidadosa proteção da mucosa flexível subjacente.

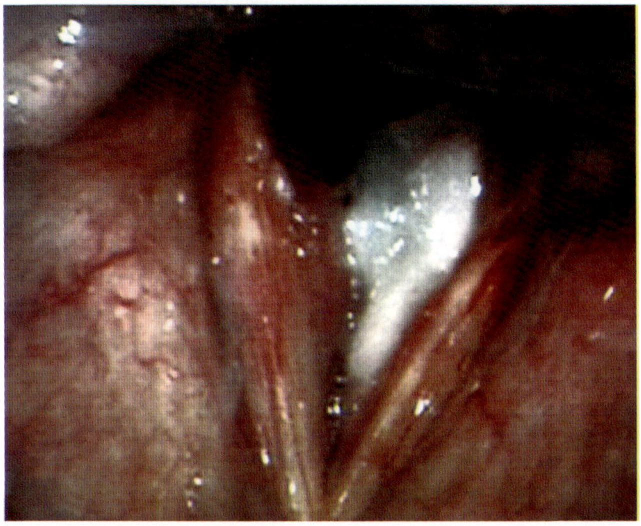

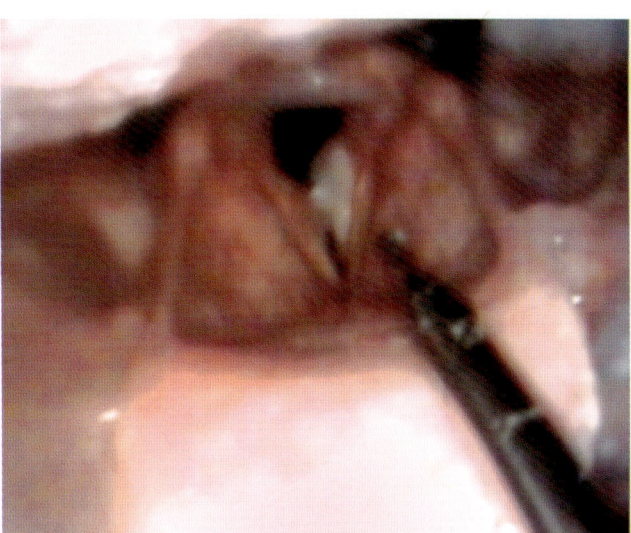

Fig. 5.2B: Uma laringoscopia transnasal flexível é realizada para exposição da laringe. O laringoscópio é posicionado imediatamente inferior ao palato mole, no nível da orofaringe, para permitir um fácil posicionamento transoral da agulha de laringoscopia indireta.

Fig. 5.2A: A videolaringoestroboscopia rígida revela um granuloma volumoso estendendo-se ao longo da prega vocal musculomembranosa à esquerda. O granuloma faz contato com a prega direita e a função vibratória da prega vocal, como sugerido pelo exame estroboscópico, sugere uma segunda lesão encoberta pelo volumoso e facilmente visível granuloma.

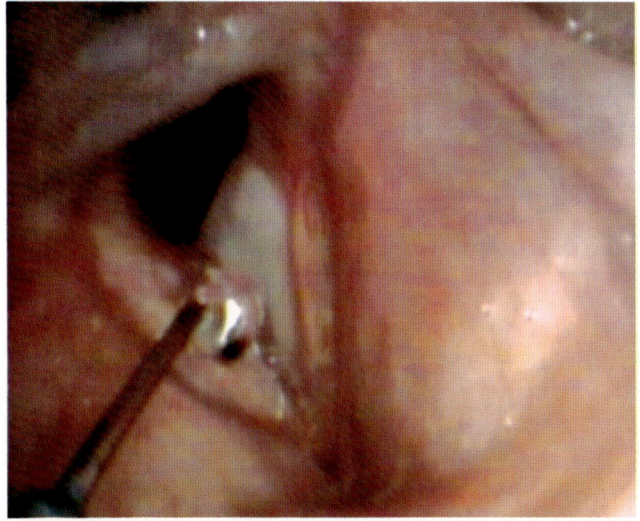

Fig. 5.2C: Lidocaína a 4% é aplicada pela agulha de laringoscopia indireta, posicionada diretamente nas pregas vocais.

Seção 1 — Princípios básicos e procedimentos

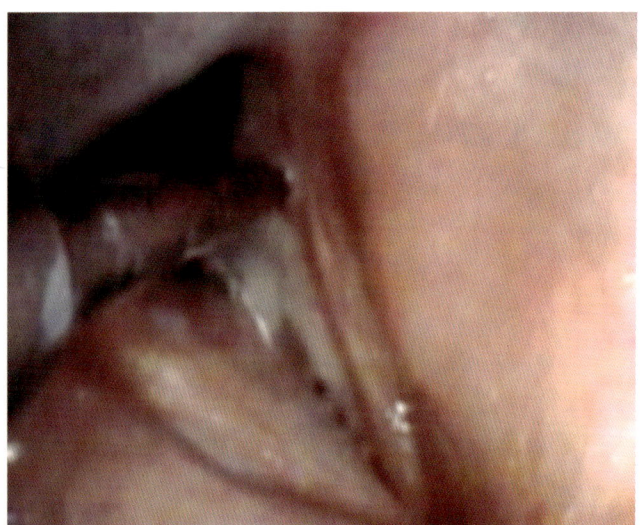

Fig. 5.2D: Uma vez que o efeito anestésico tenha sido atingido, uma injeção subepitelial de lidocaína a 1% com epinefrina na proporção de 1:100.000 é injetada na base da lesão, na junção entre o tecido normal e o anormal.

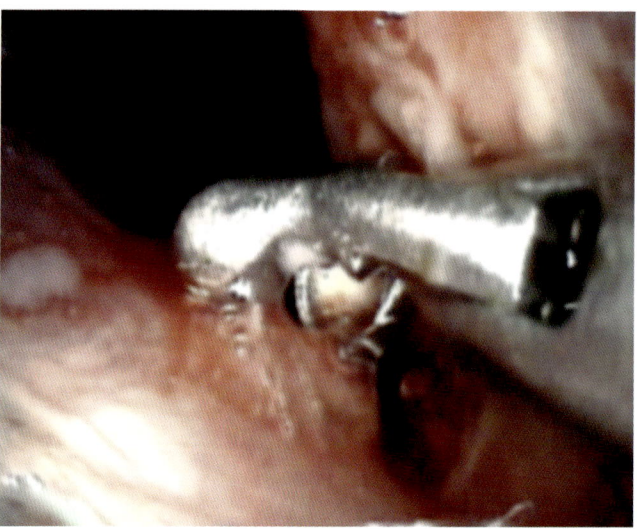

Fig. 5.2F: Um segundo granuloma, de menor tamanho, é removido da prega vocal direita. Neste caso, uma pinça Sataloff para a esquerda permitiu uma ressecção fácil e precisa da lesão na sua base, sem necessidade de tração excessiva e sem romper a mucosa normal subjacente. Isso foi possível por se tratar de uma lesão inflamatória pequena e friável. Pinças em forma de coração e tesouras são preferíveis em alguns casos.

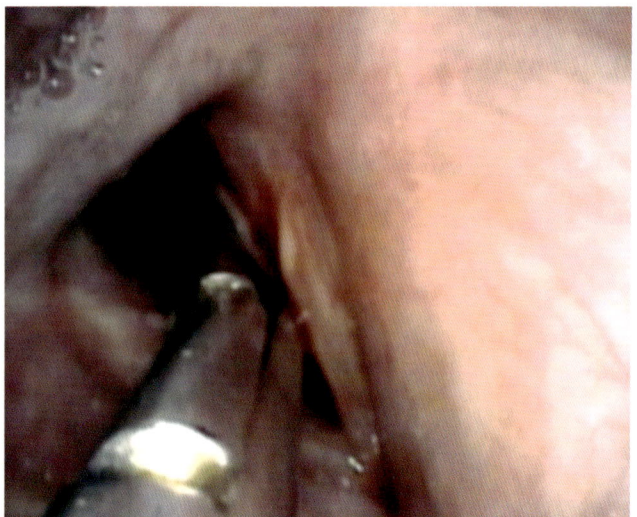

Fig. 5.2E: Nesse caso, a lesão foi facilmente removida com pinça saca-bocado. Entretanto, para lesões mais delicadas sem rigidez preexistente na base, pinças em forma de coração, tesouras e instrumentos delicados de dissecção estão disponíveis e são preferíveis.

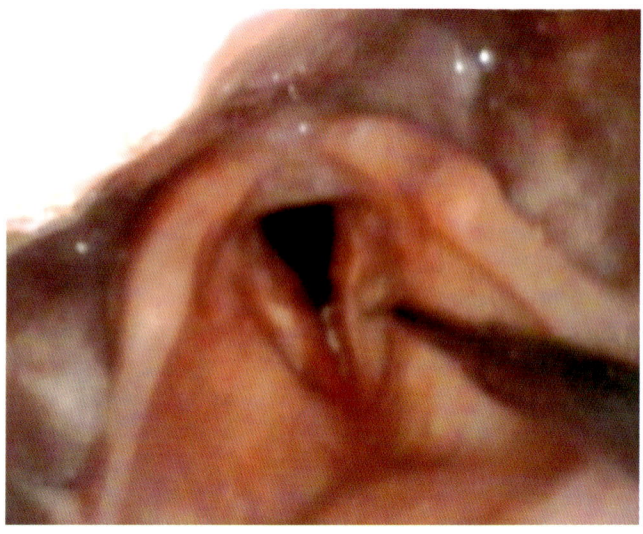

Fig. 5.2G: Por intermédio de uma agulha de laringoscopia indireta Sataloff de calibre 25, esteroide (Decadron 40 mg/mL) é injetado na prega vocal, no local de inserção do granuloma.

Passo 4

Uma vez que a lesão tenha sido removida, esteroides são injetados no leito cirúrgico (Fig. 5.2G). O autor (RTS) prefere Decadron 4 mg/mL. São prescritos corticoides orais por curto período. Terapia antirrefluxo estrita, incluindo inibidores de bombas de prótons num mínimo de 2 vezes ao dia e bloqueadores H2 à noite, deve ser implementada previamente à decisão de indicar a cirurgia e mantida no pós-operatório.

Capítulo 6
Laringoscopia direta

Robert T. Sataloff ▪ Farhad Chowdhury ▪ Shruti Joglekar ▪ Mary J. Hawkshaw

A microlaringoscopia de suspensão é, hoje em dia, a técnica padrão para a cirurgia laríngea endoscópica. O conceito de laringoscopia indireta foi introduzido por Horace Green em 1853,[2] utilizando a luz do sol, e defendido posteriormente por Brünings.[1] A história da fonomicrocirurgia é revista com detalhes em outras fontes.[2-4] A fonte de luz mais comum a ser utilizada posteriormente com os laringoscópios era um fotóforo usado pelo examinador. Carreadores de luz construídos dentro dos laringoscópios foram inicialmente desenvolvidos por Chevalier Jackson em 1915.[5] Ele utilizou um carreador de luz com um pequeno bulbo de luz incandescente. O desenho do laringoscópio de Jackson incluía uma lâmina plana removível que permitia a introdução de um broncoscópio. Uma versão com fibra ótica desse instrumento ainda é de uso comum (Fig. 6.1). Holinger modificou o laringoscópio de Jackson, eliminando o componente deslizante removível e adicionando uma pequena elevação próxima à ponta[6] (Fig. 6.2). Esta última modificação ajudou na elevação da epiglote, melhorando, portanto, a visualização da comissura anterior. O desenho de Holinger ainda é de uso comum. Kleinsasser popularizou a ideia de utilização do microscópio como fonte de luz.[7] Desde então, o uso da magnificação por microscópio tornou-se parte essencial e rotineira da cirurgia laríngea (Fig. 6.3A e B). O microscópio permite uma visão estereoscópica excelente, da mesma forma que oferece luz e magnificação melhorando o diagnóstico e contribuindo para o refinamento da técnica cirúrgica. Deve ser utilizado em quase todos os casos. Os laringoscópios de Jackson e Holinger possuem diâmetros internos tão pequenos que uma visão estereoscópica adequada não pode ser obtida com o microscópio. Jako resolveu esse problema desenvolvendo um laringoscópio mais largo e acrescentando dois feixes de luz de fibra ótica para melhorar a iluminação, especialmente para registros fotográficos.[8] O projeto de Jako representou um grande avanço, mas o laringoscópio era muito largo e espesso para permitir uma boa visualização em todos os pacientes. Dedo projetou um laringos-

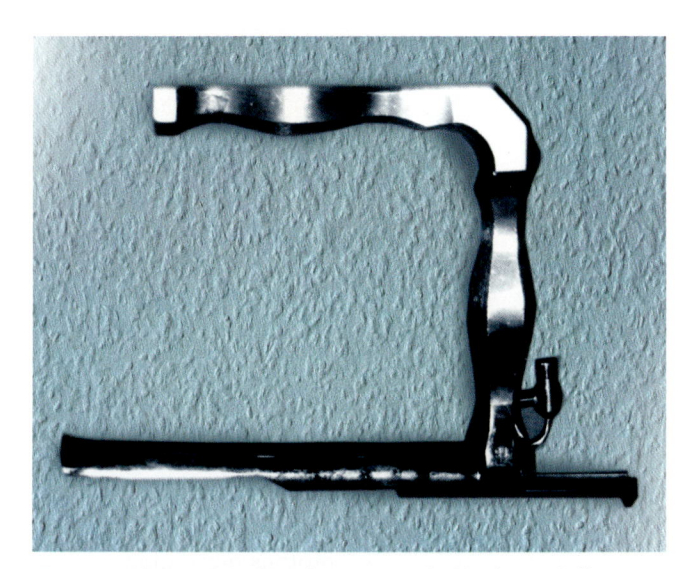

Fig. 6.1: Laringoscópio de Jackson. Reproduzida de *Sataloff RT, Professional Voice: The Science and Art of Clinical Care, 3rd edition,* San Diego, CA. Plural Publishing, Inc.; 2005: Fig. 82.2, com permissão.

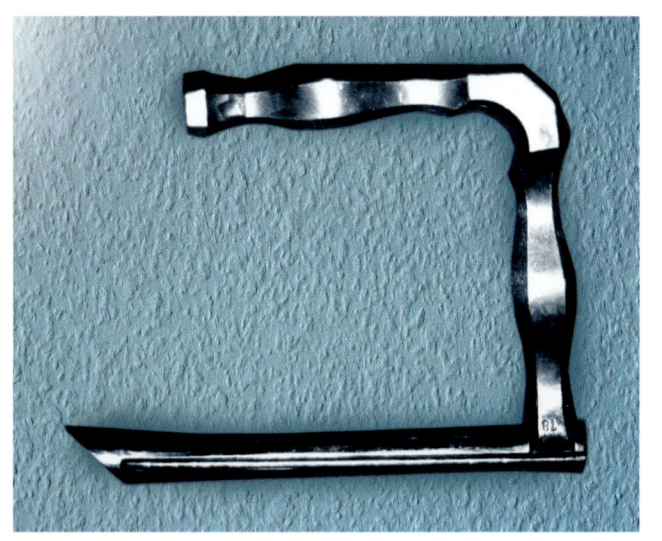

Fig. 6.2: Laringoscópio de Holinger. Reproduzida de *Sataloff RT, Professional Voice: The Science and Art of Clinical Care, 3rd edition,* San Diego, CA. Plural Publishing, Inc.; 2005: Fig. 82.3, com permissão.

Seção 1 — Princípios básicos e procedimentos

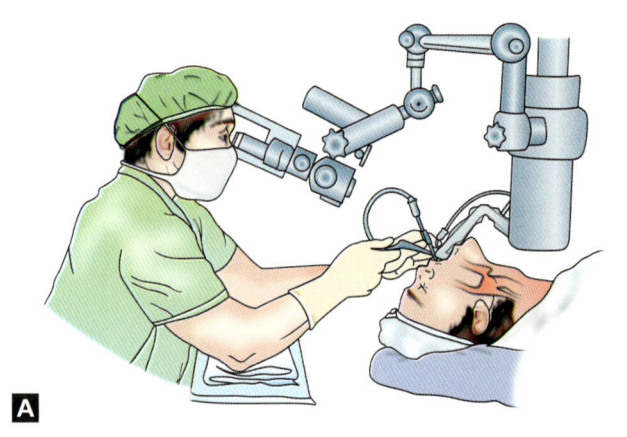

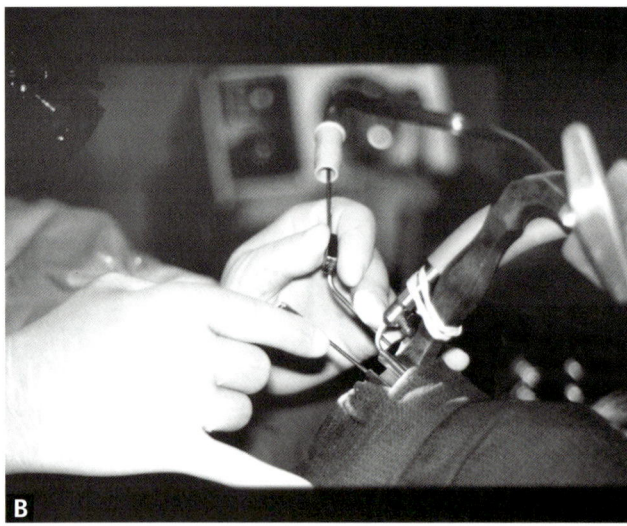

Fig. 6.3A e B: Microlaringoscopia direta. (A) Notem o uso do microscópio cirúrgico e do dispositivo de suspensão. Uma mesa de Mayo é posicionada abaixo dos braços do cirurgião para estabilidade, toalhas são colocadas como coxins sob os ombros. (B) O laringoscópio de suspensão permite a cirurgia bimanual. Reproduzida de *Sataloff RT. Professional Voice: The Science and Art of Clinical Care*, 3rd edition, San Diego, CA, Plural Publishing, Inc.; 2005: Fig. 82.4, com permissão

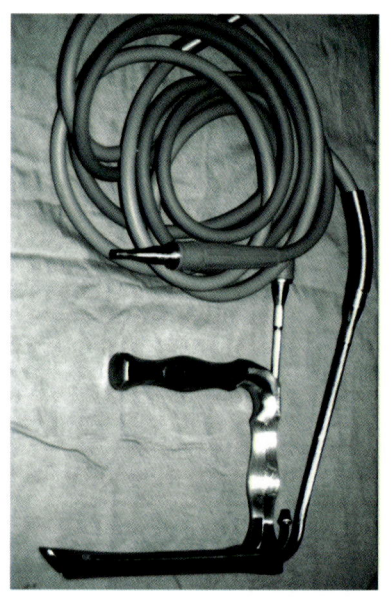

Fig. 6.4: Laringoscópio de Dedo. Reproduzida de *Sataloff RT. Professional Voice: The Science and Art of Clinical Care*, 3rd edition, San Diego, CA, Plural Publishing, Inc.; 2005: Fig. 82.5, com permissão.

cópio que incorporou muitas das vantagens dos laringoscópios de Jako e Holinger,[9] permitindo uma melhor visualização da comissura anterior (Fig. 6.4) e visão estereoscópica, desde que o cirurgião esteja, pelo menos, a 61 cm de distância do paciente. O uso de um microscópio cirúrgico com uma lente objetiva de 400 mm permite essas condições e oferece um campo adequado para o uso dos instrumentos longos necessários para a cirurgia laríngea. Numerosas modificações desses laringoscópios têm sido projetadas desde que Jako e Dedo apresentaram seus laringoscópios, incluindo o laringoscópio de Gould[10] e vários outros engenhosamente projetados, alguns deles retratados na Fig. 6.5A a F. É importante que o cirurgião tenha alguns tipos de laringoscópios disponíveis e que escolha o mais adequado para a anatomia do paciente. O cirurgião deve optar por um instrumento que minimize o dano tecidual ao mesmo tempo em que otimize a exposição e facilite a manipulação dos instrumentos.

Killian apresentou o primeiro sistema de laringoscópio de suspensão em 1910.[11] Numerosos sistemas de suspensão foram inventados desde então. A escolha é uma questão de preferência pessoal. Entretanto, ao selecionar um sistema de suspensão, deve-se procurar por um dispositivo que permita a cirurgia bimanual, que a língua e laringe sejam tracionadas superiormente (com o paciente em posição supina) – em vez de necessitar de um movimento em alavanca que pode levar a fraturas dentárias e que se adéque ao laringoscópio e a posição da cabeça designada pelo cirurgião. Deve-se ter em mente que o sistema de suspensão deve ser utilizado como um aparato estabilizador, ou seja, o cirurgião deve posicionar o laringoscópio na posição desejada e utilizar o aparato de "suspensão" para mantê-la, em vez de utilizar o sistema de suspensão para gerar forças necessárias para obter exposição. A adesão a esses princípios permite o uso de sistemas de alavanca, como o dispositivo de Lewy, da mesma forma que sistemas de elevação, como os sistemas de suspensão da forca de Killian ("Killian's gallow") ou o "Window Crank" de Boston (Pilling Company, Fort Washington, PA, USA). Em geral, a melhor visualização das pregas vocais pode ser obtida com o paciente na posição conhecida como *sniffing*, com o pescoço flexionado e a cabeça estendida (Fig. 6.6). Esta também é a posição mais utilizada pelos anestesistas para a intubação. Quando o laringoscópio for posicionado

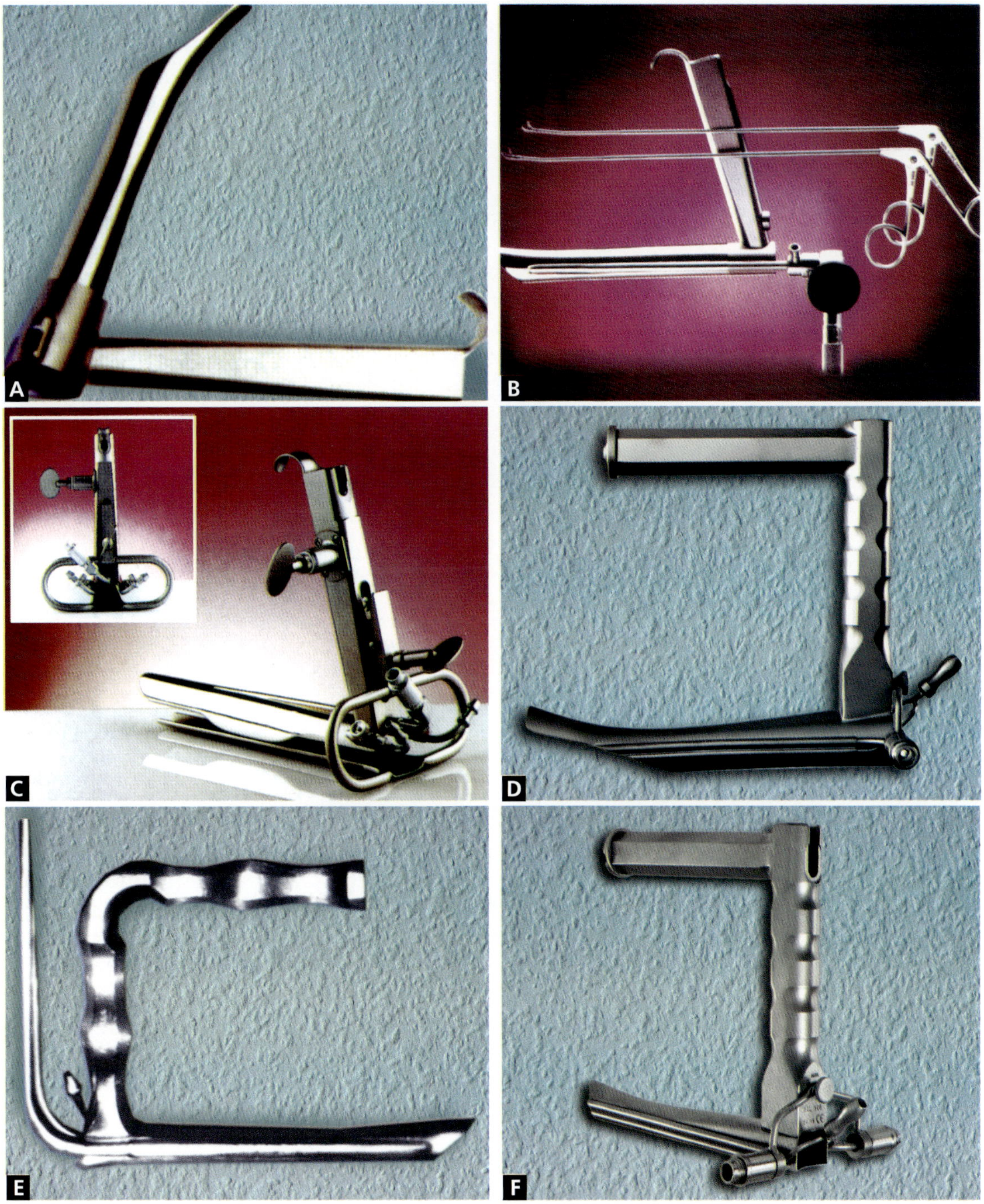

Laringoscopia direta

Fig. 6.5A a F: (A) Laringoscópio de Lindholm (Storz) que se adapta à valécula, ideal se combinado a um grampo de luz de Benjamin, sendo particularmente adequado para fotografia com telescópios Storz de 10 mm e outros. (B) Videolaringoscópio de Kantor/Berci (Storz). (C) Laringoscópios cirúrgicos distensores de Weerda (Storz). (D) Laringoscópio de valécula de Sataloff, semelhante em uso ao Lindholm, mas apresenta formas ligeiramente distintas e incorpora fontes de luz. (E) Laringoscópio de Osoff-Pilling, vista lateral. A ponta deste laringoscópio é idêntica à do laringoscópio de comissura anterior de Holinger. Entretanto, a porção proximal dos maiores laringoscópios masculinos e mesmo dos menores femininos é larga o bastante para permitir visão binocular e utilização do *laser*. Esse laringoscópio é de grande valia para pacientes de visualização difícil e que requeiram cirurgia por meio do laringoscópio de Holinger. (F) O laringoscópio de Sataloff (Medtronic-Xomed, Jacksonville, FL) tem uma extremidade distal triangular cuja forma aproxima-se da forma da glote e possui suficiente elevação próxima à ponta para permitir boa exposição da comissura anterior. Encontra-se disponível em tamanhos grande, médio (mais frequentemente utilizado) e pediátrico, e também em um formato pequeno de comissura anterior de adultos, para pacientes de visualização particularmente difícil. Reproduzida de *Sataloff RT. Professional Voice: The Science and Art of Clinical Care*, 3rd edition, San Diego, CA. Plural Publishing, Inc.; 2005: Fig. 82.6, com permissão.

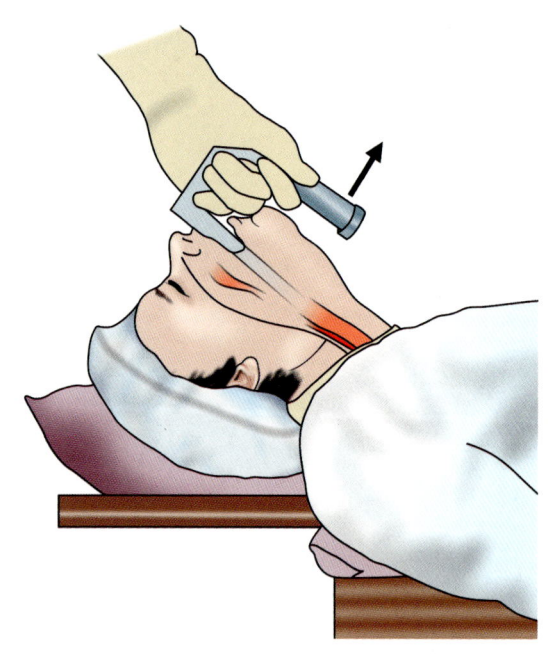

Fig. 6.6: A posição *sniffing*, ideal para visualização durante a laringoscopia direta. Note que o pescoço encontra-se flexionado e a cabeça, estendida. Frequentemente, o pescoço deve ser flexionado consideravelmente mais do que ilustrado. O occipital encontra-se cerca de 15 cm acima do leito, suportado por um travesseiro. A seta indica a direção correta da tração durante a laringoscopia.

e suspendido, os dentes devem ser protegidos do trauma pelo laringoscópio, sendo essencial que a cabeça do paciente esteja bem fixada. Movimentos súbitos ou mordidas no laringoscópio podem resultar em lesões. A laringoscopia direta pode ser realizada com anestesia local e sedação ou anestesia geral.

Além da escolha do laringoscópio apropriado, é importante que se entenda os princípios não somente da suspensão, mas também da distensão interna e da contrapressão externa. Na maioria dos casos, o laringoscópio deve não somente permitir a visualização de toda a prega vocal, mas também distender as falsas e a laringe de forma a otimizar a visualização. Raramente, a distensão das falsas pregas vocais não é desejável e um laringoscópio posicionado na valécula (como o Lindholm, Karl Storz, Culver City, CA) oferece uma alternativa. Entretanto, trata-se mais de uma exceção do que uma regra. Além da distensão interna, a contrapressão externa também é importante. Uma pressão suave sobre a cartilagem cricoide frequentemente produz uma significativa melhora na visualização da laringe através do laringoscópio. Tradicionalmente, um residente, enfermeira ou anestesista podem ser solicitados a realizar a contrapressão. Melhor ainda, é utilizar uma fita de 1 polegada que se estenda de um lado ao outro do suporte da cabeça e faça uma pressão estável na laringe, mantendo a posição desejada. Também é importante que se compreenda que pode haver desvantagens na contrapressão. Embora melhore a visibilidade (especialmente na porção anterior), ela também provoca um relaxamento das pregas vocais que pode distorcer ligeiramente a relação entre tecido normal e patológico. Portanto, um compromisso apropriado deve ser assumido em cada caso, de forma a otimizar a visualização da área de interesse sem provocar distorção excessiva. Os leitores interessados em informações adicionais com relação a contrapressão externa e forças envolvidas na laringoscopia são encorajados a procurar referências adicionais.[12,13]

REFERÊNCIAS

1. Brünings W. Direct laryngoscopy: Criteria determining the applicability of autoscopy. Direct Laryngoscopy, Bronchoscopy and Esophagoscopy. London: Bailliere, Tindall, Cox; 1912. pp. 93-5.
2. Zeitels S. The history and development of phonosurgery. In: Sataloff RT. Professional Voice: The Science and Art of Clinical Care, 3rd edition. San Diego, CA: Plural Publishing, Inc.; 2006. pp. 1115-36.
3. von Leden H. The evolution of phonosurgery. In: Sataloff RT. Professional Voice: The Science and Art of Clinical Care, 3rd edition. San Diego, CA: Plural Publishing, Inc.; 2006. pp. 1095-114.
4. Sataloff RT. Voice surgery. In: Sataloff RT. Professional Voice: The Science and Art of Clinical Care, 3rd edition. San Diego, CA: Plural Publishing, Inc.; 2006. pp. 1137-214.
5. Jackson C. Peroral Endoscopy and Laryngeal Surgery. St. Louis, MO: Laryngoscope Co; 1915.
6. Holinger P. An hour-glass anterior commissure laryngoscope. Laryngoscope. 1960;70:1570-1.
7. Kleinsassser O. Microlaryngoscopy and endolaryngeal microsurgery. II: A review of 2500 cases. HNO. 1974;22(3):69-83.
8. Jako G. Laryngoscope for microscopic observation, surgery and photography. Arch Otolaryngol. 1970; 91:196-9.
9. Dedo HH. A fiberoptic anterior commissure laryngoscope for use with the operating microscope. Trans Sect Otolaryngol Am Acad Ophthalmol Otolaryngol. 1976;82:91-2.
10. Gould WJ. The Gould laryngoscope. Trans Sect Otolaryngol Am Acad Ophthalmol Otolaryngol. 1973;77:139-41.
11. Killian G. Suspension laryngoscopy – a modification of the direct method. Trans 3rd Internat Laryngol Congr. Germany. (Part II) Transactions; 1911:12.
12. Zeitels SM, Vaughan CW. "External counterpressure" and "internal distention" for optimal laryngoscopic exposure of the anterior glottal commissure. Ann Otol Rhinol Laryngol. 1994; 103(9):669-75.
13. Hochman II, Zeitels SM, Heaton JT. Analysis of the forces and position required for direct laryngoscopic exposure of the anterior vocal folds. Ann Otol Rhinol Laryngol. 1999;108(8):715-24.

Capítulo 7

Anestesia

Robert T. Sataloff ■ Farhad Chowdhury ■ Shruti Joglekar ■ Mary J. Hawkshaw

LOCAL DA ANESTESIA

A anestesia local com sedação é desejável em algumas situações de cirurgia laríngea endoscópica, especialmente quando são necessários ajustes finos da qualidade vocal, como durante injeções para paralisia de prega vocal ou redução de uma cartilagem aritenoide luxada. Muitas técnicas de anestesia local são utilizadas. A técnica descrita a seguir mostrou-se mais efetiva na experiência dos autores, mas deve ser considerada uma entre várias opções. Em raras instâncias, a laringoscopia direta pode ser realizada fora do ambiente cirúrgico e com anestesia tópica isolada.

Geralmente os procedimentos são realizados em centro cirúrgico com monitorização e sedação. Sedação endovenosa é aplicada previamente à aplicação do anestésico. Os autores preferem anestésicos que causem amnésia, como o midazolam. Anestesia tópica em spray é aplicada na cavidade oral. Cetacaína, xilocaína a 4%, pontocaína e cocaína* entre outros, todos com resultados satisfatórios. A anestesia tópica é rotineiramente suplementada com bloqueios regionais e infiltrações locais. Bloqueio bilateral do nervo laríngeo superior pode ser realizado com xilocaína a 1% associada à epinefrina, na proporção de 1:100.000. O bloqueio do nervo laríngeo superior é alcançado ao injetar-se 1-2 cc de xilocaína a 1% associada à epinefrina na proporção 1:100.000 na região em que o nervo penetra a membrana tireo-hióidea, anteriormente a uma linha entre o grande corno da cartilagem tireóidea e o grande corno do osso hioide. Bloqueios do nervo glossofaríngeo são realizados utilizando-se 2 cc de xilocaína a 1% associados à epinefrina na proporção de 1:100.00 na parede lateral da orofaringe, alguns milímetros medialmente à porção média do pilar tonsilar posterior de cada lado. A base da língua é então infiltrada com 2-4 cc, utilizando-se uma agulha curva de tonsila e abaixador de língua de metal. A anestesia é concluída com aplicação tópica intratraqueal de 4 cc de xilocaína tópica a 4%, administrada por meio de uma injeção na linha média da membrana cricotireóidea (após anestesia da pele com xilocaína a 1% associada à epinefrina na proporção de 1:100.00 ou por spray de anestesia tópica entre as pregas vocais, se elas forem facilmente visualizadas com o uso de uma lâmina lingual metálica). Embora este procedimento anestésico possa ser realizado de forma muito rápida, os pacientes podem apresentar dificuldades em lidar com secreções no momento em que a anestesia é aplicada. Aspiração deve estar disponível.

A eficácia da anestesia aplicada pode ser testada colocando-se um abaixador de língua metálico contra a base da língua, movendo-o em sentido anterior e inferior, simulando os movimentos e a pressão exercida pelo laringoscópio, enquanto a hipofaringe é aspirada. Se a anestesia estiver adequada, tais movimentos não devem incomodar o paciente. Durante a aplicação da anestesia, o laringologista e o anestesista devem manter contato verbal com o paciente, controlar cuidadosamente a via aérea e monitorar sinais vitais, incluindo a saturação sanguínea de oxigênio. Se anestesia tópica e regional não puder ser estabelecida de forma adequada, o procedimento pode tanto ser descontinuado quando convertido para anestesia geral. Tanto o paciente quanto a equipe cirúrgica devem estar preparados para um possível uso da anestesia geral em todos os casos.

A maioria dos procedimentos laríngeos pode ser realizada de forma segura com anestesia local. Essa escolha permite não somente monitorar a qualidade vocal durante o procedimento, mas também configura proteção contra os riscos da intubação endotraqueal. Entretanto, também há desvantagens. Quando é necessária uma precisão máxima, a mobilização durante a anestesia local pode ser problemática. Maior acurácia é obtida com anestesia geral com paralisia. A segurança da anestesia local em alguns casos de cirurgia endolaríngea é questionável. Adicionalmente a problemas mecânicos relacionados com a cirurgia, em alguns pacientes com distúrbios cardíacos ou pulmonares a supressão respiratória causada pela sedação pode ser mais perigosa do que a anestesia geral. Além disso, os anestésicos locais podem produzir seus próprios efeitos

---

*N. do RT.: a cocaína não está disponível para uso médico no Brasil.

colaterais. Estes podem incluir irritação e inflamação de mucosas (dermatite de contato), que podem causar não somente eritema e prurido, mas também vesículas e exsudatos; desidratação das superfícies mucosas ou um efeito escarótico (especialmente por contato prolongado; hipersensibilidade (*rash*); urticária generalizada (edema); metemoglobinemia e anafilaxia. O uso seguro na gravidez não foi estabelecido para a maioria dos anestésicos tópicos rotineiramente utilizados em laringologia, devendo ser utilizados somente em circunstâncias clínicas de risco iminente, se for o caso, durante o primeiro trimestre de gravidez. A metemoglobinemia pode ser uma complicação particularmente assustadora da anestesia local. A metemoglobina também é conhecida como protoporfirina (globulina IX) e ferri-hemoglobina, em virtude do fato de o ferro ser na metemoglobina, trivalente (ou férrico) em vez de divalente (ferroso). A metemoglobinemia produz cianose, embora a descoloração da pele seja usualmente o único sintoma da metemoglobinemia adquirida. A análise de gases no sangue arterial confirma a presença de metemoglobina. Essa condição pode ser induzida por qualquer anestésico local do tipo amina. Prilocaína e benzocaína são as drogas mais frequentemente implicadas.[1] Crianças podem ser mais suscetíveis, mas a condição pode surgir em pacientes de qualquer faixa etária. Metemoglobinemia é na verdade um nome inadequado, uma vez que o pigmento é intracelular e não é encontrado no plasma. Metemoglobincitemia seria um termo mais acurado, mas metemoglobinemia é comumente usado. A metemoglobinemia é tratada pela administração intravenosa de azul de metileno, embora a condição não represente risco de morte e se resolva espontaneamente. A noção de que a anestesia local é sempre preferível à anestesia geral deve ser vista com ceticismo. A escolha depende do paciente, da lesão, do cirurgião e do anestesista.

ANESTESIA GERAL

Provavelmente a questão mais importante em anestesia geral para pacientes de voz seja a escolha do anestesista. Os laringologistas que realizam a cirurgia vocal devem insistir na colaboração de um excelente anestesiologista que compreenda a cirurgia de pregas vocais e as necessidades especiais do paciente de voz. Aqueles de nós que trabalham em instituições de ensino reconhecem que estudantes de medicina e residentes de anestesiologia do primeiro ano necessitam praticar intubações. Entretanto, essa necessidade não deve ser aplicada aos pacientes submetidos a procedimentos cirúrgicos para melhora da voz, especialmente nos profissionais da voz. Quando um anestesiologista gentil, habilidoso e bem informado e o laringologista colaboram, a escolha da anestesia depende somente do paciente e da lesão e a cirurgia segura e efetiva pode então ser realizada. Esse trabalho de equipe beneficia o laringologista, o anestesiologista, o hospital e, especialmente, o paciente. Todos os esforços devem ser feitos para estabelecer a colaboração profissional necessária.

A escolha dos agentes para a anestesia geral está além dos objetivos deste capítulo. Entretanto, em geral, o esquema inclui um agente paralítico de curto prazo para evitar movimentos e deglutição do paciente. A intubação e a extubação devem ser feitas sem trauma, utilizando o tubo de menor calibre possível. A maioria dos procedimentos endoscópicos da laringe é de curta duração e um tubo endotraqueal de diâmetro interno de 5 mm é geralmente suficiente, mesmo para a maior parte dos pacientes moderadamente obesos. O *laser* pode ser utilizado em muitos procedimentos, sendo melhor utilizar um tubo endotraqueal resistente a ele, a menos que o cirurgião tenha a certeza absoluta de que o *laser* não será empregado.

Medicações antirreflexo são de uso prudente, especialmente em pacientes com sinais e sintomas de refluxo. Entretanto, o refluxo pode ocorrer durante a cirurgia, mesmo em pacientes que não o tenham clinicamente significativo. A combinação de exposição ao ácido com trauma direto pelo tubo endotraqueal pode levar a lesões da mucosa da laringe. Esteroides intravenosos (p. ex., 10 mg de dexametasona) podem ser úteis para minimizar a inflamação e o edema e possivelmente para proteger contra a lesão celular. Esteroides intravenosos devem ser utilizados a critério do cirurgião, se não houver contraindicações.

A intubação endotraqueal permite a ventilação mais segura e estável sob anestesia geral e geralmente permite visibilidade adequada. Entretanto, em alguns casos, mesmo um pequeno tubo endotraqueal pode interferir na cirurgia. Alternativas incluem anestesia geral sem intubação, seja com ventilação em jato ou apneia intermitente. A microcirurgia de laringe sem intubação foi primeiramente relatada por Urban.[2] A técnica envolve tiopental intravenoso, oxigênio a 100% por máscara inicialmente e insuflação de oxigênio controlada manualmente. Poucos anestesiologistas sentem-se confortáveis com essa técnica e a insuflação de oxigênio pode ser um inconveniente durante a cirurgia.

A ventilação em jato de Venturi pode ser uma técnica útil. O anestésico e o oxigênio podem ser administrados por uma agulha posicionada na luz do laringoscópio, por um canal de ventilação em laringoscópios especialmente desenhados, por um cateter imediatamente acima ou abaixo das pregas vocais, como o cateter de Hunsicker (Medtronics-Xomed, Jacksonville, FL) ou por um tubo de Carden.[3] Os autores utilizam o cateter de Hunsicker em virtude do seu fácil posicionamento, segurança, resistência ao *laser*, e ao fato de que a ventilação em jato inicia-se abaixo das pregas vocais. Isto parece causar menos interferência mecânica na margem vibratória durante a cirurgia. Entretanto, o cateter deve ser cuidadosamente posicionado entre as pregas vocais por um anestesiologista ou laringologista com experiência e removido cuidadosamente para evitar trauma na intubação e extubação que pode ocorrer no posicionamento de qualquer tubo endotraqueal. Durante qualquer cirurgia em que se empregue a ventilação em jato, é essencial que o cirurgião seja uma parte conhecedora e cooperativa da equipe anestésica. A via aérea deve permanecer desobstruída para a expiração. Se o laringoscópio mover-se ou for removido e obstruir a via aérea sem que o anestesiologista seja notificado, poderá ocorrer um pneumotórax.

Todo o cuidado para uma intubação suave pode ser inútil se precauções similares não forem tomadas durante a extubação. O erro mais comum na extubação é não desinflar totalmente o *cuff* do tubo endotraqueal. Tal fato pode resultar em trauma nas pregas vocais ou luxação da aritenoide. A equipe anestésica deve estar ciente destas possibilidades. O cirurgião deve estar presente e atento durante a intubação e a extubação para ajudar a minimizar a incidência desses problemas.

A anestesia também é uma preocupação para os pacientes de voz que serão submetidos a intervenções não otorrinolaringológicas, envolvendo cirurgiões gerais e outras especialidades cirúrgicas. Laringologistas frequentemente são convocados por profissionais da voz, cirurgiões e anestesiologistas para assistência. O anestesiologista deve compreender que o paciente é um profissional da voz e assegurar-se de que a intubação e extubação sejam feitas pelo anestesiologista mais habilidosos disponível. Além disso, os anestesiologistas devem ponderar suas tendências em utilizar o tubo endotraqueal mais largo possível. Há poucos procedimentos que não possam ser realizados de forma segura com um tubo endotraqueal de tamanho 6,5 ou menor e muitos podem ser realizados com anestesia por máscara ou com a máscara laríngea de Brain sem intubação da laringe. Quando possível, alternativas à anestesia geral devem ser consideradas, como bloqueios espinhais, regionais e acupuntura. Muitos procedimentos comumente realizados com anestesia geral e intubação podem ser eficazmente realizados com outras técnicas. Depois da cirurgia, a avaliação pós-operatória da voz pelo anestesiologista, paciente e cirurgião é essencial. Se anormalidades vocais distintas de leve rouquidão que se resolva em 24 horas estiverem presentes, imediatamente deve ser feito um exame laringológico.

REFERÊNCIAS

1. Adriani J, Naraghi M. Drug induced methemoglobinemia: Local anesthetics. Anesthesiology Rev. 1985;12(1):54-9.
2. Urban GE. Laryngeal microsurgery without intubation. South-Med J. 1976;69:828-30.
3. Carden E, Becker G, Hamood H. Percutaneous jet ventilation. Ann Otol Rhinol Laryngol. 1976;85:652-5.

Capítulo 8

Instrumental

Robert T. Sataloff ▪ Farhad Chowdhury ▪ Shruti Joglekar ▪ Mary J. Hawkshaw

A microcirurgia de laringe utiliza magnificação, usualmente gerada por um microscópio cirúrgico, que é utilizado em conjunto com um laringoscópio direto rígido.[1] Muitos cirurgiões não são familiarizados com as fórmulas que determinam com precisão a quantidade de magnificação utilizada, sendo ela frequentemente anotada de forma incorreta nos relatos cirúrgicos. Não é raro que os cirurgiões assumam que o número no indicador do controle de *zoom* corresponde ao número de vezes que a imagem é aumentada, mas a determinação acurada é bem mais complexa que isso. O autor (RTS) geralmente trabalha com um microscópio cirúrgico Zeiss (Oberhocken, Germany) e as informações nesta discussão referem-se especificamente aos instrumentos Zeiss. Entretanto, os princípios são os mesmos para os microscópios fabricados por outras empresas. Para determinar o montante da magnificação, a distância focal do tubo binocular é dividida pela distância focal da lente objetiva e então multiplicada pela magnificação das oculares.[1] Esse número é, então, multiplicado pelo indicador no controle de *zoom* do microscópio, em um microscópio moderno. A distância focal do tubo binocular é geralmente dada por um número, como, por exemplo, F125, que corresponde a 1,0; 10 corresponde a 0,6; 6 corresponde a 0,4. Então, por exemplo, se um cirurgião estiver utilizando um microscópio OPMI-1 com oculares 10×, uma objetiva de 400 mm e controle de magnificação no 40 (máximo), a magnificação da imagem será 7,8× (125/400 × 25 × 10), e não 40×, como frequente e erroneamente notado.

A simples mudança da ocular de 10× para 12,5× aumenta a magnificação de 7,8× para 9,8×, e a utilização de oculares 20× aumenta a magnificação para 15,6×. Utilizando-se uma lente objetiva com uma distância focal menor também aumenta a magnificação, mas traz o microscópio para mais próximo do campo cirúrgico. Embora essa abordagem seja utilizada em cirurgias otológicas, não é adequado para cirurgia laríngea, pois o reduzido espaço resultante entre o microscópio e o laringoscópio direto não é suficiente para permitir a manipulação desimpedida dos longos instrumentos laríngeos. É importante que os cirurgiões estejam familiarizados com esses conceitos para otimizar as condições cirúrgicas para cada caso específico e documentar a cirurgia adequadamente.

Telescópios laríngeos com aumento são de validade inestimável para avaliação das patologias das pregas vocais e mapeamento das lesões para a cirurgia. Telescópios de 4 e 10 mm, 0° e 70° (Karl Storz, Culver City, Calif) e telescópios 30° e 120° são úteis em algumas circunstâncias. Os telescópios laríngeos permitem ao cirurgião visualizar as lesões com grande detalhamento, apreciar os limites das lesões tridimensionalmente de forma mais precisa do que através do microscópio e visualizar áreas obscuras como o ventrículo laríngeo (Fig. 8.1A a C).

Uma técnica conhecida como *endoscopia de contato* vem sendo utilizada por cirurgiões ginecológicos há muitos anos. Seu valor na microcirurgia de laringe foi reconhecido pelo Dr. Mário Andrea.[2] Esta técnica utiliza um agente corante vital, tal como o azul de metileno. A endoscopia de contato permite a visualização da natureza celular e integridade do epitélio da prega vocal em qualquer ponto ao longo da prega vocal. As características do núcleo das células encontram-se visíveis e bordas específicas entre epitélio patológico, transicional e normal podem ser definidas, permitindo intervenção cirúrgica precisa. Embora se trate de uma técnica relativamente nova e requeira estudo e experiência adicionais, parece ser de grande valia em casos selecionados.

A delicada microcirurgia requer instrumentos afiados, precisos e pequenos. As poucas e pesadas pinças saca-bocado e tesouras que compunham uma bandeja de laringoscopia no início dos anos 1980 não são mais suficientes. Hoje, é possível obter-se instrumentos microlaríngeos que se parecem com instrumentos otológicos de cabo longo. Os instrumentos devem ser longos o bastante para serem facilmente manipulados no laringoscópio, mas não tão longos que venham a bater no microscópio. Devem incluir tesouras (retas, que mordem para cima, curvas para a esquerda e direita), pequenas pinças saca-bocado (retas, que mordem para cima, direita e esquerda), pinças saca-bocado maiores (retas e que mordem para cima, no mínimo), pinças-jacaré (retas, direita e esquerda), bisturis, retratores,

Instrumental

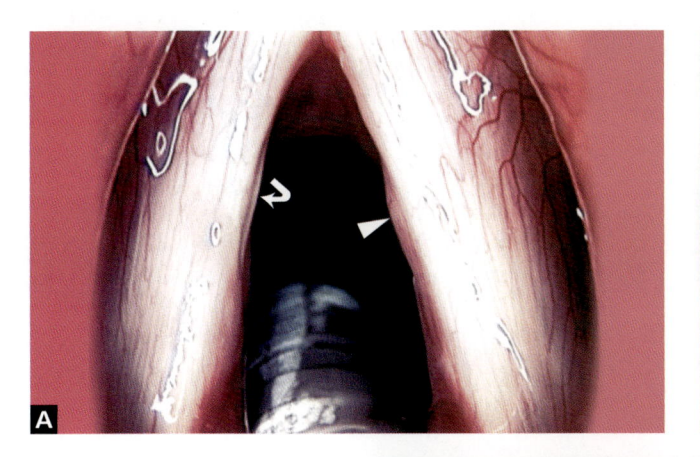

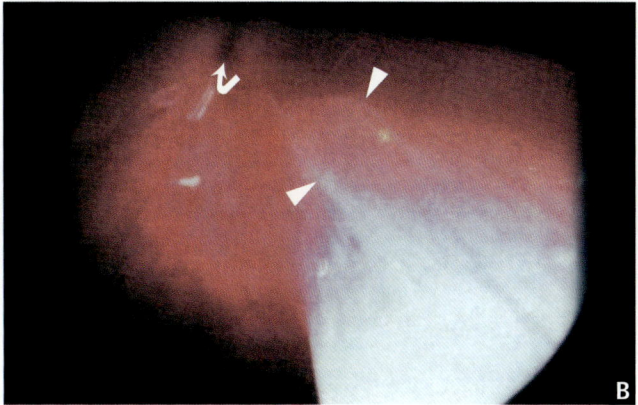

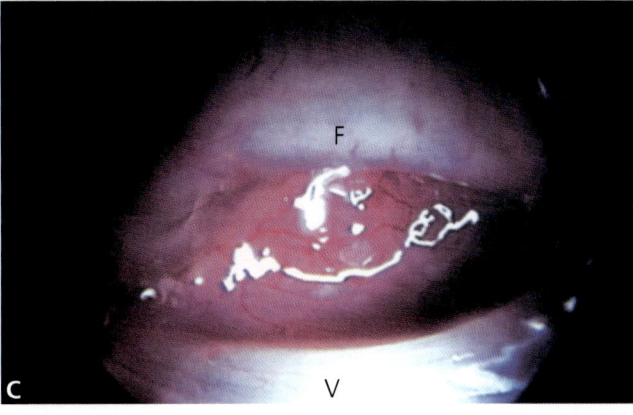

Fig. 8.1A a C: (A) Pregas vocais visualizadas por intermédio de um telescópio 10 mm 0° (Karl Storz, Culver City, CA) mostrando um cisto de prega vocal direita (*ponta de seta*) e edema reativo à esquerda *(seta curva)*. (B) Pregas vocais visualizadas por meio de um telescópio 70°, permitindo melhora avaliação da superfície vertical da margem vibratória. Este ângulo de visão mostra que o cisto *(pontas de setas)* somente se estende do terço superior à metade da margem vibratória. A cavidade (seta curva). (C) O ventrículo laríngeo visualizado acima da prega vocal verdadeira e abaixo da falsa corda por intermédio de um telescópio 70°. Reproduzida de *Sataloff RT. Professional Voice: The Science and Art of Clinical Care, 3rd edition, San Diego, CA, Plural Publishing, Inc.; 2005: Fig. 82.10*, com permissão.

exploradores rombos (retos, oblíquos e angulados), espelhos para reflexão do *laser* e pontas de aspiração (Figs. 8.2A a D e 8.3A a Z). Os instrumentos de corte devem ser afiados a cada cirurgia. As pontas de aspiração devem ser controladas pelo dedo, de vários calibres e devem incluir tanto variedades com ponta aberta quanto do tipo "velvet eye". Um aspirador-cautério pode ser útil em alguns casos e deve estar disponível, da mesma forma que porta-algodões. Instrumentos não refletores com revestimento anti-*laser* podem ser vantajosos em algumas situações.

A cirurgia laríngea com auxílio de debridadores é um conceito relativamente novo, embora o uso de debridadores em outras áreas do corpo venha sendo feito há muitos anos[3] Cirurgiões de neuromas do acústico vêm utilizando debridadores, como o House-Urban Rotatory Dissector (Urban Engineering, Burbank, CA), há 3 décadas; cirurgiões artroscópicos de joelho utilizam debridadores regularmente e os debridadores têm se mostrado importantes na cirurgia funcional dos seios paranasais. O seu papel na cirurgia laríngea não está completamente definido, mas seu uso é claramente útil no tratamento de certas condições, como papilomas selecionados e neoplasmas. O debridador mais comumente utilizado em cirurgias de laringe é o Medtronic-Xomed XPS Power System (Jacksonville, FL), com lâminas laríngeas cambiáveis. Para o uso seguro dos debridadores, é importante o conhecimen-

Seção 1 — Princípios básicos e procedimentos

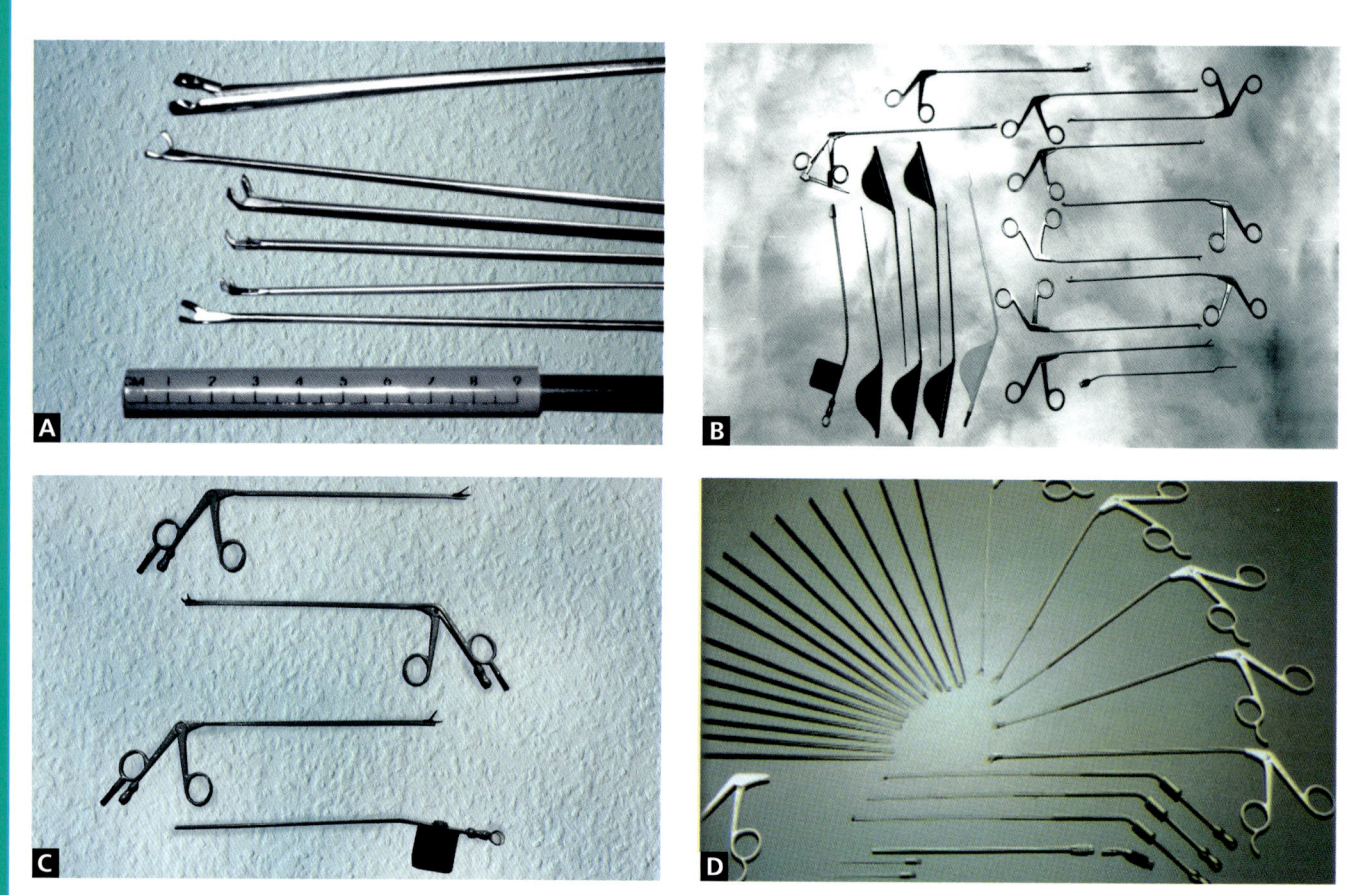

Fig. 8.2A a D: (A) Pinças saca-bocado laríngeas tradicionais *(no alto)* comparadas com instrumentos mais modernos desenhados pelo Dr. Marc Bouchayer (Medtronic-Xomed, Jacksonville, FL). (B) Outros instrumentos delicados Medtronic-Xomed rotineiramente utilizados por este autor. (C) Aspiradores-cautério extremamente úteis da Medtronic-Xomed, desenhados por J. Abitbol. (D) Instrumentos selecionados desenhados pelo autor (RT Sataloff), manufaturados pela Medtronic-Xomed, Jacksonville, FL. Reproduzida de *Sataloff RT. Professional Voice: The Science and Art of Clinical Care*, 3rd edition. San Diego, CA: Plural Publishing, Inc.; 2005: Fig. 82.12, com permissão.

to das configurações do instrumento e das lâminas. Por exemplo, para debridar uma grande lesão exofítica ou fibrosa, a lâmina laríngea de 3 cortes com sucção configurada a 3.000 rpm e vácuo médio deve ser utilizada. Para remoção controlada de papilomas próximos à margem vibratória da comissura anterior, é mais apropriado utilizar uma lâmina laríngea skimmer de 3,5 mm com velocidade de 500 rpm no modo "oscilatório", com a sucção configurada em vácuo baixo. Embora alguns cirurgiões prefiram utilizar o debridador sob controle endoscópico em vez de microscópio, os autores geralmente preferem o microscópio, que permite visão binocular e manipulação bimanual. Entretanto, os cirurgiões devem ter endoscópios disponíveis e usá-los confortavelmente. Em alguns casos, dificuldades anatômicas impedem a visualização de certas partes da laringe com o microscópio cirúrgico, especialmente nas comissuras anterior e inferior a ela. Nestes casos, a melhor forma de remover a patologia pode envolver o uso de um telescópio de 70° para a visualização e uma lâmina skimmer de debridador para a remoção. A microdissecção delicada é ainda a técnica mais controlada e apropriada para a remoção da maioria das lesões benignas, como cistos e pólipos da margem vibratória das pregas vocais. Entretanto, debridadores utilizados apropriadamente permitem uma precisão surpreendente e podem ser úteis, especialmente para papilomas selecionados e neoplasmas.

Instrumental

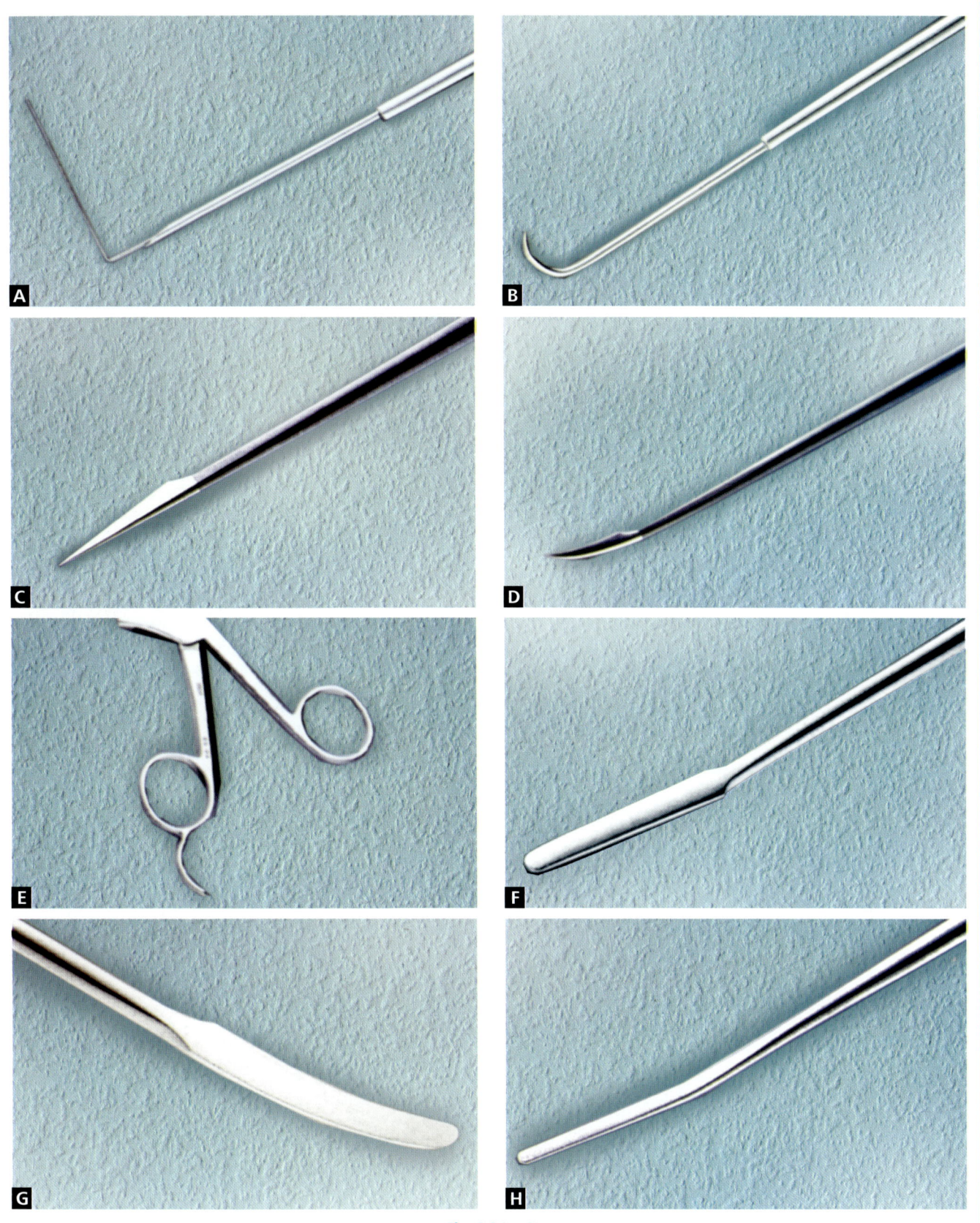

Fig. 8.3A a H

Seção 1 — Princípios básicos e procedimentos

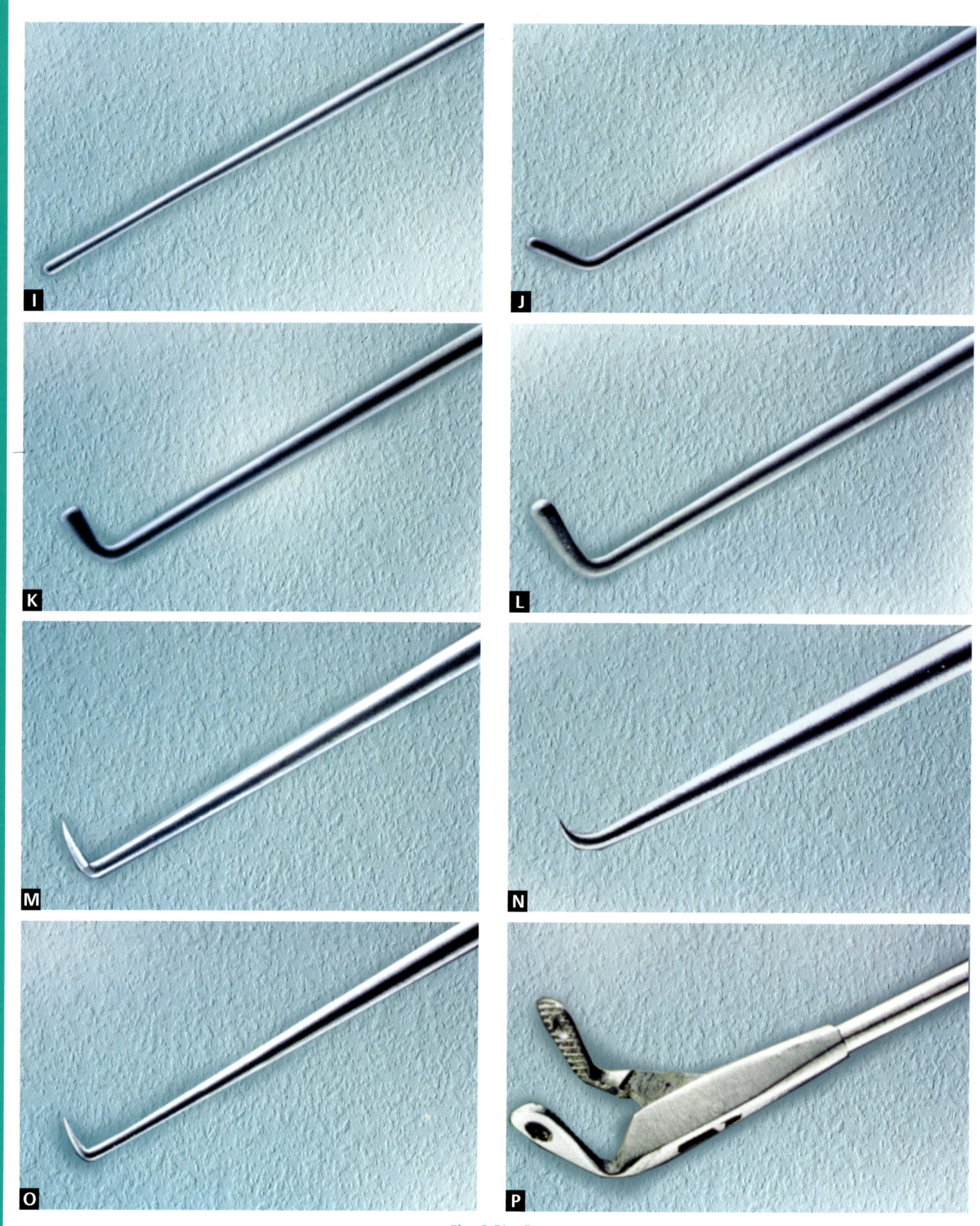

Fig. 8.3I a P

Instrumental

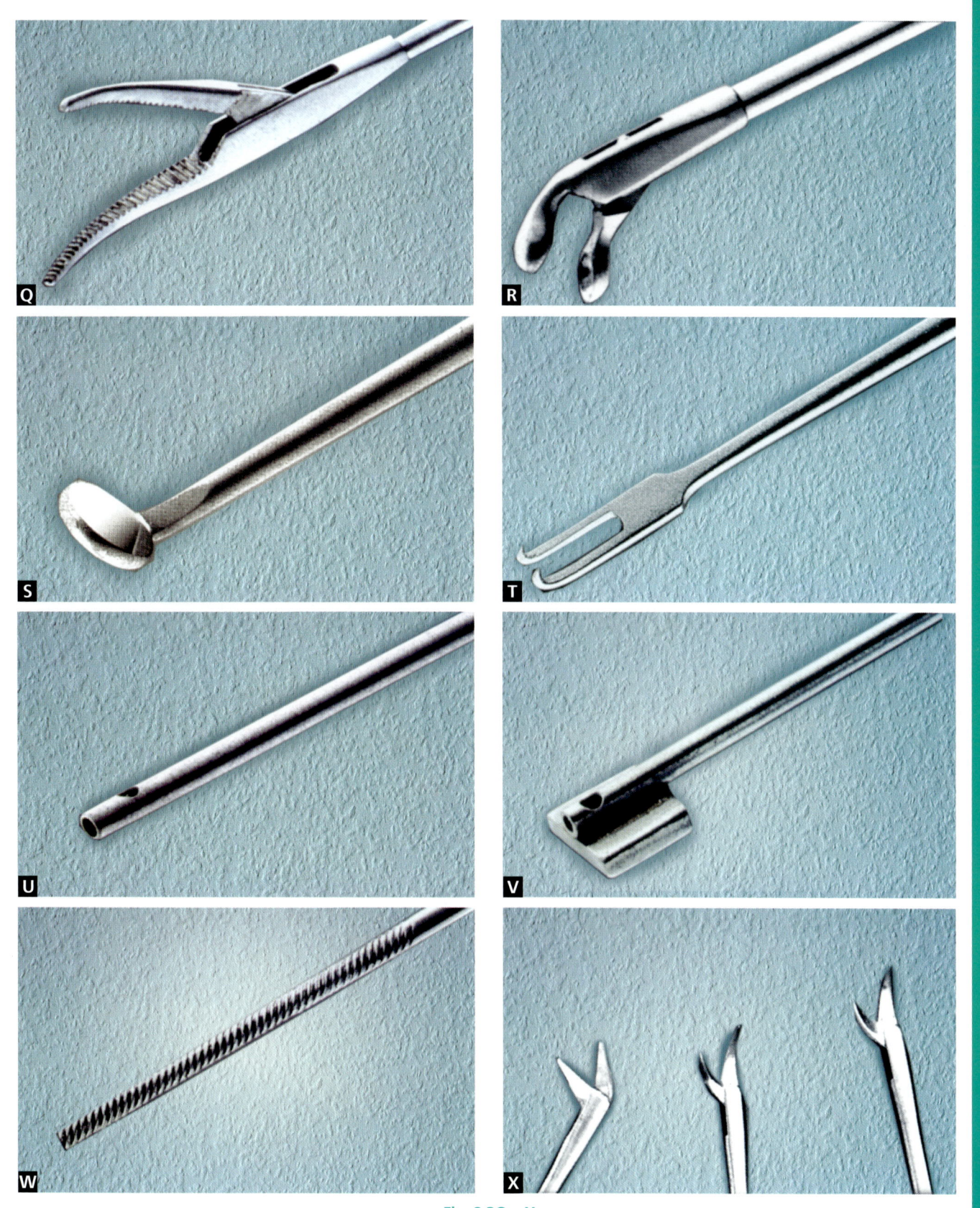

Fig. 8.3Q a X

Seção 1 — Princípios básicos e procedimentos

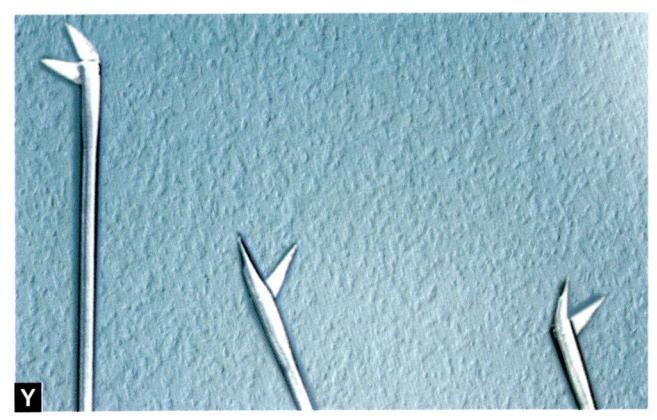

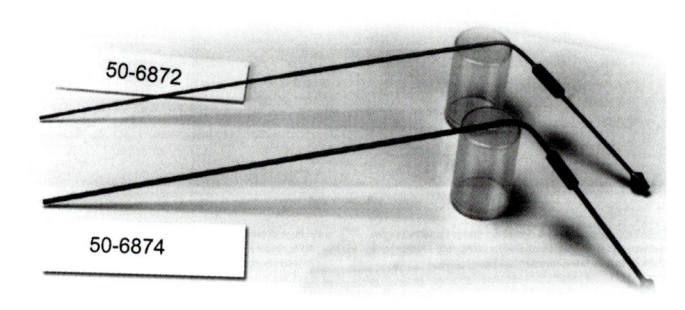

Fig. 8.3A a Z: Instrumentos selecionados para microcirurgia de laringe (A-W são instrumentos Sataloff, Medtronic-Xomed, Jacksonville, FL). (A) Agulha descartável reta, contendo estilete para limpeza, calibre 30, para injeção submucosa ou injeção de colágeno. (B) Agulha descartável calibre 30 contendo estilete para limpeza. (C) Microbisturi afiado. Este e o bisturi em forma de foice são descartáveis e aparafusados em um cabo. O bisturi vascular e outros instrumentos selecionados são desenhados de forma similar. São projetados para uso único, de forma que estejam sempre afiados de forma ótima para cada paciente. (D) Bisturi em forma de foice. (E) Cabo universal para tesouras. Todos os instrumentos destros Sataloff são desenhados para se acoplarem ao cabo universal para tesouras. Isto não somente permite que a ponta do instrumento seja posicionada em qualquer ângulo, mas também permite ajustes caso a caso do comprimento do instrumento desde o cabo até a ponta. Tal propriedade permite que a ponta do instrumento esteja na prega vocal, enquanto o cabo está suficientemente próximo ao laringoscópio para permitir ao cirurgião apoiar seus dedos na cabeça do paciente ou no laringoscópio, para melhor estabilização. (F) Espátula reta. (G) Espátula curva. (H) Espátula angulada. (I) Explorador rombo reto. (J) Explorador rombo oblíquo. (K) Pequeno explorador rombo em ângulo reto. (L) Longo explorador rombo em ângulo reto. (M) Gancho angulado para a direita. (N) Bisturi vascular. Este instrumento de 1 mm é afiado na ponta e rombo na base. É utilizado na dissecção de varicosidades das pregas vocais. É essencial que não seja confundido com o bisturi *minimicroflap*. (O) O bisturi *minimicroflap* é similar ao gancho angulado para a direita, exceto pelo fato de ser afiado na base, da mesma forma que na ponta. Isso permite que ele seja posicionado dentro de uma bolsa mucosa e seccionar o tecido de forma precisa por meio de uma pequena incisão de acesso. Se for inadvertidamente confundido com um bisturi vascular e for utilizado para dissecção vascular, sua superfície inferior afiada pode danificar a prega vocal. (P) Pequena pinça em forma de coração (disponível à direita e à esquerda, mostrada somente à esquerda). (Q) Pinça-jacaré para a esquerda. (R) Pinça com mordida para baixo. (S) Espelho polido para reflexão e redirecionamento da luz do laser (disponíveis em tamanhos pequeno e grande). (T) Gancho-duplo para retração de flaps laríngeos e lesões grandes. (U) Ponta de aspiração do tipo *velvet eye* francesa 3 utilizada durante ressecção por *microflap*. (V) Ponta de aspiração do tipo *velvet eye* francesa 3 com superfície de metal para retração tecidual e prevenção de prolapso de tecido para dentro do campo cirúrgico. (W) Porta-algodão. (X) tesoura romba, ação vertical, anguladas para baixo; tesoura romba, ação horizontal, lâminas curvas, abrindo para a esquerda; Tesoura afiada, ação horizontal, lâminas curvas, abrindo para a esquerda. (Y) Da esquerda para a direita, tesoura afiada, ação vertical, angulada para baixo; tesoura romba, ação vertical, lâminas retas; tesoura romba, ação vertical, angulada para cima (numerosas outras variações disponíveis). (Z) Pontas de aspiração, diâmetros 5 francês e 7 francês. Reproduzida de *Sataloff RT. Professional Voice: The Science and Art of Clinical Care*, 3rd edition, San Diego, CA: Plural Publishing, Inc.; 2005: Fig. 82.13, com permissão.

REFERÊNCIAS

1. Hoerenz P. The operating microscope. I. Optical principles, illumination systems, and support systems. J Microsurg. 1980; 1(5):364-9.
2. Andrea M, Dias O. Atlas of rigid and contact endoscopy in microlaryngeal surgery. Philadelphia, PA: Lippincott Williams and Wilkins; 1995. pp. 1-112.
3. Flint PW. Powered surgical instruments for laryngeal surgery. Otolaryngol Head Neck Surg. 2000;122(2):263-6.

Capítulo 9

Injeção submucosa e microcirurgia de laringe

Robert T. Sataloff ■ Farhad Chowdhury ■ Shruti Joglekar ■ Mary J. Hawkshaw

O conceito de infusão laríngea foi introduzido nos anos 1890 com objetivos no estudo anatômico.[1] A técnica vem sendo utilizada de forma intermitente ao longo dos anos com inúmeros propósitos, incluindo injeção de esteroides para romper aderências em cicatrizes nas pregas vocais, colocação de colágeno ao longo da margem vibratória e separação de lesões benignas e malignas das estruturas subjacentes.[2] A técnica se tornou mais popular entre os médicos desde os anos 1980 e 1990.[3,4]

A injeção submucosa pode ser apropriada para uma variedade de massas de pregas vocais, mas possui desvantagens, da mesma forma que vantagens. A injeção geralmente é realizada utilizando-se uma combinação de 9 cc de solução salina estéril com 1 cc de epinefrina 1:10.000 (uma diluição 1:10.000). Uma pequena quantidade desta mistura é injetada na submucosa através de uma agulha calibre 30, visando aumentar a quantidade de fluido na camada superficial da lâmina própria, para separar a superfície inferior da lesão mais claramente do ligamento vocal e para ajudar a definir mais claramente o ligamento vocal. Em lesões como sulco vocal, cicatrizes de pregas vocais e papiloma, esta técnica é extremamente útil. Em outras lesões, como pequenos cistos de pregas vocais, ela pode, na verdade, obscurecer a patologia, tornando a cirurgia mais difícil. Quando utilizada em casos apropriados, a epinefrina também causa vasoconstrição, o que minimiza o sangramento. Quando ocorre um sangramento, ele pode ser controlado na maioria dos casos com aplicação tópica de epinefrina 1:1000 em um pequeno cotonoide. Raramente, cauterização com *laser* ou cautério é necessária. A injeção de solução salina e epinefrina não deve, obrigatoriamente, limitar-se à prega vocal. A injeção também pode ser realizada na falsa prega vocal e lateral ao ventrículo. Essa técnica de injeção pode ser eficiente para everter o ventrículo no campo cirúrgico, permitindo acesso direto a lesões que envolvam os profundos recessos do ventrículo laríngeo.

Em alguns casos, a injeção submucosa pode ser realizada com outras soluções, além da solução salina com epinefrina. Por exemplo, se o cirurgião planeja injetar esteroides em um paciente com cicatriz ou sulco, o esteroide pode ser utilizado inicialmente para a infusão. Ele é tão efetivo quanto a combinação solução salina e epinefrina em definir a lesão e os planos teciduais, mas não produz um efeito vasoconstrictor tão eficiente. A eficácia da injeção de esteroides nas pregas vocais é desconhecida. Alguns cirurgiões a utilizam regularmente, outros temem que ela possa produzir atrofia muscular. Se utilizada, é importante que o cirurgião opte por uma solução aquosa, e não uma oleosa. Além disso, o autor (RTS) não recomenda o uso de suspensões de esteroides, que aparentam ser preparações "cor de leite", como o Kenalog (Westwood Squibb, Buffalo, NY). Ocasionalmente, as partículas brancas suspensas podem se precipitar e formar uma placa que leva meses para se resolver.[5] *Precipitação e formação de placas* não têm sido encontradas com soluções esteroides, que são tipicamente líquidos de coloração clara, como a dexametasona. Cidofovir também pode ser utilizado como material de injeção em pacientes com papiloma.

REFERÊNCIAS

1. Hajek M. Anatomische Untersuchungen uber das Larynxodem. Arch Klin Chir. 1891;42:46-93.
2. Pressman J, Dowdy A, Libby R, *et al.* Further studies upon the submucosal compartments and lymphatics of the larynx by the injection of dyes and radioisotope. Ann Otol Rhinol Laryngol. 1956;65(4):963-80.
3. Welsh LW, Welsh JJ, Rizzo TA. Laryngeal spaces and lymphatics: Current anatomic concepts. Ann Otol Rhinol Laryngol Suppl. 1983;105:19-31.
4. Kass ES, Hillman RE, Zeitels SM. Vocal fold submucosal infusion technique in phonomicrosurgery. Ann Otol Rhinol Laryngol. 1996;105(5):341-7.
5. Andrade Filho PA, Rosen CA. Vocal fold plaque following triamcinolone injection. ENT J. 2003;82(12):908-11.

Capítulo 10

Cirurgia laríngea a *laser*

Jean Abitbol ▪ Robert T. Sataloff

Desde que o *laser* foi utilizado pela primeira vez em cirurgia laríngea nos anos 1960, controvérsias e desapontamentos acompanham seu uso. Em virtude das vantagens técnicas sobre *lasers* de outros comprimentos de onda, o *laser* de dióxido de carbono (CO_2) se tornou padrão para cirurgia laríngea. A invenção por Bredemeier de um micromanipulador que permite a passagem de feixes do *laser* CO_2 por um microscópio[1] anunciou o início da era da cirurgia laríngea a *laser*. O relato inicial de Strong e Jako[2] foi encorajador. Desde então o *laser* se tornou instrumento de rotina na cirurgia laríngea. Entretanto, embora a sua utilidade para alguns procedimentos laríngeos seja de aceitação universal, sua eficácia para muitas aplicações laríngeas comuns é ainda controversa. Em todos os casos, as suas vantagens devem ser pesadas contra os seus potenciais malefícios.

O *laser* gera calor. Consequentemente, ele introduz a possibilidade de complicações relacionadas ao calor. Embora essas complicações sejam observadas entre os pacientes dos melhores e mais experientes cirurgiões laríngeos, sua incidência pode ser minimizada através da compreensão dos princípios da cirurgia a *laser*.

A cirurgia a *laser* é complexa e requer educação do anestesiologista, de toda a equipe cirúrgica e, especialmente, do cirurgião.[3] O anestesiologista deve estar ciente de que o *laser* será utilizado. Um tubo endotraqueal resistente ao *laser* deve ser selecionado, e altas concentrações de oxigênio devem ser evitadas. Em alguns casos, o hélio pode ser utilizado como substituto. As enfermeiras e as auxiliares da sala cirúrgica devem compreender o uso e a segurança do *laser*. O *laser* é checado pela enfermeira e pelo cirurgião quanto ao seu funcionamento apropriado e alinhamento. Instrumentos apropriados e cortinas resistentes ao *laser*, além de óculos de segurança, devem ser disponibilizados. Um sistema de evacuação para remoção da fumaça da via aérea deve ser empregado. Tanto a enfermagem quanto o cirurgião devem ser responsáveis pela utilização de dispositivos de segurança, como cotonoides úmidos na via aérea e compressas úmidas ao redor do laringoscópio. A falha na observação dessas precauções pode resultar em lesões no paciente e no *staff* cirúrgico.

Adicionalmente, é essencial que o cirurgião compreenda os princípios da função do *laser* CO_2. O conceito da exposição radiante é central. Ela é a relação entre a densidade de potência e o tempo de uso do *laser*. A densidade de potência descreve a relação entre os watts de energia *laser* liberados e a área de tecido para a qual a energia é direcionada. Igualmente importante é o conceito de dispersão lateral de energia térmica, ou seja, calor gerado pelo *laser* espalhando-se a partir do ponto de impacto. Quanto mais tempo o tecido for exposto, maior a dispersão lateral de energia termal e maior o risco de lesão de estruturas subjacentes (p. ex., o ligamento vocal). Consequentemente, o cirurgião deve selecionar pulsos isolados ou intermitentes, utilizando o pulso mais curto que permita a realização da tarefa cirúrgica. Quando uma lente de 400 mm é utilizada no microscópio e *spot* de *laser* de 0,4 mm é empregado, 4-6 watts em 0,1 segundo são geralmente suficientes,[4] embora até 10 watts possam ser apropriados para algumas lesões. Esse tamanho de *spot* ainda se encontra em uso em muitas salas cirúrgicas. Entretanto, usualmente é preferível utilizar um *spot* de menor tamanho (0,15 mm ou menor) que permita densidade de potência e efeito tecidual com menor energia *laser* e uma menor zona de destruição. Quando desejável, o *laser* CO_2 também pode ser disparado através de uma fibra. Este método é algumas vezes preferível para estenose subglótica e traqueal e para o tratamento de lesões de localização mais distal na via aérea. Entretanto, este capítulo concentrar-se-á primariamente na aplicação de feixes de *laser* por um *microslad* acoplado a um microscópio.

O cirurgião deve sempre compreender a diferença entre os modos de disparo do *laser*: contínuo, superpulsos, ultrapulsos e variável. Novos *lasers* permitem ao cirurgião ajustar o contorno e nível de milijoules de cada disparo do *laser*. Adicionalmente, se o cirurgião programa disparos do *laser* um imediatamente após o outro, é provável que ocorra uma área de superposição térmica. Portanto, mesmo ao realizar uma incisão contínua, o impacto do *laser* deve ser levemente espaçado para evitar injúria inadvertida aos tecidos profundos. Isto é comumente referido como "técnica *skip*". O cirurgião deve também reconhecer que o feixe de *laser* possui extensão. Ele corta não só com o centro do feixe, mas também com a periferia e ocorre dano térmico além da periferia. Portanto, o cirurgião deve centrar o feixe na lesão, utilizando a periferia do feixe para criar uma margem de excisão. O cirurgião deve também compreender o uso de um feixe de *laser* focalizado (para secção ou vaporização, por exemplo), um feixe não focalizado (para coagulação) e as implicações do tamanho do *spot*. Incisões são realizadas com maior precisão utilizando-se um *spot* muito pequeno, frequentemente com alta potência. Já a vaporização é mais bem realizada com um *spot* maior, mas ainda com alta potência. Um *spot* grande com baixa potência é o ideal para coagulação. Os *lasers* de *microspot* oferecem feixes tão pequenos quanto de 0,1 mm de diâmetro, o que aparentemente permite maior precisão na microcirurgia de laringe do que *spots* de 0,8 mm ou até de 0,4 mm. Entretanto, deve o cirurgião reconhecer que, à medida que o *spot* diminui, a potência deve ser ajustada de forma a manter a densidade de potência desejada. Se o cirurgião não observar estes princípios e técnicas, injúria térmica aos tecidos normais poderá ocorrer. A hidratação do tecido também é importante. Dano térmico sério poderá ocorrer se o tecido estiver seco.

O *laser* CO_2 possui vantagens distintas com relação aos instrumentos tradicionais. Ele permite melhor hemostasia, melhor visibilidade e menor manipulação de tecidos. Para varicosidades, lesões friáveis benignas na face superior das pregas vocais, essas vantagens são obrigatórias. Entretanto, o *laser* possui também desvantagens importantes. Estas incluem perda de tecido por vaporização e consequências da injúria térmica.

O problema da perda de tecido por vaporização não deve ser subestimado. Embora as impressões clínicas sejam geralmente acuradas em lesões laríngeas benignas, especialmente com o uso da videolaringoestroboscopia, elas não substituem o exame histopatológico. Mesmo lesões que se assemelham a nódulos e pólipos ocasionalmente se revelam como depósitos amiloides, nódulos reumáticos, tumores de glândulas salivares menores ou malignidades sérias. Frequentemente, elas são de pequeno tamanho. A lesão deve, sempre que possível, ser completamente excisada e estudada microscopicamente. A vaporização por *laser* priva o paciente de ter sua lesão avaliada histopatologicamente, de forma potencialmente crítica. Mesmo na papilomatose laríngea, fragmentos da lesão devem ser enviados para análise histopatológica, embora a maior parte da doença possa ser tratada por vaporização. Com o *microspot*, o dano térmico na amostra usualmente não é superior a 150 mícrons.

As consequências induzidas pelo calor da cirurgia com *laser* têm merecido considerável atenção. A mais dramática é a combustão do tubo endotraqueal. O desastre geralmente pode ser evitado através de atenção meticulosa às precauções de segurança e direcionamento adequado do *laser*, mas se trata de uma complicação bem reconhecida que é sempre possível. O risco de combustão por *laser* também pode ser reduzido com o uso de tubos endotraqueais resistentes ao *laser* ou ventilação do tipo Jet de alto fluxo.

A dispersão lateral de energia térmica é a causa mais comum de complicações relacionadas ao *laser* em cirurgia das pregas vocais. À medida que a cirurgia por *laser* se popularizou, mais e mais relatos isolados surgiram descrevendo um aparente retardo na cicatrização e aumento na formação de cicatrizes após à cirurgia com *laser*. Confirmações dessas impressões foram relatadas por Abitbol[5] e Tapia[6] em diferentes estudos em 1984. Observações histológicas realizadas por Durkin *et al.* deram suporte às observações de que a cirurgia com *laser* poderia retardar a cicatrização e aumentar a formação de cicatrizes.[7] Nos dias de hoje, está claro que a desvantagem mais significativa da cirurgia laríngea com *laser* CO_2 é a lesão térmica das camadas intermediária e profunda da lâmina própria, que contêm significativa quantidade de fibroblastos ou do músculo vocal. Essas lesões podem resultar em cicatrizes. Quando um segmento adinâmico é criado ao longo da margem vibratória da prega vocal, a disfonia ocorrerá. Esta pode assumir a forma de rouquidão severa ou soprosidade. Até o momento, não existe tratamento consistentemente efetivo para os segmentos adinâmicos, sendo a disfonia, nestes casos, geralmente permanente. Portanto, é mais importante evitar tais lesões, sempre que possível.

Em geral, embora o *laser* possa ser utilizado por um cirurgião experiente para quase todos os tipos de lesões laríngeas, ele não oferece vantagens claras no tratamento da maioria das massas benignas da margem vibratória das pregas vocais, como nódulos e cistos.[8,9] Estas não são particularmente friáveis, seus limites podem ser facilmente visualizados e, geralmente, podem ser removidas de forma definitiva sem lesões aos tecidos subjacentes. A excisão com *laser* acrescenta pouco mais do que o risco de indesejadas lesões térmicas extensivas às camadas mais profundas, embora o uso de técnicas que utilizam o *laser* CO_2 com *microspot* possa reduzir a incidência de lesões térmicas.[10,11]

O *laser* é frequentemente útil na coagulação dos vasos nutridores centrais de pólipos unilaterais. Tais vasos, usualmente, são encontrados na face superior das pregas vocais. Entretanto, pólipos com base nas margens vibratórias das pregas vocais podem fácil e precisamente ser excisados com microtesouras após a cauterização do vaso central.

Uma injeção de solução salina é realizada, constituindo, então, a "hidrotomia". A microcirurgia subsequente torna-se mais fácil. Se o pólipo puder ser separado do ligamento vocal por dissecção romba, ele pode usualmente ser removido com um feixe *laser* direcionado medialmente para evitar lesões. Entretanto, leves deslocamentos ou mau posicionamento do feixe podem facilmente resultar em queimadura do ligamento vocal e, uma vez que a dissecção romba foi bem-sucedida, o *laser* não oferece nenhuma vantagem significativa sobre os instrumentos tradicionais para a remoção final do pólipo. Similarmente, o *laser* tem sido indicado para a realização de incisões na superfície superior das pregas vocais antes da evacuação do edema de Reinke. Nesse caso, embora o risco de formação de cicatrizes significativas das pregas vocais seja baixo, o *laser* não oferece vantagem substancial sobre a tesoura, exceto pelo fato de não haver sangramento, sendo a cirurgia a *laser*, para essa condição, frequentemente mais demorada do que a cirurgia a frio. Seu uso, nesses casos, decorre da preferência individual de cada cirurgião.

O *laser* tem sido indicado para o tratamento de várias lesões, incluindo membranas laríngeas (*webs*), granulomas, paralisias de pregas vocais, estenose e carcinoma. Até o momento, nenhuma vantagem ou desvantagem foi identificada no tratamento das membranas. A aplicação tópica de mitomicina por 2 minutos pode melhorar os resultados. O *laser* não elimina de forma consistente a necessidade do uso de um molde ou *stent*, especialmente em lesões maiores. Quando a aritenoidectomia é necessária, a aritenoidectomia endoscópica a *laser* se mostrou conveniente e bem-sucedida. Desvantagens potenciais relacionadas ao *laser* incluem o risco de combustão do tubo endotraqueal, especialmente se uma traqueotomia não foi realizada, e lesão térmica da região interaritenoideana, que pode levar posteriormente à estenose laríngea. Tais complicações são evitáveis na maioria dos casos. O *laser* pode ser utilizado no tratamento do granuloma tão logo uma biópsia adequada tenha sido obtida evitando-se trauma do pericôndrio subjacente. O *laser* também pode ser utilizado nos casos de carcinoma, embora seu valor em lesões malignas permaneça incerto.[12-18] Quando o *laser* for utilizado para câncer laríngeo, o cirurgião deve obter espécimes histológicos adequados não apenas do tumor, mas também das margens. O impacto do uso do *laser* na qualidade vocal de pacientes com câncer laríngeo permanece incerto.

Até o momento, o *laser* de CO_2 é o mais largamente utilizado em cirurgia laríngea, embora outros tipos tenham sido tentados,[19,20] como discutido a seguir, sendo que o *laser* corante pulsado e o *laser* KTP têm sido utilizados com frequência. Da mesma forma, outros comprimentos de onda não aparentam ser tão eficazes para a maioria das cirurgias laríngeas quanto o *laser* CO_2, por várias razões, incluindo a inabilidade de utilizá-los através de um microscópio, lesão térmica excessiva ou a necessidade de contato entre a fonte emissora do *laser* e o tecido. Investigações adicionais de outros comprimentos de onda se fazem necessárias.

CARACTERÍSTICAS DOS *LASERS* REQUERIDAS PARA A FONOMICROCIRURGIA

O *laser* pode ser utilizado para incisar, vaporizar, coagular ou penetrar as estruturas das pregas vocais. O uso do *laser* em fonomicrocirurgia foi descrito pela primeira vez há 30 anos.[2] A absorção pela água produz menor penetração do feixe de *laser*. Os tecidos vivos contêm grandes quantidades de água; portanto, a absorção das emissões do *laser* CO_2 é máxima nas camadas superficiais dos tecidos. Ele causa um defeito cirúrgico pela evaporação de fluido tecidual e subsequente queimadura de material orgânico. Uma pequena proporção da energia luminosa do *laser* penetra mais profundamente, parte por absorção, mas principalmente por condução. Tal fato leva à formação de uma zona de células desvitalizadas devido à lesão térmica. A profundidade desta lesão (que aparece como partículas negras) é devida à carbonização, sendo proporcional à densidade de energia e à temperatura do tecido. Se o *laser* for utilizado em tecido carbonizado, que é negro, os efeitos relacionados ao calor aumentam e o processo de cicatrização é alterado. A densidade de energia depende do tempo de exposição ao *laser*, da energia liberada, velocidade manual, ângulo de incidência e, sobretudo, do diâmetro do ponto de impacto.

TIPOS DE *LASER*

Laser de Argônio

O *laser* de argônio, introduzido nos anos 1960, foi o instrumento pioneiro na cirurgia otorrinolaringológica por *laser*.[21-23] Trata-se de um *laser* de gás estável, com onda contínua. Os comprimentos de onda variam de 488 a 514,5 nm, sendo transmitidos através de fluidos e estruturas claros e emitindo luz no espectro visível do azul ao verde. Pode ser utilizado através de fibras flexíveis em endoscópios. O tamanho do *spot* é em torno de 100 a 200 microns. Esse *laser* é utilizado no tratamento de lesões pigmentadas e vasculares, sendo absorvido pela hemoglobina, melanina e pelo tecido retiniano. A potência média é de 4 a 6 watts, mas pode ser elevada até 30 watts. Ele possui capacidade de coagulação e um efeito de corte muito baixo.

Nd: YAG *Laser*

O *laser* neodymium: *yttrium-aluminum-garnet* (Nd: YAG *laser*) tem um comprimento de onda de 1.060 nm. Trata-se de um *laser* sólido que emite comprimentos de onda de infravermelho contínuos e curtos, sendo utilizado através de guias de fibra ótica de quartzo. O feixe do Nd:YAG *laser* é transmitido através de fluidos claros e fornece 10 a 120 watts por um canal de fibra ótica. Possui alto grau de dispersão, que resulta em um *spot* largo, pequeno efeito de corte e substancial efeito de carbonização. O efeito térmico é significativo, sendo capaz de coagular vasos até 2 mm de diâmetro. Sua habilidade de penetração tecidual é de 5 a 7 mm. Em baixa potência, ele contrai o tecido sem nenhuma vaporização; entretanto, o efeito térmico pode danificar, destruir ou ferver a lâmina própria e arruinar a voz por falta de contato. Com uma ponta de contato corretamente posicionada, o efeito de corte é bom, mas as pontas devem entrar em contato com o tecido antes do disparo, caso contrário o calor será demasiado, em virtude do efeito de dispersão. Este *laser* isoladamente[24] ou combinado ao *laser* CO_2 pode ser utilizado no tratamento de lesões laríngeas malignas obstrutivas.

Potassium, Titanyl, Phospate (KTP) Crystal *Laser*

O *laser* KTP/532 é um *laser* Nd:YAG. Seu uso potencial em cirurgia aumentou por duas importantes melhoras: duplicação da frequência do comprimento de onda e ponto de contato. A duplicação da frequência oferece uma técnica de modificar o comprimento de onda de saída de 1.060 nm (infravermelho) para 532 nm (verde), através de um cristal especial que combina dois fótons infravermelhos para gerar um fóton verde. O contato do KTP com uma safira cônica que, devido à sua forma, reflete a energia *laser* para as pontas, concentra o calor de várias centenas de graus Celsius em um *spot* mais focalizado, permitindo um efeito de corte quase puro. O *laser* KTP é transmitido através de fluidos claros e estruturas. Ele não vaporiza bem e possui um *spot* de 200 nm quando disparado através de canais de fibra ótica em endoscópio (as fibras disponíveis variam de 0,2 a 0,6 mm de diâmetro). Ele também pode ser utilizado através do microscópio. Perkins desenvolveu o *laser* KTP para otosclerose antes de ser utilizado na laringe.[25] Desde 1986, o KTP/532 vem sendo comumente utilizado em patologias laríngeas. Ele possui um feixe verde que pode passar através do microscópio pelo canal de fibra ótica flexível do endoscópio. As indicações são numerosas, entretanto, em nossas mãos, os danos térmicos parecem ser mais significativos do que com o *laser* CO_2.

Mais recentemente, o *laser* KTP pulsado tem sido utilizado para o tratamento de lesões vasculares das pregas vocais, de um modo similar ao *laser* corante pulsado (ver adiante). O *laser* KTP pulsado possui um comprimento de onda de 532 nm. Ele tem sido considerado por alguns proponentes superior ao *laser* corante pulsado pelo fato de ser menos propenso a causar hemorragia dos vasos a serem tratados, uma vez que o comprimento de onda de 532 nm é mais intensamente absorvido pela oxiemoglobina do que o comprimento 585 nm do *laser* corante pulsado. Entretanto, seus efeitos sobre os tecidos são diferentes dos efeitos do *laser* corante pulsado, podendo ser mais propenso a causar lesões e rigidez dos tecidos adjacentes aos vasos tratados. O *laser* KTP pode ser utilizado tanto em ambulatório, quanto em ambiente cirúrgico. É disparado através de uma fibra. Configurações típicas são em torno de 525 a 750 milijoules por pulso, com uma taxa de repetição de 2 kHz utilizando uma fibra de 0,4 mm, o que resulta em uma afluência em torno de 20 a 80 joules por cm^2. Embora seja um *laser* "quase em contato", experiência e habilidade são requeridas para obter-se, de forma consistente, distância apropriada da fibra para o vaso, de forma a maximizar o efeito vascular e minimizar a resposta dos tecidos adjacentes. O *laser* KTP pulsado tem seu uso defendido para tratamento de lesões vasculares, da mesma forma que papilomatose e displasias.[26]

Terapia Fotodinâmica com *Laser* Corante

Os *lasers* de argônio ou os *lasers* corantes cambiáveis ativam os derivados da hematoporfirina (DHP), que se concentram preferencialmente nas células tumorais.[27] Os pacientes recebem um agente fotossensibilizante, que é administrado através de injeção intravenosa 24 horas antes do tratamento com *laser*. Apenas células tumorais localizadas a menos de 3 mm de profundidade são destruídas, o que faz a técnica parecer aplicável para o tratamento do carcinoma *in situ* (CIS) ou câncer T1N0. Além disso, em todos os casos, o exame endoscópico e a biópsia devem ser realizados antes do desenvolvimento de um protocolo de tratamento. As drogas utilizadas na terapia fotodinâmica podem causar fotossensibilidade. Os pacientes assim tratados devem permanecer na escuridão por 30 dias, começando 24 horas após a injeção, para garantir que haja fluorescência das células malignas somente enquanto a irradiação por *laser* destrói as células tumorais. O comprimento de onda do *laser* de argônio é de 632 mícrons. A dosimetria de luz é calculada baseada na superfície corporal. A terapia fotodinâmica (TFD) é realizada com laringoscopia e anestesia geral. Ela dura de 20 a 45 minutos. O *follow-up* da TFD é agendado de forma semanal por 2 meses e deve ser feito no final da tarde, para evitar irradiação solar. Nas pregas vocais, essa técnica é alvo de debates, particularmente no tratamento do câncer de pregas vocais, que requer um diagnóstico muito precoce. Antes de realizar o tratamento com *laser* corante, uma biópsia deve ser feita. Primeiramente, um fragmento da prega vocal é removido para o diagnóstico do câncer. Após o tratamento com *laser* corante, uma nova biópsia deve ser realizada para confirmar se as margens estão livres. Devido aos efeitos colaterais previamente descritos, uma cordectomia mínima do tipo I deve ser o procedimento cirúrgico mais seguro. O *laser* corante é especialmente útil no tratamento de lesões da comissura anterior, para evitar formação de membranas no pós-operatório e para a preservação da voz. Tunable *lasers* corantes podem se provar mais valiosos em um futuro próximo para o tratamento de lesões vasculares selecionadas da laringe, papilomas e outras condições. Devido ao *laser* corante pulsado, estas técnicas são utilizadas com menos frequência nos dias de hoje.

Laser Corante Pulsado

O *laser* corante pulsado (LCP) de 585 nm vem sendo utilizado para o tratamento de doenças das pregas vocais apenas recentemente. Em 1981, foi reconhecido que os *lasers* corantes poderiam ser utilizados para lesar a microvasculatura.[28] Os *lasers* corantes pulsados podem ser utilizados através de um laringoscópio flexível em consultório ou em ambiente cirúrgico. Tipicamente, o *laser* é passado por uma fibra de 1 mm e dispara um *spot* de 1-2 mm. Configurações típicas incluem até 5 joules por pulso, com uma extensão de pulso de 450 microssegundos, uma taxa de repetição de 1 Hz e fluência de 19 a 76 Joules por centímetro quadrado (j/cm^2). O tratamento é bem tolerado. Adicionalmente ao tratamento da vascularização anormal, o *laser* corante pulsado tem sido utilizado para papilomas[29,30] e displasias.[31,32] A experiência tem mostrado que o LCP é seguro e efetivo para lesões vasculares e também parece ser útil no tratamento de papilomas cuidadosamente selecionados e displasias. Entretanto, da mesma forma que qualquer outro *laser*, complicações podem ocorrer. Hemorragia dos vasos em tratamento não é rara. A prevalência desta complicação pode ser minimizada pelo controle da distância da fibra à lesão e pelo tratamento inicial dos vasos periféricos, trabalhando em direção às porções mais ectásicas das lesões. Entretanto, mesmo com a melhor das técnicas, as complicações podem ocasionalmente ocorrer. O PDL é um *laser* "a distância" e se provou efetivo tanto em consultório, quanto em ambiente hospitalar.

Laser de Diodo

Esta é uma nova tecnologia *laser* com um ponto de foco muito preciso. Pode vaporizar e cortar com um mínimo de lesão térmica. Pode ser guiado através de uma fibra e utilizado através de um endoscópio para vaporizar papilomas e abrir membranas laríngeas recorrentes.

Laser CO_2

O *laser* de dióxido de carbono ou *laser* CO_2 é um *laser* gasoso selado com uma mistura de CO_2, nitrogênio e hélio. Os *lasers* CO_2 têm um comprimento de onda de 10.600 nm. Eles emitem na porção infravermelha do espectro luminoso, que é invisível para o olho humano. É requerida uma fonte de luz de hélio-neon para direcionar o feixe do *laser* CO_2. Ele é altamente absorvido em água e não produz dispersão retrógrada causada pelo rápido cozimento da água intracelular e ablação de células.

Ao se focar o feixe do *laser* CO_2, é esperada a maior densidade de energia e o efeito de corte é maximizado. Em cirurgia laríngea, a habilidade em cortar sem contato com instrumentos, até uma distância de 400 mm através do microscópio, é uma importante vantagem deste *laser*. Trata-se de uma técnica asséptica. A combinação de um efeito leve de coagulação em pequenos vasos sanguíneos sem contato direto com o músculo da prega vocal (como é o efeito usual da cauterização) produzirá precisão e dano tecidual mínimo.

O tamanho do *spot* é um dos parâmetros que vem decrescendo desde 1972.[32] Na cirurgia laríngea, o tamanho de spot original do CO_2 era de 800 a 600 mícrons. Hoje em dia, é de 150 mícrons. A capacidade hemostática é limitada à microcirculação. Uma pinça de coagulação é necessária para coagular vasos maiores das pregas vocais (0,6 mm ou mais) quando encontrados durante a cordectomia. A maior vantagem do *laser* CO_2 é a sua precisão com o uso da porção tangencial do feixe, permitindo, então, acurácia cirúrgica inferior a 100 mícrons. O tempo requerido para realização de uma fonomicrocirurgia com *laser* é também menor do que a técnica convencional.[33-35]

As peculiaridades do *laser* CO_2 são particularmente adequadas para a cirurgia laríngea. O *laser* CO_2 produz um impacto em forma de cone que possui três níveis característicos, incluindo, do centro para a camada externa, uma área de carbonização, uma região de dessecação tecidual e uma camada externa de edema.

Estudos eletromicroscópicos dos tecidos moles mostram que, com um *spot* de 130 mícrons, uma potência de 50 watts e exposição de 1 segundo, o impacto do *laser* CO_2 cria um defeito em forma de cone com aproximadamente 450 mícrons de profundidade e 230 mícrons de largura, sendo 30 mícrons para a área central carbonizada, 100 mícrons para a camada tecidual dessecada intermediária e 100 mícrons para a camada externa de tecido edemaciado. A interação do *laser* CO_2 depende de o modo de impacto ser por disparos contínuos ou disparos pulsados.

No modo contínuo, os fótons são emitidos com liberação de energia e intensidade constantes e estáveis. Uma fonte de energia constante é necessária para manter o meio ativo em um estado excitável de emissões estimuladas. No modo pulsado, uma fonte intermitente de energia é utilizada (similar a um bulbo de luz). Ela fornece disparos súbitos de energia para o meio ativo. Um *laser* em modo pulsado libera mais energia em um menor espaço de tempo. Um *laser* de onda contínua libera facilmente 25 watts e um *laser* de modo pulsado libera até 2 watts por cada pulso. Entre os pulsos, quase não há energia, e esta é a razão pela qual um *laser* CO_2 pulsado possui um efeito de corte mais acurado e profundo e com menos danos térmicos quando comparado com o modo contínuo para *spots* de mesmo diâmetro.

LIMITAÇÕES DA CIRURGIA

Interação *Laser*-Tecido – Quatro Considerações Cruciais para Fonomicrocirurgia

Tais interações teciduais podem ocorrer isoladamente ou em combinações.

1. *Reflexão* ocorre quando o feixe de *laser* não é absorvido e não penetra no tecido; ele é refletido como um feixe em um espelho. A reflexão dos feixes de *laser* podem ocorrer nos instrumentos cirúrgicos, podendo resultar em danos teciduais no paciente ou nos componentes da equipe cirúrgica.
2. *Transmissão* ocorre quando o feixe de *laser* não é absorvido e passa através de uma lente. Esta propriedade é extremamente importante para o tratamento de lesões da retina através da córnea.
3. *Absorção* ocorre quando um feixe de *laser* é absorvido pelo tecido (um efeito semelhante aos raios de sol, sendo focalizados em um pedaço de madeira seca através de uma lupa), provocando uma queimadura.
4. *Dispersão* é o resultado de um feixe de *laser* parcialmente absorvido, transmitido e, portanto, dispersado através e pelo tecido.

Cada tipo de *laser* interage com os tecidos de uma forma específica, produzindo padrões característicos de condução de calor, coagulação, ablação e carbonização. O conhecimento da física e das típicas interações teciduais dos *lasers* permite ao cirurgião selecionar o *laser* mais apropriado para a tarefa a ser cumprida.

Limitações da Cirurgia com o *Laser* de Diodo

O *laser* de diodo possui limitações que o tornam inadequado para a maior parte das cirurgias laríngeas, incluindo a precisão do arranjo das fibras no endoscópio. É muito difícil não danificar as margens livres das pregas vocais quando se tratam pequenas lesões com o *laser* de diodo. As indicações para o seu uso na laringe, se é que existem, são para o tratamento de papilomas extensos e membranas.

Limitações da Cirurgia com o *Laser* CO_2

O *laser* CO_2 tem algumas poucas desvantagens em cirurgia laríngea. Primeiramente, ele não pode ser transmitido através de um endoscópio de fibra ótica. Ele também pode causar dano tecidual, o que pode limitar os resultados de biópsia e, por dano térmico, ele pode causar artefatos de biópsia ou formação de cicatrizes nas pregas vocais que podem levar a disfonias por 3 a 6 meses, se o ligamento vocal não for tocado. A mesma complicação pode ocorrer com instrumentos a frio, se o ligamento for traumatizado.

PROCEDIMENTOS EM FONOMICROCIRURGIA

A fonomicrocirurgia com *laser* é uma cirurgia funcional. Não é cirurgia para doenças ameaçadoras à vida. Não pode haver nenhuma condição médica (cardíaca, pulmonar, renal, metabólica, neurológica) que possa configurar uma contraindicação para a cirurgia ou para a anestesia geral. Problemas técnicos que limitam a habilidade em se realizar uma laringoscopia incluem artrose ou anquilose de vértebras cervicais, pescoço curto ou prognatismo.

Considerações de Segurança para Fonomicrocirurgia com *Laser*

- A interação *laser*-tecido é afetada pela duração do impacto, pela potência do *laser* e pela velocidade manual, que produzem a densidade de potência por segundo. O montante de energia absorvido por uma área ou tecido específico por segundo no contato inicial (impacto) é diferente no segundo impacto.
- O primeiro impacto do *laser* em uma determinada região irá cortar, mas também desidratar o leito cirúrgico. O segundo disparo do *laser* com o mesmo *spot* irá impactar no tecido desidratado, o que levará a um efeito de dispersão e uma maior possibilidade de lesão térmica do ligamento vocal.
- Os procedimentos de segurança da fonomicrocirurgia com *laser* devem seguir várias regras básicas: resfriar a lesão com um cotonoide gelado e úmido por um minuto antes da cirurgia; remover a lesão com duração de 1/10 segundos por impacto e evitar sucção direta sobre o tecido, preferindo fazê-la através do cotonoide gelado e úmido, o que não traumatizará o epitélio ou a lesão.

Instrumentos Específicos para Fonomicrocirurgia com *Laser*

Adequado posicionamento do paciente e exposição da laringe são os principais requisitos para realizar uma laringoscopia. A fonomicrocirurgia com *laser* requer poucos instrumentos adicionais. Os instrumentos adaptados permitem um bom armamentário cirúrgico. A caixa cirúrgica de um dos autores (JA) contém 14 microinstrumentos e 3 laringoscópios (2 adultos e 1 infantil). A especificidade desses instrumentos é que tanto a sucção quanto a cauterização estão presentes em um mesmo instrumento, que funcionam para cada uso específico. A maioria é fabricada pela Medtronic-Xomed (Jacksonville, FL). A superfície de todos os instrumentos é escurecida para prevenir a reflexão dos feixes de *laser* e luz. Um dos autores (RTS) também desenvolveu laringoscópios e instrumentos fabricados pela Medtronic-Xomed para uso em fonomicrocirurgia, incluindo espelhos polidos para redirecionamento da luz do *laser*. Todos os laringoscópios possuem canais para sucção e luz. A escolha do laringoscópio depende da preferência do médico, da morfologia do paciente e da patologia a ser tratada:

- O laringoscópio pediátrico é adequado para crianças, para algumas mulheres e pacientes com restrições de acesso à laringe (doença mandibular, retrognatismo). Um laringoscópio com espátula longa (Medtronic-Xomed) é utilizado para pacientes com pescoços longos.
- O laringoscópio-A (laringoscópio de Abitbol), utilizado mais frequentemente pelo autor (JA), inclui dois canais laterais para luz e uma sonda deslizante superior para sucção. É utilizado para o tratamento de patologias das pregas vocais e comissura anterior. Um dos canais de sucção pode ser utilizado para adaptar um endoscópio Hopkins, o que permite uma visão mais aproximada para gravações ou fotografia. O laringoscópio-A com válvulas inclui uma espátula com uma válvula inferior articulada e abertura ajustável. Um tubo-guia, no formato de um hemianel, é fixado na superfície superior da válvula superior para facilitar o posicionamento e os ajustes do tubo endotraqueal; logo, o tubo não deslizará lateralmente e permanecerá fixo na comissura anterior. Este laringoscópio é utilizado para lesões da parede posterior ou na realização de uma aritenoidectomia.

Todos esses laringoscópios possuem uma superfície larga e plana, necessária para dispersar a pressão sobre os dentes da arcada superior, que são protegidos pelo protetor dentário e o protetor posterior, se necessário. A iluminação distal é feita por uma fibra de vidro, com luz fria de 250 watts. O suporte do laringoscópio é de fácil instalação, sendo fixado na mesa. Para retificar o pescoço, um eixo flexível é necessário.

Os laringoscópios de Sataloff (Medtronic-Xomed) possuem um desenho mais triangular e maior elevação próximo à ponta, além de incluírem canal duplo de luz e para sucção de fumaça. Existem também outros excelentes laringoscópios disponíveis, como os desenhados por Jako, Dedo, Fragen, Kleinsasser e outros.

Os microscópios cirúrgicos Zeiss e Wild são equipados com lentes de 350 e 400 mm. O *laser* faz a maior parte do difícil trabalho de "microcortes" na lesão. A maioria das pinças tem comprimento de 22 cm e possui sucção para remoção de fumaça. Pinças com sistema de coagulação unipolar estão disponíveis. Se as artérias possuírem diâmetro superior a 0,6 mm, utilizamos as pinças preferencialmente ao *laser* para coagular vasos sangrantes. Um dos autores (JA) não usa tesouras e outros instrumentos frios rotineiramente, incluindo na maioria dos casos em que o *laser* também é utilizado. Estes instrumentos são de uma nova geração – mais precisos, menores e perfeitamente adaptados para a tarefa.

PROCEDIMENTOS DE MICROLARINGOSCOPIA

Uma boa exposição da laringe é a chave para uma bem-sucedida fonomicrocirurgia, incluindo a cirurgia com *laser*, como discutido em outras fontes.[36]

Um protetor dentário descartável é posicionado após a indução anestésica. Algumas vezes, quando os dentes são muito frágeis, um protetor dentário especialmente desenhado é colocado entre os molares de ambos os lados e uma placa dentária cobre os dentes frontais, de forma que as forças que o laringoscópio induz se distribuam por toda a arcada. Isso evita acidentes dentários, como dentes lascados e fraturados. A intubação é realizada.

TÉCNICAS ANESTÉSICAS, RISCOS E COMPLICAÇÕES

A anestesia para cirurgia laríngea a *laser* possui 3 objetivos principais.

1. Assegurar uma boa ventilação para o paciente enquanto minimiza os riscos.
2. Obter relaxamento muscular que previna qualquer movimentação das pregas vocais, aumentando o conforto do cirurgião com uma área glótica aberta e imóvel.
3. Selecionar drogas anestésicas de reversão rápida que permitam o pronto restabelecimento pós-operatório dos reflexos faríngeos e laríngeos.

Procedimentos Anestésicos

Os procedimentos anestésicos para cirurgia laríngea com *laser* não serão discutidos em detalhes neste capítulo. Podem ser consultados em outras fontes.[37] Os cirurgiões devem estar familiarizados com as opções anestésicas, incluindo cirurgia a *laser* com ou sem sedação, anestesia geral com intubação endotraqueal e anestesia geral com ventilação Jet. Ventilação transtraqueal e outras técnicas especializadas também podem ser de valor em casos selecionados. A familiarização com as técnicas anestésicas e as complicações potenciais é essencial para que o cirurgião evite as complicações potencialmente sérias, como fogo intraoperatório.

PRINCÍPIOS DA FONOMICROCIRURGIA COM O LASER CO_2

O laringoscópio é posicionado e o microscópio utilizado a uma distância de trabalho de 400 mm. Rotineiramente, 4 a 6 watts de energia CO_2 são utilizados na cirurgia laríngea com *laser*. O cirurgião deve examinar a laringe em sua totalidade e então concentrar-se na lesão, posicionando um cotonoide gelado e úmido sob o espaço glótico para proteger o tubo e a subglote. Um checklist é realizado para confirmar que sucção, *laser* e coagulação se encontram prontos para o uso. Um botão controla o foco no feixe de *laser*, de 100 a 500 mícrons. O cirurgião controla o alinhamento do feixe hélio-neon de mira e o feixe do *laser* CO_2: um primeiro *spot* é disparado em uma gaze ou em outro alvo para alinhar o impacto com o *spot* vermelho (ou feixe de mira). A incisão pelo *laser* mal é vista na prega vocal, com nenhum efeito térmico visível em razão da técnica de corte. O efeito térmico é ordinariamente observado apenas em lesões com tamanho inferior a 150 mícrons. Para pólipos angiomatosos, p. ex., a técnica consiste em primeiramente isolar os vasos nutridores, para vaporizá-los e então remover o pólipo. Para cistos, nódulos e micropólipos, o modo ultrapulso ou superpulso oferecerá uma tremenda vantagem na realização de uma cirurgia muito precisa com efeito térmico controlado, mas também com pouco ou nenhum efeito de coagulação. Entretanto, como há poucos vasos nesses tipos de lesões, não ocorre nenhum sangramento importante. O trauma no tecido adjacente é evitado utilizando-se alta densidade de potência. As amostras para documentação histológica também são mais confiáveis, devido à menor incidência de artefatos térmicos e menor perda tecidual. Não se devem realizar dois disparos no mesmo *spot*, pois isso aumenta tremendamente o efeito térmico. Em alguns casos, a hidrotomia (injeção se solução salina na prega vocal para isolar a lesão do epitélio profundo) pode ser interessante.

Deve ser lembrado que nem sempre o *laser* CO_2 é o responsável pela formação de uma cicatriz. O epitélio da prega vocal é frágil. Por exemplo, a aspiração traumática da mucosa da prega vocal também pode causar cicatrizes e pode ser evitada ao se aspirar através de um cotonoide úmido posicionado sobre a mucosa. Cicatrizes também ocorrem após cirurgia com instrumentos frios e também são frequentes pré-operatoriamente, causadas pela própria lesão. O tamanho dos microinstrumentos utilizados tem um importante papel para se evitarem essas complicações.

A taxa de aumento da temperatura no tecido deve ser atingida o mais rápido possível. O uso do modo de superpulso permite um alto pico de potência em cada aplicação pulsada em um período muito breve, de milissegundos. Ocorre, portanto, um imediato aumento da temperatura no ponto de impacto, resultando em vaporização instantânea sem carbonização do tecido. As configurações de potência são geralmente de 2 a 3 watts e o tempo de exposição de 0,05 a 0,1 segundo. A energia é aplicada em disparos únicos, modo repetido ou contínuo, dependendo da natureza do procedimento. Portanto, se, por um lado, ao se remover uma lesão na borda livre da prega vocal, é apropriada a utilização de disparos únicos para limitar a dispersão de energia para o ligamento vocal, por outro, para se realizar uma incisão na face superior da prega vocal na evacuação do edema de Reinke, o superpulso pode ser utilizado em modo repetido e movido rapidamente na linha de incisão. O uso do modo contínuo é apropriado ao se lidar com lesões malignas da prega vocal, pois a dispersão de energia para os tecidos mais profundos irá, até um certo limite, ajudar na hemostasia e no selamento de qualquer linfático. Irá, também, reduzir o tempo cirúrgico.

O tamanho total do *spot* pode ser posteriormente reduzido pela abordagem tangencial do tecido. Dessa forma, somente uma pequena parte do *spot* recai sobre o tecido, enquanto as partes restantes recaem sobre um *swab* ou cotonoide mantido em proximidade ao tecido alvo. Essa técnica é extremamente útil nos estágios finais de remoção do tecido patológico da margem livre da prega vocal. Ao se utilizar somente uma parte do *spot* no tecido, o tamanho efetivo do *spot* é assim reduzido para menos de 100 mícrons.

Ao se utilizar o modo contínuo ou repetido, quanto mais lento se mover o feixe na superfície, maior será a dispersão de energia dentro do tecido. Não apenas irão as primeiras poucas centenas de mícrons sofrer dano irreversível, mas também as próximas poucas centenas de mícrons serão dessecadas, não absorvendo, assim, energia, que será conduzida para tecidos ainda mais profundos. Para limitar a dispersão de energia no interior do tecido, o feixe deve ser movido rapidamente e não insistir no mesmo *spot* por nenhuma fração de tempo quando utilizado nos modos contínuo ou repetido.

TÉCNICAS DE FONOMICROCIRURGIA PARA TIPOS DE LESÕES

Um dos autores (JA) utiliza rotineiramente o *laser* para as lesões descritas a seguir, enquanto o outro (RTS) raramente o utiliza para a maioria dessas lesões. As técnicas cirúrgicas com instrumentos frios são descritas em outros pontos deste livro. Entretanto, quando o *laser* é utilizado, ambos os autores utilizam técnicas similares, como descritas adiante.

Lesões Protrusas

As lesões protrusas incluem nódulos, cistos, pólipos, granulomas, papilomas, laringoceles e edema de Reinke. Algumas delas podem necessitar de hidrodissecção por hidrotomia.

Como fazemos com lesões protrusas (Ordem cronológica de procedimentos)

- Posicionamento do laringoscópio.
- Palpação da lesão é crucial, bem como a palpação do lado oposto.
- O leito cirúrgico é examinado com o microscópio e frequentemente com telescópios laríngeos Storz de 70° e 90° antes e depois do procedimento cirúrgico.
- Posicionamento da gaze ou cotonoide verde sob a prega vocal.
- Focalização do microscópio.
- Com a pinça de preensão, armada com um cotonoide gelado e úmido, a lesão é palpada.
- O cotonoide gelado e úmido é posicionado no sítio cirúrgico para refrigerar a prega vocal, sendo então removido.
- A pinça traz um novo cotonoide.
- Traciona-se lentamente de fora para dentro do espaço glótico para isolar a lesão protrusa.
- O *laser* é armado para um alvo na raiz da lesão, com o feixe tangenciando a borda livre. O feixe é perpendicular à superfície superior da prega. O *laser* é disparado a um ângulo de 90° com relação à raiz da lesão. O impacto se dá em uma mucosa limpa. Todo o tecido carbonizado é removido com uma pequena bola de algodão gelada e úmida para se evitar o aumento do efeito térmico de um disparo subsequente do *laser*.
- Os parâmetros do *laser* são: 0,1 segundo, 4 watts, *spot* de 120 mícrons.
- A lesão é removida quase em sua totalidade, mas sem criar um *divot* na camada superficial da lâmina própria.
- Utilizam-se pinças especiais, p. ex. pinça de preensão em forma de coração com cautério monopolar e sucção, angulada para a direita para nódulo na prega vocal direita ou pinça jacaré com cautério monopolar com sucção, curvada para a esquerda para pólipo na prega vocal esquerda, a amostra é removida.
- Biópsia de congelação é realizada quando necessária.
- Caso necessário, qualquer irregularidade epitelial é vaporizada.
- Os lábios inferior, o médio e, finalmente, o superior da prega vocal são checados, o que é mais bem realizado com um telescópio de 70°.
- Checa-se o lado oposto.
- Deixa-se um cotonoide gelado e úmido por um minuto no leito cirúrgico e, caso necessário, faz-se uma injeção de esteroides.
- Modificações específicas são feitas em alguns casos, p. ex., uma lesão angiomatosa pode ter seus vasos nutridores coagulados antes da excisão, como já exposto.
- Lesões dos terços médio e posterior das pregas vocais, como nódulos, pólipos, granulomas, edema de Reinke, laringite ou queratose podem ser tratadas durante o mesmo procedimento.
- Edema de Reinke bilateral envolvendo a comissura anterior ou o terço anterior da prega vocal e lesões protrusas bilaterais dos terços anteriores das pregas vocais devem ser tratados uma de cada vez (procedimento estagiado).
- Ao se tratar lesões que envolvam a comissura anterior, o epitélio imediatamente acima e imediatamente abaixo da comissura anterior deve ser protegido.

Lesões em Recesso

As lesões em recesso são sulco vocal, pregas vocais arqueadas (bowed), pregas vocais atróficas, entalhes e cicatrizes das pregas vocais. O *laser* ou bisturi afiado serão utilizados para abrir o espaço entre o epitélio deformado e o ligamento vocal.

Como fazemos nas lesões em recesso

- Hidrodissecção é realizada no tratamento do sulco vocal
- O epitélio deformado é removido com *laser*, seguido por injeção de colágeno, gordura autóloga ou hidroxiapatita.
- A injeção dessas substâncias também é utilizada no tratamento das pregas vocais arqueadas e atróficas.

Lesões Relativamente Planas

Lesões planas incluem laringite, leucoplasia, queratose, edema de Reinke, lesões vasculares (microvarizes, hemorragias), membranas anteriores e posteriores, papilomas, estenose, edema pós-radioterapia e lesões submucosas, como cistos e fibrose. Esse tipo de lesão pode se beneficiar da hidrodissecção.

Como fazemos nas lesões relativamente planas

- A hidrodissecção é utilizada.
- O *laser* é utilizado na face superior da prega vocal.
- Se um cisto estiver presente, instrumentos frios podem ser utilizados de forma combinada ao *laser*.

Cuidado: Para microvarizes, se os vasos forem paralelos à borda livre, a remoção excessiva deve ser evitada, pois pode afetar a lubrificação da prega vocal.

Cirurgias de Modificação do *Pitch*

Pode ser necessário realizar cirurgias em pacientes com *pitch* excessivamente alto ou baixo. A fonoterapia e, em alguns casos, a terapia hormonal, é o primeiro passo do tratamento. A cirurgia será realizada somente naqueles que não melhoraram adequadamente com a terapia adequada. O *pitch* da prega vocal é regulado por quatro parâmetros principais: massa estática, massa vibratória, comprimento e tensão das pregas vocais e a pressão subglótica, todos quase podem ser modificados através de procedimentos fonomicrocirúrgicos.

Aumento do pitch

Desenvolvemos uma técnica endoscópica para aumentar o *pitch* vocal em casos selecionados. Uma incisão é realizada paralelamente à borda livre da prega vocal com o *laser* de CO_2 (*microspot*, potência de 1,5 watt, disparos descontínuos 0,1 s) e então algumas fibras do músculo tireoaritenóideo são removidas da porção anterior para a posterior. Somente um lado é operado. Uma injeção de cortisona é realizada em ambos os lados (atrofia no lado oposto foi observada em um caso). Se a voz não resultar satisfatória, um segundo procedimento no lado oposto é realizado três meses depois. Nós podemos eventual ou alternativamente criar uma membrana para encurtar as pregas vocais. Essa membrana é criada através da excisão do epitélio da comissura anterior e da sutura de ambas as pregas vocais juntas. As técnicas de Isshiki e suas modificações continuam sendo procedimentos satisfatórios se o paciente aceitar um procedimento laríngeo aberto. Nossa técnica é simples, com um rápido índice de cicatrização e sem complicações significativas até hoje. A frequência fundamental medida antes e depois da cirurgia com *laser* e a satisfação do paciente indicarão se a segunda prega vocal deverá também ser submetida à cirurgia com *laser*, após um intervalo de pelo menos três meses.

Redução do pitch

A injeção de colágeno em um dos lados, visando aumentar a massa vocal estática, obteve resultados aceitáveis, mas temporários. Aparentemente, a melhor técnica continua sendo o procedimento de Isshiki, descrito em 1977[38] e, mais recentemente, por Tucker em 1985.[39] A cirurgia com *laser* não se mostrou útil.

Lesões Malignas Precoces

O tratamento do câncer é detalhadamente descrito em outras fontes.[40] Entretanto, alguns princípios básicos serão revistos aqui para destacar as aplicações da cirurgia com *laser*. Devido à necessidade de se obter uma margem livre de tumor, a cordectomia deve ser realizada. Abitbol descreveu três tipos de cordectomia.[41] O estadiamento do carcinoma é relacionado somente à invasão da zona de membrana basal.

Classificação anatômica/patológica

Carcinoma in situ ou CIS: A zona da membrana basal é poupada, a lesão originária do epitélio se localiza na camada superficial da lâmina própria.

Carcinoma microinvasivo ou T_1N_0: A zona da membrana basal se encontra destruída, o cório é invadido. A lâmina própria é envolvida, da mesma forma que o espaço de Reinke, podendo o ligamento vocal estar ou não envolvido. Os músculos são poupados.

Carcinoma invasivo ou T_2N_0: A zona da membrana basal e a camada muscular superficial são envolvidas.

Carcinoma verrucoso: Um caso desafiador em que, macroscopicamente, há o aspecto de uma lesão invasiva, mas histologicamente raramente se verifica invasão dos músculos das pregas vocais.

CLASSIFICAÇÕES CIRÚRGICAS

Os três tipos de cordectomia:

1. *Tipo 1:* A mucosa e uma porção da camada superficial são removidas (para T_1N_0).
2. *Tipo 2:* Mucosa, lâmina própria e camadas musculares superficiais são removidas; a falsa prega vocal pode ser removida para permitir uma melhor visualização do assoalho do ventrículo (para T_1N_0).
3. *Tipo 3:* Mucosa, lâmina própria e o músculo tireoaritenóideo são removidos até o pericôndrio. A falsa prega vocal também é removida. Coagulação das artérias posteriores é frequentemente necessária. A falsa prega vocal pode ocultar lesões abrigadas no ventrículo, sendo esta a razão da remoção da falsa prega. Inspeção com um telescópio de 70° é útil no julgamento deste aspecto.

As técnicas de *laser* são as mesmas para qualquer tipo de cordectomia:
- Uma hidrodissecção é realizada primeiramente
- O ângulo do feixe de *laser* do microscópio para a prega vocal é de 90°.
- Os disparos iniciais do *laser* são perpendiculares à borda livre, em um plano horizontal da borda livre ao ventrículo para iniciar e terminar a cordectomia.
- Um disparo reto, paralelo à borda livre, é realizado com o *laser* do ângulo anterior para o ângulo posterior da incisão da prega vocal. Ele se inicia 2 mm atrás da comissura anterior e termina 2 mm anterior à região glótica posterior. Uma amostra retangular é removida.

Se qualquer área for suspeita, um segundo tempo da cirurgia a *laser* pode ser necessário dois meses depois. Um *follow-up* estrito com videolaringoestroboscopia é necessário. Biópsias de congelação são necessárias em muitos casos para identificação das margens apropriadas.

Em nossa experiência, carcinomas da laringe anterior ou posterior são contraindicações relativas para a cirurgia com *laser*, embora uma ressecção endoscópica segura seja possível em alguns casos. Uma lesão da comissura anterior ou da laringe posterior pode se tornar um T_3 ou T_4, mesmo quando pequenas, devido ao fato de que os tecidos desses locais são delgados. Carcinomas *in situ*, T_1N_0 e T_2N_0 do terço médio são boas indicações para cordectomia endoscópica com *laser*, com resultados muito satisfatórios.

Distúrbios de Mobilidade

A hipomobilidade ou imobilidade das pregas vocais pode ter como causas a paresia ou paralisia dos nervos laríngeos e causas mecânicas, como anquilose, subluxação ou deslocamento da articulação cricoaritenóidea. O *laser* tem pouca utilidade no tratamento da hipomobilidade em que uma ou ambas as pregas vocais estão em abdução. Técnicas padrão para medialização incluem laringoplastia com injeção (gordura autóloga, fáscia, colágeno e outras substâncias), tireoplastia, adução/rotação da aritenoide e aritenoidopexia. Fonoterapia pré- e pós-operatória é importante para a melhora da voz em todos esses casos. O uso do teflon para injeção nas pregas vocais foi abandonado pelos autores nos anos 1980 com o advento de melhores técnicas, não associadas a complicações como o granuloma de teflon. O granuloma de teflon ainda é eventualmente encontrado. Em alguns casos, ele pode surgir muitos anos após a injeção de teflon. Em outros, ele ocorre pelo fato de poucos cirurgiões ainda utilizarem o teflon, apesar das suas substanciais intercorrências e das melhores alternativas disponíveis. O *laser* é útil no tratamento do granuloma de teflon.

O *laser* desempenha um importante papel no tratamento da paralisia bilateral das pregas vocais ou fixação na posição de adução. As técnicas para abordagem desse problema desafiador incluem a lateralização da prega vocal, com o uso de suturas realizadas através da cartilagem tireoide, reinervação (incluindo anastomose neural e técnicas de pedículos neuromusculares), *pacing* laríngeo, cordotomia, aritenoidectomia externa e aritenoidectomia por *laser*. O *laser* é particularmente vantajoso na aritenoidectomia endoscópica, sendo utilizado por ambos os autores.

COMPLICAÇÕES DA FONOMICROCIRURGIA COM *LASER*

Tais complicações são raras, mas podem ocorrer em três áreas diferentes:

1. *Tecido faríngeo:* Adicionalmente às complicações gerais previamente descritas, a laringoscopia pode provocar lesões específicas. Hematoma das tonsilas e lesões na base da língua são de difícil prevenção, pois essas estruturas não podem ser visualizadas durante a cirurgia. Elas são causadas pela pressão do laringoscópio e somente uma abordagem preventiva, que consiste em uma introdução suave e perfeito posicionamento do laringoscópio, ajuda a prevenir essas complicações. O laringoscópio deve seguir suavemente o tubo do anestesista.
2. *Trauma dentário* pode ocorrer, mas geralmente é passível de prevenção. Pacientes portadores de periodontites devem ser informados da possibilidade de extração dentária acidental durante a laringoscopia. O cirurgião e o anestesista devem sempre checar os dentes do paciente e informá-lo sobre os riscos.
3. Neurologicamente, distúrbios gustativos podem persistir por 6 semanas a 6 meses após a cirurgia, da mesma forma que uma paralisia parcial (hipoestesia) da língua.

Complicações relacionadas com fatores incontroláveis do paciente incluem granulomas e recorrências. Tosse, pigarro, espirros e laringite por refluxo devem ser controladas no pós-operatório para minimizar a incidência de trauma nas pregas vocais, lacerações e formação de granulomas. Repouso vocal é indicado por uma semana após a cirurgia. Um dos autores (JA) prescreve antibióticos, anti-inflamatórios e drogas antirrefluxo por oito dias, associados a vitaminas e magnésio por um mês. O outro autor (RTS) prescreve, rotineiramente, somente medicação antirrefluxo caso indicada. Os pacientes geralmente são retirados do repouso vocal pelo fonoaudiólogo, com o qual devem realizar a fonoterapia pós-operatória.

Acidentes Relacionados com o *Laser*

Queimaduras cutâneas e mucosas de face, língua, lábios e olhos podem ser evitadas por uma proteção eficiente com compressas úmidas na face do paciente e pelo uso de laringoscópios apropriados. Óculos de proteção devem ser utilizados por toda a equipe cirúrgica. O acidente mais sério é a queimadura da traqueia devido a uma mistura de oxigênio e óxido nitroso. O uso de hélio ajuda a evitar esse problema. Finalmente, complicações laríngeas específicas deste tipo de cirurgia, como estenose e sinéquias, podem ocorrer.

Para evitar esses potenciais incidentes, submetemo-nos a um protocolo rígido, incluindo um *checklist* antes de cada procedimento. A ocorrência dessas complicações, em nossa experiência, é infrequente e geralmente de menor importância, mas podem se tornar sérias se não remediadas imediatamente. Incidentes em potencial são detectados através de supervisão clínica estrita e monitorização adequada do paciente.

CONCLUSÃO

Uma experiência excelente é necessária para a fonomicrocirurgia a *laser*. Em nossa experiência, os 10 mandamentos do sucesso são:

1. Não opere a prega vocal se o paciente não pede por isso (exceto em casos de câncer).
2. Obtenha exposição ótima das pregas vocais e da comissura anterior.
3. Toque o mínimo possível na margem livre da prega vocal.
4. Exerça impacto somente na face superior da prega vocal.
5. O ângulo de impacto do *laser* na prega vocal tem que ser de 90°.
6. A velocidade manual deve se estável.
7. Proteja a subglote com uma gaze verde ou cotonoides gelados, que devem ser trocados se a cirurgia com *laser* demorar mais do que 6 a 8 minutos ou todas as vezes que o material secar.
8. Nunca dispare sobre tecido carbonizado.
9. Use um cotonoide para remover tecido carbonizado.
10. Repouso vocal apropriado, terapia médica e fonoterapia devem ser realizadas antes e depois da fonomicrocirurgia a *laser*.

Em resumo, a microcirurgia de laringe a *laser* é uma inestimável adição ao armamentário do laringologista. Vários estudos demonstraram resultados semelhantes entre o *laser* e os instrumentos frios quando a cirurgia é realizada por um cirurgião experiente.[42-45] Em nossa experiência, a experiência e a habilidade do cirurgião são críticas para a obtenção de ótimos resultados com a cirurgia da voz com *laser*. Embora ela possua muitas vantagens, seus incidentes potenciais militam contra o seu uso sem critérios. A cirurgia a *laser* requer uma equipe cirúrgica totalmente treinada, de forma que as precauções sejam tomadas rotineiramente para se evitar a combustão do tubo endotraqueal e lesões nos tecidos adjacentes. Em geral, o *laser* é mais adequado para casos que não podem ser tratados com a mesma eficiência com instrumentos tradicionais, e grandes cuidados devem ser tomados se for utilizado na margem vibratória da prega vocal, devido ao risco de lesão do ligamento vocal, consequente formação de cicatrizes e disfonia permanente. Adicionalmente, nos casos em que patologias sérias ou raras possam estar presentes, a vaporização tecidual pode ser uma séria desvantagem. Ela deve ser precedida por uma biópsia adequada para lesões pequenas, devendo os cirurgiões sempre considerar a possibilidade de que uma parte do tecido perdida por vaporização pode ser a parte contendo informações histopatológicas críticas. De qualquer modo, em mãos experientes o *laser* pode facilitar a precisão cirúrgica, ao menos tempo em que minimiza o sangramento e evita lesões térmicas sérias. Um cirurgião habilidoso com o *laser* deve ser, antes de tudo, um cirurgião de microcirurgia clássica de laringe, capaz de executar fonomicrocirurgias com instrumentos frios, devendo, ainda, possuir um excelente controle manual para manter posicionamento e velocidade precisos do feixe de *laser*. A experiência e habilidade do cirurgião são cruciais para a obtenção de ótimos resultados em cirurgia da voz a *laser*.

TÉCNICAS CIRÚRGICAS – *LASER* KTP

Passo 1

As imagens videoestroboscópicas pré-operatórias são revistas (Fig. 10.1A). Uma variz proeminente, com telangiectasias em teia ao redor, é vista na superfície superior da prega vocal verdadeira direita.

Passo 2

A anestesia geral é administrada por intubação orotraqueal, seguida pela laringoscopia de suspensão (Fig. 10.1B). A tração da laringe obscureceu a variz proeminente observa-

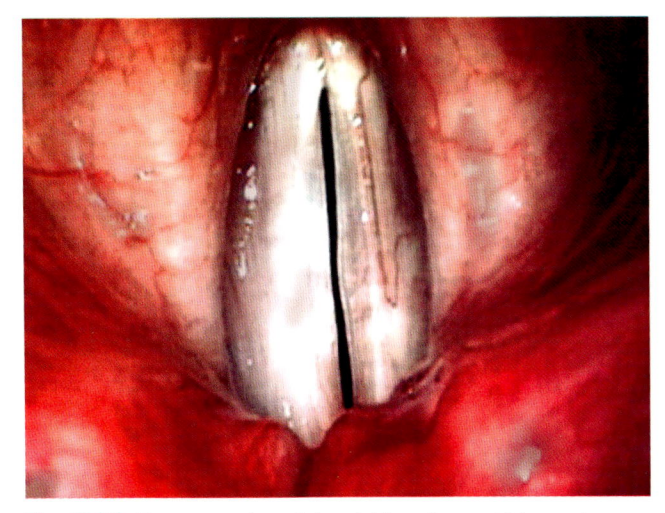

Fig. 10.1A: Exame estroboscópico rígido pré-operatório revela um vaso proeminente ao longo da superfície superior da prega vocal verdadeira direita.

Seção 1 — Princípios básicos e procedimentos

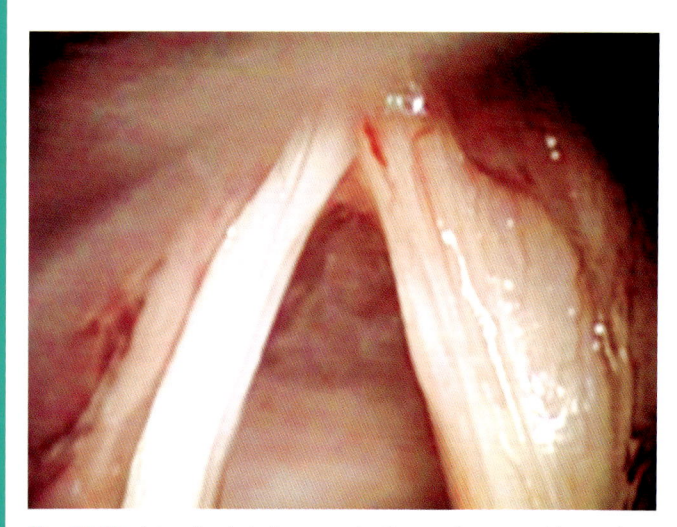

Fig. 10.1B: A tração da laringoscopia direta sobre os tecidos moles causou o colapso do vaso proeminente, o que enfatiza a importância do exame estroboscópico pré-operatório, da mesma forma que o correto posicionamento do laringoscópio, para se evitar a alteração do aspecto do leito cirúrgico.

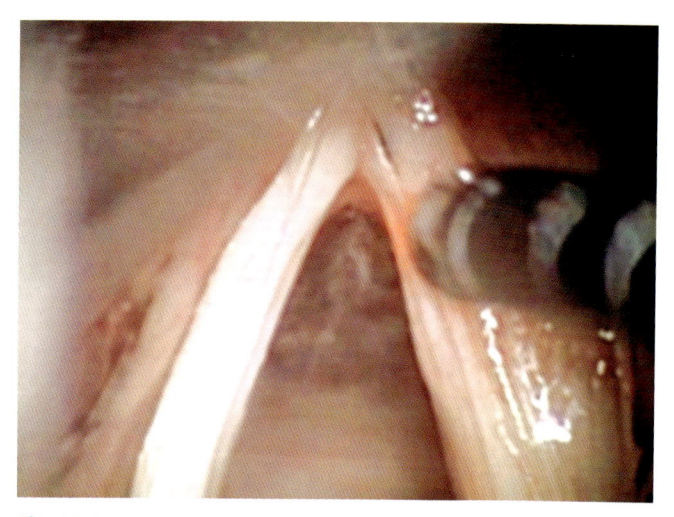

Fig. 10.1D: Vaporização do vaso proeminente sem nenhum extravasamento de sangue.

da na imagem pré-operatória. Alternativamente, o procedimento pode ser realizado em consultório, sob anestesia tópica, com utilização de laringoscopia indireta.

Passo 3

Os vasos proeminentes são vaporizados com o *laser* (Fig. 10.1C e D).

Passo 4

O *laser* KTP possui afinidade com estruturas vasculares. A fibra é posicionada nas proximidades da varicosidade anormal e imediatamente superficial a qualquer vasculatura anormal (Fig. 10.1E a G) para vaporizar as lesões. Um branqueamento é observado após o tratamento com *laser* (Fig. 10.1H).

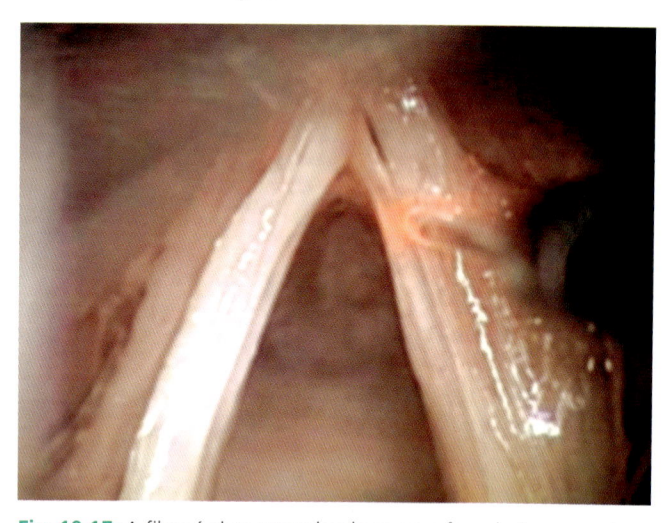

Fig. 10.1E: A fibra é vista estendendo-se para fora do *laser*, sendo posicionada imediatamente acima do local pretendido para a vaporização.

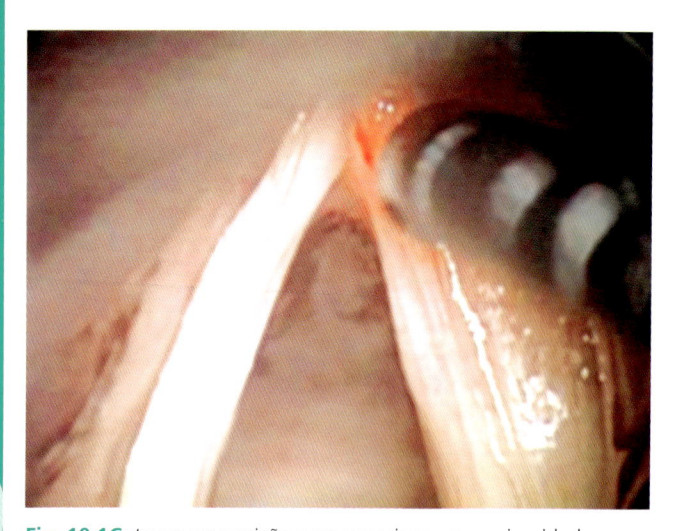

Fig. 10.1C: *Laser* em posição para vaporizar uma varicosidade.

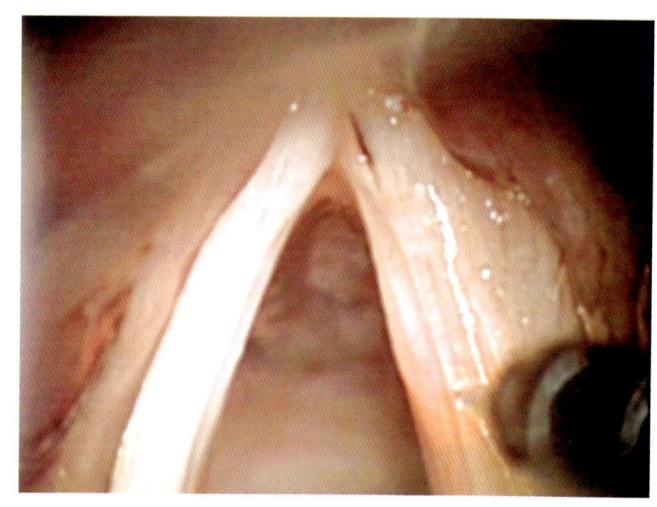

Fig. 10.1F: Novamente, a vaporização do vaso leva a uma imediata alteração na subestrutura vascular, sem nenhum extravasamento de sangue.

Passo 5

Decadron é injetado no espaço de Reinke (veja a descrição do procedimento em "Injeção Superficial de Decadron") para minimizar qualquer potencial inflamação e cicatrização resultante de qualquer dano térmico causado pelo *laser* e para melhorar a rigidez observada pré-operatoriamente (Fig. 10.1I e J).

Passo 6

Uma extubação profunda é realizada. Se a margem vibratória não está envolvida, o paciente pode ser mantido em repouso vocal de curta duração, dependendo da extensão e localização da vaporização ou, repouso vocal pode não ser necessário.

TÉCNICA CIRÚRGICA – *LASER* CO_2

Passo 1

As imagens videoestroboscópicas pré-operatórias são revistas (Fig. 10.1K). Uma variz proeminente é observada na face superior da prega vocal verdadeira direita.

Passo 2

A anestesia geral é administrada por intubação orotraqueal, seguida pela laringoscopia de suspensão para exposição da laringe.

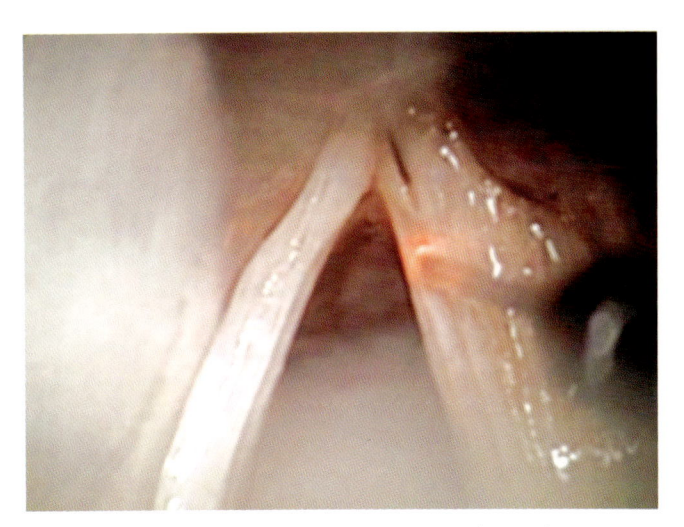

Fig. 10.1G: A fibra pode ser posicionada na vizinhança da hipervascularização se nenhum vaso discreto for identificado.

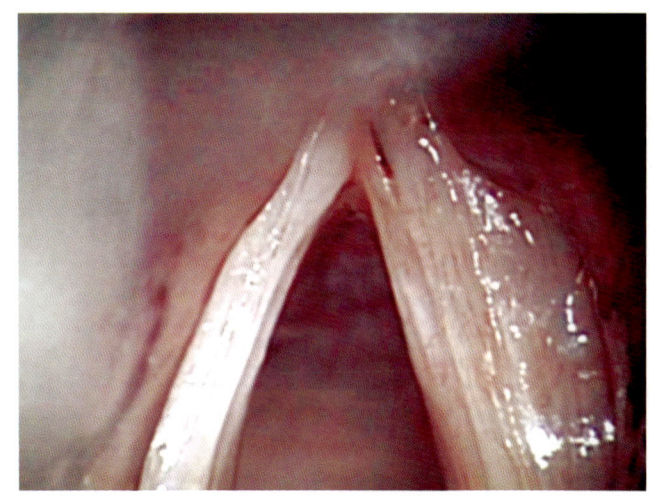

Fig. 10.1H: O branqueamento é observado na área anteriormente ocupada pela hipervascularização.

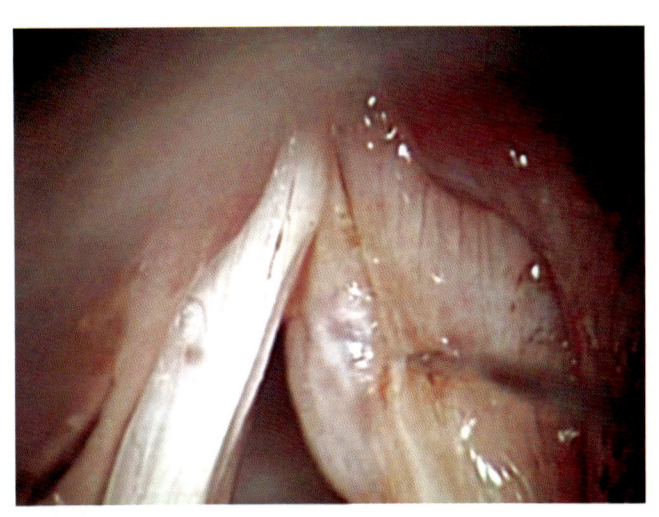

Fig. 10.1I: Decadron é injetado no interior da lâmina própria superficial, onde se notava rigidez no pré-operatório.

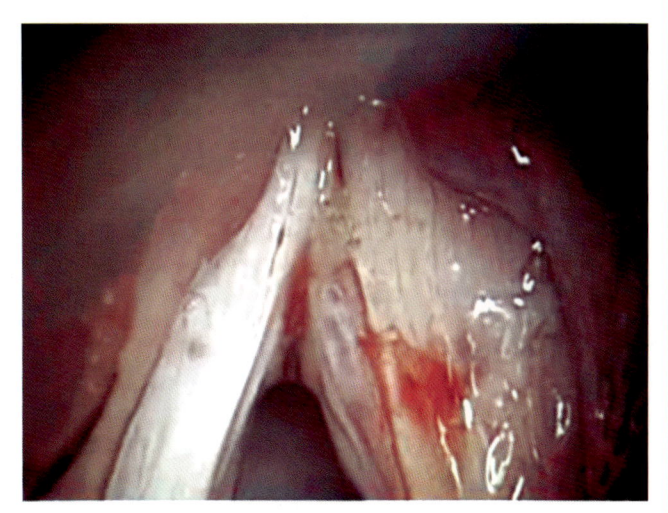

Fig. 10.1J: Hidrodissecção levando à lise de aderências no espaço de Reinke da prega vocal direita, anteriormente infiltrada com Decadron, cria uma notável diferença no aspecto da prega vocal, quando comparada à esquerda.

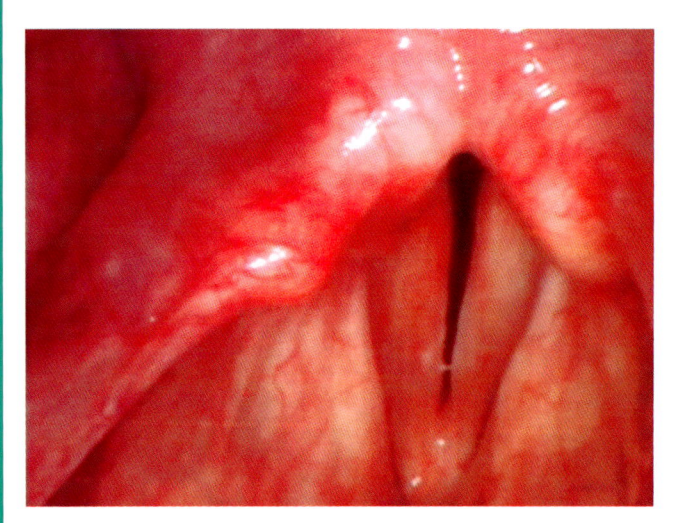

Fig. 10.1K: O exame estroboscópico rígido pré-operatório revela um vaso proeminente ao longo da face superior da prega vocal verdadeira direita.

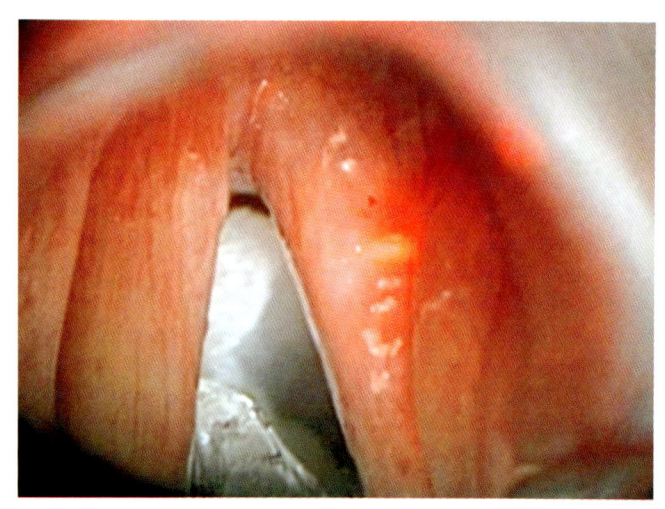

Fig. 10.1M: A variz proeminente é cauterizada utilizando o *laser* CO_2.

Passo 3

Um cotonoide gelado e úmido é posicionado na subglote. Um pequeno fragmento de algodão é utilizado para resfriar as pregas vocais (Fig. 10.1L) e pode ser posicionado na glote.

Passo 4

Um vaso proeminente é vaporizado com o *laser* CO_2. A potência é configurada em 1 ou 2 watts e os disparos são com pulsos únicos de 0,1 ms e 30 mJ (Fig. 10.1M).

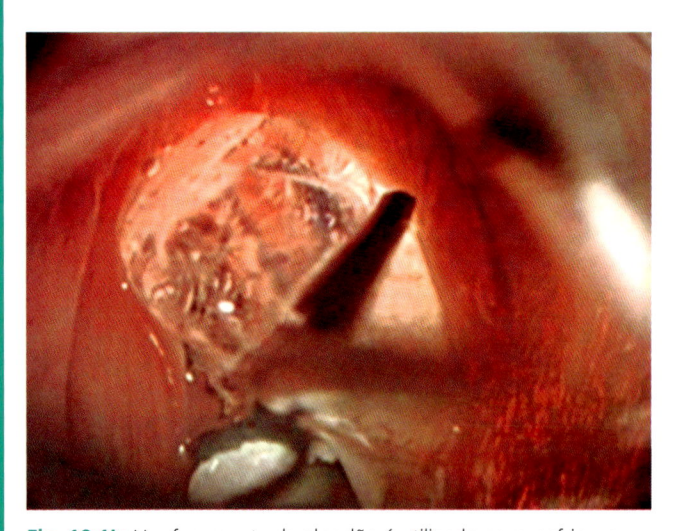

Fig. 10.1L: Um fragmento de algodão é utilizado para resfriar as pregas vocais, sendo posteriormente posicionado na glote. Embora não haja evidência baseada em pesquisas que dê suporte a esta técnica, os autores acreditam que o resfriamento das pregas vocais pode ajudar a limitar a dispersão de calor e minimizar o dano térmico.

REFERÊNCIAS

1. Bredemeier HC. Laser accessory for surgical applications. US Patent 3, 659, 613, issued 1972.
2. Strong MS, Jako GJ. Laser surgery in the larynx: Earlyclinical experience with continuous CO_2 laser. Annals of Otology, Rhinology, Laryngology. 1972;81:791-980.
3. Ossoff RH. Laser surgery in otolaryngology-head and neck surgery: Anesthetic and educational considerations for laryngeal surgery. Laryngoscope. 1989;99(8 Pt 2 Suppl 48):1-26.
4. Ossoff RH, Karlan MS. Instrumentation for CO_2 laser surgery of the larynx and tracheobronchial tree. Surg Clin of N America. 1984;64:973-80.
5. Abitbol J. Limitations of the laser in microsurgery of the larynx. In: Lawrence VL (Ed). Transactions of the Twelfth Symposium: Care of the Professional Voice. New York: The Voice Foundation; 1984. pp. 297-301.
6. Tapia RG, Pardo J, Marigil M, *et al*. Effects of the laser upon Reinke's space and the neural system of the vocalis muscle. In: Lawrence VL (Ed). Transactions of the Twelfth Symposium: Care of the Professional Voice. New York: The Voice Foundation; 1984. pp. 289-91.
7. Durkin GE, Duncavage JA, Toohill RJ, *et al*. Wound healing of true vocal cord squamous epithelium after CO_2 laser ablation and cup forceps stripping. Otolaryngol Head Neck Surg. 1986; 95(3 Pt 1):273-7.
8. Motta G, Villari G, Ripa G, *et al*. The CO_2 laser in the laryngeal microsurgery. Acta Otolaryngol Suppl (Stockh). 1986; 433:1-30.
9. Bennett S, Bishop SG, Lumpkin SM. Phonatory characteristics following surgical treatment of severe polypoid degeneration. Laryngoscope. 1989;99(5):525-32.
10. Shapshay SM, Wallace RA, Kveton JR, *et al*. New micro-spot micromanipulator for carbon dioxide laser surgery in otolaryngology. Early clinical results. Arch Otolaryngol Head Neck Surg. 1988;114(9):1012-5.
11. Shapshay SM, Rebeiz EE, Bohigan RK, *et al*. Benign lesions of the larynx: Should the laser be used? Laryngoscope. 1990; 100(9):953-7.

12. Krespi YP, Meltzer CJ. Laser surgery for vocal cord carcinoma involving the anterior commissure. Ann Otol Rhinol Laryngol. 1989;98(2):105-9.
13. Shapsay SM, Hybels RL, Bohigian RK. Laser excision of early vocal cord carcinoma: Indications, limitations, and precautions. Ann Otol Rhinol Laryngol. 1990;99(1):4650.
14. Eckel HE, Thumfart WF. Preliminary results of endolaryngeal laser resections of laryngeal cancers. Vorlaufige Ergebnisse der endolaryngealen laserresektionen von Kehlkopfkarzinomen. HNO. 1990;38(5):179-83.
15. Thumfart WF, Eckel HE. Endolaryngeal laser surgery in the treatment of laryngeal cancers. The current cologne concept. Endolaryngeale laserchirurgie zur Behandlung von Kehlkopfkarzinomen. Das aktuelle Kolner Konzept. HNO. 1990;38(5):174-8.
16. Hofler H, Bigenzahn W. Voice quality following CO_2 laser cordectomy. Die Stimmqualitat nach CO_2 Laserchordektomie. Laryngol Rhinol Otol (Stuttg). 1986;65(11):655-8.
17. Ossoff RH, Matar SA. The advantages of laser treatment of tumors of the larynx. Oncology (Williston Park). 1988;2(9):58-61, 64-5.
18. Haraf DJ, Weichselbaum RR. Treatment selection in T1 and T2 vocal cord carcinomas. Oncology (Williston Park). 1988;2(10):41-50.
19. Shapshay SM, Ruah CB, Bohigian RK, et al. Obstructing tumors of the subglottic larynx and cervical trachea: Airway management and treatment. Ann Otol Rhinol Laryngol. 1988;97(5 Pt 1):487-92.
20. Tate LP, Newman HC, Cullen JM, et al. Neodymium (Nd): YAG laser surgery in the equine larynx: A pilot study. Lasers Surg Med. 1986;6(5):473-6.
21. Stahle J, Hogberg L. Laser and the labyrinthe. Some preliminary experiments on pigeons. Acta Otolaryngol. 1965;60:367-73.
22. Stahle J, Hogberg L, Engstrom B. The laser as a tool in inner-ear surgery. Acta Otolaryngol. 1972;73:27-37.
23. Sataloff J. Experimental use of the laser in otosclerotic stapes. Arch Otolaryngol. 1967;85:614-6.
24. Sultan R, Marinov V, Falo Kh. The role of the laser in gastrointestinal surgery. Khirurgiia (Sofiia). 1989;42(2):15-9. Bulgarian.
25. Perkins RC. Laser stapedectomy for otosclerosis. Laryngoscope. 1980;90:228-40.
26. Zeitels SM, Akst LM, Burns JA, et al. Office-based 532 nm pulsed-KTP laser treatment of glottal papillomatosis and dysplasia. Annals Otol Rhinol Laryngol. 2006;115(9):67985.
27. Carruth JAS, McKenzie AL. Preliminary report of a pilot study of photoradiation therapy for the treatment of superficial malignancies of the skin, head and neck. Eur J Surg Oncol. 1985;11:47-50.
28. Anderson RR, Parrish JA. Microvasculature can be selectively damaged using dye lasers: A basic theory and experimental evidence in human skin. Laser Surg Med. 1987;1:263-76.
29. Cohen JT, Koufman JA, Postma GN. Pulsed-dye laser in the treatment of recurrent respiratory papillomatosis of the larynx. ENT J. 2003;83(8):558.
30. Zeitels SM, Franco R, Dailey SH, et al. Office-based treatment of glottal dysplasia and papillomatosis with the 585 nm pulsed dye laser and local anesthesia. Ann Otol Rhinol Laryngol. 2004;113(4):265-75.
31. Franco RA, Zeitels SM, Farinelli WA, et al. 585 jm pulsed dye laser treatment of glottal dysplasia. Ann Otol Rhinol Laryngol. 2003;112(9):751-8.
32. Strong MS, Jako GJ. Laser surgery in the larynx. Earlyclinical experience with continuous CO_2 laser. Ann Otol Rhinol Laryngol. 1972;81:791-8.
33. Mihashi S. The carbon dioxide laser surgery. Nippon Jibiinkoka Gakkai Kaiho. 1975;78:1244-88.
34. Mihashi S, Jako G, Incze J, et al. Laser surgery in otolaryngology: Interaction of CO_2 laser and soft tissue. Ann N Y Acad Sci. 1976;267:263-94.
35. Hirano M, Mihashi S, Shin T, et al. CO_2 laser apparatusfor surgery. Nippon Jibiinkoka Gakkai Kaiho. 1979;82:349.
36. Zeitels SM. Phonomicrosurgical techniques. In: Sataloff RT. Professional Voice: The Science and Art of Clinical Care, 3rd edition. San Diego, California: Plural Publishing, Inc.; 2005. pp. 1215-36.
37. Abitbol J, Sataloff RT. Laryngeal laser surgery. In: Sataloff RT. Professional Voice: The Science and Art of Clinical Care, 3rd edition. San Diego, California: Plural Publishing, Inc.; 2005. pp. 1237-54.
38. Isshiki N, Tanabe M, Ishizaka K, et al. Clinical significance of asymmetrical tension of the vocal cords. Ann Otol Rhinol Laryngol. 1977;86:58-66.
39. Tucker HM. Anterior commissure laryngoplasty for adjustment of vocal fold tension. Ann Otol Rhinol Laryngol. 1985;94:498-501.
40. Anderson TD, Sataloff RT. Laryngeal cancer. In: Sataloff RT. Professional Voice: The Science and Art of Clinical Care, 3rd edition. San Diego, California: Plural Publishing, Inc.; 2005. pp. 1375-92.
41. Abitbol J. Atlas of Laser Voice Surgery. San Diego, California: Singular Publishing Group; 1995. pp. 300-35.
42. Benninger MS. Microdissection on microspot CO_2 laser for limited vocal fold benign lesions: A prospective randomized trial. Laryngoscope. 2000;110(Suppl 92):1-17.
43. Sataloff RT, Spiegel JR, Heurer RJ, et al. Laryngeal minimicroflaps: A new technique and reassessment of the microflap saga. J Voice. 1995;9:198-204.
44. Remacle M, Lawson G, Watelet JB. Carbon dioxide laser microsurgery of benign vocal fold lesions: Indications techniques, and results in 251 patients. Ann Otol Rhinol Laryngol. 1999;108:156-64.
45. Zeitels SM. Laser versus cold instruments for microlaryngoscopic surgery. Laryngoscope. 1996;106:545-52.

Capítulo 11

Cosmética da voz – O *lift* da voz

Robert T. Sataloff ■ Farhad Chowdhury ■ Shruti Joglekar ■ Mary J. Hawkshaw

Na era moderna das comunicações, a voz é crucial para a projeção da imagem e da personalidade e para o estabelecimento de credibilidade. Até pouco tempo, a voz não recebia atenção suficiente da profissão médica e do público em geral. De fato, a maioria das pessoas (médicos e o público em geral) não possui a noção de que qualquer coisa pode ser feita para melhorar uma voz que não é satisfatória ou mesmo uma voz que é adequada, mas não ideal.

Historicamente, algumas técnicas para a melhora da voz datam de muitos anos atrás. Há séculos, cantores, atores e oradores públicos atendem a "lições de voz". Entretanto, as técnicas para a melhora vocal expandiram-se, aprimoraram recentemente e se tornaram práticas para um grupo maior de pessoas.

Fraqueza vocal, soprosidade, instabilidade, má qualidade e outras características podem interferir no sucesso social e profissional. Muitos problemas (particularmente soprosidade, instabilidade, tremor e alteração do *pitch* habitual) são comumente associados à idade. Para a maioria, essas características vocais que levam as pessoas a perceber uma voz como "velha" ou "fraca" podem ser melhoradas ou eliminadas.

O primeiro passo para alguém que procura melhorar a voz é uma avaliação abrangente dela. Com frequência, os problemas vocais que costumam ser associados à idade, ou mesmo à natureza genética, são causados ou agravados por condições médicas. As possibilidades são numerosas e incluem refluxo, hipotireoidismo, paresia, diabetes, tumores e muitas outras. Algumas vezes, a deterioração vocal é o primeiro sintoma de um problema médico sério; então, uma avaliação médica abrangente é essencial antes de se iniciar o tratamento das queixas vocais.

Uma vez que os problemas médicos foram excluídos ou tratados, o próximo passo para a habilitação ou restauração vocal é um programa de terapia ou exercícios programado por uma equipe multidisciplinar que incorpora as habilidades não só de um laringologista, mas também de um fonoaudiólogo ou foniatra, um especialista em imagem da voz e um especialista em voz artística. O treinamento envolve condicionamento aeróbico para aumentar a potência vocal. Em muitos casos, o retreinamento neuromuscular (exercícios especificamente guiados) é suficiente para melhorar a potência e qualidade da voz, eliminando o esforço e restaurando uma qualidade vocal jovem. Tudo isso é importante não só para os cantores e outros profissionais da voz (professores, radialistas, políticos, clérigos, vendedores, recepcionistas etc.), mas também, de fato, para todas as pessoas. Isso é especialmente verdadeiro para idosos. É irônico, embora verdadeiro, que, ao crescermos, nossas vozes tornam-se mais suaves e fracas e, ao mesmo tempo que nossos cônjuges e amigos perdem sua audição. Tais fatos tornam a comunicação profissional e interação social difíceis, especialmente em ambientes ruidosos, como carros e restaurantes. Quando é preciso esforçar-se muito para se comunicar, isso geralmente é relacionado com deficiências vocais. Portanto, não é surpreendente que, quando os exercícios e medicamentos sozinhos não resultam em melhora significativa, muitos pacientes escolham a cirurgia vocal como uma tentativa de reforçar a sua qualidade e sustentação vocal e para melhorar a sua qualidade de vida.

Vários procedimentos distintos podem ser utilizados para reforçar vozes fracas ou alteradas. A seleção da cirurgia depende da condição vocal do indivíduo, determinada pela avaliação de uma equipe de voz, exame físico incluindo videolaringoestroboscopia e considerações sobre os desejos da pessoa. Deve-se ter cuidado ao assegurar que as expectativas do paciente são realistas. Na maioria dos casos, a cirurgia é direcionada no sentido de aproximar mais as pregas vocais, de forma que elas possam se fechar com maior firmeza. Isso elimina o escape de ar por entre as pregas vocais, que ocorre como consequência da atrofia vocal relacionada à idade (atrofia ou perda de nódulos vocais ou outros tecidos) ou como resultado de paresia ou paralisia (lesão parcial de um nervo por infecção viral ou outras causas). Em alguns casos, a cirurgia é realizada injetando, pela boca ou pescoço, um material nos tecidos adjacentes às pregas vocais, para "dar volume" aos tecidos vocais e trazer as pregas vocais para mais próximas uma da outra. Isso se chama laringoplastia por injeção e geralmente é realizada utilizando gordura, colágeno ou outros materiais. Essa cirurgia é realizada, em alguns casos, em ambiente cirúrgico, sob anestesia geral ou local e, em pacientes selecionados, em consultório, somente com anestesia local. Alternativamente, o problema pode ser corrigido utilizando-se uma tireoplastia. Esta cirurgia envolve a realização de uma pequena incisão no pescoço. O esqueleto da laringe é penetrado e os tecidos laríngeos são discretamente comprimidos utilizando-se Gore-Tex, implantes de silastic ou outros materiais. Tal procedimento, geralmente, é realizado com anestesia local e sedação. Todos esses procedimentos são, em geral, realizados em nível ambulatorial.

A recuperação geralmente leva de dias a semanas (dependendo do procedimento). Qualquer cirurgia pode ser associada a complicações. Raramente, a voz pode piorar. As complicações mais frequentes são o fato de que a melhora vocal não é totalmente suficiente ou não perdura com o passar do tempo. Quando esses problemas ocorrem, eles podem ser corrigidos com uma "sintonização fina" através de injeções adicionais ou ajustes cirúrgicos do implante. Entretanto, geralmente os resultados satisfatórios são obtidos da primeira vez.

A reabilitação vocal por meio de intervenções médicas e treinamento com exercícios é apropriada para qualquer pessoa insatisfeita com a sua qualidade e/ou sustentação vocal (conhecida como cirurgia de "*lift* da voz") e que se adéque a quase todas as pessoas que não apresentam problemas médicos maiores e sérios, como doença cardíaca terminal, e não estejam em uso de medicação anticoagulante que não possa ser suspensa de forma segura para a cirurgia desde que a pessoa tenha objetivos e expectativas vocais realistas. Entretanto, a cirurgia de "*lift* da voz" deve ser entendida como um programa abrangente envolvendo diagnóstico médico e reabilitação física, não apenas a cirurgia.

Capítulo 12

Cuidados vocais no pós-operatório

Robert T. Sataloff ■ Farhad Chowdhury ■ Shruti Joglekar ■ Mary J. Hawkshaw

REPOUSO VOCAL

A eficácia do repouso vocal como terapia não foi provada. Seu largo e extenso uso é baseado na experiência clínica, que pode ou não se revelar correta. O repouso vocal pode ser indicado após hemorragia das pregas vocais, lacerações da mucosa e cirurgia das pregas vocais, especialmente se a mucosa da borda livre da prega vocal for removida ou rompida. O racional é atrativo, embora não seja substanciado. As técnicas microcirúrgicas são concebidas para minimizar a formação de cicatrizes. Uma cicatriz se forma quando a proliferação de fibroblastos se inicia nas camadas intermediária e profunda da lâmina própria. Se a margem vibratória da mucosa foi removida, então a lâmina própria se encontra exposta. Portanto, parece razoável minimizar o trauma por contato desta região através do repouso vocal até que a cobertura mucosa seja restabelecida (em algumas vezes em dois ou três dias, raramente em mais de uma semana). Embora algum contato entre as pregas vocais venha inevitavelmente a ocorrer, devido a deglutição e tosse, o maior (e evitável) contato ocorre durante a fala. Quando um paciente fona em um *pitch* do lá abaixo do dó central, as pregas vocais fazem contato 220 vezes por segundo. Isso é próximo à frequência fundamental normal da voz falada feminina. Além disso, esses contatos podem ser abusivos se o paciente tentar realizar a sua qualidade e volume de voz pré-operatórios após a cirurgia. Consequentemente, os autores recomendam repouso vocal de forma rotineira após a cirurgia, a menos que a margem vibratória tenha sido mantida intacta. Repouso vocal absoluto é mantido até que a reepitelização da mucosa da prega vocal tenha ocorrido (raramente mais de uma semana). A primeira expressão oral dos pacientes do autor (RTS) é um /i/ na cadeira de exames, aproximadamente, uma semana após a cirurgia. Os pacientes são, então, submetidos a uma curta sessão com o fonoaudiólogo para assistência na transição do silêncio ao uso limitado da voz. Repouso vocal relativo e boa higiene vocal sob a supervisão do fonoaudiólogo são mantidos até que ocorra a completa cicatrização. Fonoterapia pré-operatória é de extrema importância no preparo dos pacientes para o repouso vocal e conservação da voz.

ESTEROIDES

Não existe evidência convincente de que o tratamento de rotina com corticoesteroides no pós-operatório melhore os resultados após a cirurgia da voz. O uso de esteroides varia entre os cirurgiões e é episódico. Nós não utilizamos rotineiramente esteroides após as cirurgias, embora o uso intraoperatório de 10 mg de dexametasona seja utilizado com frequência nos casos em que nos preocupamos com um discreto edema pós-operatório. Se houver manipulação tecidual extensa durante procedimentos endoscópicos ou sobre o arcabouço laríngeo, podemos suplementar os esteroides intraoperatórios com metilprednisolona ou prednisona pós-operatória. A maioria de nossos pacientes já se encontra em tratamento antirrefluxo, mas se este não for o caso, medicamentos antirrefluxo devem ser prescritos enquanto os pacientes estiverem em uso de corticoesteroides.

MEDICAMENTOS ANTIRREFLUXO

Existem dados clínicos e de pesquisa suficientes sugerindo que o contato do ácido e da pepsina com incisões cirúrgicas recentes afeta adversamente a cicatrização de feridas. Consequentemente, temos um "limiar baixo" para a prescrição de inibidores da bomba protônica (geralmente em combinação com um bloqueador H_2 ao deitar) em pacientes nos quais temos a menor suspeita de refluxo faringolaríngeo. A medicação antirrefluxo é utilizada ao menos no perioperatório na maioria dos pacientes.

FONOTERAPIA

A melhor fonoterapia pós-operatória é uma boa fonoterapia pré-operatória. É raro nós levarmos um paciente para a sala cirúrgica sem uma avaliação pré-operatória formal por um fonoaudiólogo especializado e, usualmente, ao menos algumas sessões de fonoterapia são úteis, independente da patologia. No pós-operatório, a maioria dos pacientes é retirada do repouso vocal sob a supervisão de um fonoaudiólogo. Tão logo o paciente esteja liberado para falar, usualmente dentro de uma semana após cirurgia na margem vibratória, a fonoterapia é retomada em combinação com repouso vocal relativo. Embora os dados baseados em evidências sejam escassos, acreditamos que este processo minimiza o fonotrauma, melhora a cicatrização e provavelmente reduz a probabilidade de patologia fonotraumática recorrente.

CONSIDERAÇÕES INDIVIDUAIS

A necessidade de *performance* vocal pode ser obrigatória, especialmente em profissionais cujo modo de vida dependa da fonação. Enquanto a abordagem é individualizada para otimizar o tratamento para cada paciente, cuidados devem ser tomados para se evitar o comprometimento do resultado final. Por exemplo, em um cantor(a) que se encontre no meio de sua temporada de concertos, não é raro ouvirmos "Por favor, retire os meus cistos agora. Eu prometo que vou voltar e realizar a fonoterapia no final da temporada". Enquanto existem exceções para todas as regras, em geral tal linha de ação deve ser evitada. Geralmente, é melhor retardar a cirurgia até que o paciente esteja disposto e capaz de cooperar com o repouso vocal e a fonoterapia pós-operatória. Mesmo pacientes que viajem por longas distâncias podem receber o tratamento necessário. Enquanto este tipo de paciente possa não estar disponível para viajar até uma equipe especializada de voz semanalmente, a terapia pré e pós-operatória pode ser realizada diariamente no curso de uma semana, em um programa de imersão, seguido por *follow-up* por telefone ou videoconferência. Criatividade poderá ser necessária, mas há quase sempre uma forma de criar um plano de tratamento que permita ao nosso paciente cirúrgico receber a atenção necessária para otimizar os resultados cirúrgicos.

SEÇÃO 2

Lesões estruturais benignas

Capítulo 13
Cistos das pregas vocais

Robert T. Sataloff ■ Farhad Chowdhury ■ Shruti Joglekar ■ Mary J. Hawkshaw

Os cistos das pregas vocais são geralmente unilaterais, embora possam levar a um espessamento por contato no lado contralateral (Fig. 13.1A e B). Eles também podem ser bilaterais (Fig. 13.2). São frequentemente confundidos com nódulos vocais no início. Os cistos comumente se projetam na margem vibratória (Fig. 13.3), aumentam a massa da cobertura e, por vezes, aumentam a rigidez (particularmente quando se associam inicialmente a hemorragias [Fig. 13.4A e B]). Sendo unilaterais ou bilaterais, eles podem interferir na vibração. Usualmente, eles envolvem a camada superficial da lâmina própria, mas em alguns casos podem estar conectados ao ligamento vocal. Os cistos podem ser congênitos ou adquiridos. Os cistos congênitos são geralmente epidermoides, revestidos por epitélio escamoso ou respiratório (Fig. 13.5). Cistos adquiridos podem ter revestimento epitelial e podem ser glandulares, ciliares ou oncocíticos. A maioria é provavelmente de cistos de retenção causados por traumas que bloqueiam o ducto de uma glândula mucosa. Os cistos podem ser facilmente diferenciados dos nódulos quando o exame videolaringoestroboscópico revela uma massa preenchida por fluido. Deve-se sempre suspeitar de um cisto quando "nódulos" são diagnosticados e somente um lado se resolve com a fonoterapia. A lesão persistente com frequência se revela um cisto.

Os cistos geralmente requerem cirurgia, embora o paciente deva ser submetido a uma tentativa prévia com fonoterapia. O autor (RTS) geralmente programa a cirurgia empiricamente de 6 a 8 semanas após o momento do diagnóstico, com um exame pré-operatório a seguir à fonoterapia. Ocasionalmente, o cisto desaparece e não reaparece, porém algumas vezes o cisto persiste só que de forma assintomática. Nesses casos, a cirurgia é cancelada, mas os pacientes são observados de perto. Caso surja rigidez ou piore no ponto de contato contralateral ou na base do cisto, a cirurgia é reconsiderada. Embora a maioria dos cistos sintomáticos ocorra nas pregas vocais, deve-se ter em mente que cistos também ocorrem de forma comum na banda ventricular e epiglote. Os cistos dessas áreas provavelmente são mais comuns do que se pensa, mas não são frequen-

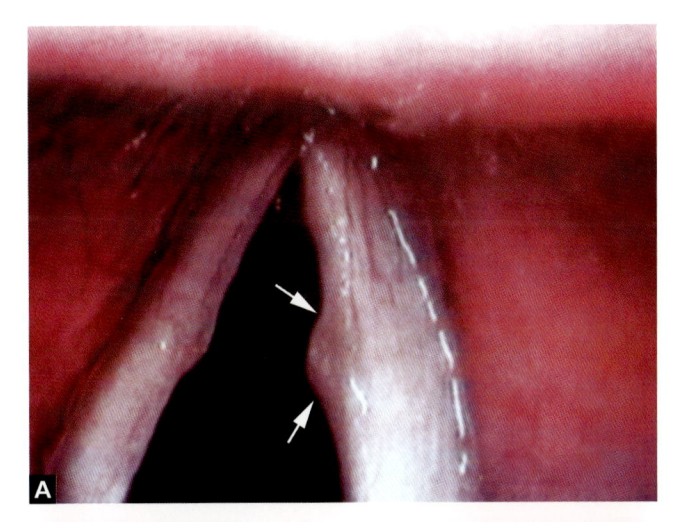

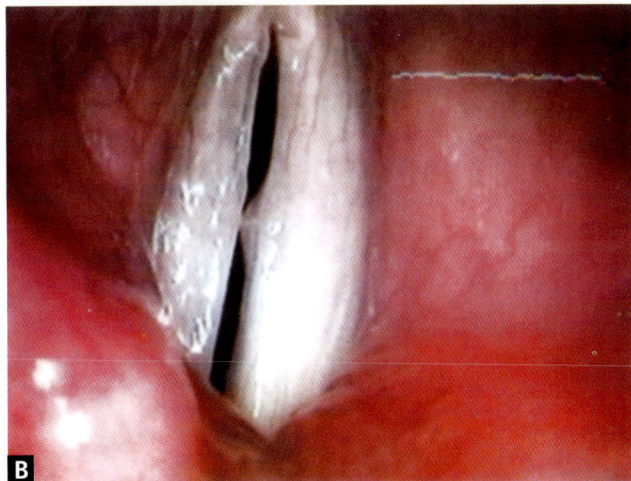

Fig. 13.1A e B: (A) *Videoprint* mostrando cisto contendo fluido na dobra vocal direita *(setas brancas)* e um nódulo reativo a esquerda em abdução. (B) Adução em uma professora de canto e ex-cantora solista do Metropolitan Opera de 52 anos de idade. Em adução, a forma da massa é ligeiramente diferente daquela observada em abdução, em virtude da troca de fluidos dentro da massa. Ambas as massas requereram remoção cirúrgica por microcirurgia, embora em alguns casos a massa reativa se resolva após remoção do cisto e fonoterapia. Reproduzida de *Sataloff RT. Professional Voice: The Science and Art of Clinical Care, 3rd edition. San Diego, CA: Plural Publishing, Inc.; Fig. 85.4*, com permissão.

Seção 2
Lesões estruturais benignas

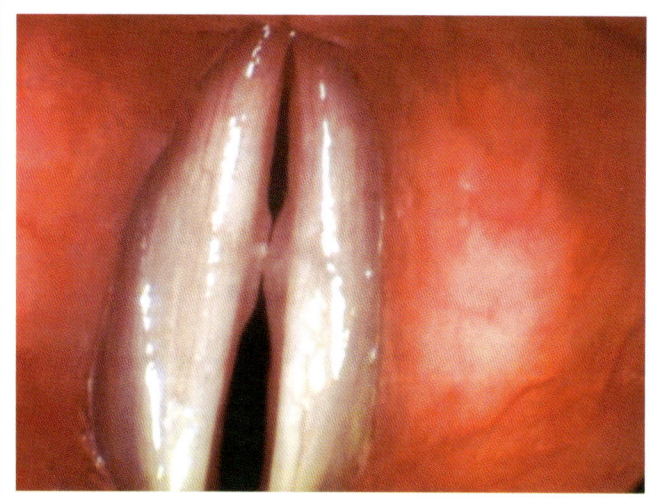

Fig. 13.2: Esta mulher de 29 anos de idade é uma professora de matemática de escola secundária, instrutora de aeróbica, representante de vendas, líder de torcida e técnica de líderes de torcida. Possui uma história de 5 anos de rouquidão. Sua voz piorava com o uso excessivo. Ela tinha sido previamente diagnosticada como portadora de nódulos. A videolaringoestroboscopia revelou massas bilaterais, ligeiramente assimétricas, preenchidas com fluidos, que se deformavam com contato. Entretanto, elas eram suficientemente volumosas para interferir na vibração e impedir o fechamento glótico. A massa à esquerda era claramente um cisto ou um nódulo reativo macio. A fonoterapia não resultou em uma melhora significativa. O *videoprint* acima foi obtido no momento da microlaringoscopia. Durante a cirurgia, ambas as massas se revelaram preenchidas por fluidos. A cicatrização foi boa depois da remoção de ambas as massas e sua voz encontra-se dentro dos limites normais. Reproduzida de *Sataloff RT. Professional Voice: The Science and Art of Clinical Care, 3rd edition. San Diego, CA: Plural Publishing, Inc.; Fig. 85.5, com permissão.*

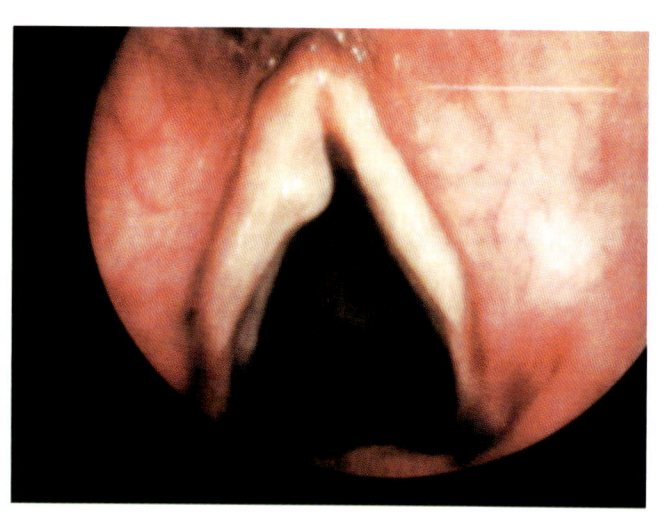

Fig. 13.3: Este cantor popular profissional de 47 anos de idade possui uma história de 17 anos de rouquidão. Em janeiro de 1994, desenvolveu uma gradual piora da rouquidão, aspereza e inabilidade para cantar. Sua deterioração vocal estabilizou-se vários meses antes do nosso exame, em agosto de 1995. O *videoprint* revela um cisto de prega vocal esquerda que não respondeu à fonoterapia. O paciente foi submetido à excisão do cisto, que continha um fluido leitoso. O cisto foi removido com a mucosa adjacente, sem perturbar os tecidos ao redor. Ele se recuperou bem e foi capaz de retomar a sua carreira. Reproduzida de *Sataloff RT. Professional Voice: The Science and Art of Clinical Care, 3rd edition. San Diego, CA: Plural Publishing, Inc.; Fig. 85.6, com permissão.*

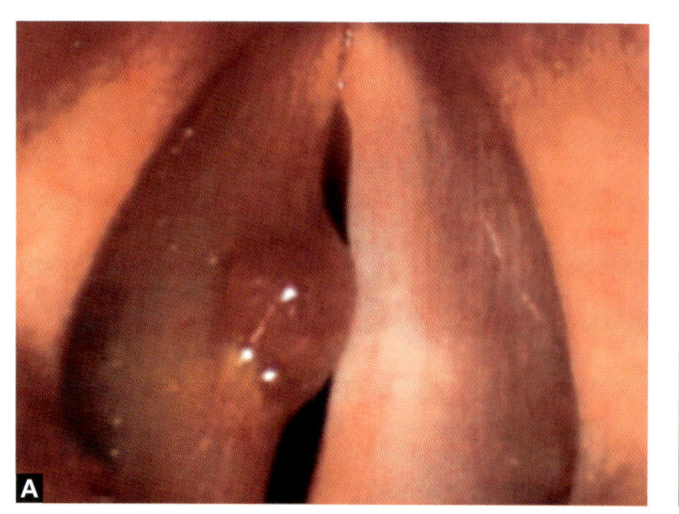

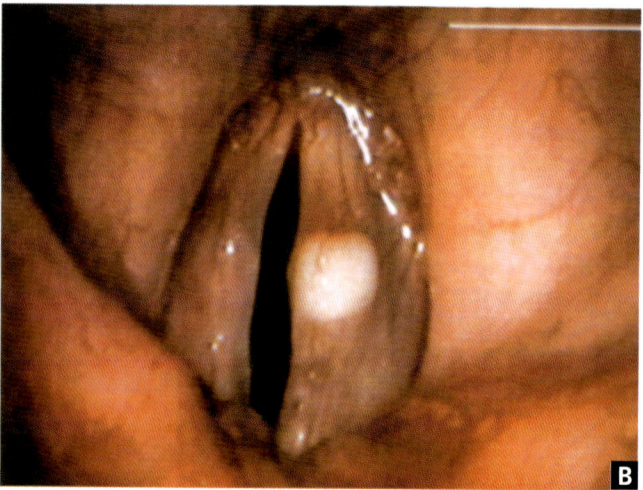

Fig. 13.4A e B: (A) *Videoprint* mostrando um cisto pós-hemorrágico de prega vocal esquerda, com mínimo espessamento induzido por contato na prega contralateral. Depois da completa resolução da hemorragia, uma discreta rigidez permaneceu anterior e posteriormente à massa, mas severa na base da massa. Entretanto, a fonação normalizou-se para os objetivos deste paciente, um professor universitário e conferencista. (B) Esta figura mostra o típico aspecto de um cisto epitelial à direita envolvendo a face superior e margem vibratória. Reproduzida de *Sataloff RT. Professional Voice: The Science and Art of Clinical Care, 3rd edition. San Diego, CA: Plural Publishing, Inc.; Fig. 85.7, com permissão.*

Cistos das pregas vocais

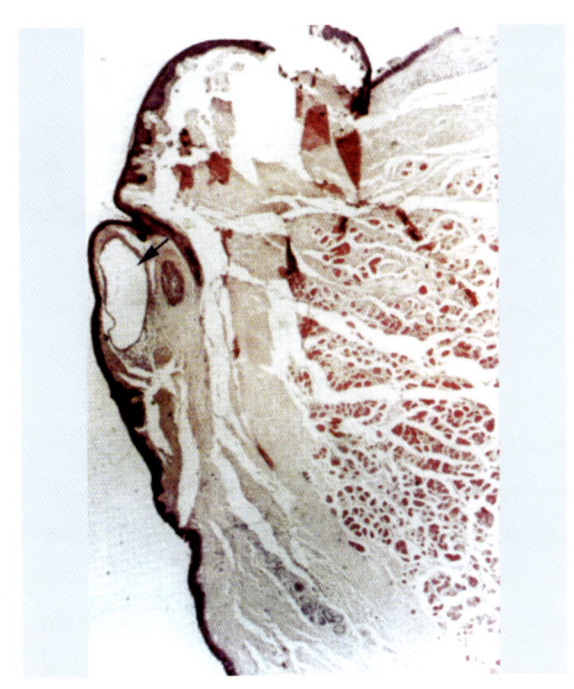

Fig. 13.5: Típico aspecto histológico de um cisto de prega vocal *(seta)*. Ele envolve a camada superficial da lâmina própria e o epitélio, provavelmente se estendendo às camadas mais profundas. Eles, geralmente, possuem uma parede epitelial escamosa. Cistos de origem epidermoide possuem conteúdo caseoso. Cistos de retenção são preenchidos por material mucoide e cistos pós-hemorrágicos contêm evidências de produtos sanguíneos. Reproduzida de *Sataloff RT. Professional Voice: The Science and Art of Clinical Care, 3rd edition. San Diego, CA: Plural Publishing, Inc.; Fig. 85.8, com permissão.*

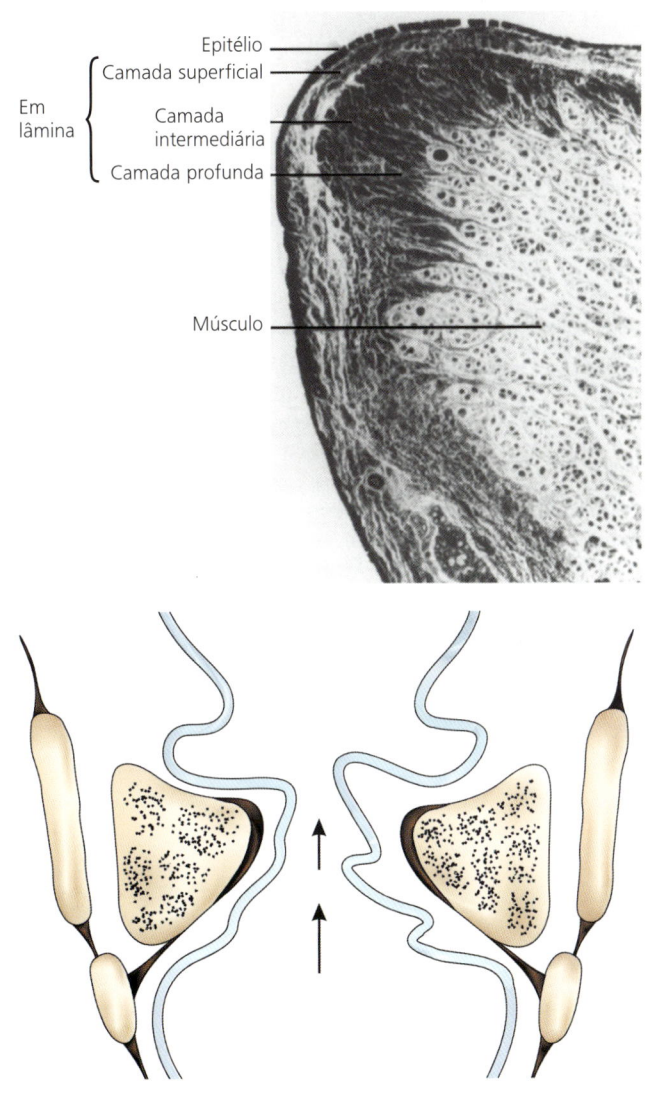

Fig. 13.6: A estrutura da prega vocal: a prega vocal à direita mostra mobilidade normal da cobertura sobre o corpo à passagem do ar *(setas)* por meio da glote. A ilustração à esquerda mostra uma cicatriz do epitélio às camadas profundas, resultando na restrição da onda mucosa e rigidez, observáveis durante a estroboscopia. Quando a cicatriz é suficientemente severa para cessar a vibração, o segmento não vibratório é chamado segmento adinâmico. Minimizar o trauma sobre as camadas contendo fibroblastos ajuda a evitar esta complicação. (De Hirano M. Clinical Examination of Voice. New York, NY: Springer-Verlag; 1981:5, com permissão). Reproduzida de *Sataloff RT. Professional Voice: The Science and Art of Clinical Care, 3rd edition. San Diego, CA: Plural Publishing, Inc.; Fig. 82.15, com permissão.*

temente reconhecidos por serem assintomáticos. Histologicamente, geralmente são similares aos cistos de pregas vocais, embora os cistos da epiglote possam conter estroma linfoide.

O tratamento dos cistos de pregas vocais é um bom exemplo da evolução da cirurgia da voz. As mudanças na abordagem do tratamento cirúrgico resultaram largamente dos avanços nos conhecimentos da anatomia e fisiologia do trato vocal (especialmente do nosso conhecimento da estrutura em camadas das pregas vocais), do desenvolvimento tecnológico, que melhorou nossa capacidade de examinar e quantificar a função vocal, e da disponibilidade de melhores instrumentos cirúrgicos.[1-3]

Durante os anos 1970 (e posteriormente, em alguns centros) a cirurgia de escolha para as patologias benignas das pregas vocais era "desnudar a prega vocal *(vocal cord stripping)*", um procedimento hoje abandonado, exceto, talvez, em casos selecionados de câncer laríngeo. Hirano demonstrou a complexa estrutura da prega vocal (Fig. 13.6) e mostrou que os fibroblastos capazes de produzir cicatrizes eram numerosos, primariamente nas camadas intermediária e profunda da lâmina própria e no músculo.

A maioria das patologias benignas é superficial. Além disso, pesquisas de numerosos centros destacaram a importância da complexa onda mucosa criada durante a fonação.[3-9]

A técnica do *microflap* foi inicialmente proposta em 1982 sendo publicada e ilustrada, em 1986.[10] Ela tem sido recomendada por inúmeros autores desde então.[10-15]

Lesões estruturais benignas

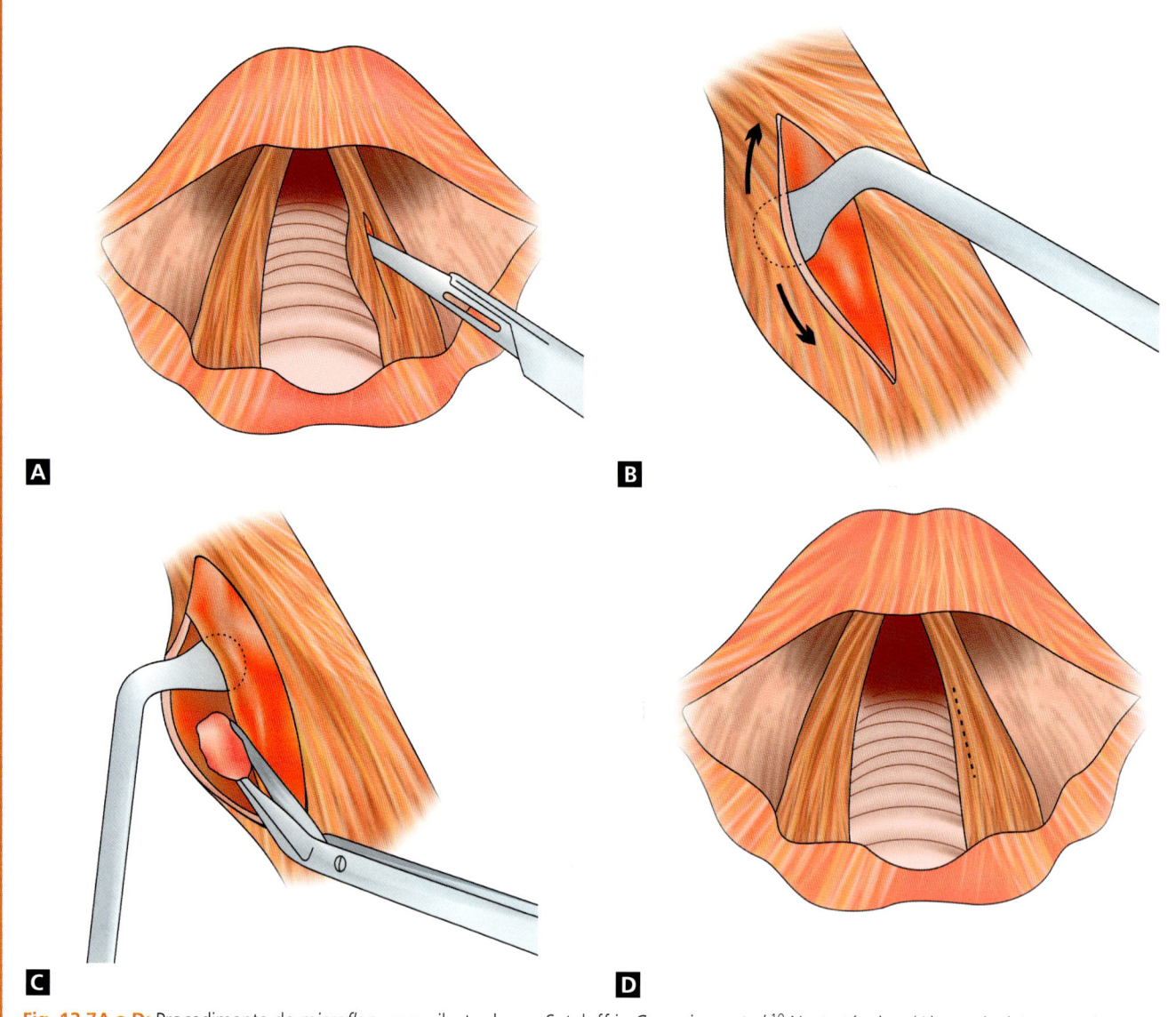

Fig. 13.7A a D: Procedimento de *microflap*, como ilustrado por Sataloff in Cummings et al.[10] Nesta técnica: (A) uma incisão superficial é realizada na superfície superior da prega vocal. (B) Dissecção romba é utilizada para elevar a mucosa da lesão. (C) Minimização do trauma sobre as camadas da lâmina própria contendo fibroblastos. Somente o tecido patológico é excisado sob visão direta. (D) A mucosa é reaproximada sem violação da margem livre. Esta técnica não é mais recomendada por este autor.

Baseia-se na noção de que a cirurgia deve ser desenhada para remover a patologia sem promover a formação de cicatrizes, ou seja, sem estimular os fibroblastos da camada intermediária da lâmina própria ou ainda mais profundo. Com esse objetivo em mente, parecia razoável proteger a camada intermediária da lâmina própria por meio da preservação da mucosa ao longo da margem vibratória. Se a mucosa estivesse ausente, a camada intermediária da lâmina própria seria diretamente traumatizada pelo contato com a prega vocal contralateral durante a fonação ou deglutição. Esse trauma de contato seria evitado ao elevar-se um *microflap*, ressecando as lesões submucosas e reposicionando a mucosa (Fig. 13.7A a D). Os resultados da cirurgia com *microflap* não foram uniformemente satisfatórios. Muitos foram excelentes (da mesma forma que os resultados de alguns desnudamentos de prega vocal anos antes), mas a análise cuidadosa por videolaringoestroboscopia e a avaliação vocal mostraram muitos casos nos quais o resultado final inexplicavelmente não foi perfeito. De fato, o que parecia ser uma cirurgia tecnicamente sem defeitos, um pequeno número de pacientes apresentava rigidez severa e prolongada por muitos meses após a cirurgia de prega vocal e uma análise crítica revelava rigidez permanente mesmo em pacientes satisfeitos com seus resultados vocais.

Além disso, parte dessa rigidez localizava-se anterior e posteriormente à região da massa, nas áreas com aspecto pré-operatório normal.

Tais observações foram explicadas por uma nova descoberta anatômica. Stephen Gray[16] demonstrou uma estrutura de membrana basal complexa entre o epitélio e a camada superficial da lâmina própria. Além disso, ele mostrou que o epitélio e a membrana basal encontram-se conectados à camada superficial da lâmina própria por um intrincado conjunto de alças colágenas do tipo VII. Essas alças emanam das células da membrana basal e retornam para elas. As fibras colágenas do tipo III da camada superficial da lâmina própria passam através delas. Esse altamente sofisticado arranjo arquitetônico é provavelmente variável de pessoa para pessoa e, possivelmente, de família para família. As estruturas da membrana basal e a integridade de suas conexões estão provavelmente relacionadas com numerosas funções vocais, incluindo a cicatrização de feridas, se pudermos extrapolar o comportamento da membrana basal para o do resto do corpo. Portanto, quando elevamos os *microflaps*, não estamos simplesmente manipulando tecidos estruturalmente insignificantes. Em vez disso, estamos rompendo estruturas anatômicas delicadas e funcionalmente importantes.

Consequentemente, no final de 1991, a cirurgia de *microflap* tradicional foi abandonada por muitos cirurgiões. Desde então, muitos limitaram a cirurgia estritamente à região da patologia, sem elevar ou perturbar os tecidos adjacentes. As massas são excisadas com a menor quantidade possível de mucosa sobrejacente ou um *minimicroflap* é diretamente elevado sobre a lesão (Fig. 13.8A a D).[17] Nessa técnica, uma pequena incisão mucosal é realizada anterior, superior e posteriormente, demarcando a massa da prega vocal. Uma retração delicada é obtida com discreta sucção na superfície da lesão e uma dissecção romba é realizada para separar a massa da lâmina própria, refletindo-a medialmente. A massa é então excisada, seja com toda a sua mucosa adjacente, seja, preferencialmente, mantendo um pequeno *flap* mucoso medial de base inferior. Isso é geralmente de fácil realização, uma vez que a massa tenha sido refletida medial, pois a mucosa já encontra-se estirada pela lesão. O *microminiflap* é um pequeno *flap* pediculado, com base medial. Não deve ser confundido com o bem maior "*microflap* em alçapão (*microtrapdoor flap*)" de Dedo e Sooy, utilizado em casos de estenose supraglótica,[18] ou com o maior "*flaps* em alçapão seriados (*serial microtrapdoor flaps*)", de Ossoff et al., utilizado em casos de estenose subglótica.[19-20]

Infelizmente, dados científicos prospectivos de boa qualidade comparando o desnudamento da prega vocal com as cirurgias de *microflap* e *minimicroflap* não estão disponíveis. Impressões episódicas iniciais e os dados surgidos a partir da excisão de 96 massas de pregas vocais em 60 pacientes (sendo 49 cantores)[17] forneceram evidências convincentes de que a cirurgia de *minimicroflap* e excisão limitada da massa com mucosa de cobertura (sem perturbar os tecidos adjacentes) (Fig. 13.9A a C) apresentam resultados substancialmente superiores aos da cirurgia de *microflap* originalmente defendida por este autor (RTS). Há rigidez menos extensa e menos prolongada no pós-operatório com este procedimento do que se encontrou após alguns casos de cirurgias com *microflap*. O *minimicroflap* é atualmente recomendado para a excisão de cistos submucosos e epiteliais, pólipos e lesões similares das pregas vocais. Quando um *minimicroflap* não puder ser criado, uma ressecção da massas com a menor quantidade possível de mucosa adjacente deve ser realizada.

TÉCNICAS CIRÚRGICAS (Fig. 13.10A a J)

Passo 1

Uma videoestroboscopia pré-operatória é realizada, uma vez que ela define a decisão pela intervenção cirúrgica (Fig. 13.10A). Um cisto superficial é observado na prega vocal verdadeira direita, com rigidez em sua base. Também se observa um espessamento na prega vocal contralateral, na área oposta ao cisto.

Passo 2

A anestesia geral é administrada utilizando-se intubação orotraqueal, rotineiramente com tubo endotraqueal de 5 mm, mas nunca mais largo do que 5,5 mm. As pregas vocais são visualizadas com auxílio do laringoscópio de suspensão (Fig. 13.10B). Telescópios laríngeos de 0° e 70° são utilizados para melhor visualização da lesão (imagens não disponíveis), o que pode fornecer informações valiosas, como uma melhor apreciação das bordas do cisto e a extensão da superfície da prega vocal envolvida.

Passo 3

Um bisturi reto afiado de Sataloff é utilizado para a realização de uma incisão na base da lesão 8 (Fig. 13.10C). O comprimento da incisão não é maior do que o dos limites do cisto.

Seção 2
Lesões estruturais benignas

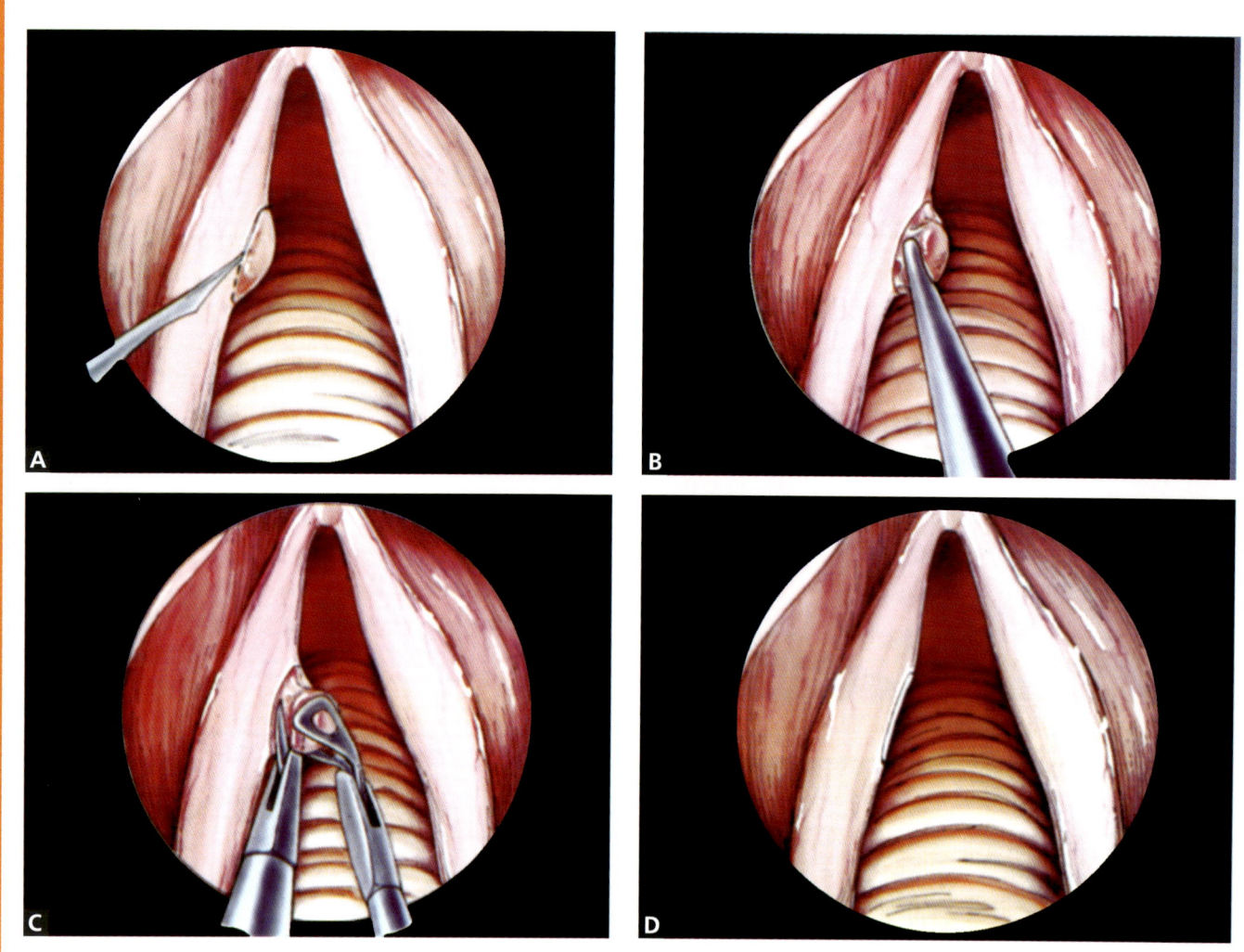

Fig. 13.8A a D: (A) Ao se elevar um *minimicroflap*, uma incisão é realizada com bisturi reto na junção da massa com o tecido normal. Pequenas incisões verticais anteriores e posteriores podem ser adicionadas nas margens da massa, se necessário, geralmente utilizando uma tesoura reta. (B) A massa é separada por meio de dissecção romba, separando a camada superficial da lâmina própria e preservando-a o máximo possível. Essa dissecção pode ser realizada com uma espátula, com um explorador rombo (ilustrado) ou com uma tesoura (como ilustrado em A). (C) A lesão é estabilizada e uma tesoura (reta ou curva) é utilizada para excisar a lesão, preservando o máximo da mucosa adjacente possível. A própria lesão age como um expansor de tecidos, sendo frequentemente possível criar um *minimicroflap* de base inferior. (D) O *minimicroflap* é reposicionado sobre a incisão cirúrgica, estabelecendo um fechamento primário e atuando como um curativo biológico. Reproduzida de *Sataloff RT. Professional Voice: The Science and Art of Clinical Care*, 3rd edition. San Diego, CA: Plural Publishing, Inc.; Fig. 82.17, com permissão.

Passo 4
Uma tesoura microlaríngea é posicionada fechada através da incisão (Fig. 13.10D). A tesoura é ligeiramente movimentada em direção medial, exercendo suave pressão sobre o cisto e evitando pressão sobre a prega vocal. A tesoura é então aberta para definir o plano entre a parede do cisto e a lâmina própria superficial subjacente ou o ligamento vocal. Os cistos geralmente possuem paredes finas, de fácil ruptura. É, portanto, um desafio definir a borda do cisto e separá-la atraumaticamente dos tecidos subjacentes.

Passo 5
Utilizando uma pinça de preensão em forma de coração de Sataloff, o cisto é apreendido e estabilizado medialmente. O epitélio é liberado nos limites de dissecção anterior (Fig. 13.10E) e posterior (Fig. 13.10F), com auxílio de microtesoura. Este passo previne "desnudamentos" acidentais além dos limites de ressecção pretendidos. A dissecção continua então ao longo do plano entre a parede do cisto e a lâmina própria adjacente até que o cisto seja removido (Fig. 13.10G). O defeito epitelial deve ser mantido no menor

Cistos das pregas vocais

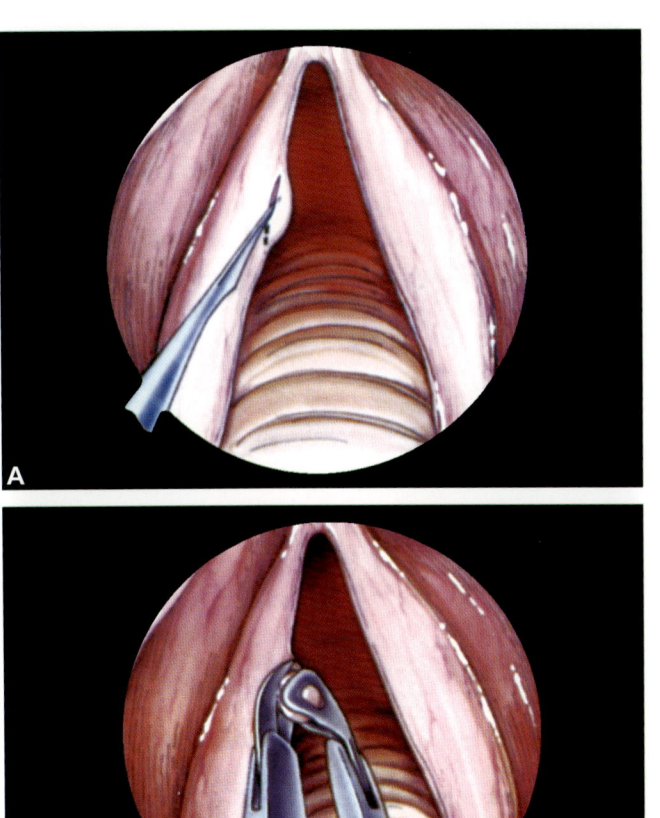

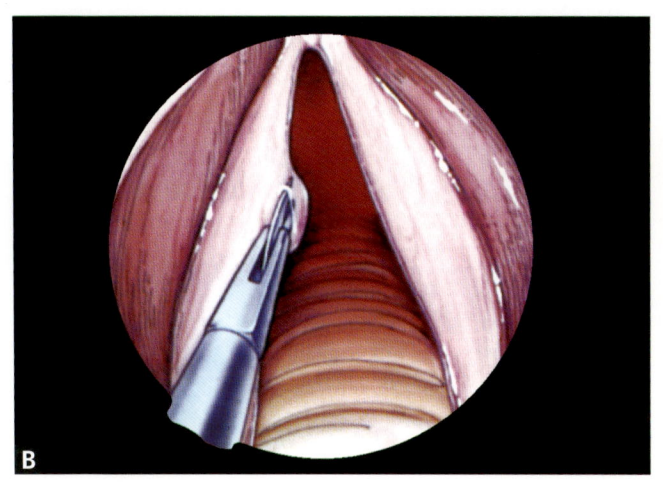

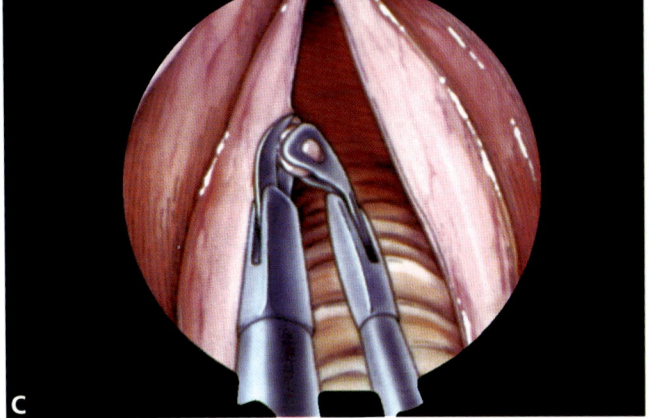

Fig. 13.9A a C: (A) Uma incisão é realizada na superfície superior da prega vocal, na junção da lesão com a mucosa normal.
(B) Dissecção romba com tesoura é utilizada para separar a camada superficial da lâmina própria. Note que a força da lateral da tesoura é direcionada à base da lesão e à glote, e não lateralmente em direção ao ligamento vocal. (C) A lesão é estabilizada (não retraída) com uma pinça em forma de coração e excisada, sem tecido normal adjacente. Um pequeno *gap* mucoso persiste, mas geralmente cicatriza bem. Reproduzida de *Sataloff RT. Professional Voice: The Science and Art of Clinical Care, 3rd edition. San Diego, CA: Plural Publishing, Inc.; Fig. 82.18,* com permissão.

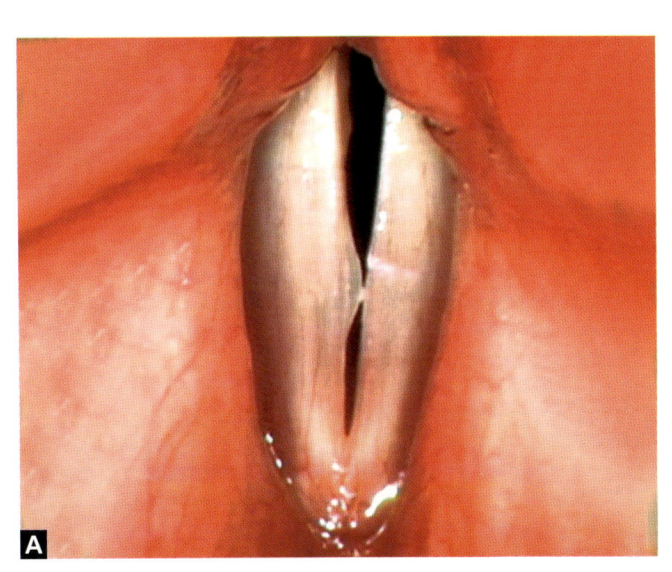

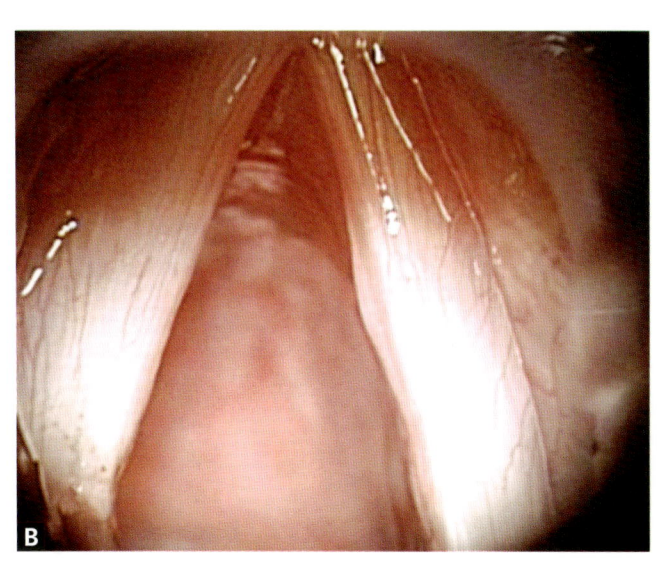

Fig. 13.10A e B: (A) Imagem estroboscópica pré-operatória de um cisto superficial da prega vocal verdadeira direita localizado no terço médio. Rigidez na base do cisto, com espessamento reativo na prega vocal verdadeira esquerda pode ser apreciado nas imagens dinâmicas. Isso influência a decisão de se indicar o tratamento cirúrgico e de se considerar abordar ambas as pregas durante o procedimento.
(B) A laringoscopia de suspensão é utilizada para visualizar as pregas vocais.

Lesões estruturais benignas

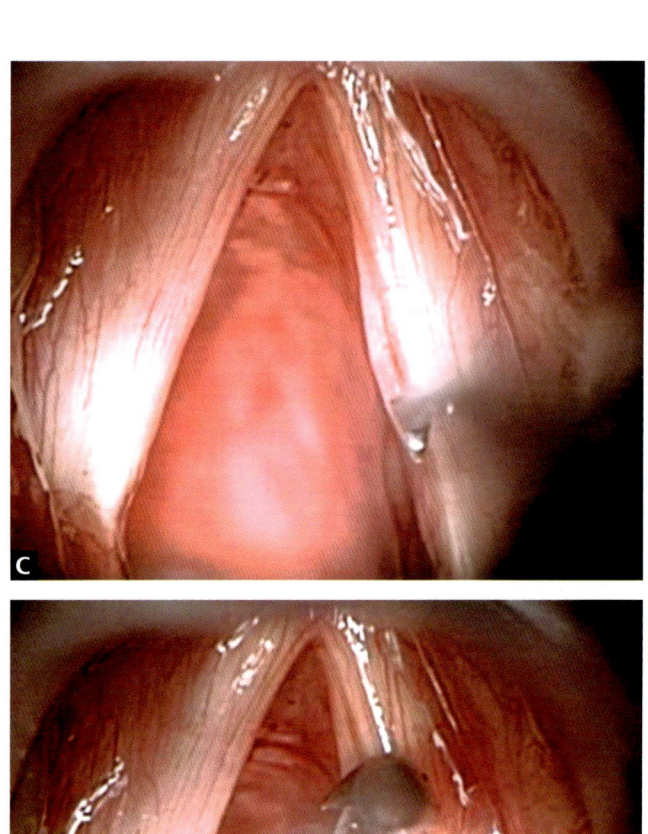

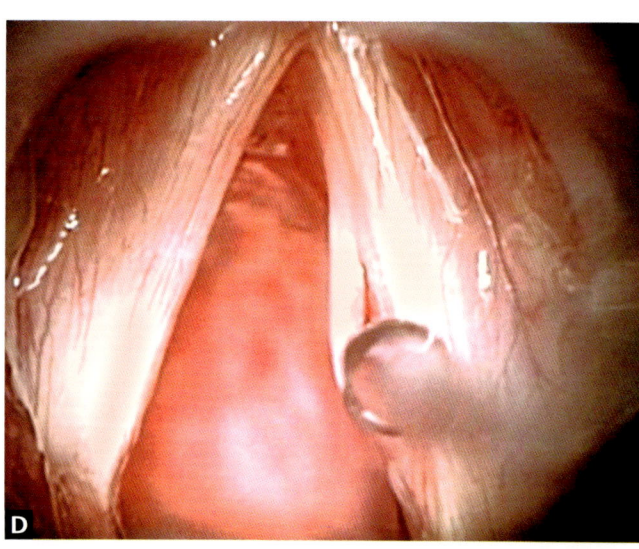

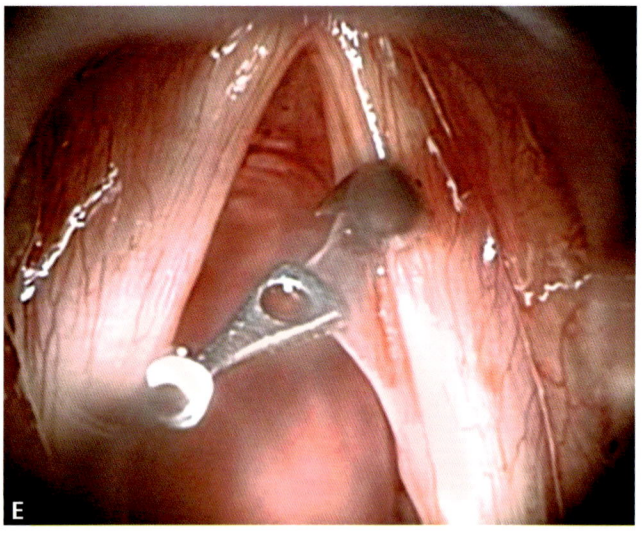

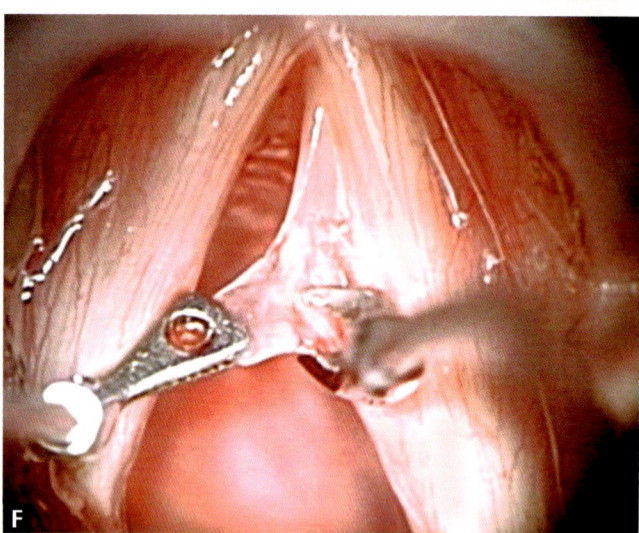

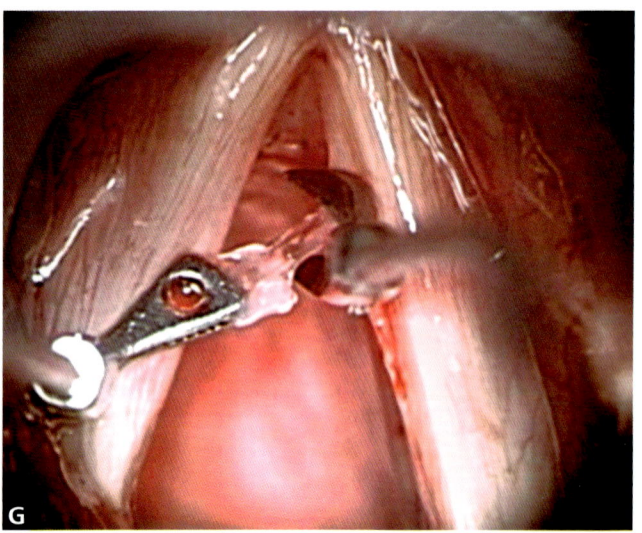

Fig. 13.10C a G: (C) Uma incisão é realizada na base do cisto, na junção de tecido anormal com normal, utilizando um bisturi reto de Sataloff. O tamanho da incisão não deve exceder os limites do cisto para evitar perturbação dos tecidos adjacentes. (D) Uma tesoura microlaríngea reta é utilizada para a divulsão intraincisional, definindo o plano entre o cisto e os tecidos não envolvidos. A pressão da tesoura é contra o cisto e a dissecção romba permite que a lâmina própria superficial seja separada da lesão e preservada. (E) O cisto é suavemente apreendido com uma pinça em forma de coração de Sataloff enquanto se aplica uma mínima tração medial. Uma tesoura microlaríngea é utilizada para liberar a massa anteriormente. (F) Uma tesoura microlaríngea é utilizada para realizar uma incisão posterior, seguida pela liberação do cisto do epitélio adjacente. (G) Uma tesoura microlaríngea curva é utilizada para dissecar o cisto da prega vocal.

Cistos das pregas vocais

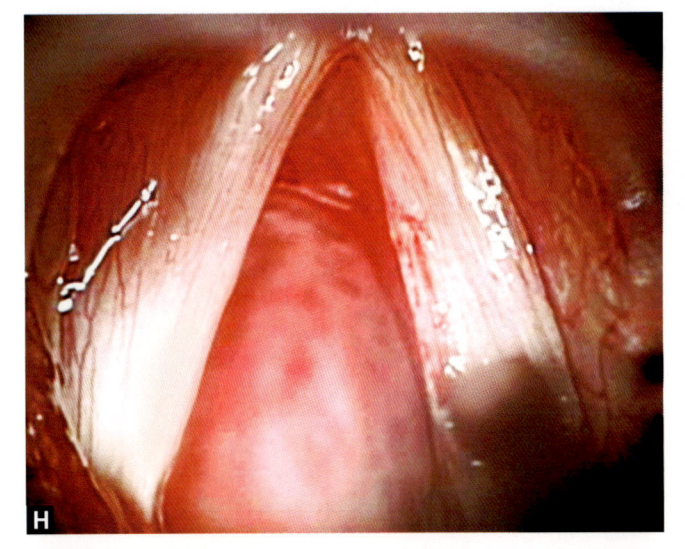

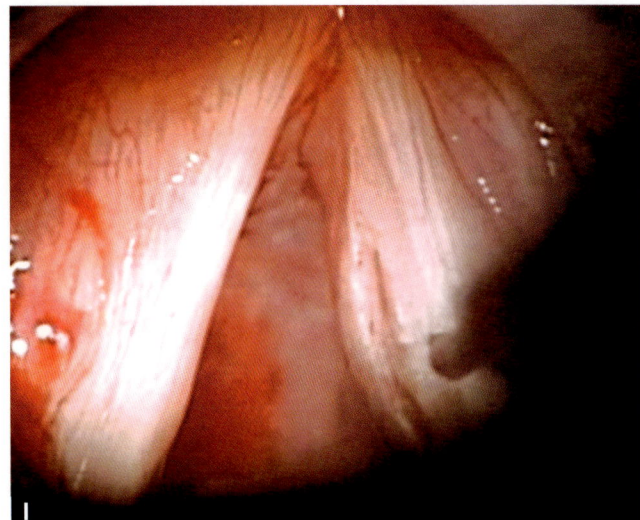

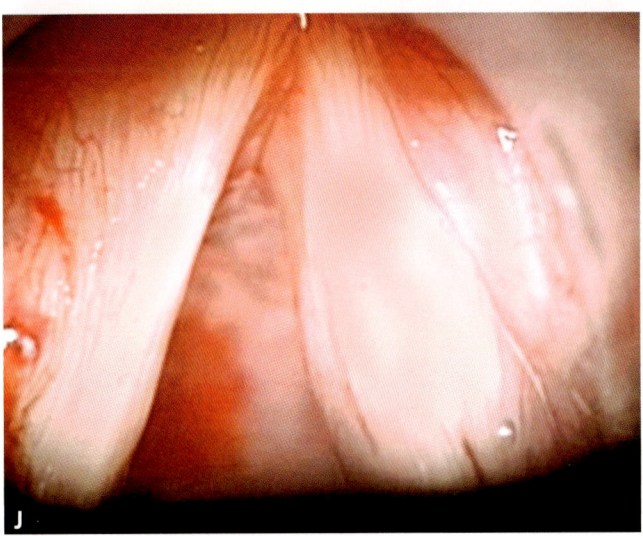

Fig. 13.10H a J: (H) O defeito no epitélio tem o tamanho aproximado do cisto, pelo fato de a lesão não pôde ser separada da mucosa adjacente. Em alguns casos, o cisto pode ser removido na submucosa, preservando todo o epitélio. (I) Em virtude da rigidez observada na videoestroboscopia pré-operatória, Decadron é injetado superficialmente no leito cirúrgico e na área contralateral oposta de espessamento. (J) Uma visão pós-operatória da glote. O cisto foi ressecado com mínimo trauma ao epitélio subjacente.

tamanho possível. Neste caso, (Fig. 13.10H), o cisto envolvia quase toda a extensão da prega vocal.

Passo 6

Como havia sido observada rigidez na base do cisto na videoestroboscopia pré-operatória, uma injeção de Decadron 4 mg/mL é aplicada neste local (Fig. 13.10I). O espessamento reativo em espelho na prega contralateral também é injetado. Há um mínimo trauma ou rompimento de mucosa visível observado na conclusão deste caso (Fig. 13.10J). Uma extubação profunda é realizada e o paciente permanece em repouso vocal estrito até a revisão, em aproximadamente 7 dias.

REFERÊNCIAS

1. Hirano M. Phonosurgery. Basic and clinical investigations. Otologia Fukuoka. 1975;21:239-442.
2. Sataloff RT. Professional Voice: The Science and Art of Clinical Care, 3rd edition. San Diego, CA: Plural Publishing, Inc.; 2005.
3. Gould WJ, Sataloff RT, Spiegel JR (Eds). Voice Surgery. Chicago, IL: Mosby Year Book; 1993.
4. Sataloff RT. The human voice. Sci Am. 1992;267(6):108-15.
5. Sundberg J. The Science of the Singing Voice. DeKalb, IL: Northern Illinois University Press; 1987.
6. Titze IR, Strong WJ. Normal modes in vocal cord tissues. J Acoust Soc Am. 1975;57(3):736-49.
7. Titze IR, Talkin DT. A theoretical study of the effects of various laryngeal configurations on the acoustics of phonation. J Acoust Soc Am. 1979;66(1):60-74.

8. Titze IR. Comments on the myoelastic-aerodynamic theory of phonation. J Speech Hear Res. 1980;23(3):495-510.
9. Titze IR. The physics of small-amplitude oscillation of the vocal folds. J Acoust Soc Am. 1988;83(4):1536-52.
10. Sataloff RT. The Professional Voice. In: Cummings CW, Frederickson JM, Harker LA *et al.* (Eds). Otolaryngology–Head & Neck Surgery. St Louis, MO: CV Mosby; 1986. pp. 2029-56.
11. Von Leden H. The history of phonosurgery. In: Gould WJ, Sataloff RT, Spiegel JR (Eds). Voice Surgery. Chicago, IL: Mosby Year Book; 1993. pp. 65-96.
12. Gould WJ, Lawrence VL. Surgical care of voice disorders. In: Arnold GE, Winckel F, Wyke BD (Eds). Disorders of Human Communication. New York, NY: Springer-Verlag; 1984.
13. Isshiki N. Phonosurgery–Theory and Practice. New York, NY: Springer-Verlag; 1989.
14. Ford CN, Bless DM. Phonosurgery: Assessment and Surgical Management. New York, NY: Raven Press; 1992.
15. Sataloff RT. Endoscopic microsurgery. In: Gould WJ, Sataloff RT, Spiegel JR (Eds). Voice Surgery. Chicago, IL: Mosby Year Book; 1993. pp. 227-67.
16. Gray S. Basement membrane zone injury in vocal nodules. In: Gauffin J, Hammarberg B (Eds). Vocal Fold Physiology. San Diego, CA: Singular Publishing Group; 1991. pp. 21-8.
17. Sataloff RT, Spiegel JR, Heuer RJ *et al.* Laryngeal minimicroflap: A new technique and reassessment of the micro-flap saga. J Voice. 1995;9(2):198-204.
18. Dedo HH, Sooy CD. Endoscopic laser repair of posterior glottic, subglottic, and tracheal stenosis by division of micro-trap-door flap. Laryngoscope. 1984;94(4):445-50.
19. Duncavage JA, Ossoff RH, Toohill RJ. Carbon dioxide laser management of laryngeal stenosis. Ann Otol Rhinol Laryngol. 1985;94(6 Pt 1):565-9.
20. Werkhaven J, Ossoff RH. Surgery for benign lesions of the glottis. Otolaryngol Clin North Am. 1991;24(5):1179-99.

Capítulo 14

Nódulos das pregas vocais

Robert T. Sataloff ■ Farhad Chowdhury ■ Shruti Joglekar ■ Mary J. Hawkshaw

Os nódulos das pregas vocais são habitualmente causados por abusos vocais durante a fala ou canto. Normalmente, são massas benignas bilaterais, bastante simétricas, no nível da junção dos terços anterior e médio das pregas vocais (Figs. 14.1 a 14.3). Funcionalmente, este é o ponto médio da porção musculomembranosa das pregas vocais, área conhecida como "zona de impacto". Trata-se da área de excursão máxima e de contato mais vigoroso durante a fonação. Normalmente, essas massas esbranquiçadas aumentam a massa e a rigidez da cobertura das pregas vocais, interferindo na vibração e gerando rouquidão e soprosidade. Eles podem ser fibróticos e inchaço ou reduplicação da membrana basal são comuns. Ocasionalmente, a laringoscopia revela nódulos de pregas vocais assintomáticos que aparentemente não interferem na produção da voz. Nesses casos, não devem ser tratados cirurgicamente. Entretanto, na maioria dos casos, os nódulos estão associados a rouquidão, soprosidade, perda de alcance vocal e fadiga vocal. Deve-se ter cautela com o diagnóstico de pequenos nódulos em pacientes que estiveram cantando ativamente. Muitos cantores desenvolvem um edema macio bilateral e simétrico na junção dos terços anterior e médio das pregas vocais após uso intensivo da voz. Não há evidências clínicas de que cantores portadores de tais "edemas fisiológicos" sejam predispostos ao desenvolvimento de nódulos vocais. No momento, tal condição é geralmente considerada dentro dos limites normais. O edema fisiológico geralmente desaparece após 24 a 48 horas de repouso do uso intensivo da voz. Cuidados devem ser tomados no sentido de não assustar o paciente ou não embaraçar o médico pelo diagnóstico equivocado de nódulos vocais ao invés de edema fisiológico. A videolaringoestroboscopia é essencial para o diagnóstico acurado dos nódulos vocais.[1-5] Sem ela, cistos de pregas vocais e outras lesões serão rotineiramente mal interpretados como nódulos vocais. Uma vez que as condições respondem de forma diferente ao tratamento, uma diferenciação precisa é essencial.

Os nódulos se associam a um grande estigma entre cantores e atores e o impacto fisiológico do diagnóstico não deve ser subestimado. Quando os nódulos estão presentes, o paciente deve ser informado com a mesma precaução com que se informa o paciente sobre um câncer. A fonoterapia deve ser sempre testada como modalidade terapêutica inicial e irá curar a maioria dos pacientes, mesmo quando os nódulos têm aparência firme e estão presentes há muitos meses ou anos. Mesmo naqueles que eventualmente irão necessitar de excisão cirúrgica dos seus nódulos, a fonoterapia pré-operatória é essencial para a prevenção de recaídas.

A cirurgia para os nódulos de pregas vocais deve ser evitada sempre que possível e virtualmente nunca deve ser realizada sem uma fonoterapia adequada, incluindo a cooperação do paciente com as sugestões terapêuticas. Um mínimo de 6 a 12 semanas de observação deve ser permitido enquanto o paciente se submete a técnicas vocais terapeuticamente modificadas, sob a supervisão de um fonoaudiólogo e, idealmente, um especialista em voz cantada. Uso apropriado da voz ao invés de repouso vocal (silêncio) é a terapia correta. Ela tem sido reconhecida há muitos anos como eficaz na cura dos nódulos vocais.[1-4,6-19] Em nossas mãos, os nódulos são curados por fonoterapia isolada em 90% dos casos. Entretanto, tal taxa de sucesso depende de um diagnóstico acurado (p. ex., diferenciando nódulos de cistos), que não pode ser realizado sem a videolaringoestroboscopia.[20,21] A literatura recente confirma o valor da fonoterapia no tratamento dos nódulos vocais.[22-39] O tratamento cirúrgico envolve a remoção conservadora dos nódulos, preservando a mucosa normal e permanecendo superficial à camada intermediária da lâmina própria. Ele é mellhor realizado por meio da completa excisão da lesão com instrumentos de corte, ao invés do rompimento da mucosa com pinças saca--bocado.

NÓDULOS DE PREGAS VOCAIS EM CRIANÇAS

Nódulos vocais em crianças representam um caso especial. Existem diferentes opiniões acerca do tratamento e, especialmente, da fonoterapia. Nos Estados Unidos, o consenso é de que os nódulos geralmente não devem ser operados

Seção 2
Lesões estruturais benignas

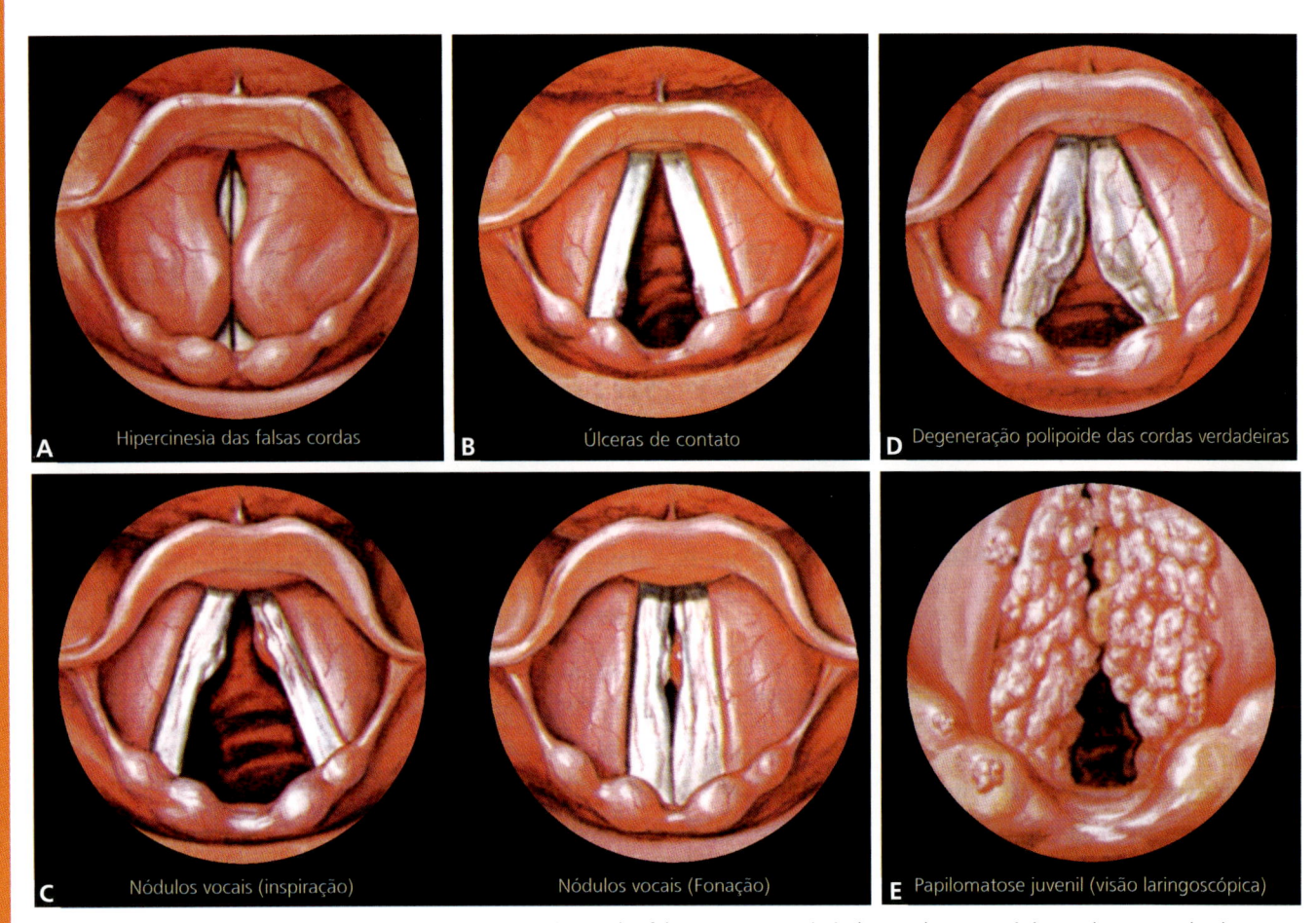

Fig. 14.1A a E: Miscelânea de desordens laríngeas. Hipercinesia das falsas pregas vocais é observada nos estágios mais severos de abuso hiperfuncional da voz, a fonação podendo ocorrer primariamente através das falsas pregas vocais. Essa condição é conhecida como *dysphonia plica ventricularis*. *Úlceras de contato* ocorrem na porção posterior das pregas vocais, geralmente na porção cartilaginosa. *Nódulos de pregas vocais* são massas lisas e razoavelmente simétricas situadas na junção dos terços anterior e médio das pregas vocais. Embora a figura clássica de Netter esteja rotulada como "nódulos vocais", a massa à direita aparenta ser hemorrágica na origem. Pode-se tratar de um cisto ou hematoma fibrótico gerado a partir da hemorragia de um dos vasos proeminentes da superfície superior. A massa à esquerda apresenta o típico aspecto de um nódulo vocal reativo. A imagem dos nódulos vocais durante a fonação mostra a falha no fechamento glótico anterior e posteriormente às massas. Tal fato é o responsável pela soprosidade percebida em vozes de pacientes com nódulos. Uma degeneração polipoide, o *edema de Reinke* apresenta um típico aspecto flexível, em "orelha de elefante". A *papilomatose juvenil* é uma doença viral. Esta doença e o seu tratamento, frequentemente, resultam em perturbação definitiva da voz (De the larynx. In: Clinical Symposia. Summit, NJ: CIBA Pharmaceutical Company; 1964;16(3): Plate VIII. Copyright 1964 Icon Learning Systems, LLC, a subsidiary of MediMedia USA, Inc. Reimpressa com permissão do ICON Learning Systems, LLC, ilustrada por Frank Netter, MD, All rights reserved). Reproduzida de *Sataloff RT. Professional Voice: The Science and Art of Clinical Care, 3rd edition. San Diego, CA: Plural Publishing, Inc.; 2005: Fig. 85.1*, com permissão.

até o final da puberdade. Na opinião do autor (RTS), as crianças com nódulos vocais devem ser tratadas, especialmente quando estão incomodadas com a disfonia. A disfonia comumente resulta em provocações por outras crianças, exclusão de atividades como peças e coros e outras privações, as quais não devemos permitir que danifiquem a infância. O tratamento inicia-se com o diagnóstico acurado. A estroboscopia pode ser facilmente realizada em crianças com mais de 6 anos de idade e nós utilizamos esta técnica satisfatoriamente em crianças de até 6 meses de idade. Uma vez que esteja claro que as massas são nódulos e não cistos, o tratamento deve começar pela fonoterapia. A terapia bem-sucedida geralmente requer o tratamento de toda a família, não apenas da criança. Frequentemente os abusos vocais representam um comportamento aprendido. O paciente deve ser instruído a monitorar o comportamento vocal dos outros membros da família (estrelas douradas para a mamãe quando ela não grita), da mesma forma que os outros membros da família ajudam a monitorar a vocalização da criança e relembram-na criança sobre o uso

Nódulos das pregas vocais

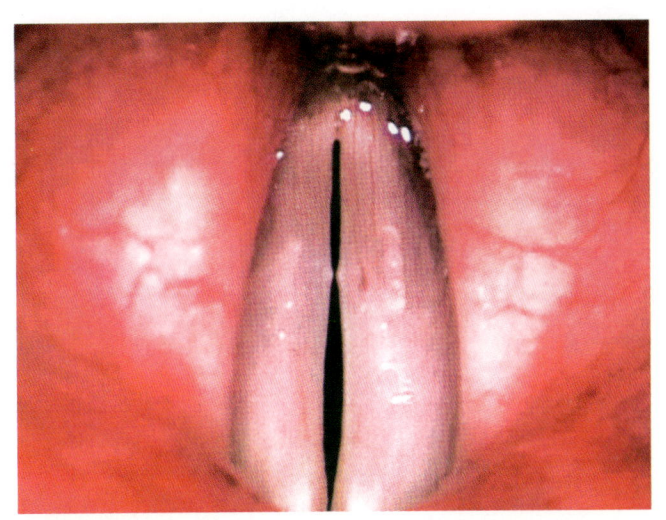

Fig. 14.2: Típico aspecto dos nódulos vocais. Reproduzida de *Sataloff RT. Professional Voice: The Science and Art of Clinical Care*, 3rd edition. San Diego, CA: Plural Publishing, Inc.; 2005: Fig. 85.2, com permissão.

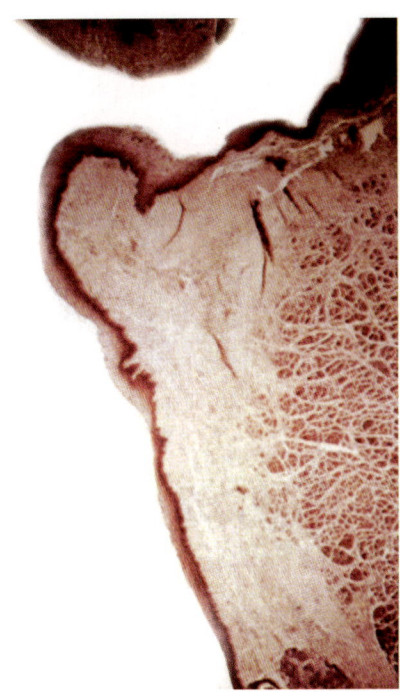

Fig. 14.3: Típico aspecto histológico de um nódulo de prega vocal. A lesão é séssil e envolve o epitélio e a camada superficial da lâmina própria. A lesão contém fibras colágenas e edema. As camadas intermediária e profunda da lâmina própria não estão envolvidas. Reproduzida de *Sataloff RT. Professional Voice: The Science and Art of Clinical Care*, 3rd edition. San Diego, CA: Plural Publishing, Inc.; 2005: Fig. 85.3, com permissão.

apropriado da voz e evitar o abuso. Se a fonoterapia resulta em modificações comportamentais e o uso apropriado da voz é estendido para a vida diária e os nódulos persistem, com sintomas ainda perturbadores, a excisão cirúrgica é razoável. Se a criança está próxima à puberdade e não está terrivelmente perturbada pela qualidade fonatória, a espera pela muda vocal também é razoável e frequentemente ocorre a melhora vocal espontânea. Deve ser notado que existe pelo menos uma vantagem teórica em operar crianças pequenas, embora tal fato não tenha ainda sido testado ou mesmo clinicamente explorado. A estrutura em camadas da lâmina própria não está presente no início da infância e não está completamente desenvolvida até próximo à puberdade.[40,41] Pode-se suspeitar, então, de que o risco da formação de cicatrizes e disfonia permanente deva ser baixo se a cirurgia for realizada antes desse tempo. Entretanto, tal noção deve ser considerada puramente especulativa.

A destruição permanente da qualidade vocal não é uma complicação rara da cirurgia de pregas vocais. Mesmo após cirurgias com cirurgiões experientes, ela pode ser causada por formação de cicatrizes na submucosa, resultando em um segmento adinâmico ao longo da margem vibratória da prega vocal. Tal situação resulta em uma voz rouca com pregas vocais que aparentam normalidade à luz regular, embora sob luz estroboscópica o segmento adinâmico seja óbvio. Não existe cura confiável para essa complicação. Consequentemente, mesmo nódulos volumosos, aparentemente fibróticos e de longa evolução devem ter uma chance de serem resolvidos sem cirurgia. Em alguns casos, os nódulos persistem mas se tornam assintomáticos, com qualidade de voz normal. A estroboscopia desses pacientes usualmente mostra que os nódulos se localizam na face superior, ao invés da margem livre das pregas vocais durante a fonação apropriada, relaxada (embora eles possam se localizar na superfície de contato e ser sintomáticos quando técnicas de voz hiperfuncional são utilizadas e a laringe é forçada para baixo).

TÉCNICAS CIRÚRGICAS

Passo 1
A intubação orotraqueal é seguida pela microlaringoscopia de suspensão para exposição da glote (Fig. 14.4A).

Passo 2
Telescópios rígidos de 30° e 70° são utilizados para melhor delimitação das bordas da massa (Fig. 14.4B).

Lesões estruturais benignas

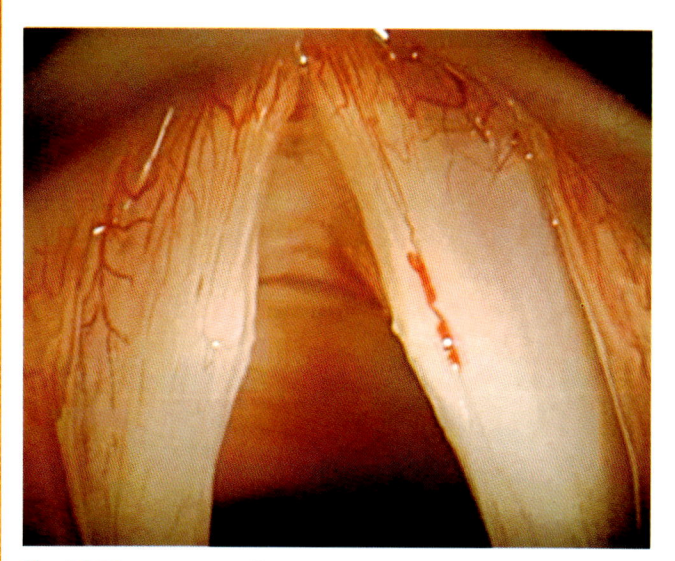

Fig. 14.4A: Uma massa fibrosa proeminente é observada na borda da prega vocal esquerda.

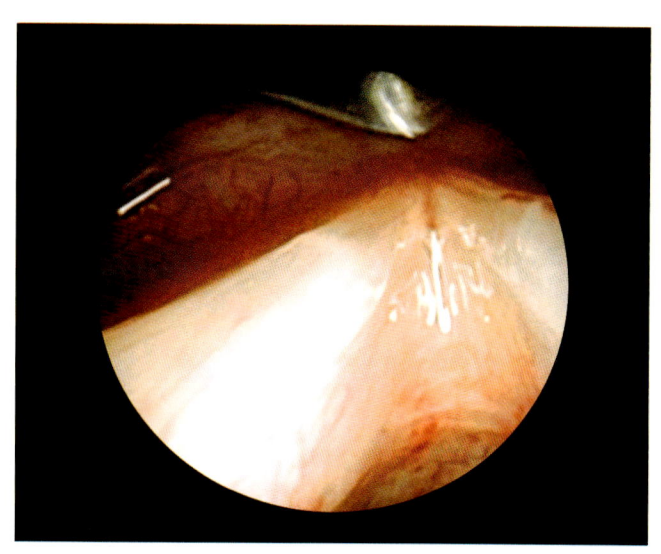

Fig. 14.4B: A massa é visualizada por intermédio de um endoscópio de 70°. Uma segunda massa é apreciada na prega vocal direita com um vaso cursando sobre ela, ao longo da superfície superior da prega vocal direita.

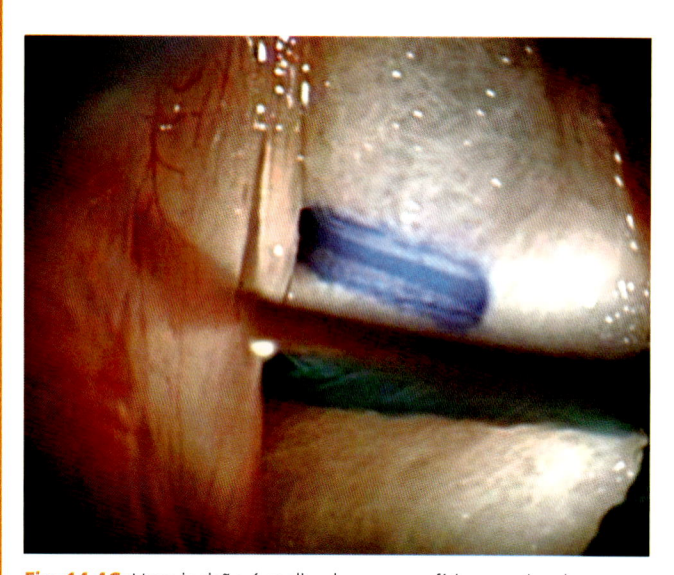

Fig. 14.4C: Uma incisão é realizada na superfície superior da prega vocal, na extensão lateral da massa.

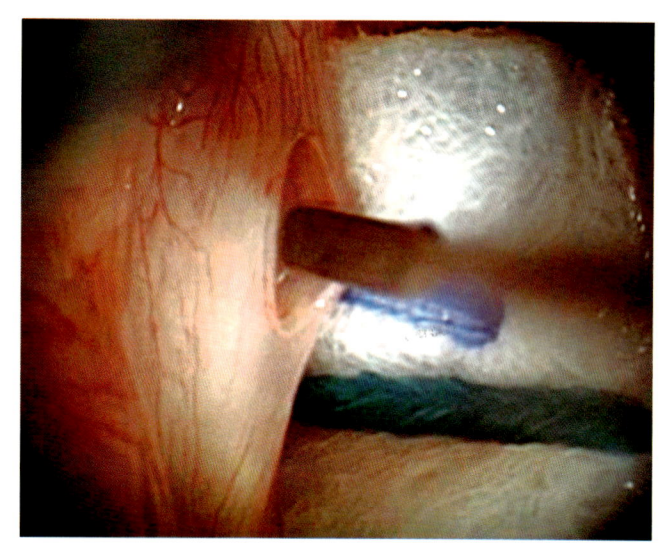

Fig. 14.4D: A massa é dissecada rombamente com uma espátula curva de Sataloff.

Passo 3
Uma incisão superficial é realizada na borda lateral da massa fibrosa, utilizando um bisturi reto afiado de Sataloff (Fig. 14.4C) para criar um *minimicroflap*. A incisão é posicionada na junção do tecido normal com o anormal, de forma a evitar trauma em qualquer porção não envolvida da prega vocal.

Passo 4
Utilizando uma espátula curva de Sataloff, a massa é rombamente dissecada para fora da mucosa subjacente (Fig. 14.4D) e da lâmina própria superficial subjacente e/ou do ligamento vocal (Fig. 14.4E). O epitélio circundante não deve ser perturbado (Fig. 14.4F).

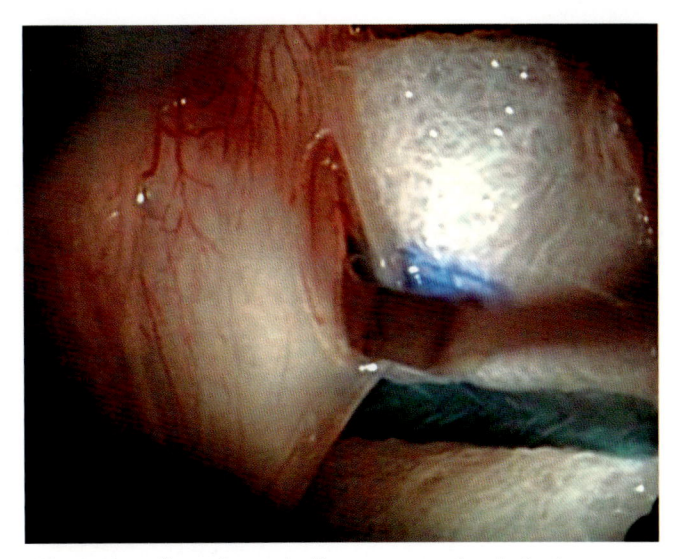

Fig. 14.4E: A dissecção romba libera a massa de aderências subjacentes.

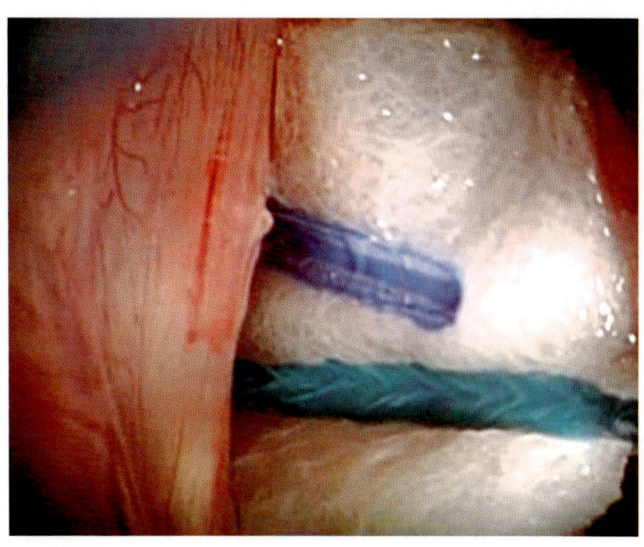

Fig. 14.4F: A dissecção não perturba o epitélio circundante ao local da incisão.

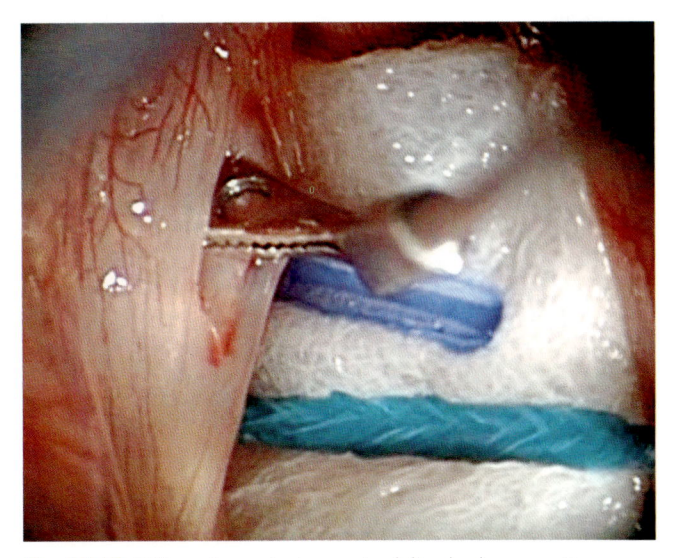

Fig. 14.4G: Utilizando um instrumento delicado de preensão, a massa é medialmente retraída.

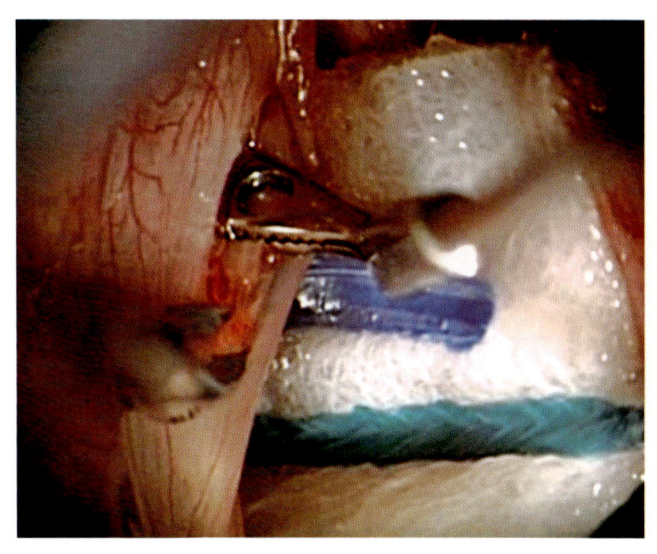

Fig. 14.4H: Microtesouras curvas são utilizadas para liberar a massa da lâmina própria subjacente.

Passo 5

Uma pinça de preensão em forma de coração Sataloff delicada (Fig. 14.4G) é utilizada para apreender a massa e estabilizá-la, com uma mínima retração medial. A massa é liberada de aderências à lâmina própria superficial residual subjacente ou ao ligamento vocal utilizando dissecção romba com uma espátula ou tesouras retas (Fig. 14.4H).

Passo 6

O *minimicroflap* é reposicionado (Fig. 14.4I). A prega vocal pode ser palpada em busca de qualquer lesão patológica que possa ter persistido. A extubação é realizada com o paciente aprofundado. O paciente é orientado a fazer repouso vocal absoluto até a consulta de revisão, geralmente 1 semana após a cirurgia.

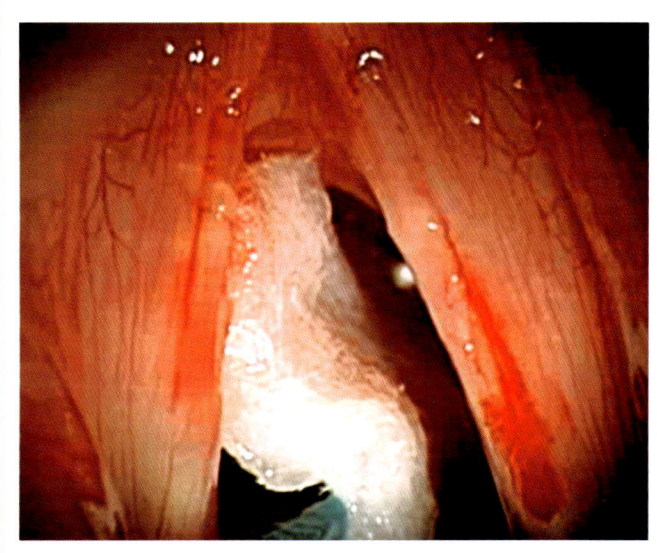

Fig. 14.4I: A massa é ressecada. Toda a dissecção ocorreu em um *minimicroflap*. A preservação do epitélio da prega vocal é alcançada. A margem vibratória não foi pertubada. Há secreção na superfície superior, não uma fita de mucosa frouxa. O sangue na prega vocal direita é de um procedimento concomitante.

REFERÊNCIAS

1. Curtis HH. The cure of singers' nodules. NY Med J. 1898; pp. 37-9.
2. Rubin HJ, Lehrhoff I. Pathogenesis and treatment of vocal nodules. JSHD. 1962;27(2):150-61.
3. Brodnitz FS. Goals, results and limitations of vocal rehabilitation. Arch Otolaryngol. 1963;77:148-56.
4. Deal RE, McClain B, Sudderth JF. Identification, evaluation, therapy, and follow-up for children with vocal nodules in a public school setting. JSHD. 1976;41(3):390-7.
5. Lancer JM, Sider D, Jones AS, *et al.* Vocal cord nodules: A review. Cl Otolaryngol. 1988;13:43-51.
6. Knight FI. Singers' nodes. Trans Am Laryngol Assoc. 1894; xvi: pp. 118-23.
7. Curtis HH. The cure of singers' nodules. Trans Am Laryngol Rhinol Otolog Soc. 1897;3:95-101.
8. Zerffi AC. Voice reeducation. Arch Otolaryngol. 1948;48:521-6.
9. Brodnitz FS. Keep Your Voice Healthy. New York, NY: Harper & Brothers; 1953.
10. Withers BT, Dawson MH. Treatment of vocal nodule cases: Psychological aspects. Tex State J Med. 1960;56:43-6.
11. Wilson DK. Voice re-education of children with vocal nodules. Laryngoscope. 1962;72:45-53.
12. Wilson KD. Voice re-education of adults with vocal nodules. Arch Otol Rhinol Laryng. 1962;76:68-73.
13. Fisher HB, Logemann JA. Objective evaluation of therapy for vocal nodules: A case report. JSHD. 1970;35(3):277-85.
14. Fisher HB, Logemann JA. Voice diagnostics and therapy. Otolaryngol Clin North Am. 1970;3(3):639-63.
15. Brodnitz FS. Vocal Rehabilitation. Rochester, Minn: American Academy of Ophthalmology and Otolaryngology; 1971.
16. Drudge MK, Philips BJ. Shaping behavior in voice therapy. JSHD. 1976;41(3):398-411.
17. Reed CG. Voice therapy: A need for research. JSHD. 1980;45(2):157-69.
18. Barnes JE. Voice therapy for vocal nodules and vocal polyps. Rev Laryngol Otol Rhinol. 1981;102(3-4):99-103.
19. Vaughan CW. Current concepts in otolaryngology: Diagnosis and treatment of organic voice disorders. N Engl J Med. 1982;307(14):863-6.
20. Sataloff RT, Spiegel JR, Carroll LM, *et al.* Strobovideolaryngoscopy in professional voice users: Results and clinical value. J Voice. 1988;1:359-64.
21. Sataloff RT, Spiegel JR, Hawkshaw MJ. Strobovideolaryngoscopy: Results and clinical value. Ann Otol Rhinol Laryngol. 1991;100(9 Pt 1):725-7.
22. Leonard R. Voice therapy and vocal nodules in adults. Curr Opin Otolaryngol Head Neck Surg. 2009;17(6):453-7.
23. Karkos PD, McCormick M. The etiology of vocal fold nodules in adults. Curr Opin Otolaryngol Head Neck Surg. 2009;17(6):420-3.
24. Dejonckere PH, Kob M. Pathogenesis of vocal fold nodules: New insights from a modelling approach. Folia Phoniatr Logop. 2009;61(3):171-9.
25. Horacek J, Laukkanen AM, Sidlof P, *et al.* Comparison of acceleration and impact stress as possible loading factors in phonation: A computer modeling study. Folia Phoniatr Logop. 2009;61(3):137-45.
26. Tezcaner CZ, Ozgursoy SK, Sati I, *et al.* Changes after voice therapy in objective and subjective voice measurements of pediatric patients with vocal nodules. Eur Arch Otorhinolaryngol. 2009;266(12):1923-7.
27. Shah RK, Engel SH, Choi SS. Relationship between voice quality and vocal nodule size. Otolaryngol Head Neck Surg. 2008;139(5):723-6.
28. Eckley CA, Swensson J, Duprat Ade C, *et al.* Incidence of structural vocal fold abnormalities associated with vocal fold polyps. Braz J Otorhinolaryngol. 2008;74(4):508-11.
29. De Biase NG, Pontes PA. Blood vessels of vocal folds: A videolaryngoscopic study. Arch Otolaryngol Head Neck Surg. 2008;134(7):720-4.
30. Merati AL, Keppel K, Braun NM, *et al.* Pediatric voice-related quality of life: Findings in healthy children and in common laryngeal disorders. Ann Otol Rhinol Laryngol. 2008;117(4):259-62.
31. Czerwonka L, Jiang JJ, Tao C. Vocal nodules and edema may be due to vibration-induced rises in capillary pressure. Laryngoscope. 2008;118(4):748-52.
32. Altman KW. Vocal fold masses. Otolaryngol Clin North Am. 2007;40(5):1091-108.
33. Franco RA, Andrus JG. Common diagnoses and treatments in professional voice users. Otolaryngol Clin North Am. 2007;40(5):1025-61.

34. Aronsson C, Bohman M, Ternstrom S, *et al*. Loud voice during environmental noise exposure in patients with vocal nodules. Logoped Phoniatr Vocol. 2007;32(2):60-70.
35. Shah RK, Feldman HA, Nuss RC. A grading scale for pediatric vocal fold nodules. Otolaryngol Head Neck Surg. 2007;136(2):193-7.
36. Ruiz DM, Pontes P, Behlau M, *et al*. Laryngeal microweb and vocal nodules. Clinical study in a Brazilian population. Folia Phoniatr Logop. 2006;58(6):392-9.
37. Gomez-Vilda P, Fernandez-Baillo R, Nieto A, *et al*. Evolution of vocal fold nodules from childhood to adolescence. J Voice. 2007;21(2):151-6.
38. Roy N, Holt KI, Redmond S, *et al*. Behavioral characteristics of children with vocal fold nodules. J Voice. 2007;21(2):157-68.
39. Wohl DL. Nonsurgical management of pediatric vocal fold nodules. Arch Otolaryngol Head Neck Surg. 2005;131(1):68-70.
40. Hirano M. Surgical Anatomy and physiology of the vocal folds. In: Gould WJ, Sataloff RT, Spiegel JR, (Eds). Voice Surgery, New York, NY: Mosby-Yearbook, Inc; 1993. pp. 135-58.
41. Hartnick CJ, Rehbar R, Prasad V. Development and maturation of the pediatric human vocal fold lamina propria. Laryngoscope. 2005;115(1):4-15.

CAPÍTULO 15
Pólipos das pregas vocais

Robert T. Sataloff ■ Farhad Chowdhury ■ Shruti Joglekar ■ Mary J. Hawkshaw

Os pólipos são geralmente unilaterais e frequentemente possuem um vaso nutridor proeminente cursando sobre a superfície superior da prega vocal e penetrando na base do pólipo (Figs. [VF Capítulo dos Nódulos 14.1] 15.1 a 15.7). A etiologia dos pólipos das pregas vocais permanece desconhecida. Alguns aparentemente são traumáticos. Alguns são claramente precedidos por uma hemorragia localizada da prega vocal. Os pólipos podem ser frouxos, massas gelatinosas, fibrinoides ou hialinos. Os pólipos também foram classificados em angiomatosos, mucoides e mixomatosos. Eles podem ser extremamente pequenos ou envolver toda a prega vocal. Pólipos de maiores dimensões frequentemente se estendem para a região subglótica. O efeito funcional dos pólipos depende da patologia subjacente e ao fato de serem uni ou bilaterais, sésseis ou pedunculados, simétricos ou assimétricos e situados na margem ou em outras localizações. Com pólipos edematosos, a massa da cobertura pode funcionar como se estivesse reduzida. Se os

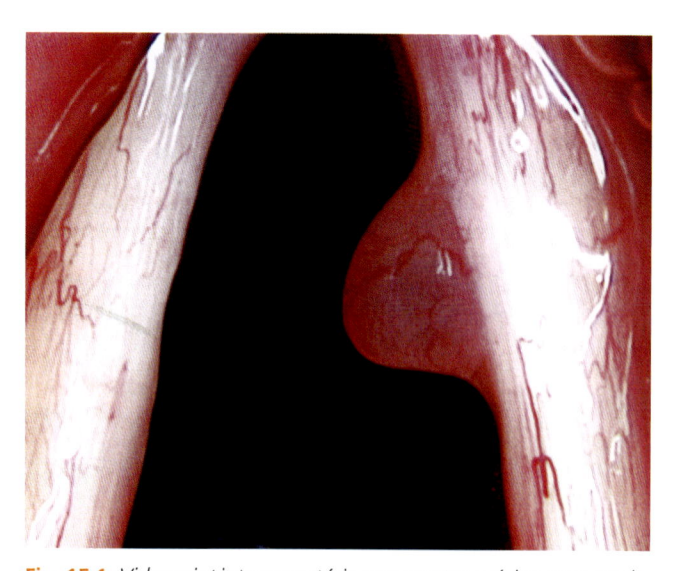

Fig. 15.1: *Videoprint* intraoperatória que mostra o típico aspecto de um pólipo séssil e unilateral, na prega vocal direita. Reproduzida de Sataloff RT. Professional Voice: The Science and Art of Clinical Care, 3rd edition. San Diego, CA: Plural Publishing, Inc.; Fig. 85.9, com permissão.

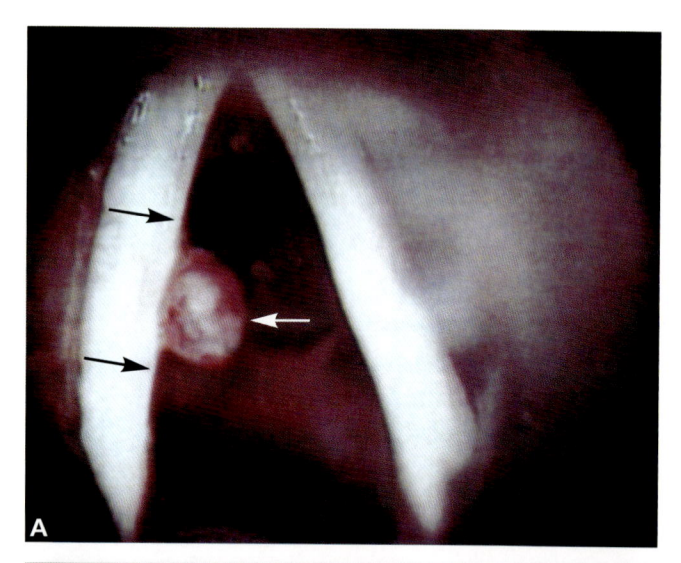

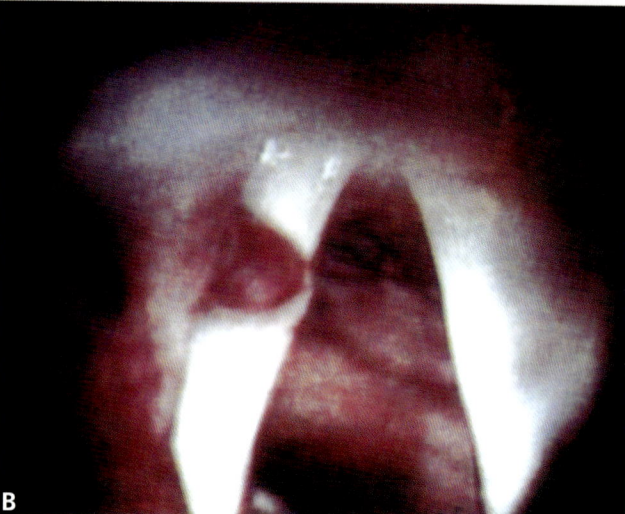

Fig. 15.2A e B: Estas figuras foram obtidas intraoperatoriamente e mostram *(esquerda)* um pólipo hemorrágico pedunculado *(seta branca)*, com vaso nutridor proeminente na margem vibratória da prega vocal *(setas pretas retas)*. A natureza pedunculada da lesão pode ser observada *(direita)* quando a lesão se desloca em direção à superfície da prega vocal [De ENT J. 1993;72(7), com permissão]. Reproduzida de Sataloff RT. Professional Voice: The Science and Art of Clinical Care, 3rd edition. San Diego, CA. Plural Publishing, Inc.; Fig. 85.10, com permissão.

Pólipos das pregas vocais

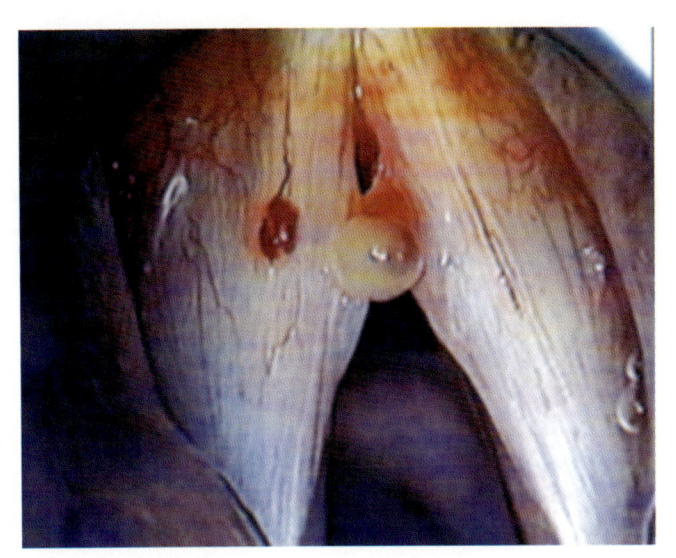

Fig. 15.3: *Videoprint* intraoperatório mostrando um pólipo pós-hemorrágico na prega vocal direita com uma área ruborizada anteriormente em sua base e vasos nutridores serrilhados. Também há varicosidades na superfície superior da prega vocal direita. A prega vocal esquerda mostra uma varicosidade e uma grande ectasia na superfície superior, além de um cisto na margem vibratória esquerda (parcialmente obscurecido pelo pólipo à direita). Reproduzida de *Sataloff RT. Professional Voice: The Science and Art of Clinical Care, 3rd edition. San Diego, CA: Plural Publishing, Inc.; Fig. 85.11, com permissão.*

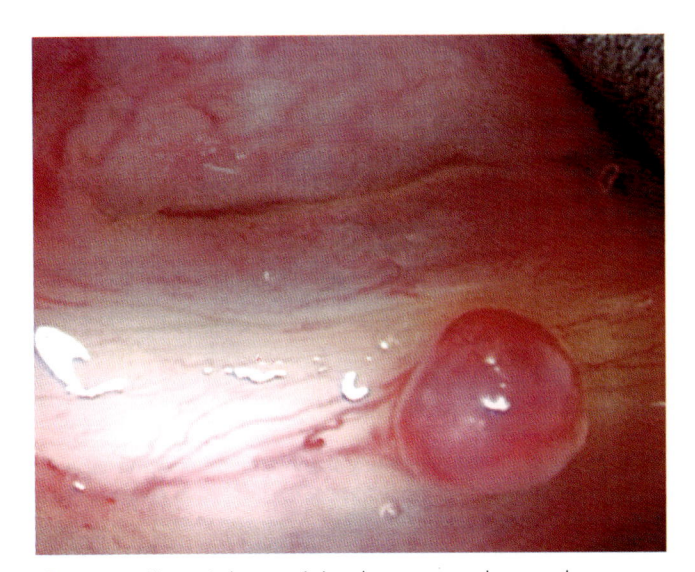

Fig. 15.4: Pólipo pós-hemorrágico da prega vocal esquerda, como observado intraoperatoriamente por meio de um telescópio de 70°. O pólipo localiza-se na margem vibratória. O metal do laringoscópio pode ser visto anteriormente e o ventrículo laríngeo é bem visualizado acima da prega vocal. Reproduzida de *Sataloff RT. Professional Voice: The Science and Art of Clinical Care, 3rd edition. San Diego, CA: Plural Publishing, Inc.; Fig. 85.12, com permissão.*

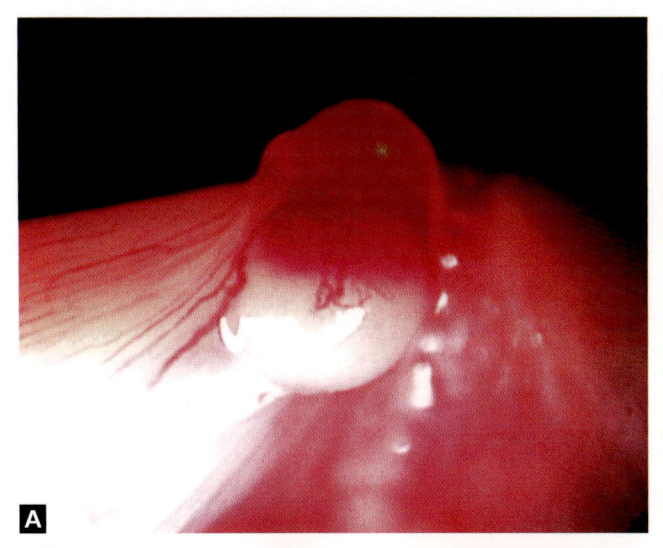

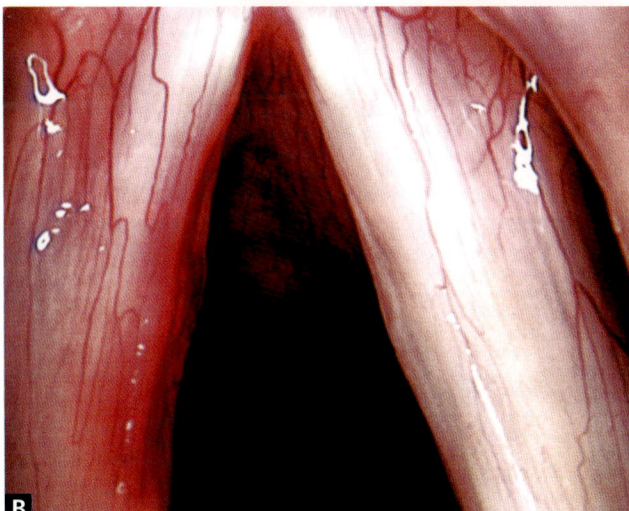

Fig. 15.5A e B: (A) Alguns pólipos são claramente associados a hemorragia. Sangue residual pode ser visto no interior do pólipo da prega vocal esquerda, em um *videoprint* obtido por meio de um telescópio de 70°. Um vaso nutridor ao longo da margem vibratória também é claramente visto. Tais vasos são frequentemente de difícil visualização a partir da parte superior ou com um telescópio de 0°. (B) Mesmo um pólipo séssil de base larga inseparável do epitélio sobrejacente pode ser excisado sem ressecção mucosa extensa. Esta fotografia intraoperatória mostra as bordas mucosas que se encontram espontaneamente de forma quase completa, formando um déficit epitelial linear. A indentação na área de ressecção reflete a dissecção ao longo do aspecto medial da lesão, em uma área que se mostrava adinâmica pré-operatoriamente. Essa abordagem é útil em muitos casos, embora algumas vezes seja preferível transeccionar o tecido fibrótico e deixar uma borda vocal retificada. Reproduzida de *Sataloff RT. Professional Voice: The Science and Art of Clinical Care, 3rd edition. San Diego, CA: Plural Publishing, Inc.; Fig. 85.13, com permissão.*

pólipos contêm sangue e/ou fibrose, a massa é aumentada. Os pólipos podem interferir na vibração uni e bilateralmente e, em alguns casos, podem não ter nenhuma interferência na vibração (se não estiverem localizados na margem vibratória; Figs. 15.7 e 15.8). As características histológicas geralmente permitem a diferenciação dos pólipos

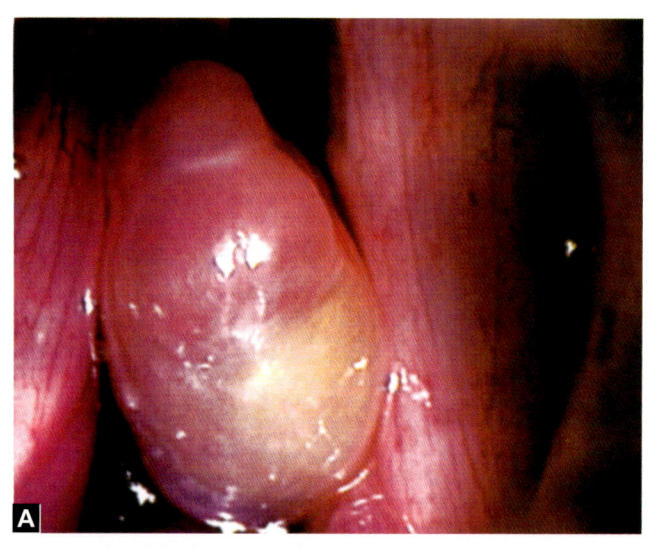

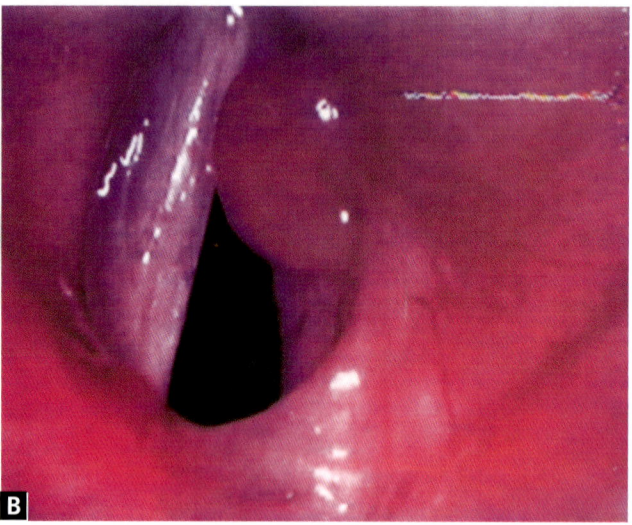

Seção 2 — Lesões estruturais benignas

Fig. 15.6A e B: (A) Embora este seja um pólipo volumoso, ele tem sua base em uma área relativamente pequena da prega vocal. Consequentemente, a excisão envolve um risco de formação de cicatriz somente em uma pequena área da margem vibratória. O risco é ainda mais reduzido em razão da quantidade de mucosa redundante observada anteriormente à massa e ao relativamente aumentado espaço de Reinke. (B) Pólipo localizado na falsa prega vocal direita. Quando a massa não fazia contato com as pregas vocais, a voz era normal. Com o discreto aumento da massa, ela passou a tocar a superfície superior das pregas vocais de forma intermitente, causando uma disfonia irregular. A ressecção de um pólipo nessa região da falsa prega vocal geralmente não é associada a um risco substancial de rouquidão. Reproduzida de *Sataloff RT. Professional Voice: The Science and Art of Clinical Care*, 3rd edition. San Diego, CA: Plural Publishing, Inc.; Fig. 85.14, com permissão.

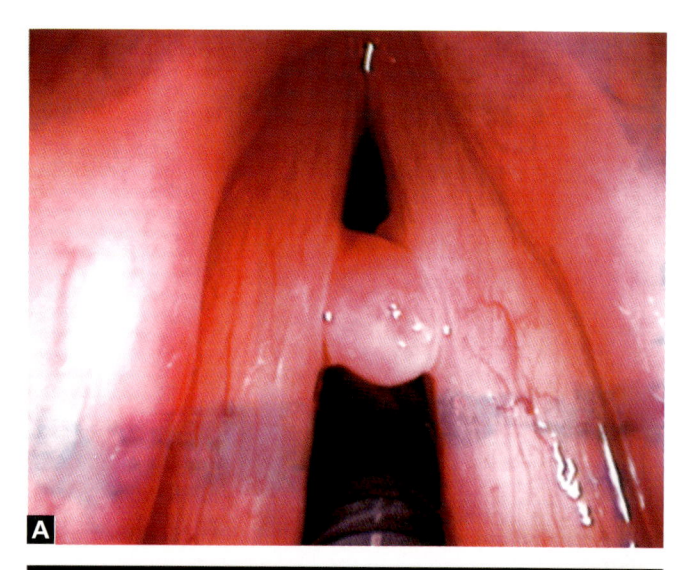

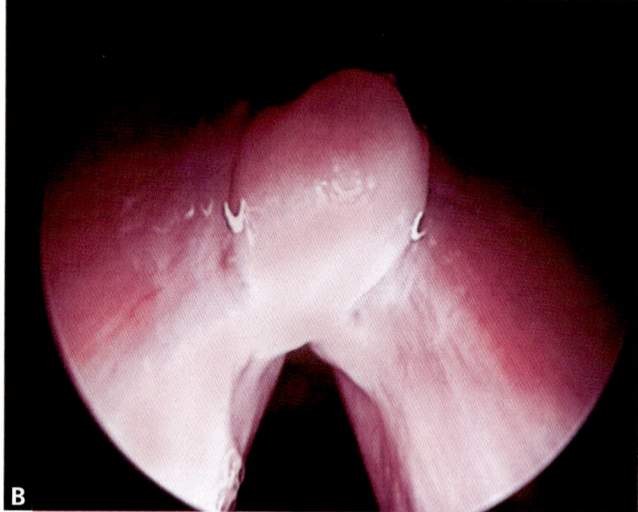

Fig. 15.7A e B: (A) O *videoprint* intraoperatório mostra um pólipo de base larga na prega vocal esquerda que obscurece parcialmente uma massa na prega vocal direita em um rabino de 42 anos de idade com uma história de 1 ano e meio de disfonia gradualmente progressiva. (B) Visão de um telescópio laríngeo de 70°, que clarifica a relação da massa à direita com o pólipo sobrejacente à esquerda. A lesão por contato à direita era bem mais firme e fibrótica que o mais volumoso pólipo à esquerda. Ambas as lesões foram removidas, com substancial melhora da voz. Reproduzida de *Sataloff RT. Professional Voice: The Science and Art of Clinical Care*, 3rd edition. San Diego, CA: Plural Publishing, Inc.; Fig. 85.15, com permissão.

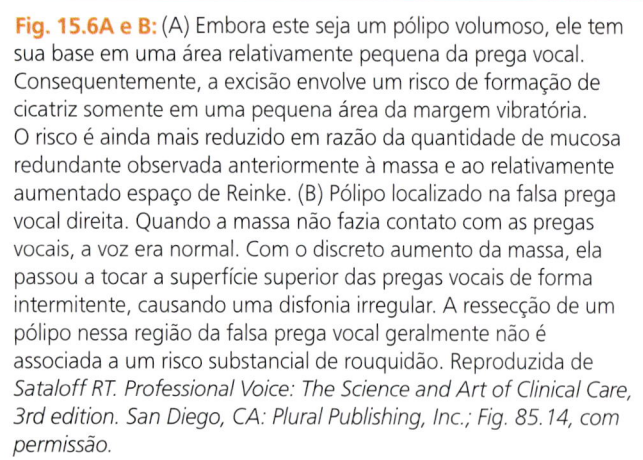

dos nódulos e cistos (Fig. 15.11). Entretanto, deve ser reconhecido que nem todas as lesões que se parecem com pólipos são pólipos simples e benignos. Alguns podem ser neoplásicos (Figs. 15.9 a 15.11).

Em alguns casos, mesmo pólipos volumosos podem se resolver com um repouso vocal relativo e uma terapia de esteroides em doses baixas, como metilprednisolona 4 mg 2 vezes ao dia. Entretanto, a maioria requer remoção cirúrgica. Se os pólipos não forem tratados, eles podem produzir lesões por contato na prega vocal contralateral. A fonoterapia deve ser utilizada para garantir um bom repouso vocal e evitar comportamentos abusivos antes e depois da cirurgia. Os pólipos de pregas vocais devem ser removidos

Pólipos das pregas vocais

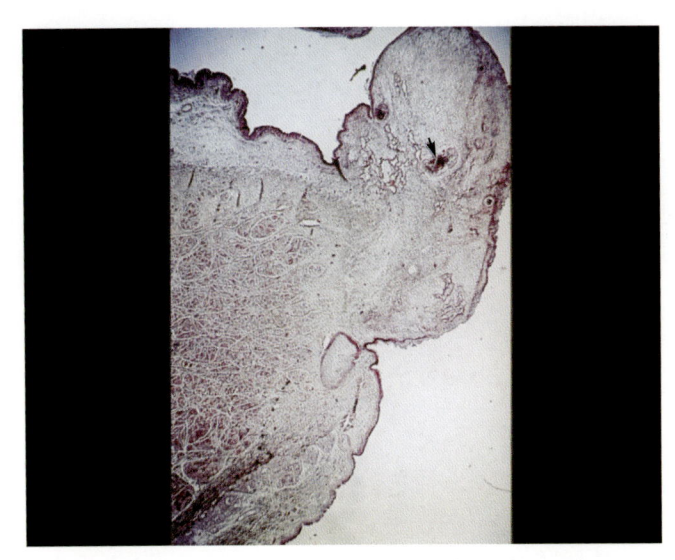

Fig. 15.8: Típico aspecto histológico de um pólipo. Ele envolve o epitélio e a camada superficial da lâmina própria. Existe uma aparente evidência de sangramento no interior do tecido *(seta)*. Degeneração hialina, trombose, edema, proliferação de fibras colágenas e infiltração celular são comuns. Reproduzida de *Sataloff RT. Professional Voice: The Science and Art of Clinical Care, 3rd edition. San Diego, CA: Plural Publishing, Inc.; Fig. 85.16, com permissão.*

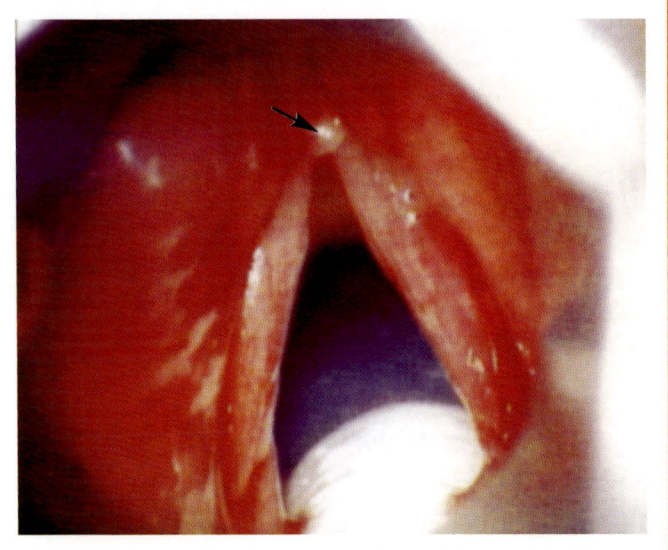

Fig. 15.10: Esta mulher de 79 anos de idade tinha uma história de rouquidão há 3 meses. Fumava, ao menos, 1 maço de cigarros diariamente há 70 anos. Ela não possuía história de dor de garganta ou otalgia e negava disfagia. O *videoprint* intraoperatório acima revela uma massa que poderia ter sido confundida com um pólipo benigno *(seta)*. Eritema e congestão estão presentes anteriormente. Na verdade, este "pólipo" é a ponta de um carcinoma de células escamosas que se estende para as regiões supra e infraglóticas, com invasão cartilaginosa. Ele envolve as pregas vocais verdadeiras e falsas bilateralmente. O estadiamento do tumor era $T_4N_0M_0$. Reproduzida de *Sataloff RT. Professional Voice: The Science and Art of Clinical Care, 3rd edition. San Diego, CA: Plural Publishing, Inc.; Fig. 85.18, com permissão.*

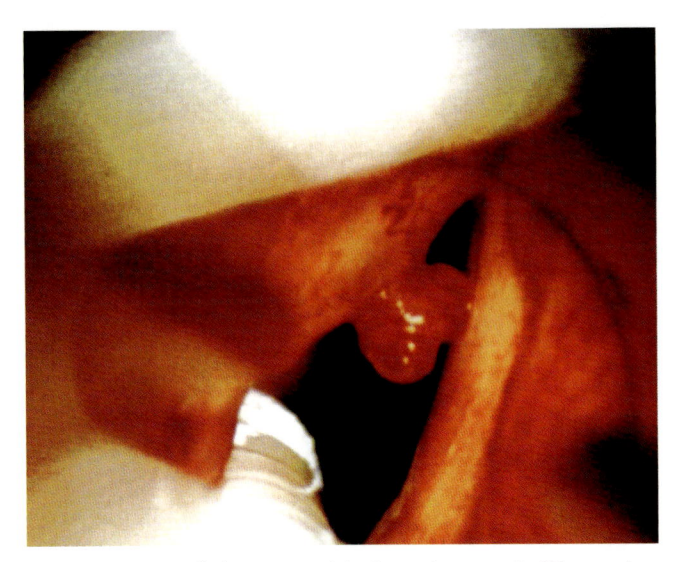

Fig. 15.9: Fotografia intraoperatória de um homem de 35 anos de idade com uma história de rouquidão de 6 meses. Embora a lesão assemelhe-se a um pólipo hemorrágico, a avaliação histológica revelou tratar-se de um hemangioma. Essa suspeita foi formulada intraoperatoriamente, por causa da hemorragia profusa pouco usual. A possibilidade de uma neoplasia deve ser sempre mantida em mente e a biópsia não deve ser indevidamente adiada quando uma lesão não responde prontamente à terapia não invasiva. Reproduzida de *Sataloff RT. Professional Voice: The Science and Art of Clinical Care, 3rd edition. San Diego, CA: Plural Publishing, Inc.; Fig. 85.17, com permissão.*

de maneira conservadora, preservando a mucosa normal e permanecendo superficial à camada intermediária da lâmina própria. Isso é mais bem conseguido utilizando a técnica do *minimicroflap* descrita na parte sobre remoção de cistos de pregas vocais. A lesão usualmente é removida em sua totalidade com instrumentos de corte, em vez de pinças em saca-bocado que podem romper a mucosa ou do *laser*, que pode produzir lesões térmicas.

Muitos pólipos vocais são acompanhados por um óbvio vaso central que se estende pela superfície superior da prega vocal. Frequentemente esses vasos têm seu curso ao longo da margem vibratória ou originam-se inferiormente à borda da prega vocal. Costumávamos acreditar que os vasos proeminentes deveriam ser cauterizados com um *laser* de dióxido de carbono (a 1 watt, 0,1 segundo de pulso único, 30 milijoules, desfocalizado) ou ressecados, visando prevenir hemorragias e formação de pólipos (Fig. 15.12). Entretanto, pesquisas recentes do autor (RTS) e colegas (não publicadas) demonstraram que os vasos não são nutridores, e sim de drenagem. O sangue flui para fora da margem vibratória em virtualmente todos os casos, logo, a sabedoria da ablação de tais vasos tem sido questionada atualmente. Quando há necessidade de eliminação dos vasos, o autor (RTS) prefere a ressecção com instrumentos frios ao

Lesões estruturais benignas

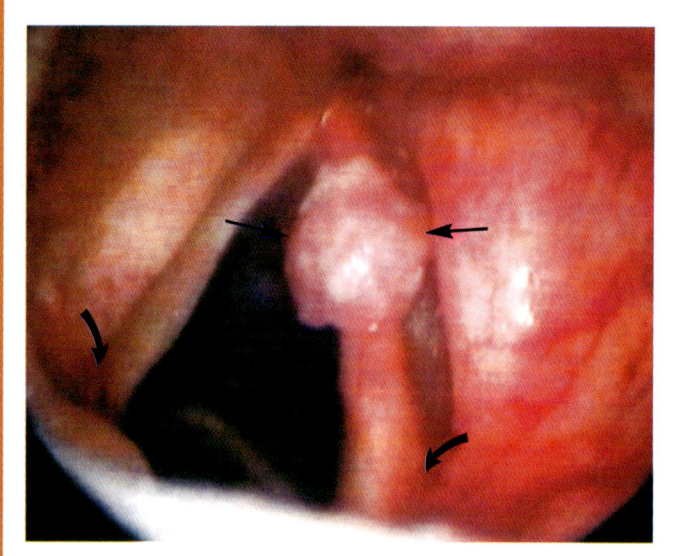

Fig. 15.11: Este *videoprint* mostra uma massa polipoide irregular na prega vocal direita *(seta)*. Há também eritema das aritenoides associado ao refluxo. As aritenoides não estão visíveis nesta imagem, mas um eritema induzido por ácido estendendo-se até a porção cartilaginosa das pregas vocais pode ser observado *(setas curvas)*. Este paciente não fumava há 10 anos. Esta massa pedunculada era um carcinoma de células escamosas bem diferenciado $T_1N_0M_0$, que foi excisado com margens adequadas. O paciente vem sendo monitorado de perto e nenhum tratamento adicional é planejado, a menos que haja recorrência do tumor. [De ENT J, 1994;73(8), com permissão. Reproduzida de *Sataloff RT. Professional Voice: The Science and Art of Clinical Care*, 3rd edition. San Diego, CA: Plural Publishing, Inc.; Fig. 85.19, com permissão.

laser KTP pulsado, mas o *laser* CO_2 pode ser utilizado de forma segura. O pólipo pode, então, ser removido da margem vibratória com instrumentos tradicionais (Fig. 15.13A a D) ou *laser* (Fig. 15.14A e B).

TÉCNICAS CIRÚRGICAS

Passo 1

A intubação orotraqueal é seguida pela microlaringoscopia de suspensão para exposição da glote (Fig. 15.15A). A intubação é realizada rotineiramente com um tubo endotraqueal de 5 mm, mas nunca maior que 5,5 mm.

Passo 2

Endoscópios de 0 e 70 graus são utilizados para a melhor visualização das bordas do pólipo (Fig. 15.5B e C).

Passo 3

Uma infusão subepitelial com lidocaína a 1% e epinefrina a 1:10.000 provoca uma distensão da lâmina própria superficial e vasoconstrição da sua vasculatura (Fig. 15.5D). Isso também serve para melhor delinear a borda entre a massa e a lâmina própria superficial subjacente ou ligamento vocal. Deve-se ter cuidado para não sobreinjetar, de forma a evitar a distorção das margens da lesão.

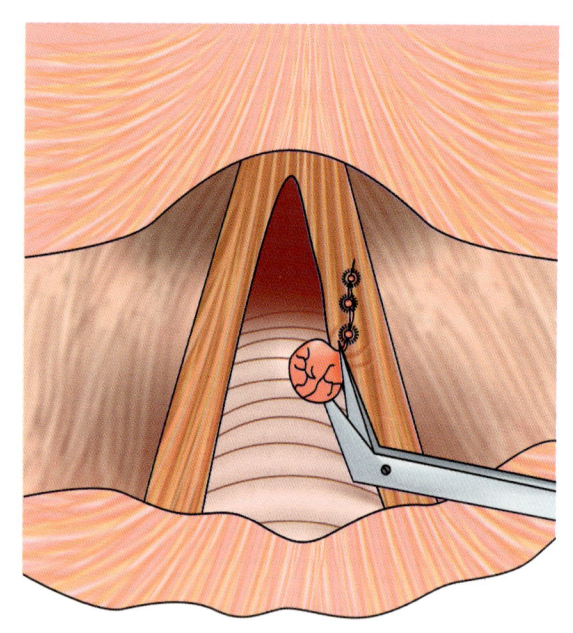

Fig. 15.12: O vaso nutridor de um pólipo hemorrágico pode ser tratado com um disparo de curta duração de *laser* desfocalizado de 1 watt, para cauterização do vaso e prevenção de hemorragia recorrente. O pólipo pode, então, ser removido da borda com tesouras, evitando o risco de lesões por *laser* da margem vibratória.

Passo 4

Uma incisão superficial é realizada na borda lateral do pólipo com um bisturi de Sataloff (Fig. 15.15E), para criação de um *minimicroflap*. A incisão é realizada na junção do tecido normal com o anormal, de forma a evitar o trauma de qualquer porção não envolvida da prega vocal.

Passo 5

Uma tesoura de microlaringe é posicionada dentro da incisão, fechada (Fig. 15.5F). A tesoura é deslocada medialmente exercendo uma discreta pressão sobre o pólipo e evitando pressão sobre a prega vocal. A tesoura é, então, aberta para definir o plano entre o pólipo e a lâmina própria superficial subjacente ou ligamento vocal.

Passo 6

O epitélio é liberado nos limites de dissecção anterior (Fig. 15.15G) e posterior (Fig. 15.15H), utilizando uma microtesoura. Este passo previne "desnudamento" acidental além dos limites pretendidos de ressecção. Utilizando uma

Pólipos das pregas vocais

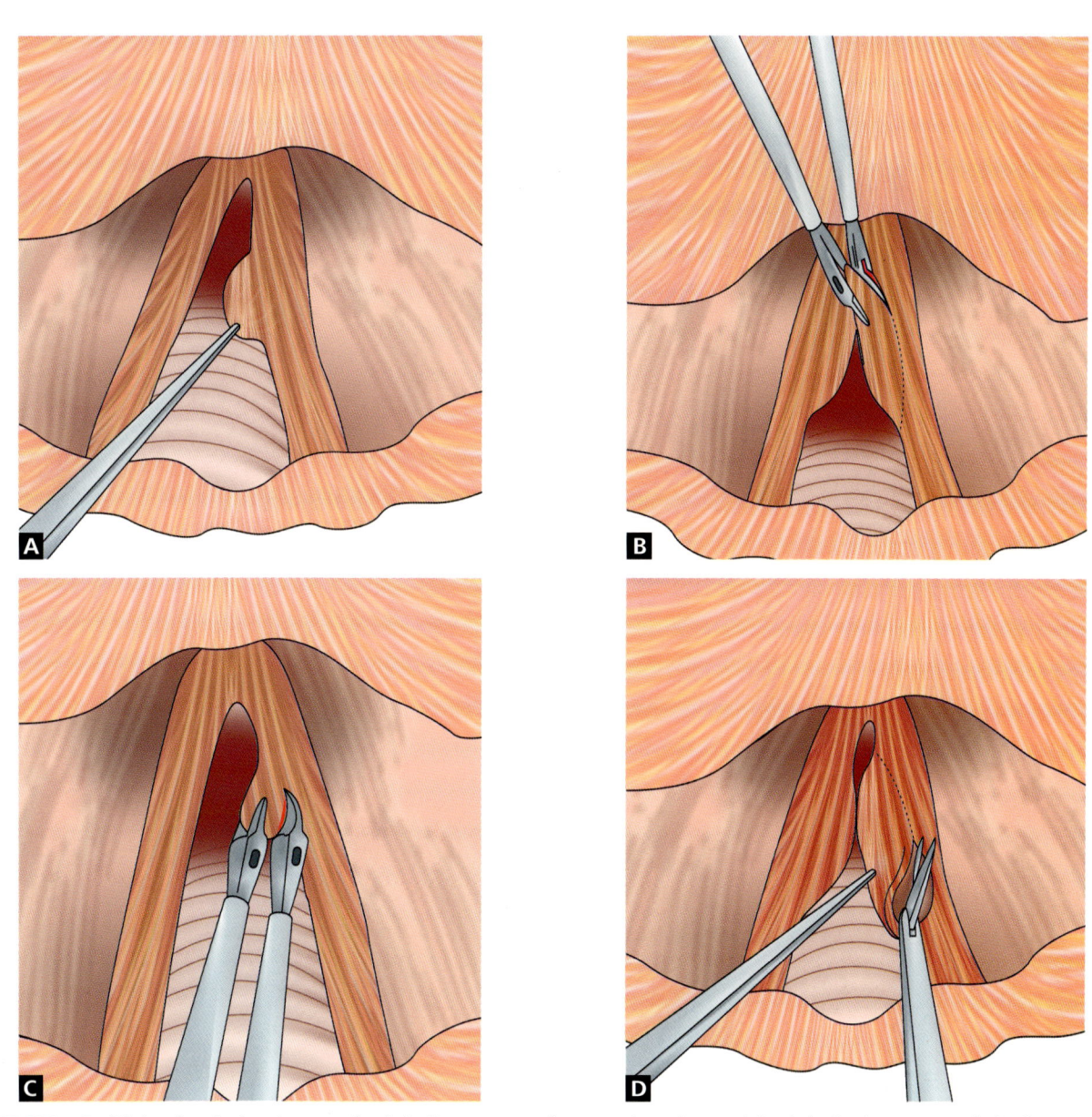

Fig. 15.13A a D: (A) A velha técnica de preensão da lesão com uma pinça saca-bocado e avulsão da lesão da prega vocal não é suficientemente precisa. Ela permite o rompimento da mucosa além da área necessária de excisão. Em vez disso, a lesão pode ser apreendida com uma pinça delicada ou, preferencialmente, estabilizada com uma discreta sucção. A lesão não deve ser retraída medialmente com pinça, pois isso pode distender a mucosa, o que frequentemente resulta em excisão excessiva. (B) A mucosa é incisada com precisão em vez de rompida. (C) A ressecção limita-se estritamente à área da patologia. Mesmo para lesões pequenas, mas especialmente para lesões maiores, é frequentemente útil e separa rombamente a lesão da lâmina própria subjacente com um dissecador rombo ou com tesouras (divulsão). (D) Isto deve ser realizado superficialmente e qualquer pressão deve ser direcionada medialmente (em direção à porção que está sendo ressecada), tomando-se o cuidado para não traumatizar a camada intermediária da lâmina própria. O espaço de Reinke não é rico em fibroblastos (embora contenha alguns) e a utilização desta técnica permite a ressecção somente do tecido lesado, enquanto minimiza a chance de formação de cicatrizes.

pinça em forma de coração de Sataloff, o pólipo é apreendido e estabilizado medialmente. A dissecção continua ao longo do plano entre a base do pólipo e a lâmina própria subjacente até que o pólipo seja removido (Fig. 15.15I).

Passo 7

A videolaringoestroboscopia pré-operatória demonstrava rigidez na base do pólipo, sugerindo a formação de uma cicatriz. Esse achado comum é verificado por meio de uma

Seção 2
Lesões estruturais benignas

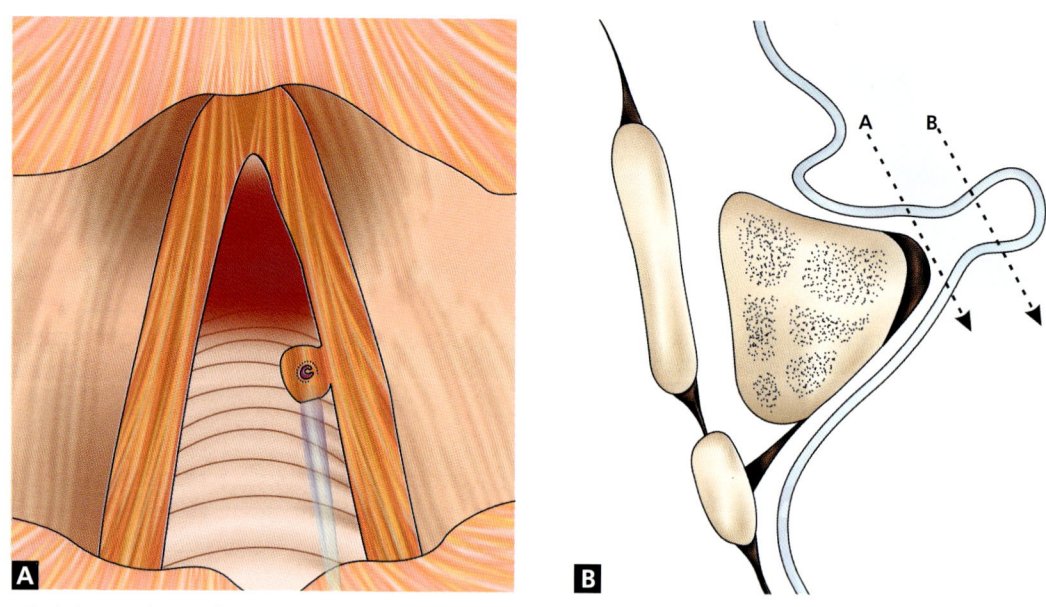

Fig. 15.14A e B: (A) Quando uma lesão na margem vibratória é ressecada com *laser*, o centro do feixe de *laser* deve-se localizar no corpo da massa. Assim, a zona de destruição (em vez do centro do feixe de *laser*) é aproximadamente nivelada com a margem vibratória.
(B) Um corte da prega vocal ilustra o mesmo princípio. A seta B representa o centro do feixe de *laser* e a seta A representa a região extrema da zona de destruição em volta do feixe de *laser*. A zona de destruição deve ser superficial à camada intermediária da lâmina própria para ajudar a prevenir a formação de cicatrizes.

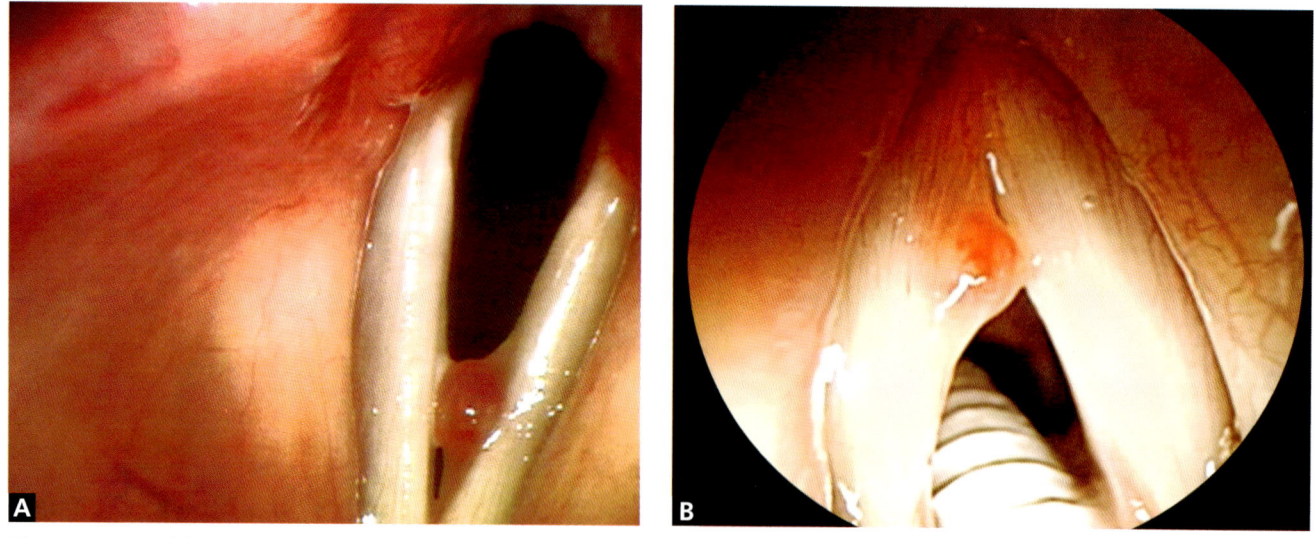

Fig. 15.15A e B: (A) Imagem pré-operatória de videoestroboscopia rígida de um pólipo hemorrágico à esquerda. Uma rigidez é vista na base da lesão, sendo indicativa da formação de uma cicatriz na base do pólipo. (B) O pólipo é visualizado por meio de um endoscópio 0°.

Pólipos das pregas vocais

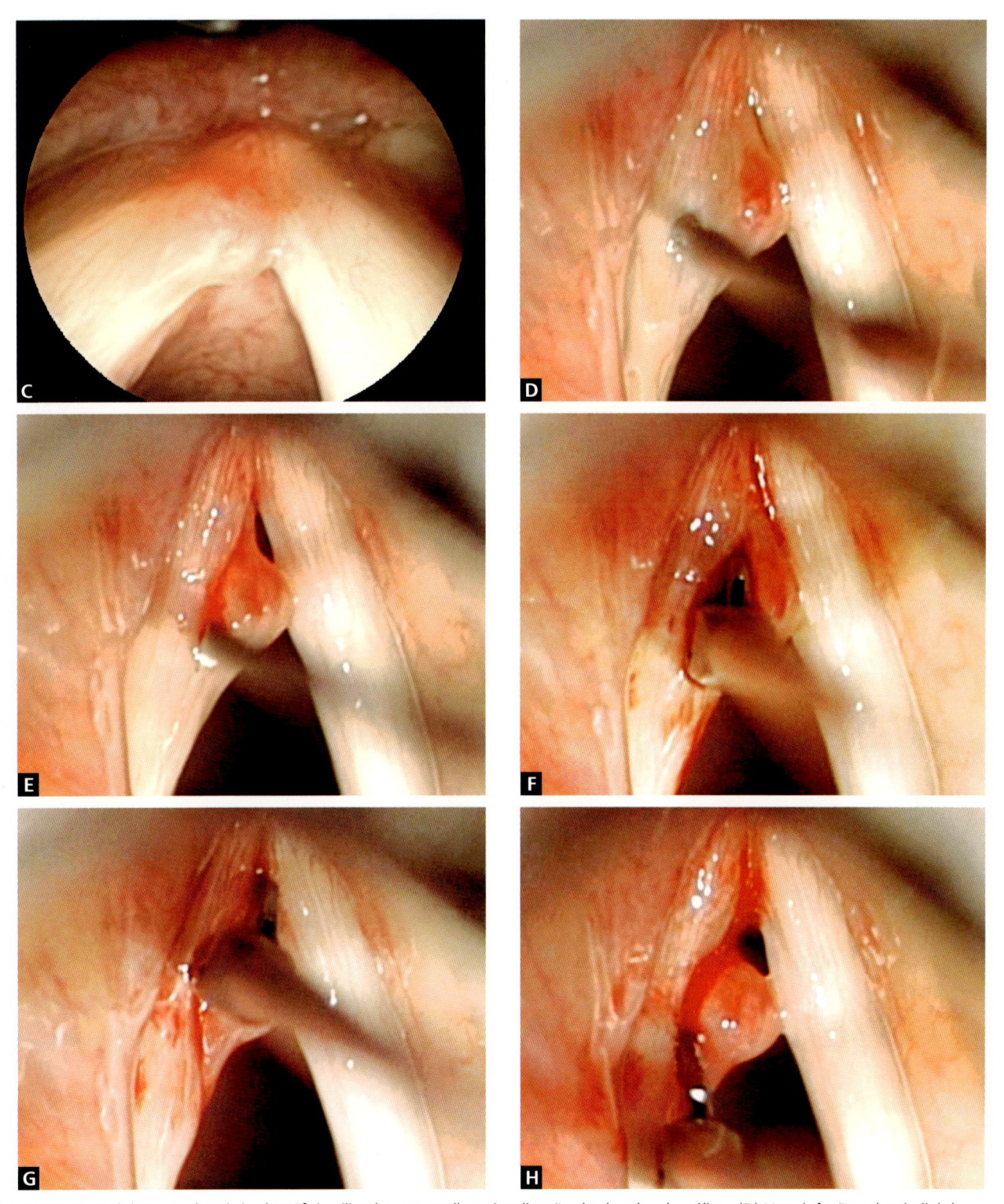

Fig. 15.15C a H: (C) Um endoscópio de 70° é utilizado para melhor visualização das bordas do pólipo. (D) Uma infusão subepitelial de lidocaína a 1% com epinefrina 1:10.000 é realizada. (E) Uma incisão é realizada na superfície superior da prega vocal utilizando um bisturi reto de Sataloff, na borda lateral do pólipo. (F) Uma tesoura microlaríngea reta é utilizada para divulsão no interior da incisão, definindo o plano entre o pólipo e o tecido não envolvido. A pressão da tesoura é contra o pólipo e uma dissecção romba permite a preservação e a separação de qualquer lâmina própria remanescente da lesão. (G) Uma tesoura microlaríngea é utilizada para liberar o pólipo anteriormente. (H) O pólipo é liberado posteriormente com a tesoura microlaríngea.

Lesões estruturais benignas

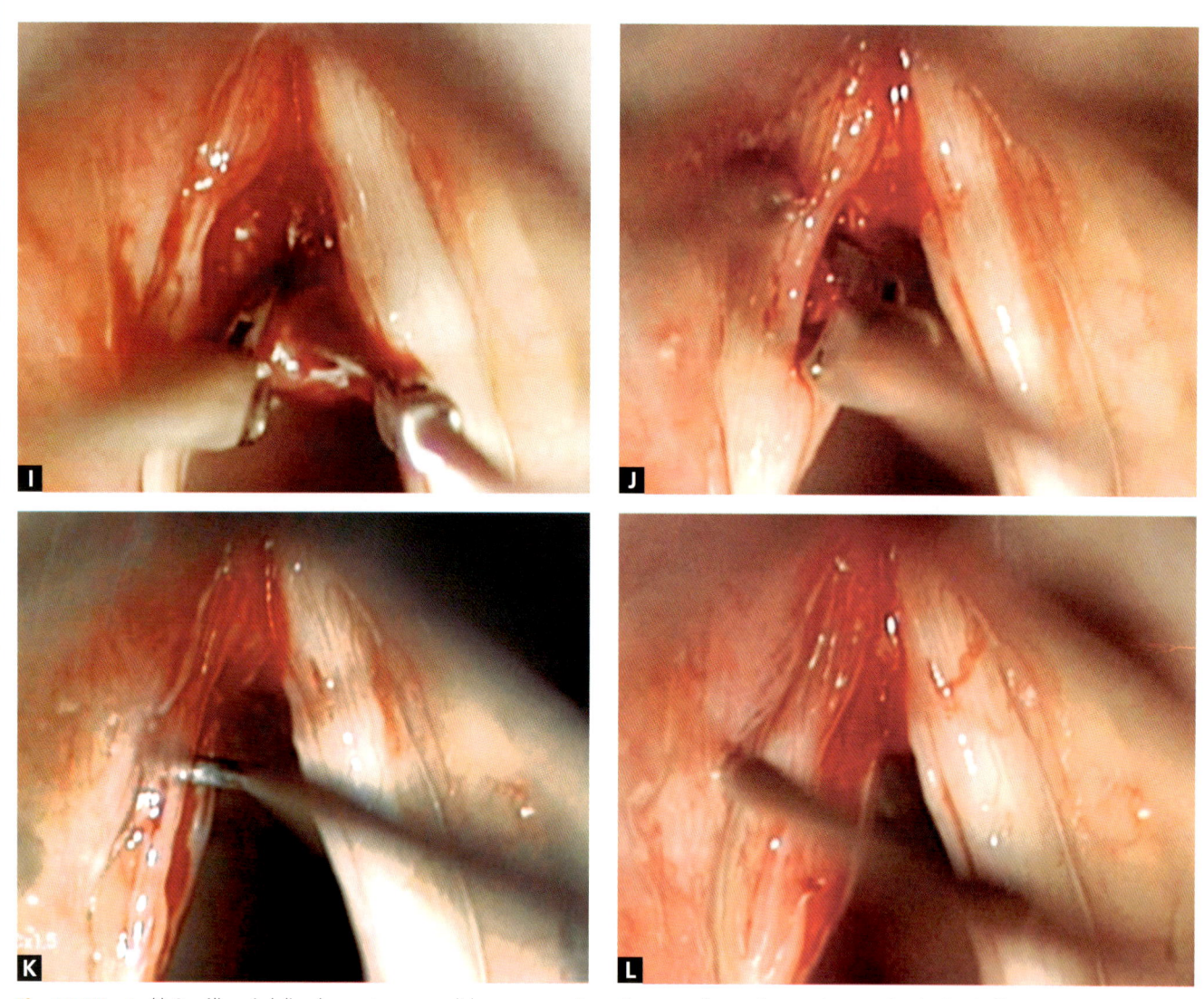

Fig. 15.15I a L: (I) O pólipo é delicadamente apreendido por uma pinça de preensão em forma de coração de Sataloff, com uma mínima tração medial. Uma tesoura microlaríngea curva é utilizada para a remoção do pólipo. (J) Uma tesoura curva de microlaringe é posicionada abaixo do epitélio e delicadamente aberta, liberando aderências e criando um *microflap* móvel. (K) Um dissecador longo em ângulo reto de Sataloff é posicionado abaixo da mucosa aderida na superfície superior e utilizado para desfazer aderências, liberando a mucosa no limite superior da incisão. (L) Decadron é injetado superficialmente na base do leito cirúrgico.

delicada palpação da prega vocal, após a remoção do pólipo. Microtesouras curvas são utilizadas para liberar aderências e criar um *microflap* (Fig. 15.15J). A liberação das aderências e a mobilização da mucosa aumentam a probabilidade de restauração da onda mucosa (Fig. 15.15K). Decadron 4 mg/mL é então injetado superficialmente no leito cirúrgico (Fig. 15.15L).

Passo 8

Uma extubação profunda é realizada, e o paciente permanece em repouso vocal rigoroso até um novo exame, em aproximadamente sete dias.

Capítulo 16

Varicosidades, vasos ectásicos e hemorragias das pregas vocais

Robert T. Sataloff ▪ Farhad Chowdhury ▪ Shruti Joglekar ▪ Mary J. Hawkshaw

Hemorragia das pregas vocais e rupturas mucosas (Fig. 16.1A e B) são contraindicações para o canto, atuações e discursos. Quando observadas, o curso terapêutico inclui inicialmente repouso vocal estrito, além da correção de qualquer doença associada.

Em pacientes com hemorragia muito extensa, levando à distorção da prega vocal, uma incisão ao longo da superfície superior, com evacuação do hematoma pode acelerar a cicatrização. Geralmente, isso não é necessário. Entretanto, se a prega vocal abaulada não se planificar satisfatoriamente dentro de alguns dias depois da hemorragia, a evacuação pode ser considerada. A cirurgia envolve a evacuação por sucção do hematoma por uma pequena incisão na superfície superior. A hemorragia de pregas vocais é discutida em detalhes em outras fontes.[4] Vasos sanguíneos ectásicos e varicosidades são usualmente assintomáticos.

Entretanto, ocasionalmente requerem tratamento. Geralmente, isso é em razão da hemorragia submucosa recorrente emanando de um vaso sanguíneo de volume aumentado e enfraquecido. Mais raramente, é em consequência da disfonia causada por ingurgitação de vasos sanguíneos que se segue ao exercício de uso da voz (como as veias que pulsam nos braços após exercícios) e que altera a massa da prega vocal. Trata-se de uma causa provada, mas incomum, de fadiga vocal (Fig. 16.2).

Em pacientes com hemorragia recorrente oriunda de uma varicose ou vaso ectásico, ou com disfunção vocal resultante da dilatação de pequenos vasos, a vaporização dos vasos anormais já foi o tratamento de escolha e ainda pode ser indicada em alguns casos. Ela é realizada com *laser* de dióxido de carbono, com disparos desfocalizados de 1 watt, interrompidos por pulsos únicos em 0,1 segun-

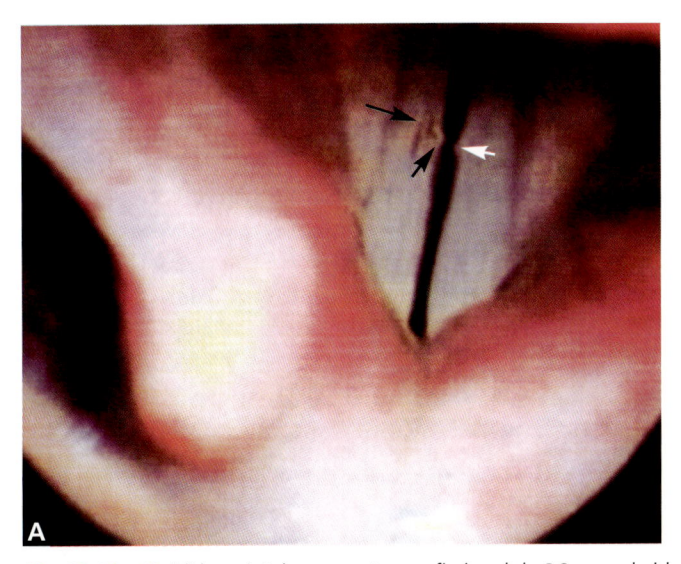

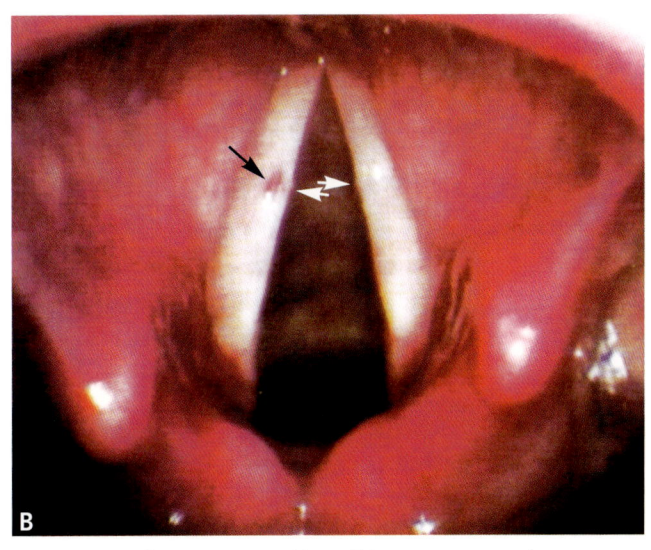

Fig. 16.1A e B: *Videoprint* de um cantor profissional de 36 anos de idade que desenvolveu uma rouquidão súbita enquanto tossia. Videolaringoestroboscopia: (A) Revela uma laceração aguda da prega vocal direita *(seta branca)* e varicosidades recentes na prega vocal esquerda, com uma área de rubor de hemorragia mucosa em resolução circundante *(setas pretas)* e uma pequena massa na margem vibratória à esquerda. Novo exame, 3 meses depois (B) mostra pequenas massas residuais de pregas vocais bilaterais *(setas brancas)* e uma área de persistentes vasos varicosos/ectásicos dilatados *(seta preta)*. Havia também uma leve rigidez na região em que ocorreu a hemorragia da prega vocal esquerda. (De ENT J 1994;73(9), com permissão). Reproduzida de *Sataloff RT. Professional Voice: The Science and Art of Clinical Care*, 3rd edition. San Diego, CA: Plural Publishing, Inc.; Fig. 85.32, com permissão.

Seção 2
Lesões estruturais benignas

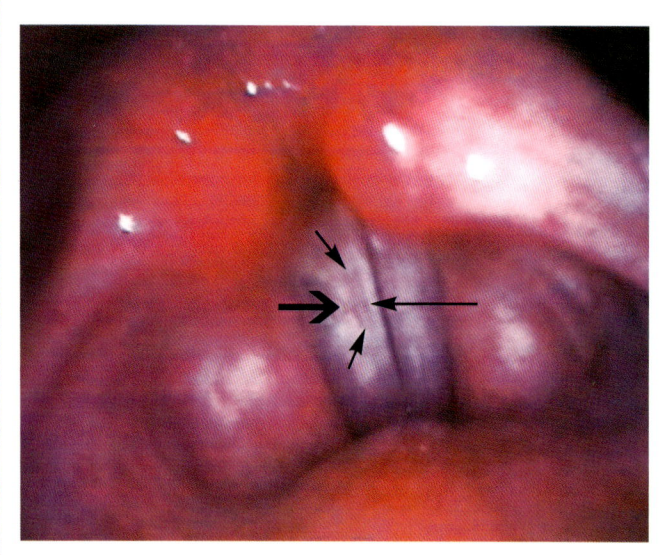

Fig. 16.2: O *videoprint* revela uma varicosidade proeminente na prega vocal esquerda. A *seta preta* maior marca a margem lateral da varicosidade, a seta negra intermediária assinala a margem medial e as setas negras menores marcam a extensão anterior e posterior da varicosidade. Essa veia se ingurgitava durante os exercícios de canto, da mesma maneira que as veias das extremidades tornam-se proeminentes durante outras formas de exercício. Isso adiciona um efeito de massa na prega vocal esquerda, causando interrupções no padrão vibratório, fadiga vocal e perda de alcance para as notas mais agudas, esforço vocal aumentado e leve rouquidão. Esses sintomas resolveram-se após a vaporização do vaso (De Ear Nose Throat J 73(7):445, com permissão). Reproduzida de *Sataloff RT. Professional Voice: The Science and Art of Clinical Care, 3rd edition. San Diego, CA: Plural Publishing, Inc.; Fig. 82.22, com permissão.*

do, 30 milijoules e resfriamento da prega vocal com um fragmento gelado de algodão ou cotonoide embebido em água gelada. Cuidado deve ser tomado no sentido de não permitir transferência de calor para a camada intermediária ou profunda da lâmina própria. Proteção deve ser obtida com infusão submucosa e através do tangenciamento do feixe de *laser* para os vasos sanguíneos, diretamente sobre a margem vibratória, de forma que o impacto direto do feixe de *laser* não seja direcionado para a superfície vibratória. Em alguns casos, a mucosa pode ser delicadamente retraída utilizando-se pinças jacaré com cotonoides, ao longo da superfície superior, estirando os vasos sanguíneos em direção à superfície superior onde eles poderão ser vaporizados de forma mais segura, sobre o corpo do músculo tireoaritenóideo. Se o vaso estiver posicionado sobre a lâmina própria, de maneira tal que a vaporização com *laser* não possa ser realizada com segurança, uma ressecção delicada do vaso, com preservação da mucosa adjacente, mostrou-se bem-sucedida nas mãos do autor[1] (Fig. 16.3A a C). Essa abordagem é semelhante à utilizada para vasos varicosos sintomáticos em qualquer local do corpo e suas técnicas e resultados foram revistos por Hochman, Sataloff, Hillman *et al.* em 1999.[1] Trinta e quatro dos 42 pacientes reportados eram mulheres, 84% dos pacientes com hemorragias documentadas eram mulheres e 39 dos 42 pacientes eram cantores. A maioria das ectasias e varizes são localizadas na porção média da prega vocal musculomembranosa, usualmente na superfície superior.[2,3] Foi notado que 66% das varizes e ectasias ocorreram nas regiões de extensão superior e lateral da onda mucosa. Este é provavelmente o ponto em que forças abruptas máximas são geradas na camada superficial da lâmina própria, uma vez que a onda mucosa atinge seu ponto final superior/lateral, desacelera rapidamente e reverte sua direção para iniciar a fase fechada do ciclo oscilatório. Nós especulamos que este efeito *whiplash-like* e a limitação da microvasculatura pela membrana basal do epitélio são provavelmente responsáveis pela preponderância de hemorragias, ectasias e varizes nas superfícies lateral e superior, próximas à porção média da parte musculomembranosa da prega vocal. Esta última passou a ser chamada de *striking zone*.[1] Acredita-se que o trauma mecânico crônico à microvasculatura seja o responsável pelo desenvolvimento de varicosidades e ectasias e que as forças de colisão diretas são responsáveis pela maioria das anormalidades vasculares que ocorrem na superfície medial das pregas vocais. O fato de que muitas dessas anormalidades encontram-se na superfície superior, em vez de na margem vibratória, deve-se provavelmente a que a maior parte dos eventos abruptos máximos durante a oscilação ocorra na superfície superior. Em virtude do mecanismo de lesão *whiplash-like*, os vasos superficiais são mais propensos a lesões do que os profundos. Isto é conveniente, uma vez que a natureza superficial facilita o manejo cirúrgico. Em nossa série de 42 pacientes para os quais dados pré e pós-operatórios suficientes estavam disponíveis, a vibração mucosa permaneceu a mesma ou melhorou em todos os pacientes submetidos à excisão de ectasias ou varizes com instrumentos frios. Esta não era a experiência do autor (RTS) com o tratamento por *laser* CO_2 de lesões similares em anos anteriores, antes do desenvolvimento desta técnica. Embora o autor (RTS) prefira a ressecção dos vasos na maioria dos casos, a cauterização com *laser* CO_2 deve ainda ser considerada uma opção aceitável, particularmente para lesões bem laterais com relação à margem vibratória. Entretanto, independentemente da localização, a importância de evitar-se trauma aos tecidos adjacentes não pode ser esquecida.

Mais recentemente, *lasers* com uma afinidade específica para vasos sanguíneos tem oferecido opções interessantes em casos selecionados. O *laser* corante pulsado e o *laser* KTP pulsado foram previamente discutidos (Capítulo 10). Eles podem ser utilizados em ambiente cirúrgico ou em consultório, por um laringoscópio flexível. São apropriados para o tratamento de varicosidades e ectasias.

Varicosidades, vasos ectásicos e hemorragias das pregas vocais

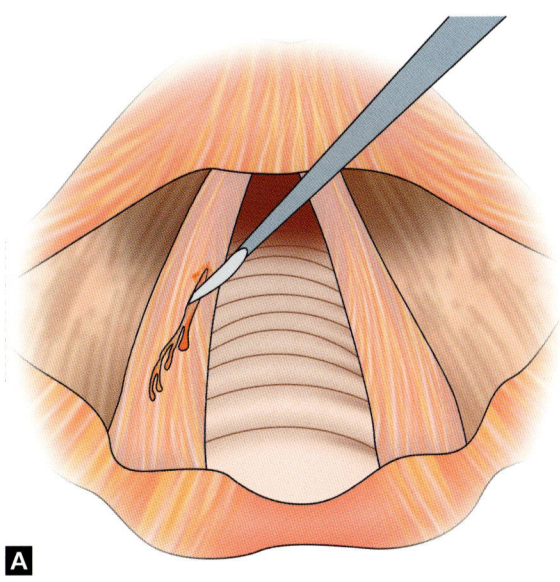

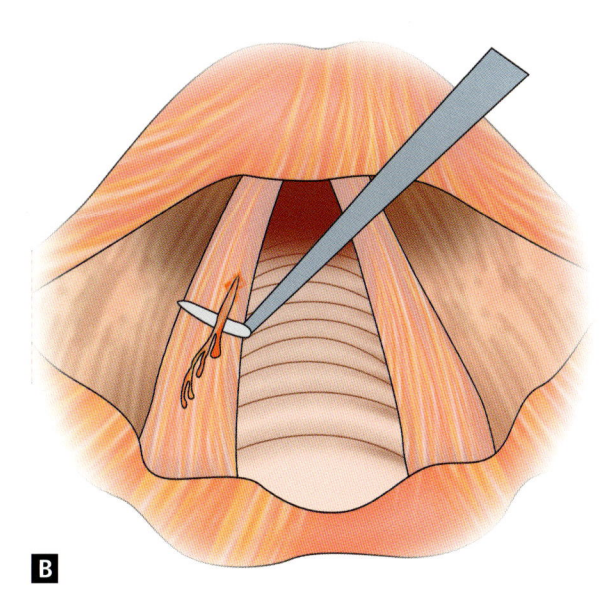

Fig. 16.3A a C: Ectasia. (A) Esta figura ilustra a técnica de elevar e ressecar um vaso varicoso. Uma incisão superficial é realizada no epitélio adjacente ao vaso utilizando a ponta de um bisturi vascular ou um microbisturi (ilustrado). (B) O bisturi vascular angulado de 1 mm é inserido por baixo do vaso e utilizado para elevá-lo. Pode ser necessária mais de uma incisão epitelial de forma a dissecar o comprimento desejado do vaso. (C) Uma vez que o vaso patológico foi elevado, ele é retraído delicadamente para permitir o acesso aos seus limites anterior e posterior. Estes podem ser seccionados precisamente com tesouras ou bisturi (o sangramento cessa espontaneamente) ou seccionados e cauterizados com *laser*, contanto que não haja lesão térmica ao ligamento vocal adjacente. Reproduzida de *Sataloff RT. Professional Voice: The Science and Art of Clinical Care*, 3rd edition. San Diego, CA: Plural Publishing, Inc.; Fig. 82.23, com permissão.

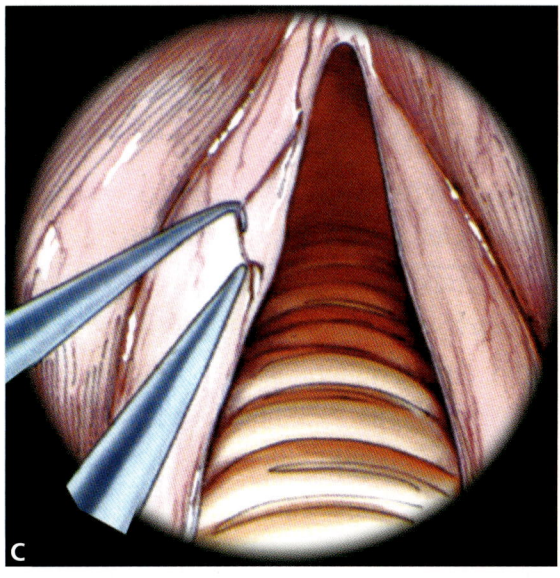

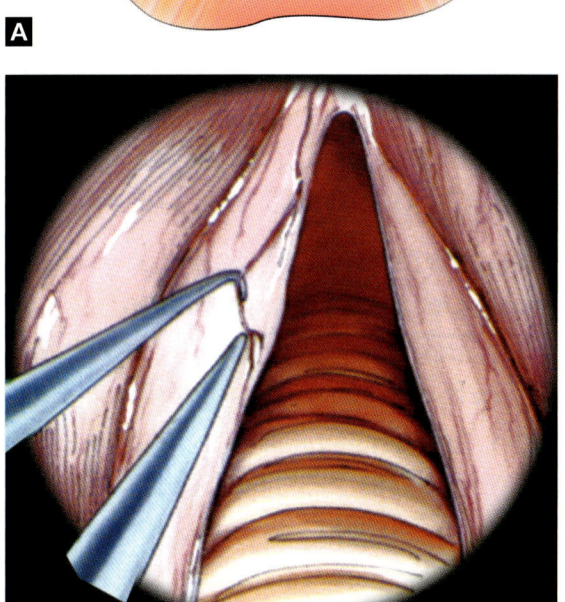

TÉCNICAS CIRÚRGICAS

Passo 1

Intubação orotraqueal seguida por microlaringoscopia de suspensão é utilizada para a exposição da glote. Uma variz proeminente pode ser observada na face superior da prega vocal direita (Fig. 16.4A). O exame estroboscópico pré-operatório deve ser revisto, uma vez que a distração dos tecidos moles da laringe durante a suspensão pode distorcer lesões vasculares.

Passo 2

Um endoscópio de 70° é utilizado para melhor apreciação da natureza do vaso. Neste caso, a variz é observada sobrejacente a uma massa fibrosa (Fig. 16.4B).

Passo 3

Uma incisão lateral superficial no epitélio é realizada com um bisturi vascular de Sataloff, diretamente adjacente ao vaso (Fig. 16.4C).

Passo 4

O bisturi vascular é rodado em 90°. O vaso está na superfície superior do bisturi vascular. O vaso é isolado, trespassando-se o epitélio no lado medial do vaso (Fig. 16.4D).

Passo 5

O vaso isolado está na curvatura do bisturi vascular. Utilizando uma força delicada e estável, o bisturi é avançado

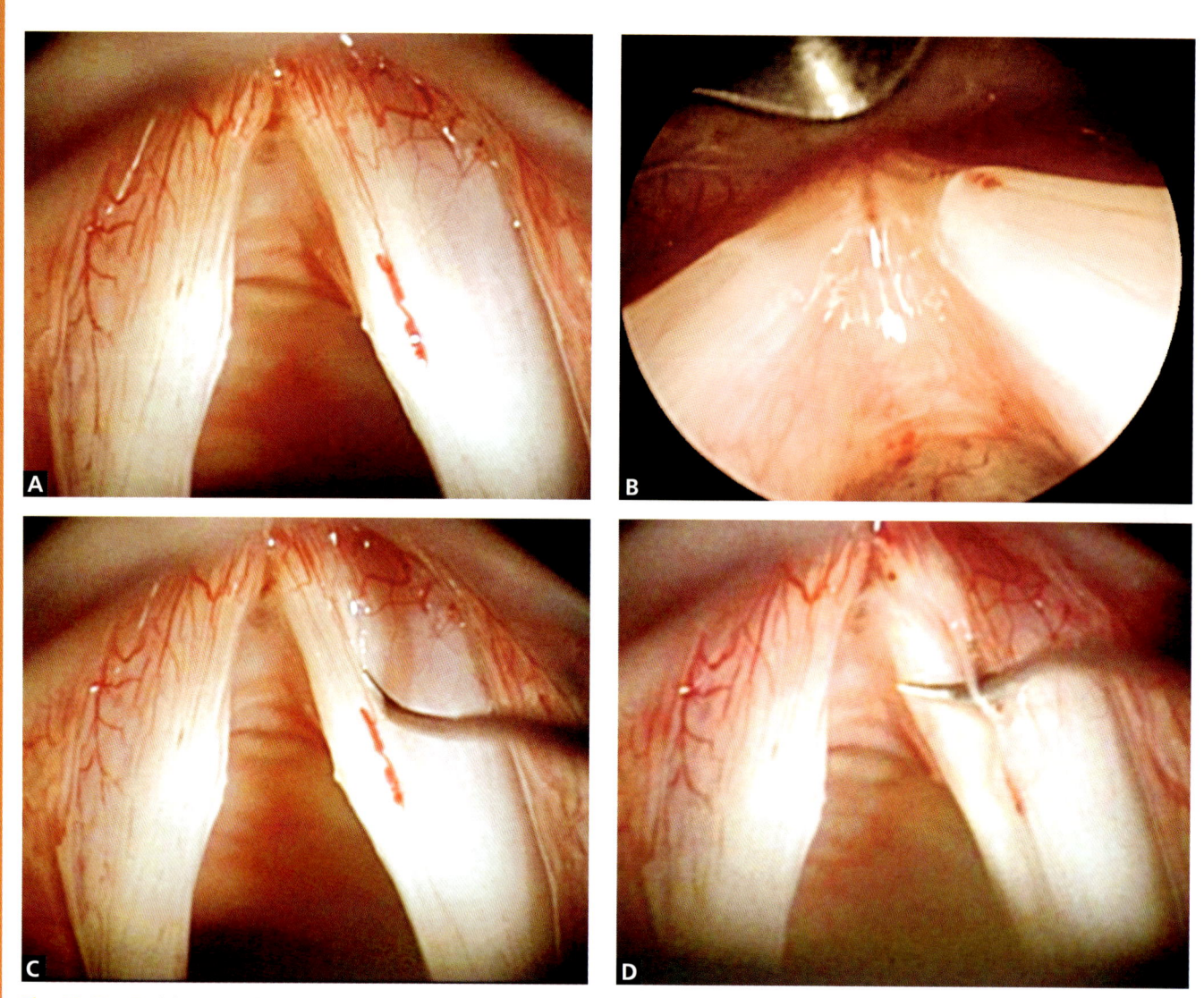

Fig. 16.4A a D: (A) Uma variz tortuosa e proeminente é observada na superfície superior da prega vocal. (B) Utilizando um endoscópio de 70° o vaso é observado sobrejacente a uma massa fibrosa. (C) A ponta de um bisturi vascular de Sataloff é utilizada para incisar o epitélio, imediatamente lateral ao vaso. (D) O bisturi é rodado em 90° e transfixado por meio do epitélio no lado medial do vaso. O vaso repousa sobre a face romba, não cortante do bisturi. Branqueamento do vaso pode ocorrer pela compressão da variz.

posteriormente (Fig. 16.4E). Branqueamento do vaso pode ocorrer.

Passo 6

Uma vez que o limite anormal do vaso é atingido, ele pode ser ressecado. Uma microtesoura é utilizada para seccionar o vaso nesta localização, posteriormente (Fig. 16.4F). A variz é delicadamente apreendida com uma pinça jacaré de Sataloff e delicadamente estabilizada medialmente com retração mínima. É, então, transseccionada com uma microtesoura curva. A técnica é então repetida no limite anterior da variz (Fig. 16.4G). Alternativamente, o limite anterior pode ser transseccionado primeiramente.

Passo 7

Qualquer sangramento oriundo da microvasculatura da prega vocal que nutra o epitélio seccionado ou a variz cessa espontaneamente ou é controlado posicionando-se um chumaço de algodão embebido em epinefrina no leito cirúrgico, aplicando-se uma pressão delicada. Alternativamente, um breve pulso de *laser* pode ser utilizado. Uma extubação profunda é realizada. Como a variz localiza-se na superfície superior da prega vocal, o paciente permanece em absoluto repouso vocal de 1 a 3 dias, para minimizar o trauma sobre o vaso seccionado enquanto seus cotos cicatrizam firmemente (Fig. 16.4H e I).

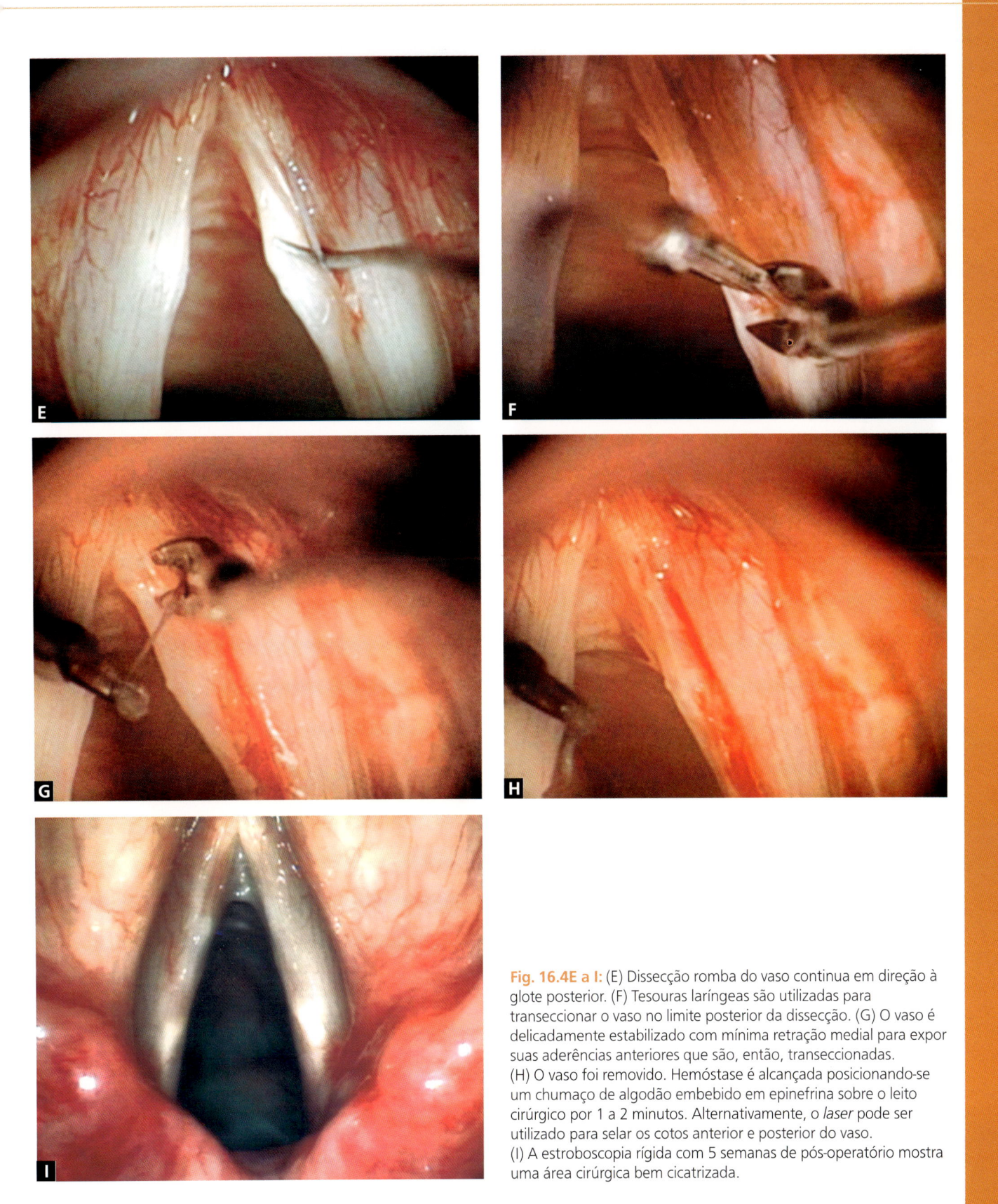

Varicosidades, vasos ectásicos e hemorragias das pregas vocais

Fig. 16.4E a I: (E) Dissecção romba do vaso continua em direção à glote posterior. (F) Tesouras laríngeas são utilizadas para transeccionar o vaso no limite posterior da dissecção. (G) O vaso é delicadamente estabilizado com mínima retração medial para expor suas aderências anteriores que são, então, transeccionadas.
(H) O vaso foi removido. Hemóstase é alcançada posicionando-se um chumaço de algodão embebido em epinefrina sobre o leito cirúrgico por 1 a 2 minutos. Alternativamente, o *laser* pode ser utilizado para selar os cotos anterior e posterior do vaso.
(I) A estroboscopia rígida com 5 semanas de pós-operatório mostra uma área cirúrgica bem cicatrizada.

REFERÊNCIAS

1. Hochman I, Sataloff RT, Hillman, *et al.* Ectasias and varices of the vocal fold: Clearing the striking zone. Ann Otol Rhinol Laryngol 1999; 108(1):10-16.
2. Baker DC Jr. Laryngeal problems in singers. Laryngoscope. 1962; 72:902-8.
3. Feder RJ. Varix of the vocal cord in the professional voice user. Otolaryngol Head Neck Surg 1983; 91:435-6.
4. Sataloff RT, Hawkshaw MJ. Vocal fold hemorrhage. In: Sataloff RT. Professional Voice: The Science and Art of Clinical Care, 3rd edition. San Diego, CA: Plural Publishing, Inc.; 2005. pp. 1291-308.

Capítulo 17

Edema de Reinke

Robert T. Sataloff ■ Farhad Chowdhury ■ Shruti Joglekar ■ Mary J. Hawkshaw

O edema de Reinke é caracterizado por fluido mucoide, gelatinoso na camada superficial da lâmina própria (espaço de Reinke), criando um aspecto tipicamente frouxo "orelha de elefante" polipoide na prega vocal (Figs. 17.1 a 17.5). Ele também é conhecido como degeneração polipoide, cordite polipoide e hipertrofia edematosa. Ele foi nomeado em homenagem a Reinke, que descreveu o compartimento hoje conhecido como a camada superficial da lâmina própria enquanto estudava edemas membranosos da laringe.[1] O espaço de Reinke é delimitado anteriormente pelo ligamento de Broyle, posteriormente pela cartilagem aritenoide e é superficial ao ligamento vocal. O edema de Reinke é geralmente observado em adultos. A condição é mais comum em mulheres do que em homens.[2] Foi associada a uma pressão subglótica aumentada em estudos aerodinâmicos de Zeitels et al.[3] Foi sugerido que pacientes com irritação mucosa e disfonia de tensão muscular são mais propensos a desenvolvê-lo, devido a uma distensão aerodinamicamente induzida, sem oposição da lâmina própria e do epitélio sobrejacente. Embora uma etiologia específica não tenha sido ainda provada, a condição é quase sempre associada a tabagismo,[4] abuso vocal[5] e/ou outros distúrbios metabólicos, como o hipotireoidismo. O edema de Reinke é incomum em cantores profissionais clássicos, mas é visto com mais frequência entre cantores pop, locutores esportivos e radialistas, advogados e vendedores. A condição é geralmente bilateral, envolve toda a prega vocal membranosa e pode ser assimétrica. A vibração é afetada bilateralmente. A massa da cobertura encontra-se aumentada, mas a rigidez é reduzida. Ele causa uma voz grave, áspera e rouca. O edema de Reinke unilateral demanda especial atenção. O laringologista deve sempre procurar por uma causa subjacente. Esta condição não foi ainda bem estudada, mas deveria ser. O autor (RTS) tem observado malignidades que se apresentam como edema de Reinke unilateral. Mais comumente, ele ocorre secundariamente a outras patologias das pregas vocais. Em alguns casos, a patologia é óbvia, como no caso de uma lesão contralateral, causando edema na camada superficial da lâmina própria induzido por contato com a prega vocal. Entretanto, mais comumente ainda, a patologia é mais sutil. Na experiência do autor (RTS), o edema de Reinke unilateral é usualmente devido a paresias vocais, frequentemente envolvendo o nervo laríngeo superior. A paresia pode ser do lado ipsi ou contralateral. Koufman realizou observações similares (Jamie A. Kaufman, MD, Personal Communication, 2000) e denominou a condição edema de reinke compensatório localizado, que se desenvolve em resposta à uma paresia, um "nódulo de paresia".

Se o edema de Reinke não se resolve após a descontinuação do tabagismo e da remoção de todos os irritantes (incluindo o abuso vocal), ele pode ser tratado cirurgicamente. Cuidado extremo deve ser tomado, para se estar certo de que o paciente quer sua qualidade de voz restaurada aos níveis normais. O edema de Reinke é frequentemente encontrado entre locutores esportivos, mulheres de negócios, advogadas de tribunal e outros que podem apreciar a qualidade vocal grave masculina associada a esta patologia. Quando é esse o caso e o aspecto das pregas vocais não sugere malignidade, um *follow-up* estrito, ao invés da cirurgia, é razoável.

Quando realiza-se uma cirurgia para o edema de Reinke, na opinião do autor (RTS), somente uma prega vocal deve ser operada de cada vez, embora tal prática permaneça controversa. A prega vocal pode ser incisada ao longo da sua superfície superior e o material edematoso removido por aspiração suave (Fig. 17.6). A mucosa redundante pode ser aparada e deve ser reaproximada. Cuidado deve ser tomado para se evitar ressecção exagerada da mucosa. A segunda prega vocal deve ser tratada de forma similar, após a cicatrização da primeira. Entretanto, a melhora vocal que se segue após a evacuação unilateral do edema de Reinke é, com frequência, surpreendentemente boa, e os pacientes preferem deixar a outra prega intocada. Adicionalmente, há uma razão mais importante para a cirurgia do edema de Reinke ser estagiada. Ocasionalmente, o tratamento cirúrgico dessa condição resulta em uma prega vocal rígida, por vezes adinâmica, embora tal complicação devesse teoricamente ser rara com a técnica adotada. Caso ocorra em um lado e ainda haja edema de

Seção 2 — Lesões estruturais benignas

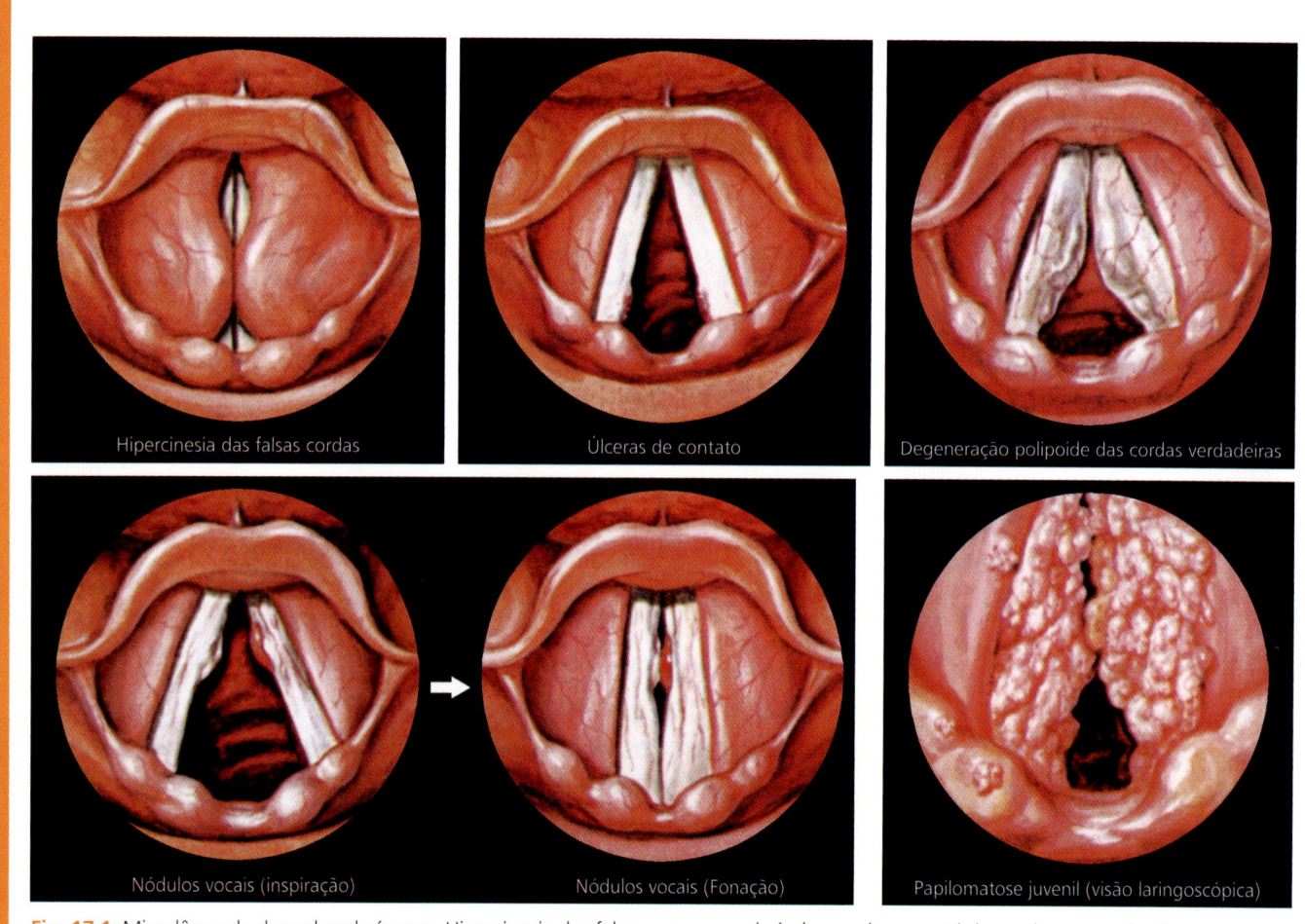

Fig. 17.1: Miscelânea de desordens laríngeas. Hipercinesia das falsas pregas vocais é observada nos estágios mais severos de abuso hiperfuncional da voz, a fonação podendo ocorrer primariamente por meio das falsas pregas vocais. Essa condição é conhecida como *dysphonia plica ventricularis*. Úlceras de contato ocorrem na porção posterior das pregas vocais, geralmente na porção cartilaginosa. Nódulos de pregas vocais são massas lisas e razoavelmente simétricas situadas na junção dos terços anterior e médio das pregas vocais. Embora a figura clássica de Netter esteja rotulada como "nódulos vocais", a massa à direita aparenta ser hemorrágica na origem. Pode-se tratar de um cisto ou hematoma fibrótico gerado a partir da hemorragia de um dos vasos proeminentes da superfície superior. A massa à esquerda apresenta o típico aspecto de um nódulo vocal reativo. A imagem dos nódulos vocais durante a fonação mostra a falha no fechamento glótico anterior e posteriormente às massas. Tal fato é o responsável pela soprosidade percebida em vozes de pacientes com nódulos. Uma degeneração polipoide, o edema de Reinke apresenta um típico aspecto flexível, em "orelha de elefante". A papilomatose juvenil é uma doença viral. Esta doença e o seu tratamento, frequentemente, resultam em perturbação definitiva da voz (De The larynx. In: Clinical Symposia. Summit, NJ: CIBA Pharmaceutical Company; 1964;16(3): Plate VIII. Copyright 1964 Icon Learning Systems, LLC, a subsidiary of MediMedia USA, Inc. Reimpressa com permissão de ICON Learning Systems, LLC, ilustrada por Frank Netter, MD, All rights reserved). Reproduzida de *Sataloff RT. Professional Voice:The Science and Art of Clinical Care, 3rd edition.* San Diego, CA: Plural Publishing, Inc.; 2005: Fig. 85.1, com permissão.

Reinke no outro lado, o lado polipoide usualmente compensa. A qualidade vocal é geralmente satisfatória e (mais importante) a fonação não é forçada. Se a rigidez ocorrer bilateralmente, a voz não é só rouca, mas também requer altas pressões fonatórias. Os pacientes ficam descontentes não somente com a qualidade vocal, mas especialmente com a fadiga que acompanha o aumento do esforço requerido para iniciar e sustentar a fonação. Nessas circunstâncias, eles frequentemente acham que estão piores do que estavam antes de tratar o edema de Reinke. Se a cirurgia for estagiada, de forma que a cicatrização possa ser observada em uma prega vocal antes da cirurgia ser realizada na segunda prega vocal, essa situação pode ser evitada em quase todos os casos.

TÉCNICAS CIRÚRGICAS (Fig. 17.7A A G)

Passo 1

A anestesia geral é administrada através de um tubo orotraqueal e a exposição da laringe é obtida com a microlaringoscopia de suspensão (Fig. 17.7B). Preferimos um tubo

Edema de Reinke

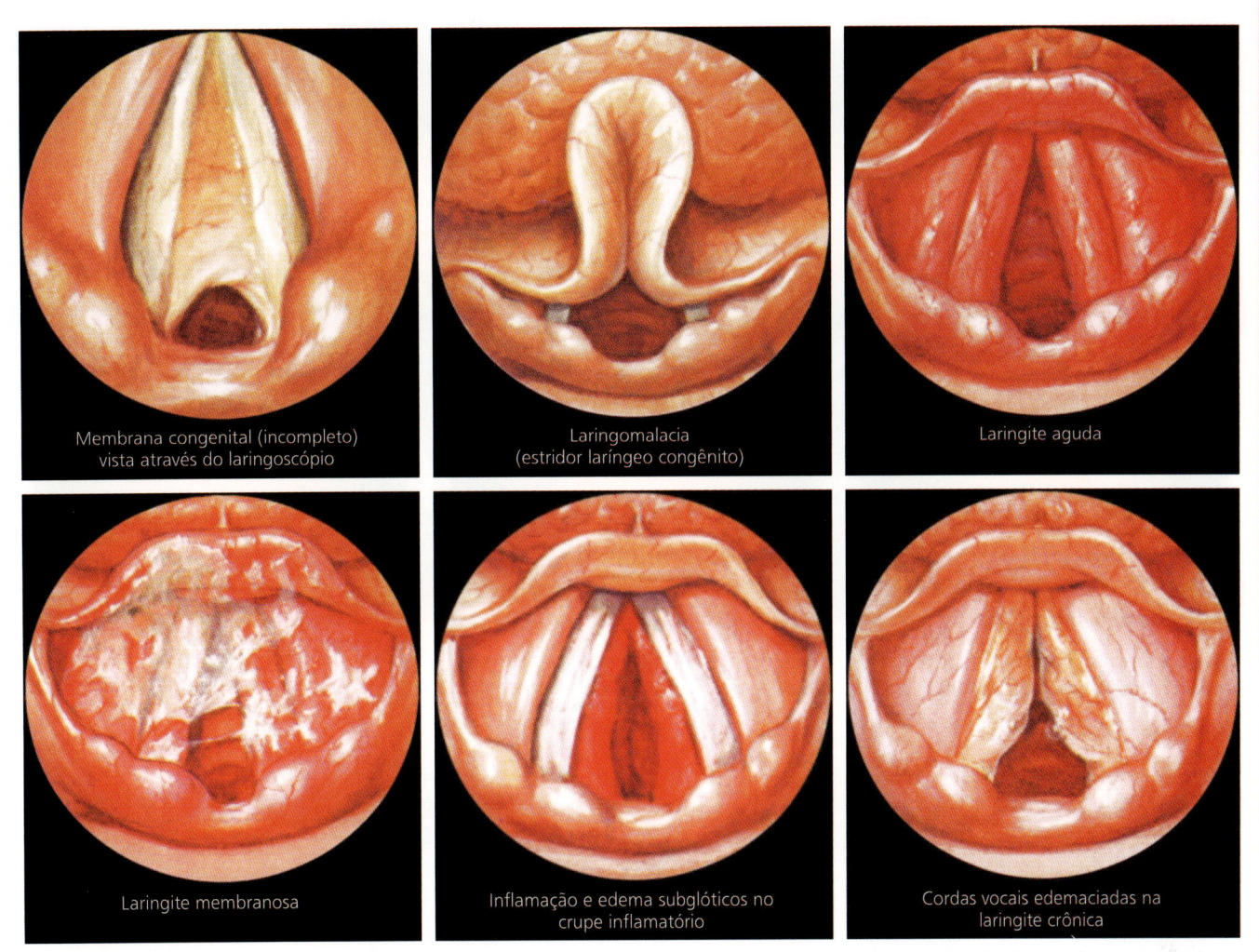

Fig. 17.2: Doenças congênitas e inflamatórias. O eritema, edema e congestão vascular ilustrados no caso de laringite aguda são típicos de uma infecção moderada a severa. Com as pregas vocais inflamadas, uma *performance* poderia ser justificada somente nas circunstâncias mais extraordinárias. A inflamação subglótica ilustrada de um caso de crupe é similar àquelas observadas em adultos com infecções respiratórias severas, que são de difícil controle em um curto período de tempo, embora em artistas adultos um menor grau de inflamação, edema e comprometimento da via aérea esteja geralmente presente. As pregas vocais edemaciadas observadas na laringite crônica possuem coleções de fluidos no espaço de Reinke. Pregas vocais com esse aspecto podem ser diagnosticadas como pregas vocais eritematosas, edema de Reinke, cordite polipoide ou degeneração polipoide. Em alguns casos, o edema regride quando o fator irritante crônico é removido. A membrana congênita ilustrada é extensa. Membranas menores podem ocorrer congenitamente ou como resultado de trauma (cirúrgico, inclusive). A ilustração de laringomalacia mostra uma epiglote em forma de ômega. Este formato é comum em laringes normais antes da puberdade e pode persistir em alguns adultos, dificultando a visualização. A laringite membranosa é incomum e severa, obrigando o cancelamento de *performance*s previamente assumidas. (De The larynx. In: Clinical Symposia. Summit, NJ: CIBA Pharmaceutical Company; 1964;16(3): Plate VI. Copyright 1964 Icon Learning Systems, LLC, a subsidiary of MediMedia USA, Inc. Reimpressa com permissão de ICON Learning Systems, LLC, ilustrada por Frank Netter, MD, All rights reserved). Reproduzida de *Sataloff RT. Professional Voice: The Science and Art of Clinical Care*, 3rd edition. San Diego, CA: Plural Publishing, Inc.; 2005: Fig. 85.28, com permissão

de 5,0 e evitamos tubos maiores em praticamente todos os casos. Nós também frequentemente usamos a ventilação Jet para lesões posteriores, mas isso não representa nenhuma vantagem significativa para a maioria dos pacientes com edema de Reinke.

Passo 2

Utilizando um bisturi reto de Sataloff, uma incisão é realizada na superfície superolateral da prega vocal (Fig. 17.7C). A incisão deve ser larga o suficiente para permitir a inserção de uma ponta de aspiração francesa 5- ou 7- (Fig. 17.7D).

Passo 3

Uma ponta de aspiração francesa 5- ou 7- é posicionada dentro da incisão para a evacuação do material polipoide do espaço de Reinke. Com frequência, o material é de consistência gelatinosa, espessa, não facilmente removível pela

Seção 2 — Lesões estruturais benignas

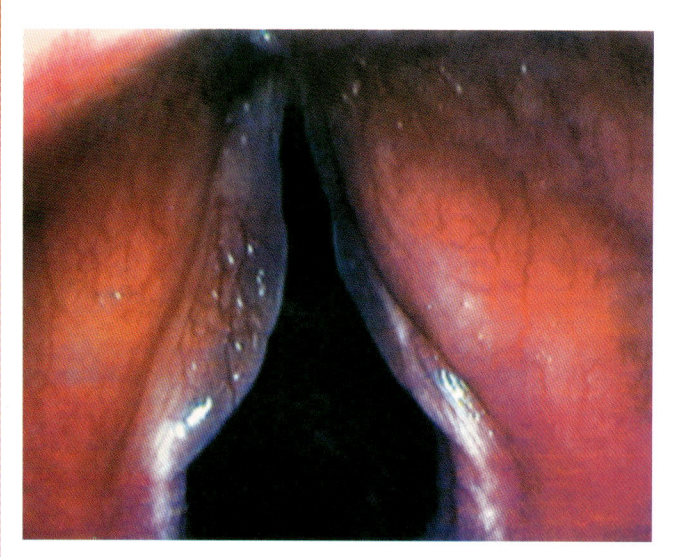

Fig. 17.3: Típico aspecto do edema de Reinke, pior à direita do que à esquerda. A hipervascularização observada na superfície superior da prega vocal direita é rotineiramente associada ao edema de Reinke crônico. O paciente era tabagista e apresentava disfonia de tensão muscular. Reproduzida de *Sataloff RT. Professional Voice: The Science and Art of Clinical Care*, 3rd edition. San Diego, CA: Plural Publishing, Inc.; 2005: Fig. 85.29, com permissão.

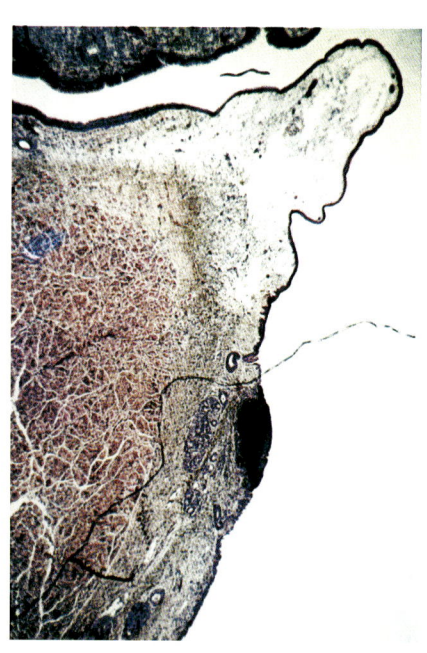

Fig. 17.5: Típico aspecto do edema de Reinke. Observa-se edema na camada superficial da lâmina própria. Notem que a lesão não mostra degeneração, hipertrofia ou inflamação. (Cortesia de Minoru Hirano, M.D.) Reproduzida de *Sataloff RT. Professional Voice: The Science and Art of Clinical Care*, 3rd edition. San Diego, CA: Plural Publishing, Inc.; 2005: Fig. 85.31, com permissão.

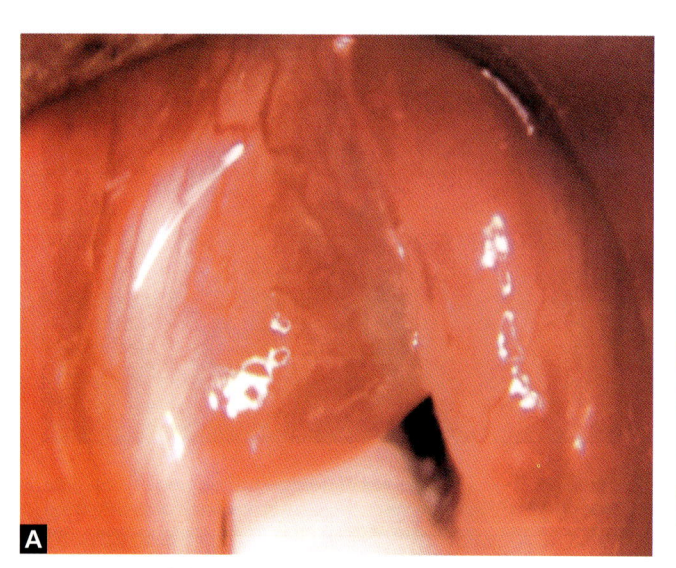

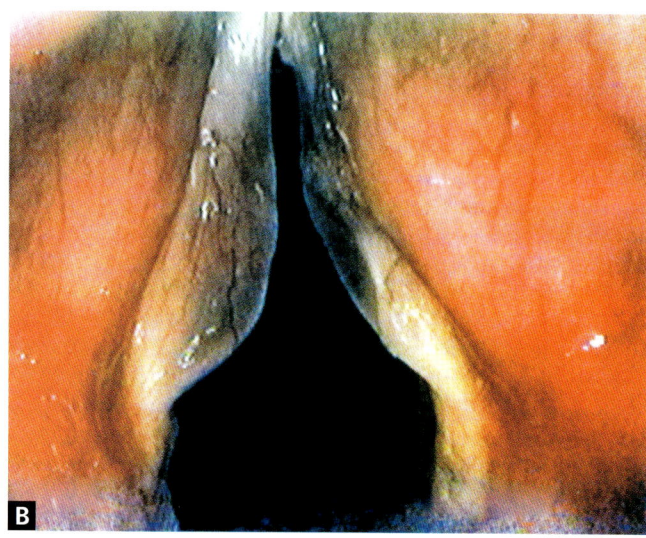

Fig. 17.4A e B: (A) O edema de Reinke pode, em algumas ocasiões, ser suficientemente severo para causar não só disfonia, como também estridor e ocasionalmente obstrução da via aérea. Surpreendentemente, o paciente cujas pregas vocais estão representadas apresentava uma voz grave, masculina (trata-se de uma mulher), mas negava dificuldades de vias aéreas. (B) Este *videoprint* mostra um edema de Reinke bilateral típico. Essa condição é mais frequentemente observada em fumantes, mas também é associada a refluxo, abuso vocal e, algumas vezes, hipotireoidismo. Reproduzida de *Sataloff RT. Professional Voice: The Science and Art of Clinical Care*, 3rd edition. San Diego, CA: Plural Publishing, Inc.; 2005: Fig. 85.30, com permissão.

Edema de Reinke

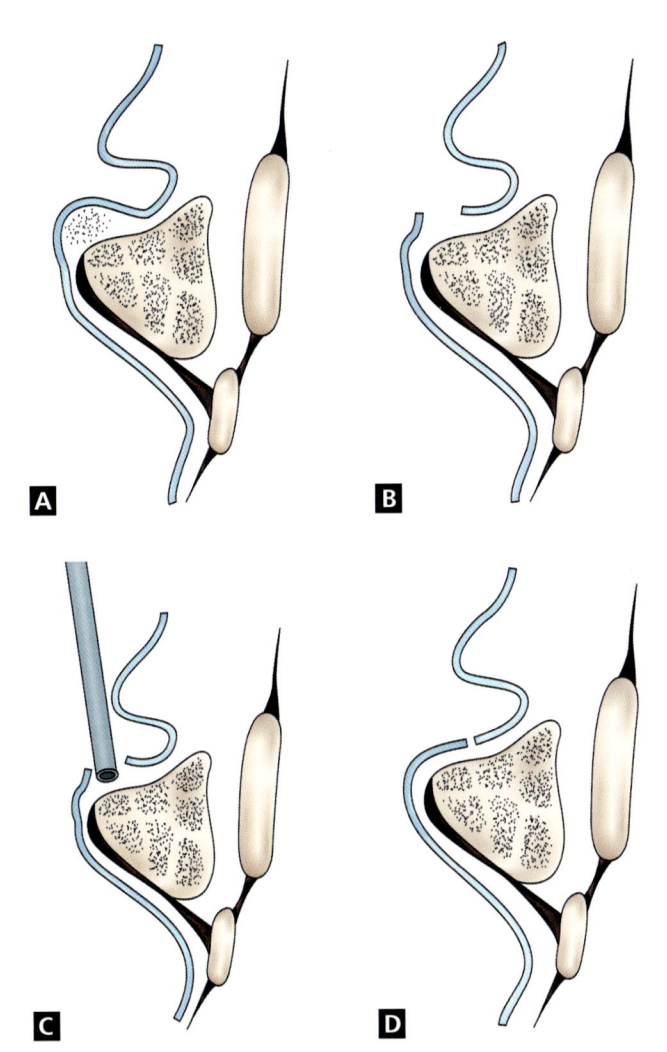

Fig. 17.6A a D: (A) Prega vocal abaulada mostrando edema de Reinke (pontilhado) na camada superficial da lâmina própria. (B) Uma incisão na superfície superior se abre facilmente no espaço de Reinke. (C) Utilizando uma delicada agulha de sucção, o fluido do edema é aspirado. (D) As bordas da mucosa são reaproximadas, aparando-se mucosa redundante, caso necessário.

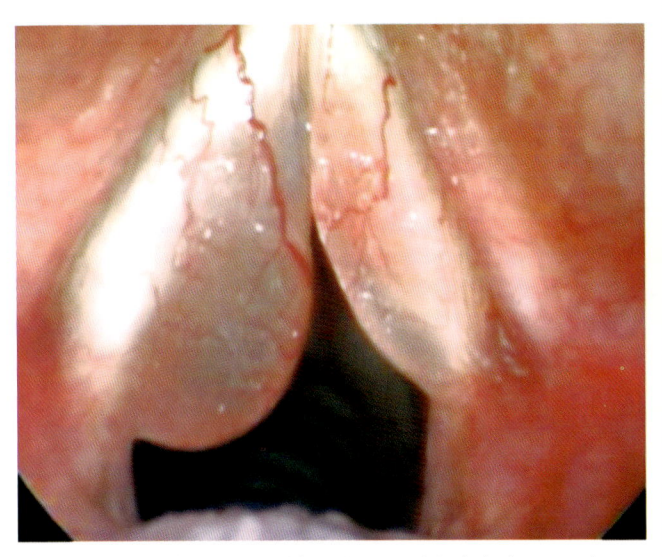

Fig. 17.7A: Estroboscopia rígida pré-operatória da laringe revela um edema de Reinke bilateral. Isso é comumente chamado cordite polipoide, embora não se trate de uma lesão inflamatória; e o termo preferido é edema de Reinke. O edema localiza-se na camada superficial da lâmina própria ou espaço de Reinke.

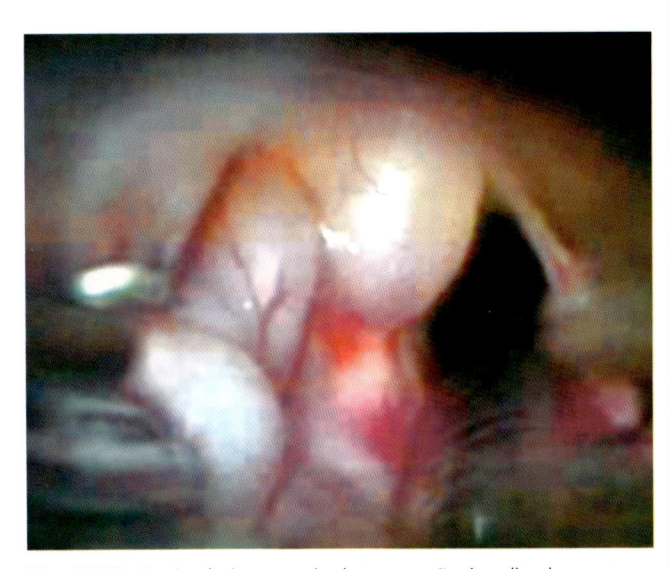

Fig. 17.7B: A microlaringoscopia de suspensão é realizada e a laringe é visualizada.

sucção. Um cotonoide pode ser pinçado com pinças jacaré Sataloff, Bouchayer ou Beninger e utilizado para se aplicar uma delicada e contínua pressão direcionada lateralmente sobre a superfície medial da prega vocal (Fig. 17.7E). Tal ato pode permitir a passagem do material através da incisão. Às vezes, pode ser necessário utilizar uma pinça saca-bocado para apreender e remover material polipoide (Fig. 17.7F).

Passo 4

A evacuação do material polipoide do espaço de Reinke restaura a patência da via aérea glótica (Fig. 17.7G). Se necessário, o epitélio redundante é ressecado da margem vibratória. É da preferência do autor (RTS) realizar somente a cirurgia unilateral. O lado com maior quantidade de edema é geralmente operado primeiro. O segundo lado poderá ser submetido à cirurgia em um estágio posterior, se o paciente ainda estiver sintomático e se não houver rigidez significativa derivada da primeira ressecção. Uma extubação profunda é realizada e o paciente permanece por um curto período em repouso vocal, geralmente por 3 dias.

Seção 2 — Lesões estruturais benignas

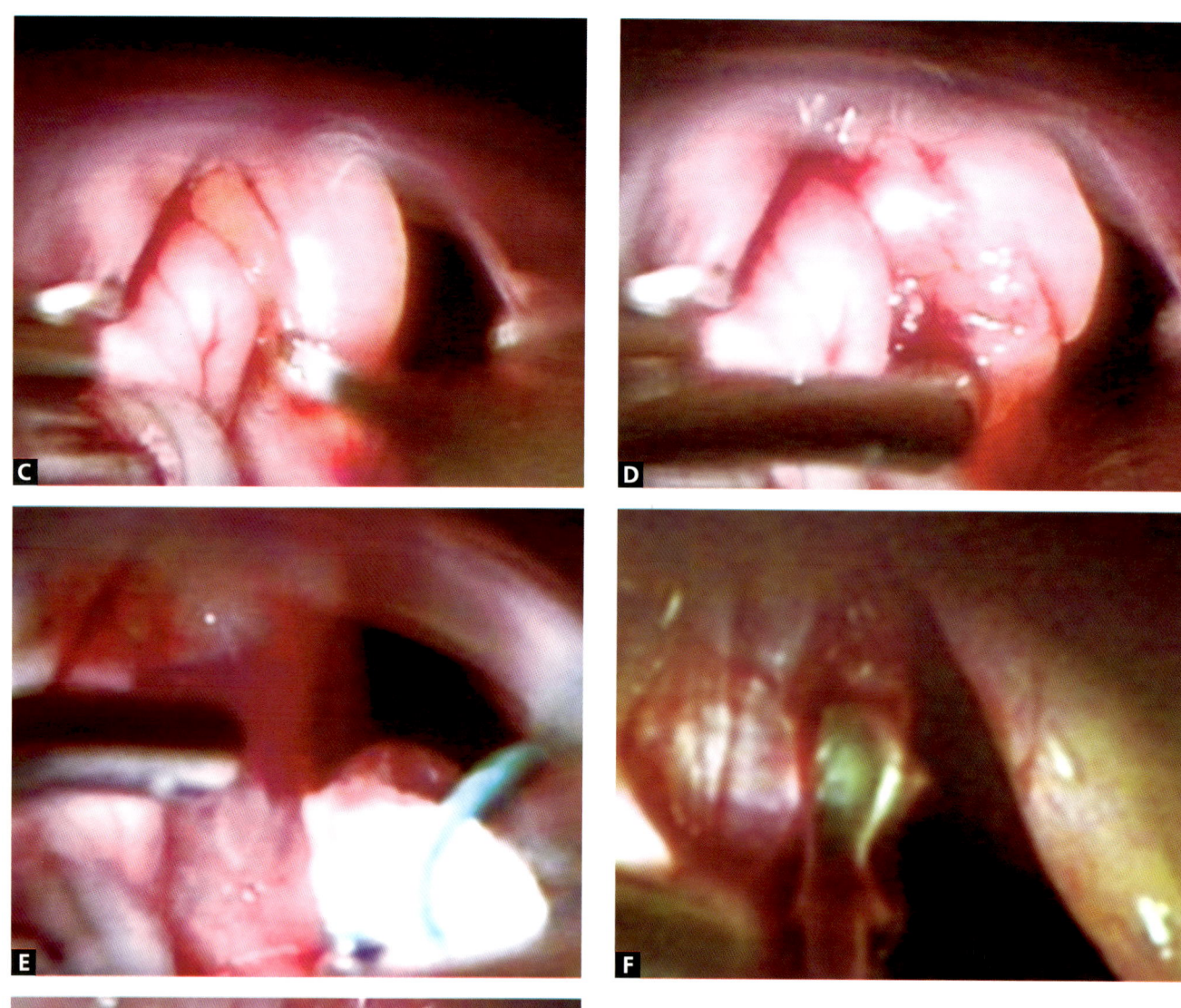

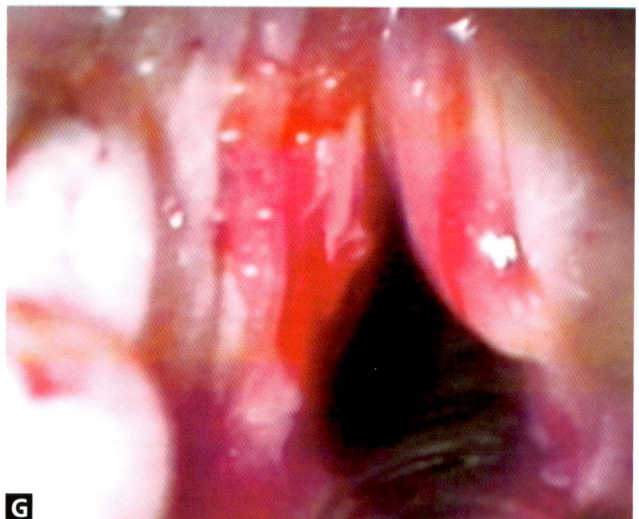

Fig. 17.7C a G: (C) Uma incisão é realizada utilizando um bisturi reto de Sataloff na superfície superior lateral da prega vocal. A incisão vai do epitélio até a lâmina própria superficial, sem atingir o ligamento vocal mais profundamente. (D) Uma ponta de aspiração francesa 5- ou 7- é posicionada através da incisão e o conteúdo do espaço de Reinke é evacuado. Entretanto, por vezes o material polipoide apresenta consistência espessa, gelatinosa e não é facilmente removido pela sucção. (E) O material gelatinoso que preenche o espaço de Reinke pode ser "espremido" através da incisão, aplicando-se uma pressão firme, mas delicada, na prega vocal, com um cotonoide montado em uma pinça jacaré de Sataloff. (F) Com frequência, a consistência espessa do material edematoso na lâmina própria superficial pode requerer o uso de micropinças saca-bocado para sua remoção. (G) Uma significativa patência glótica é obtida, uma vez que a coleção edematosa tenha sido removida do espaço de Reinke. Uma quantidade mínima, eventualmente nenhuma, de epitélio deve ser removida da superfície superior.

REFERÊNCIAS

1. Reinke F. Uber die funktionelle Struktur der menschlichen Stimmlippe mit besonderer berucksichtigung des elastischen Gewebes [About the functional structure of the human vocal cord with special reference to the elastic tissue]. Anat Hefte 1897;9:103-17.
2. Fritzell B, Hertegard S. A retrospective study of treatment of vocal fold edema: A preliminary report. In: Kirchner JA, (Ed): Vocal Fold Histopathology: A Symposium. San Diego, CA: College-Hill Press; 1986. pp. 57-64.
3. Zeitels SM, Hillman RE, Bunting GW *et al*. Reinke's edema: phonatory mechanisms and management strategies. Ann Otol Rhinol Laryngol 1997;106:533-43.
4. Myerson MC. Smoker's larynx. A clinical pathological entity. Ann Otol Rhinol Laryngol 1940;31:925-9.
5. Putney FJ, Clerf LH. Treatment of chronic hypertrophic laryngitis. Arch Otolaryngol 1940;31:925-9.

Capítulo 18
Granulomas e úlceras dos processos vocais

Robert T. Sataloff ■ Farhad Chowdhury ■ Shruti Joglekar ■ Mary J. Hawkshaw

Granulomas geralmente ocorrem na porção posterior das pregas vocais, frequentemente na ou acima da porção cartilaginosa (Figs. 18.1 a 18.8). Os granulomas podem ser unilaterais. Eles ocorrem comumente na superfície medial da mucosa que recobre as cartilagens aritenoides. Avaliações histopatológicas revelam fibroblastos, fibras colágenas, proliferação capilar, leucócitos e, algumas vezes, ulcerações. Portanto, trata-se, na verdade, tecido inflamatório crônico, e não granulomas verdadeiros, como aqueles observados na tuberculose ou na sarcoidose. Granulomas e úlceras na região dos processos vocais têm sido tradicionalmente associados ao trauma, especialmente por intubação. Entretanto, são vistos em profissionais da voz jovens e aparentemente sadios com nenhuma história de intubação ou trauma laríngeo prévios. Ensinamentos anteriores sustentavam que a lesão deveria ser tratada cirurgicamente, mas que a recorrência era alta. De fato, a vasta maioria dos granulomas e ulcerações (provavelmente mesmo aqueles causados por intubações) são agravados ou causados por refluxo ácido, sendo que abuso e mau uso da voz estão comumente associados. Ylitalo publicou uma extensa revisão sobre granulomas, incluindo sua relação com o refluxo.[1] Em nossa experiência, quando o refluxo é controlado e a fonoterapia é iniciada, as lesões geralmente regridem em algumas semanas. Se não regredirem, devem ser removidas para biópsia, visando outras causas possíveis. Tão logo se obtenha uma boa amostra, o *laser* pode ser utilizado nessa cirurgia. Entretanto, o autor (RTS) geralmente utiliza instrumentos frios, para evitar a queimadura de terceiro grau causada pelo *laser* no tratamento dessa condição.

Ocasionalmente, alguns pacientes apresentam granulomas múltiplos recorrentes, que podem persistir mesmo após um excelente controle do refluxo (incluindo fundoplicatura) e tratamento cirúrgico, incluindo injeções de esteroides na base dos granulomas e fonoterapia. Causas médicas distintas de refluxo e disfonia de tensão muscular devem ser afastadas, particularmente doenças granulomatosas, incluindo sarcoidose e tuberculose. Quando for estabelecido que as lesões recorrentes são típicos granulomas ocorrendo na ausência de refluxo faringolaríngeo, a causa é quase sempre trauma fonatório. Quando a fonoterapia for insuficiente para permitir a cicatrização adequada, alguns desses pacientes incomuns e difíceis podem ter seu problema resolvido por meio de tenotomia química utilizando toxina botulínica. Embora a maioria dos outros laringologistas tenham injetado a toxina botulínica no músculo tireoaritenóideo (TA), este autor trata o músculo cricoaritenóideo lateral (CAL) na maioria dos casos. Se pacientes com granulomas múltiplos recorrentes forem observados cuidadosamente, por intermédio de uma análise quadro a quadro das imagens videolaringoestroboscópicas, ou utilizando vídeos de alta velocidade, muitos farão o contato inicial durante a adução próximo ao ponto do processo vocal, fechando ligeiramente depois o resto da glote, como discutido adiante. Enfraquecer o CAL com a toxina botulínica previne este intenso ponto de contato e permite a resolução dos granulomas.

Antes da excisão cirúrgica, fatores causais e contributivos devem ser avaliados. O refluxo deve ser tratado e a fonoterapia instituída. Se as lesões não desaparecerem em algumas semanas, a excisão deve ser considerada. O *laser* pode ser útil na remoção dessas lesões porque elas geralmente não se localizam na margem vibratória. Portanto, cicatrizes não são propensas a causar rouquidão. Eles são geralmente friáveis e a excisão com *laser* ajuda a reduzir o sangramento. Entretanto, embora os *lasers* sejam eficazes em controlar hemorragias em cirurgias de granulomas de pregas vocais, deve ser lembrado que estamos tratando de uma área não cicatrizante. Como em outras lesões térmicas, as queimaduras por *laser* causam uma substancial lesão tecidual. Qualquer cirurgião que tenha acidentalmente atingido seu dedo com um feixe de *laser*, sabe que o efeito é mais traumático do que um corte do mesmo tamanho realizado com um bisturi. Consequentemente, para minimizar o trauma tecidual e promover a cicatrização, este autor prefere restringir ou evitar o uso do *laser* na base dessas lesões. O pericôndrio subjacente não deve ser traumatizado. Em todos os casos, amostras generosas devem ser removidas para biópsia, visando afastar carcinomas, tumores de células granulares e outras etiologias possíveis.

Granulomas e úlceras dos processos vocais

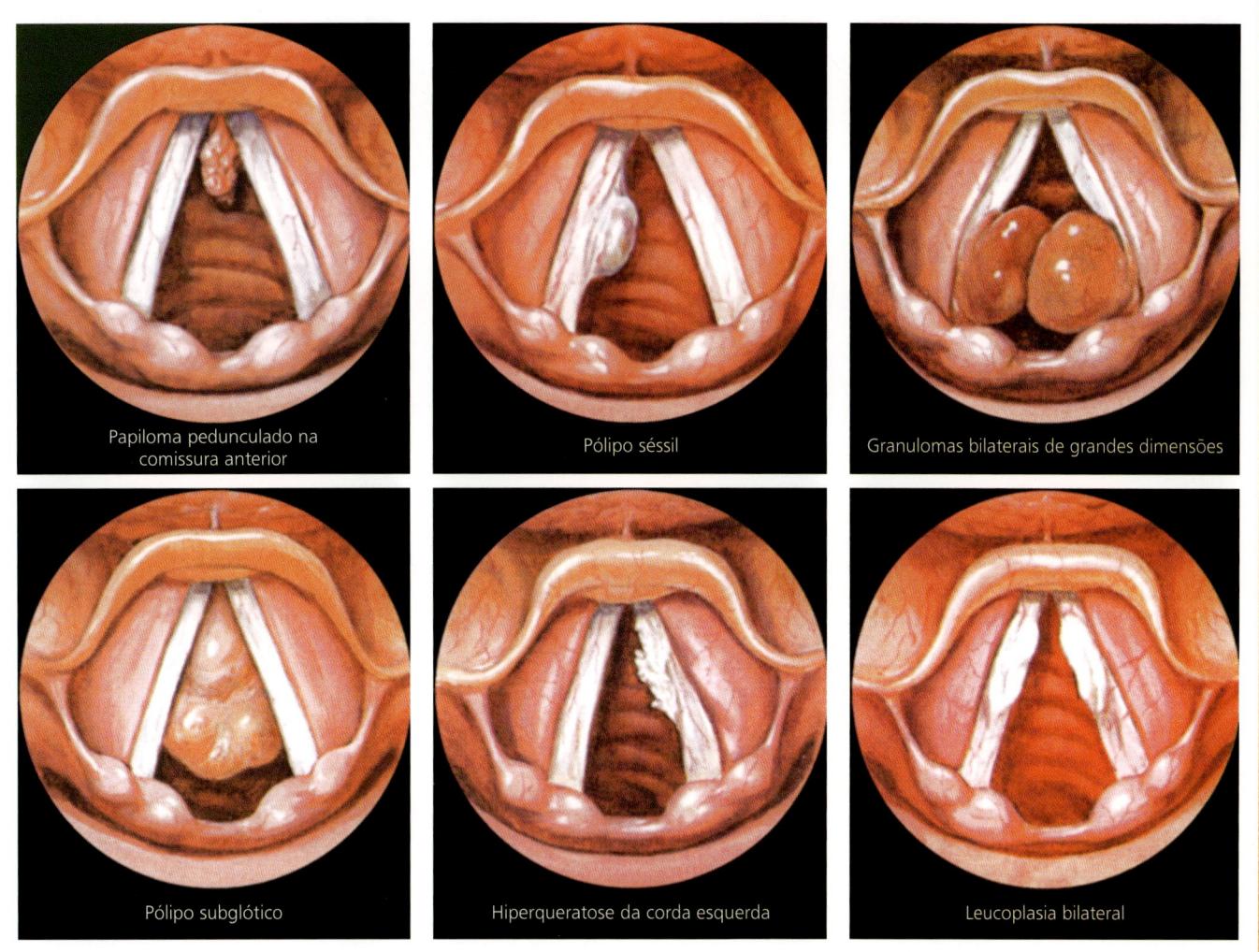

Fig. 18.1: Miscelânea de doenças da laringe. Um papiloma isolado, como o ilustrado no topo à esquerda, geralmente possui implicações menores que a papilomatose ilustrada na Figura 17.1. De qualquer modo, a remoção cuidadosa com *laser* é apropriada. O pólipo séssil de base larga ilustrado apresenta típica vascularização proeminente em sua base e ao longo da superfície superior da prega vocal. Os granulomas de contato ilustrados são consideravelmente maiores que os ilustrados na Figura 17.1. Mesmo granulomas dessas dimensões regridem com terapia antirrefluxo e esteroides em doses baixas, embora com maior frequência a remoção seja requerida. Lesões subglóticas, como o pólipo ilustrado, geralmente podem ser seguramente removidas sem efeitos adversos para a voz. Lesões potencialmente malignas ou pré-malignas são discutidas em outras seções deste livro. (De the larynx. In: Clinical Symposia. Summit, NJ: CIBA Pharmaceutical Company; 1964;16(3): Plate IX. Copyright 1964 Icon Learning Systems, LLC, a subsidiary of MediMedia USA, Inc. Reimpressa com permissão de ICON Learning Systems, LLC, ilustrada por Frank Netter, MD, All rights reserved). Reproduzida de *Sataloff RT. Professional Voice: The Science and Art of Clinical Care*, 3rd edition. San Diego, CA: Plural Publishing, Inc.; 2005: Fig. 85.20, com permissão.

Em pacientes com granulomas recorrentes, a injeção de toxina botulínica pode ser considerada. Ela pode ser realizada em consultório ou durante a ressecção cirúrgica do granuloma em ambiente cirúrgico. Em geral, somente é necessária uma pequena quantidade de toxina botulínica, sendo melhor utilizá-la no músculo cricoaritenóideo lateral (CAL) para granulomas recorrentes próximos ao processo vocal. Nesses pacientes, aparentemente existe uma atividade dominante do CAL durante o processo da adução, causando um ponto de contato próximo à ponta do processo vocal em vez do contato mais abrangente que resulta de desequilíbrio de atividades entre os músculos cricoaritenóideo lateral e interaritenóideos, como notado inicialmente por Zeitels (Steven Zeitels, MD, comunicação pessoal, 1997) e confirmado pela experiência deste autor (RTS). Usualmente, ambos os músculos CAL são injetados com apenas 2,5 unidades-camundongo (mouse units) de Botox (Allergan, Irvine, CA) ou o equivalente, como discutido em outras fontes.[2]

TÉCNICAS CIRÚRGICAS

Passo 1

A intubação orotraqueal é seguida pela microlaringoscopia de suspensão para exposição da laringe (Fig. 18.9D). Caso seja utilizada intubação endotraqueal, ela é realizada roti-

Seção 2
Lesões estruturais benignas

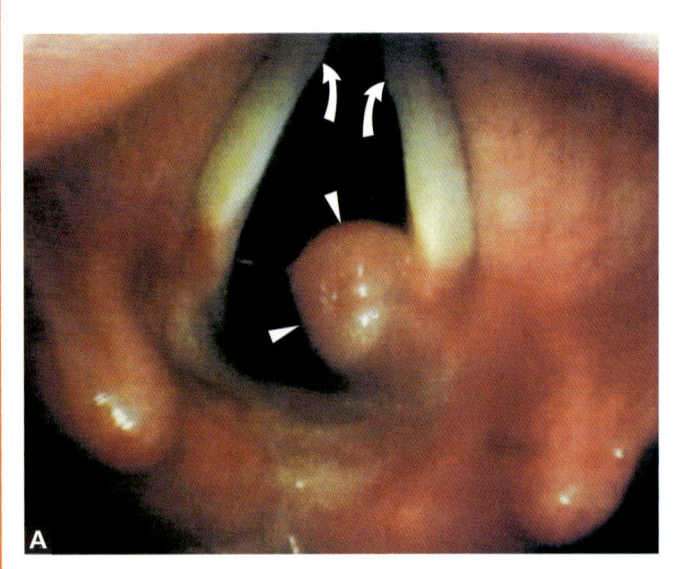

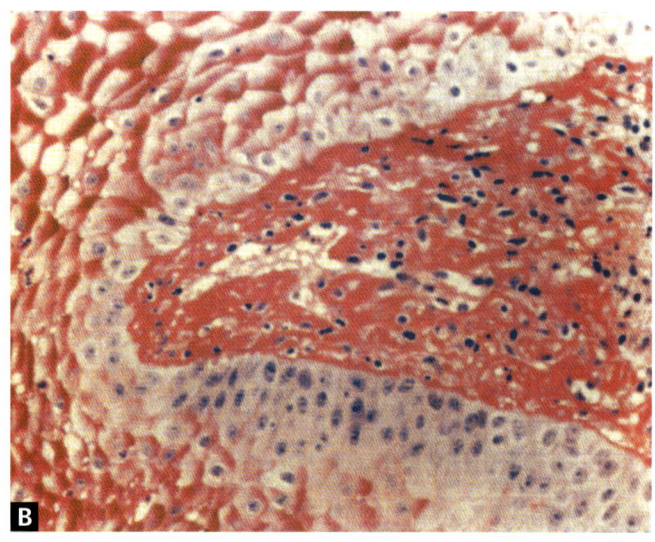

Fig. 18.2A e B: (A) Este *videoprint* mostra um grande granuloma no processo vocal direito *(pontas de seta)*, espessamentos pré-nodulares bilaterais *(setas curvas)* e um marcante eritema difuso de ambas as regiões, consistente com laringite por refluxo gastroesofagiano (De ENT J, 1994;73[7], com permissão). (B) Típico aspecto de um granuloma laríngeo composto primariamente por fibroblastos, proliferação capilar, fibras colágenas e leucócitos. Uma cobertura epitelial pode ou não estar presente. Reproduzida de *Sataloff RT. Professional Voice: The Science and Art of Clinical Care, 3rd edition. San Diego, CA: Plural Publishing, Inc.; 2005: Fig. 85.21, com permissão.*

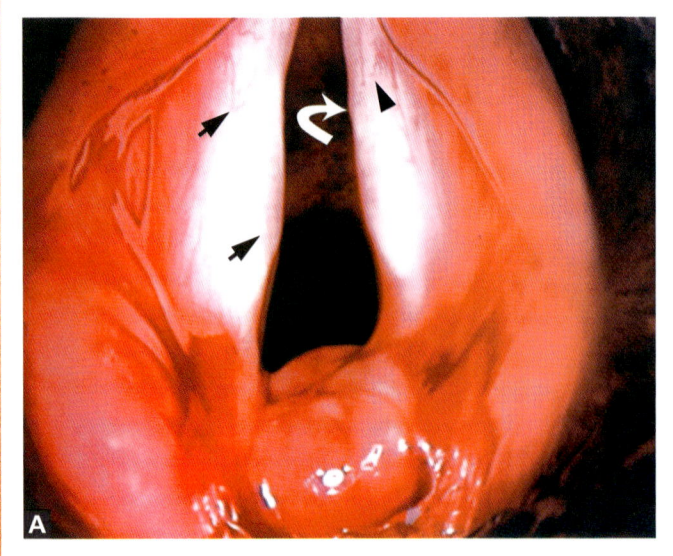

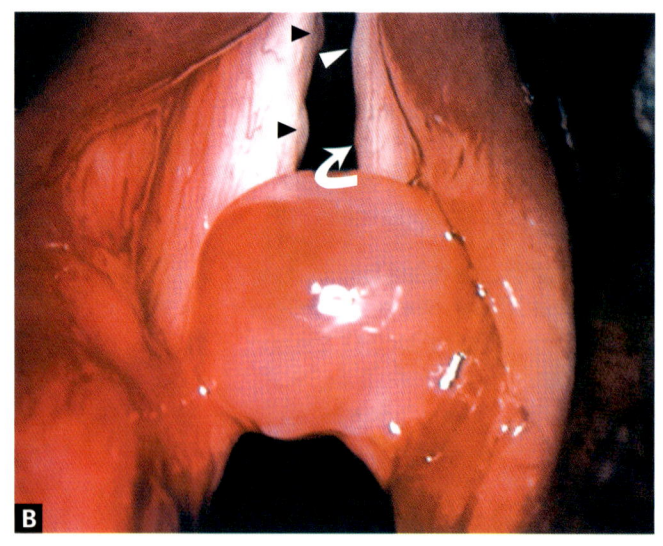

Fig. 18.3A e B: (A) Durante uma suave inspiração, um grande granuloma piogênico à direita preenche a glote posterior *(seta branca)* deste executivo de 42 anos de idade. A massa é fundamentada em uma haste ligada à base do processo vocal direito. Observam-se varicosidades nas superfícies superiores de ambas as pregas vocais *(setas pretas)*, incluindo um vaso que cruza em direção à margem vibratória para o interior de um pequeno cisto *(seta branca curva)*, à direita. (B) Na expiração, o pequeno cisto *(seta branca curva)* e seus vasos associados são mais facilmente visualizados. Há também espessamentos de contato, mais anteriormente, à direita *(ponta de seta branca)* e dois cistos na prega vocal esquerda *(pontas de seta pretas)*. Durante a exalação, o grande granuloma piogênico é deslocado superiormente, para fora da glote posterior. O eritema severo da porção posterior da laringe é em virtude do refluxo. O granuloma piogênico e os cistos foram excisados. O granuloma recorreu, apesar da fonoterapia e do controle do refluxo. Toxina botulínica foi injetada na reoperação e não houve recorrências nos 14 anos subsequentes. Reproduzida de *Sataloff RT. Professional Voice: The Science and Art of Clinical Care, 3rd edition. San Diego, CA: Plural Publishing, Inc.; 2005: Fig. 85.22, com permissão.*

Granulomas e úlceras dos processos vocais

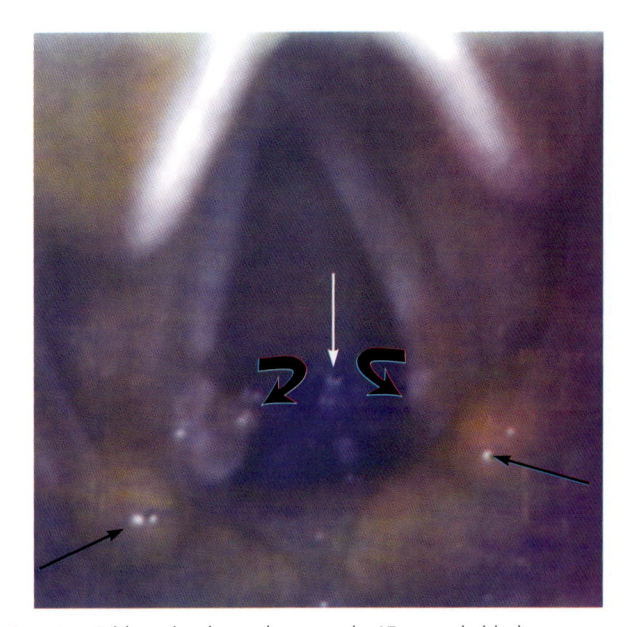

Fig. 18.4: *Videoprint* de um homem de 45 anos de idade com laringoespasmo recorrente. Ele foi submetido a uma traqueotomia antes da consulta com o autor (RTS). A videolaringoestroboscopia revelou granulomas laríngeos bilaterais *(setas curvas)*. Um tubo em T de Montgomery *(seta branca)* era visível na subglote. Ele também apresentava um marcante eritema das aritenoides *(setas pretas)* e mucosa laríngea posterior, compatíveis com laringite por refluxo. O refluxo foi confirmado por uma pHmetria de 24 horas. Uma terapia vigorosa foi instituída. O laringoespasmo, a tosse e outros sintomas do refluxo cederam. Os granulomas regrediram espontaneamente e o paciente foi descanulizado. Ele não teve mais problemas nos 7 anos subsequentes. (De ENT J, 1995;74[10], com permissão). Reproduzida de *Sataloff RT. Professional Voice: The Science and Art of Clinical Care, 3rd edition. San Diego, CA: Plural Publishing, Inc.;* 2005: Fig. 85.23, com permissão.

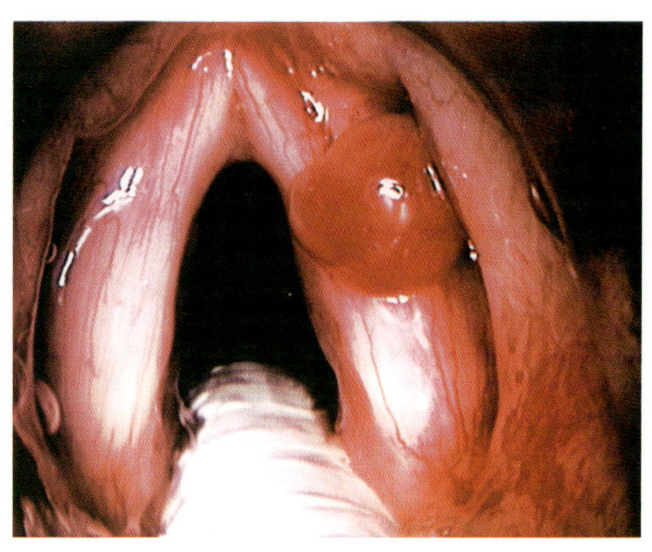

Fig. 18.6: Embora os granulomas tipicamente ocorram próximos ao processo vocal e superfície medial das aritenoides, eles podem ser observados em outros locais. Este *videoprint* revela um granuloma surgindo da falsa prega vocal direita e do ventrículo, em uma área de traumatismo prévio. Há também uma pequena varicosidade anteriormente, ao longo da prega vocal direita, da mesma forma que uma pequena membrana anterior. Reproduzida de *Sataloff RT. Professional Voice: The Science and Art of Clinical Care, 3rd edition. San Diego, CA: Plural Publishing, Inc.;* 2005: Fig. 85.25, com permissão.

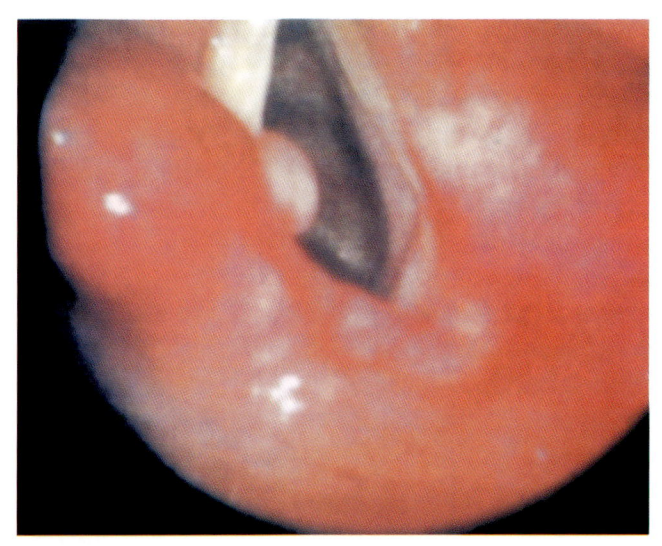

Fig. 18.5: Típico aspecto de um granuloma laríngeo ocorrendo próximo à região da superfície medial da aritenoide, acima do nível glótico. Reproduzida de *Sataloff RT. Professional Voice: The Science and Art of Clinical Care, 3rd edition. San Diego, CA: Plural Publishing, Inc.;* 2005: Fig. 85.24, com permissão.

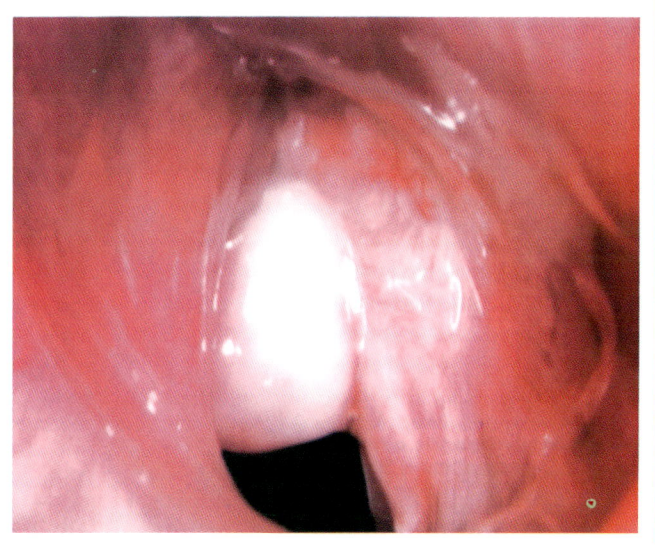

Fig. 18.7: Granulomas também podem ocorrer na porção musculomembranosa das pregas vocais, embora tal fato seja relativamente incomum. Este grande granuloma à direita surgiu após a remoção de uma massa da prega vocal direita. Foi necessária a excisão do granuloma. Reproduzida de *Sataloff RT. Professional Voice: The Science and Art of Clinical Care, 3rd edition. San Diego, CA: Plural Publishing, Inc.;* 2005: Fig. 85.26, com permissão.

Seção 2 — Lesões estruturais benignas

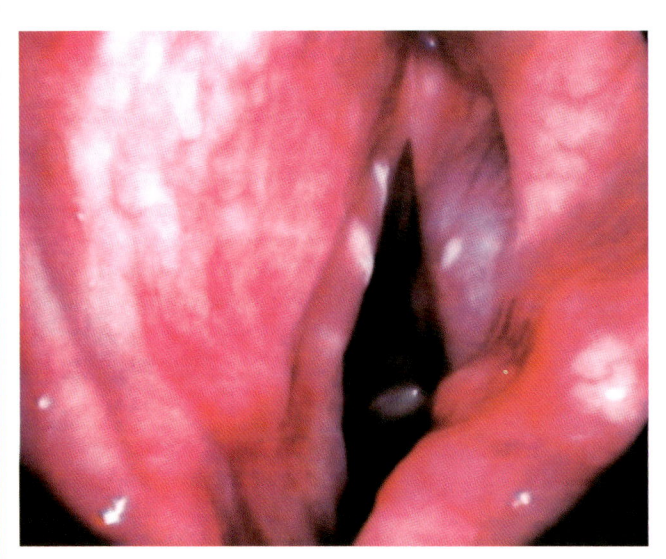

Fig. 18.8: Granulomas podem ser iatrogênicos. Este *videoprint* mostra um granuloma de teflon à direita, que ocorreu em um homem de 52 anos de idade. Ele tinha paresia recorrente do nervo laríngeo. Depois de revisar todas as opções cirúrgicas, ele optou pela injeção de teflon, em 1988. Este foi o último paciente em que o autor (RTS) escolheu o teflon. A voz do paciente melhorou e permaneceu satisfatória por 2 anos. Depois desse período, ele desenvolveu um granuloma de teflon, que foi excisado com *laser* CO_2, resultando em uma voz satisfatória. Entretanto, ele apresentou granulomas de teflon recorrentes, que requereram cirurgias seis vezes nos 12 anos seguintes. O desenvolvimento do granuloma de teflon, mesmo após injeções bem-sucedidas, é um dos problemas que levaram ao abandono desse procedimento para a medialização das pregas vocais no final dos anos de 1980. Reproduzida de *Sataloff RT. Professional Voice: The Science and Art of Clinical Care*, 3rd edition. San Diego, CA: Plural Publishing, Inc.; 2005: Fig. 85.27, com permissão.

neiramente com um tubo endotraqueal de 5 mm, mas nunca maior do que 5,5 mm. Para lesões posteriores, como os granulomas, a ventilação Jet é frequentemente preferível. Tanto o posicionamento supraglótico quanto o subglótico do cateter da ventilação Jet podem ser utilizados. Em alguns casos, o cateter pode ser posicionado antes do posicionamento do laringoscópio, permanecendo fora do campo de ação posteriormente. Em outros, mesmo essa técnica pode impedir a visualização da lesão. Nesses casos, o cateter de ventilação pode ser posicionado através do laringoscópio e ventilação intermitente pode ser utilizada. O cateter é removido intermitentemente e a cirurgia é realizada enquanto o paciente encontra-se em apneia. Quando a saturação de oxigênio cai, o cateter é reposicionado.

Passo 2

Endoscópios de 0° e 70° são utilizados para melhor visualização das bordas do granuloma (Fig. 18.9B e C).

Passo 3

Uma infusão subepitelial com solução salina e epinefrina na proporção 1:10.000 leva a distensão dos tecidos subepiteliais e vasoconstrição da sua vascularização (Fig. 18.9E). Isso também serve para um melhor delineamento dos limites entre o granuloma e o tecido não envolvido subjacente, comumente pericôndrio (que não deve ser violado, sempre que possível). Cuidado deve ser tomado para não injetar em excesso, de forma a evitar a distorção das margens da lesão.

Passo 4

Uma incisão superficial é realizada na borda superior do granuloma com um bisturi reto Sataloff (Fig. 18.9F). A incisão é posicionada na junção entre o tecido normal e o anormal, de forma a evitar trauma em qualquer porção não envolvida da prega vocal.

Passo 5

Um dissecador em ângulo reto (ou oblíquo) de Sataloff é utilizado para identificar e dissecar ao longo do plano entre a prega vocal verdadeira e o granuloma (Fig. 18.9G). Em virtude da natureza inflamatória e à fibrose resultante que pode desenvolver-se neste processo patológico, uma combinação de dissecção romba e cortante com microtesouras laríngeas pode ser necessária.

Passo 6

O granuloma é estabilizado utilizando-se uma pinça de preensão em forma de coração de Sataloff (ou Bauchayer ou Benninger). Uma microtesoura laríngea é usada para liberar o granuloma da prega vocal de qualquer aderência fibrosa remanescente (Fig. 18.9H).

Passo 7

Um pequeno granuloma é ressecado de forma similar. Depois de realizar os passos 1 a 4, uma microtesoura é posicionada fechada dentro da incisão. A microtesoura é levemente tracionada medialmente, com uma delicada pressão sobre o granuloma e evitando pressões sobre o tecido não envolvido. A tesoura é então aberta para definir o plano entre o granuloma e o pericôndrio subjacente.

Passo 8

Algumas vezes, é necessário liberar o epitélio nos limites anterior e posterior da dissecção utilizando uma microtesoura. Este passo previne um desnudamento acidental além dos limites pretendidos de ressecção. Utilizando uma pinça de preensão em forma de coração de Sataloff, e o granuloma é pinçado e estabilizado medialmente (Fig. 18.9K). A dissec-

Granulomas e úlceras dos processos vocais

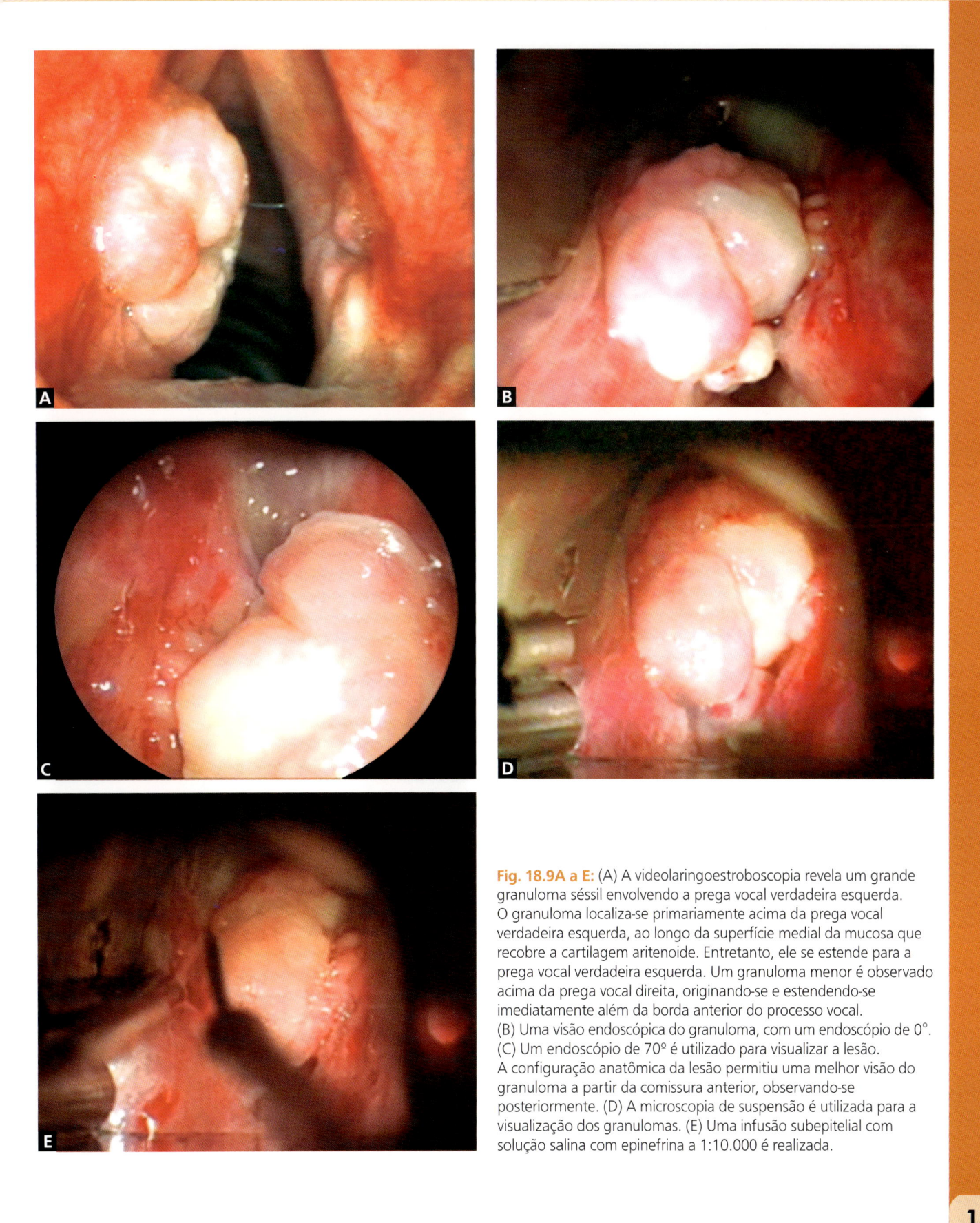

Fig. 18.9A a E: (A) A videolaringoestroboscopia revela um grande granuloma séssil envolvendo a prega vocal verdadeira esquerda. O granuloma localiza-se primariamente acima da prega vocal verdadeira esquerda, ao longo da superfície medial da mucosa que recobre a cartilagem aritenoide. Entretanto, ele se estende para a prega vocal verdadeira esquerda. Um granuloma menor é observado acima da prega vocal direita, originando-se e estendendo-se imediatamente além da borda anterior do processo vocal.
(B) Uma visão endoscópica do granuloma, com um endoscópio de 0°.
(C) Um endoscópio de 70º é utilizado para visualizar a lesão. A configuração anatômica da lesão permitiu uma melhor visão do granuloma a partir da comissura anterior, observando-se posteriormente. (D) A microscopia de suspensão é utilizada para a visualização dos granulomas. (E) Uma infusão subepitelial com solução salina com epinefrina a 1:10.000 é realizada.

Seção 2 — Lesões estruturais benignas

Fig. 18.9F a J: (F) Uma incisão é realizada na base do granuloma, na junção do tecido normal com o anormal, utilizando um bisturi reto de Sataloff. O tamanho da incisão não deve exceder os limites do granuloma, para se evitar perturbação dos tecidos não envolvidos. (G) Um dissecador em ângulo reto de Sataloff é utilizado para identificar e dissecar ao longo de um plano entre o tecido não envolvido subjacente e pericôndrio e o granuloma. O granuloma se estendia à porção posterior da prega vocal verdadeira. A dissecção foi mais difícil neste caso em virtude das três dissecções prévias realizadas por outros cirurgiões. (H) O granuloma é estabilizado com uma pinça de preensão em forma de coração de Sataloff. Uma microtesoura curva é utilizada para liberar o granuloma das aderências de tecidos moles à prega vocal. (I) Um pequeno granuloma acima da prega vocal direita é mais bem visualizado após a remoção do grande granuloma a ele justaposto. (J) Uma infusão subepitelial com solução salina e epinefrina a 1:10.000 é realizada.

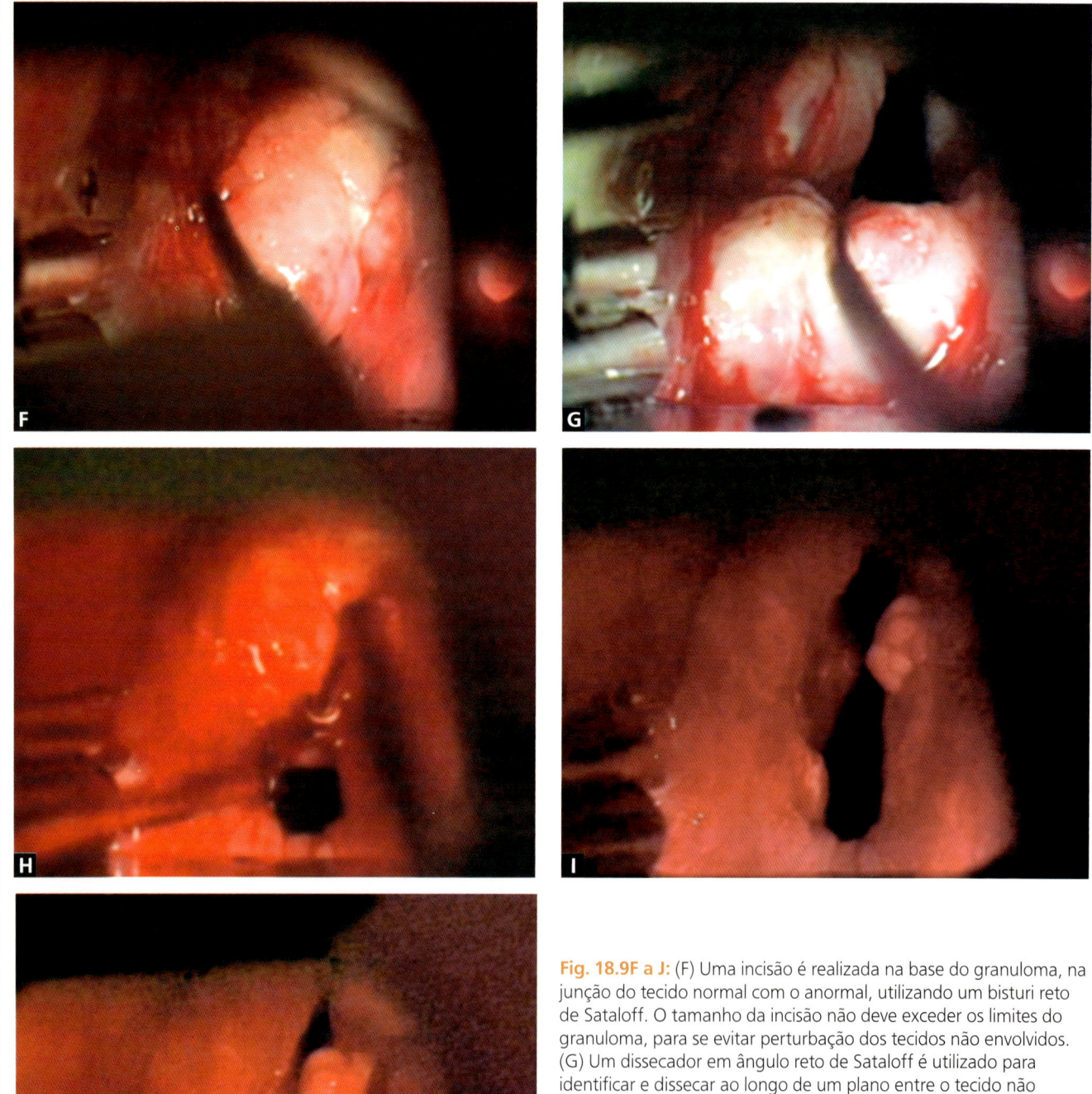

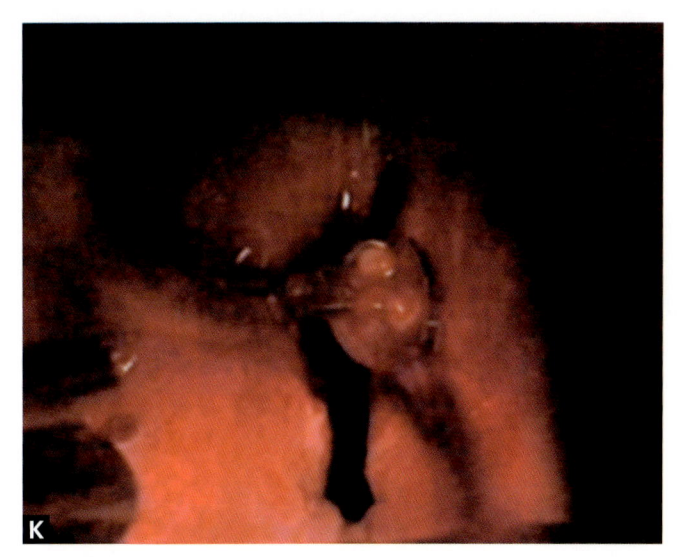

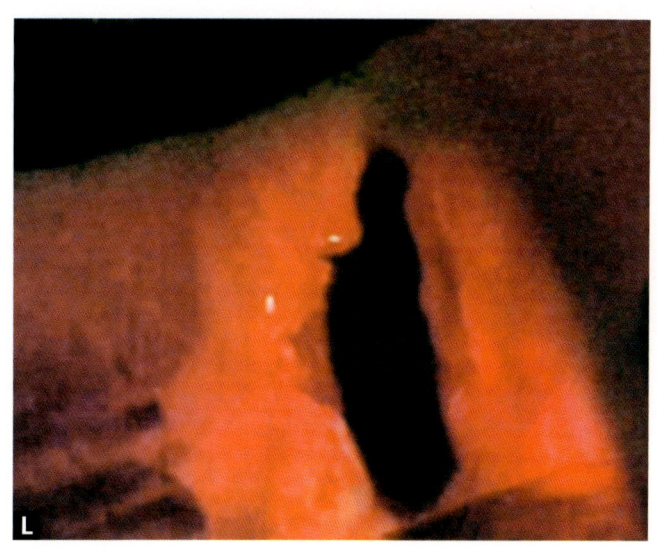

Fig. 18.9K e L: (K) Uma pinça de preensão em forma de coração de Sataloff é utilizada para estabilizar o granuloma. Uma tesoura reta foi usada para dissecção romba e cortante para separar a lesão dos tecidos mais profundos não envolvidos (não mostrado). Uma microtesoura curva é utilizada para transeccionar o granuloma para fora da prega vocal. (L) Uma visão por microlaringoscopia de suspensão das pregas vocais após a remoção dos granulomas bilaterais de pregas vocais.

ção continua ao longo do plano entre a base do granuloma e o tecido não envolvido subjacente até que ele seja removido com microtesoura (Fig. 18.9L). É recomendado realizar uma injeção bilateral de toxina botulínica no ventre do músculo cricoaritenóideo lateral e uma injeção de corticosteroide na base do granuloma ressecado, uma vez que isso pode ajudar a reduzir a inflamação localizada e a recorrência do granuloma.

Passo 9

Uma extubação profunda é realizada e o paciente é acordado com ventilação por máscara. O paciente permanece em repouso vocal estrito até o novo exame, em aproximadamente 7 dias.

REFERÊNCIAS

1. Ylitalo R. Clinical studies of contact granuloma in posterior laryngitis with special regard to esophagopharyngeal reflux. Stockholm, Sweden: Karolinska Institute; 2000.
2. Neuenschwander MC, Pribitkin EA, Sataloff RT. Botulinum toxin in otolaryngology. In: Sataloff RT. Professional Voice: The Science and Art of Clinical Care, 3rd edition. 2005; pp. 933-44.

Capítulo 19

Papilomas

Robert T. Sataloff ■ Farhad Chowdhury ■ Shruti Joglekar ■ Mary J. Hawkshaw

A papilomatose laríngea tem sido reconhecida como uma entidade patológica há mais de um século. Em 1861, o papiloma foi descrito por Czermak.[1] Ele também foi ilustrado por Mackenzie, Türck e Elsberg.[2-4] Sessenta e sete da primeira centena de procedimentos laríngeos guiados por espelhos de Mackenzie foram de lesões papilomatosas.[5] Todavia, o tratamento ótimo continua a escapar de nossas mãos. Os papilomas são descritos em maiores detalhes em outras fontes.[6]

Quando os papilomas interferem na qualidade vocal ou na patência da via aérea, a cirurgia é o tratamento padrão. Para minimizar o risco de contaminação das vias aéreas inferiores pelo vírus, a intubação deve ser realizada sob visão direta, com um tubo pequeno que não traumatize os papilomas em sua passagem pela laringe. Geralmente, as ressecções de papilomas laríngeos eram realizadas com o *laser* de dióxido de carbono, instrumento que oferece grandes vantagens. Entretanto, ele também pode causar problemas. Quando utilizado, um evaporador de fumaça deve ser empregado para evitar os riscos de infecção do cirurgião ou do restante do pessoal da sala cirúrgica com vírus contidos na fumaça do *laser*. Somente um lado da laringe deve ser operado em cada ato cirúrgico; em muitos casos, procedimentos múltiplos são frequentemente necessários.

Experiências prévias desencorajadoras com papilomatose juvenil recorrente, e o consenso generalizado de que a cirurgia com *laser* é indicada no papiloma, levaram a uma, de certa forma, indelicada abordagem da cirurgia a *laser*, na opinião do autor. Para muitos cirurgiões, a cirurgia a *laser* para papiloma significa vaporização direta de todas as áreas com envolvimento papilomatoso em uma prega vocal; isso invariavelmente significa lesão dos tecidos subjacentes e produz disfonia permanente em muitos pacientes. Além disso, as recorrências tendem a envolver estruturas mais profundas (ligamento vocal e músculo), que não estavam envolvidas inicialmente.

Pela sua experiência, o autor (RTS) acredita que o papiloma laríngeo de instalação na idade adulta possa se comportar de forma distinta da virulenta papilomatose juvenil, que muitos de nós estamos habituados a tratar. Consequentemente, um método tem sido empregado para tentar a cura, ou, ao menos, controle a longo prazo, ao invés de simples tratamento paliativo e preservação das estruturas subjacentes. O método funciona melhor quando os papilomas não foram ainda submetidos a intervenções cirúrgicas, mas tem sido utilizado de forma efetiva também em casos recorrentes[7] (Fig. 19.1). Uma incisão é realizada com *laser* na superfície superior da prega vocal, deixando uma pequena margem de grosseiro tecido normal ao redor do papiloma. Um *microflap* é, então, elevado na camada superficial da lâmina própria, sob o papiloma. O *flap* e o papiloma são geralmente retraídos medialmente, e incisões marginais anteriores e posteriores são realizadas com tesouras ou *laser*. A endoscopia de contato pode ser útil em determinar o local ótimo para a incisão. A margem inferior pode então ser seccionada com o *laser* sob visão direta e a mucosa, e os papilomas são ressecados em bloco. Embora a elevação do *microflap* não garanta a preservação de uma boa qualidade vocal (como discutido anteriormente), as probabilidades de um bom resultado são certamente maiores com esta técnica do que no "cozimento" indiscriminado do ligamento vocal. Essa técnica parece produzir resultados vocais aceitáveis e algumas curas aparentes em pacientes com história de cinco ou mais anos de papilomas recorrentes. Mais pesquisas são necessárias, mas o autor continua a utilizar essa abordagem e recomenda a sua consideração. Em casos de papilomas de recorrência frequente em que o planejamento inclui somente redução da massa papilomatosa, microdebridadores laríngeos podem ser úteis e permitem um surpreendentemente bom controle dos limites do tecido a remover (Fig. 19.2).

O uso do cidofovir para o controle da papilomatose laríngea é promissor. Este agente antiviral pode ser diretamente injetado nas lesões papilomatosas, e alguns pacientes respondem dramaticamente. O pioneiro no uso dessa substância foi Wellens.[8] Embora o cidofovir seja aprovado pela Food and Drug Administration (FDA) para outros usos, a injeção laríngea é um uso *off-label*. O medicamento pode ter sérios efeitos colaterais, mas estes não são comuns

Papilomas

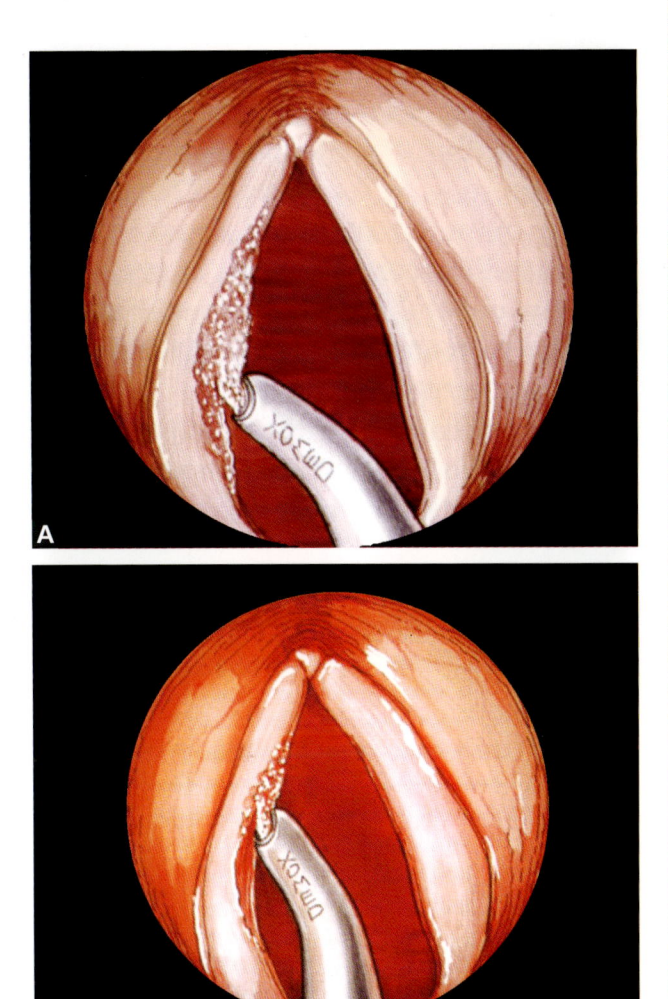

Fig. 19.2A e B: (A) O papiloma é debridado com uma lâmina laríngea de ponta angulada de 4,5 ou 5 mm em rotação de 5.000 rpm. (B) A remoção final é realizada com limitado trauma à mucosa e tecidos subjacentes utilizando-se uma lâmina laríngea skimmer de ponta angulada em 500 rpm. (Cortesia: Xomed-Medtronic, Jacksonville, FL). Reproduzida de *Sataloff RT. Professional Voice: The Science and Art of Clinical Care*, 3rd edition. San Diego, CA: Plural Publishing, Inc.; 2005: Fig. 82.26, com permissão.

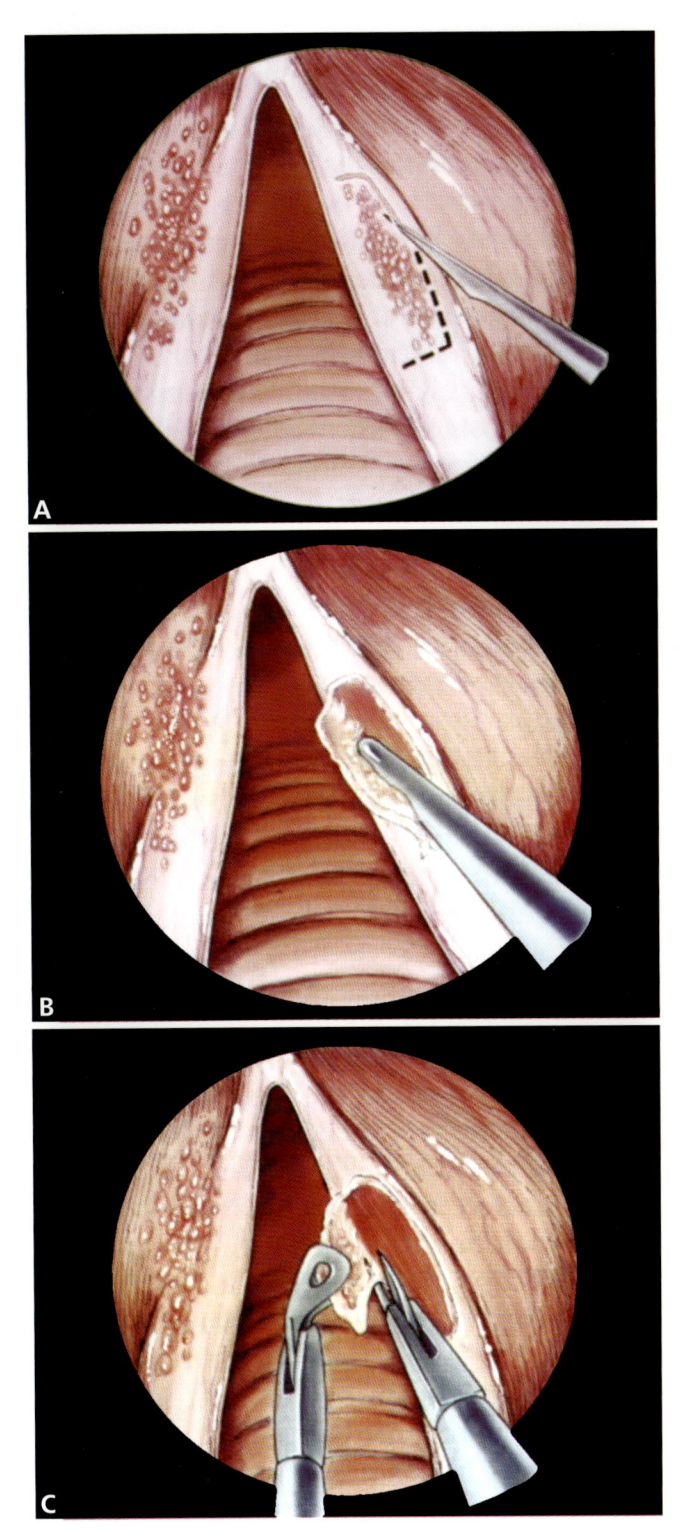

Fig. 19.1A a C: (A) Uma incisão é realizada em torno da área do papiloma com um bisturi, abordando-a como se aborda uma área de carcinoma *in situ*. (B) Um *microflap* é elevado rombamente, poupando a camada superficial da lâmina própria subjacente. (C) A região do papiloma é ressecada (Cortesia: Medtronic-Xomed, Jacksonville, FL). Reproduzida de *Sataloff RT. Professional Voice: The Science and Art of Clinical Care*, 3rd edition. San Diego, CA: Plural Publishing, Inc.; 2005: Fig. 82.25, com permissão.

nas doses comumente utilizadas em cirurgia laríngea. As concentrações mais frequentemente recomendadas para uso laríngeo variam de 2,5 a 5 mg por mL, mas concentrações mais elevadas, na faixa de 15 mg por mL, têm sido utilizadas com frequência, sem efeitos adversos aparentes. Em alguns poucos casos, concentrações tão altas quanto 75 mg por mL foram utilizadas sem qualquer consequência adversa; mas existem questões sobre os efeitos a longo prazo, incluindo oncogenicidade. Portanto, os pacientes têm de ser totalmente informados, e esse material antiviral deve ser utilizado com cautela em adultos e crianças.

Lesões estruturais benignas

TÉCNICAS CIRÚRGICAS (Fig. 19.3A a Z)

Passo 1

A anestesia geral é administrada através de intubação orotraqueal, utilizando o menor tubo endotraqueal possível, não superior a 5. Preferimos ter um tubo posicionado, protegendo a via aérea, do que utilizar ventilação Jet em lesões extensas. Evitamos em particular a ventilação Jet supraglótica, para prevenir a implantação brônquica do papiloma. A microlaringoscopia de suspensão é realizada para exposição da glote (Fig. 13.9L).

Passo 2

Telescópios podem ser utilizados para melhor visualização das lesões (Fig. 19.3A, B, C, M, W e X).

Passo 3

Cidofovir, usualmente 15 mg/mL, é injetado no plano subepitelial. Isso pode ajudar a posicionar as lesões nos limites do campo visual (Fig. 19.3D, N e Y). Uma boa parte desse cidofovir é perdida durante a dissecção, e uma injeção intralesional no tecido residual pode ser necessária no final de cada caso. Entretanto, parece ser possível que uma hidrodissecção conservadora com cidofovir possa gerar uma proteção extra contra a implantação dos papilomas, quando comparada à injeção salina.

Nota: O uso do cidofovir para hidrodissecção é de certa forma controverso. Enquanto a hidrodissecção pode ser realizada com solução salina e adrenalina 1:10.000, parece possível que o cidofovir possa ajudar a prevenir o crescimento de papilomas recorrentes na base de uma lesão. Adicionalmente, é frequentemente possível se obter melhor infiltração no tecido adjacente à base da lesão antes de se realizar uma incisão. Uma parte do volume do cidofovir é perdida durante a ressecção.

Passo 4

Existe uma variedade de métodos que podem ser empregados para a ressecção dos papilomas. Quando as lesões estão longe das pregas vocais verdadeiras, particularmente da margem vibratória, é seguro utilizar microdebridadores (Fig. 19.3E).

Passo 5

Com frequência, pode ser necessário reposicionar o laringoscópio para obter uma melhor exposição (Fig. 19.3F).

Passo 6

À medida que a ressecção se aproxima da prega vocal verdadeira, pinças de preensão em forma de coração de Sataloff, pinças jacaré curvas de Sataloff e microtesouras são preferidas com relação aos microdebridadores (Fig. 19.3G, H, I e K).

Passo 7

Para lesões menores, um bisturi reto de Sataloff é utilizado para realizar uma incisão na borda lateral, na junção entre o tecido normal e o anormal (Fig. 19.3O).

Passo 8

Tesouras retas de microlaringe são posicionadas fechadas no interior da incisão. As tesouras são delicadamente tracionadas medialmente, sendo delicadamente abertas, criando um plano de dissecção entre o papiloma e a lâmina própria subjacente ou ligamento vocal (Fig. 19.3P), criando um *minimicroflap*.

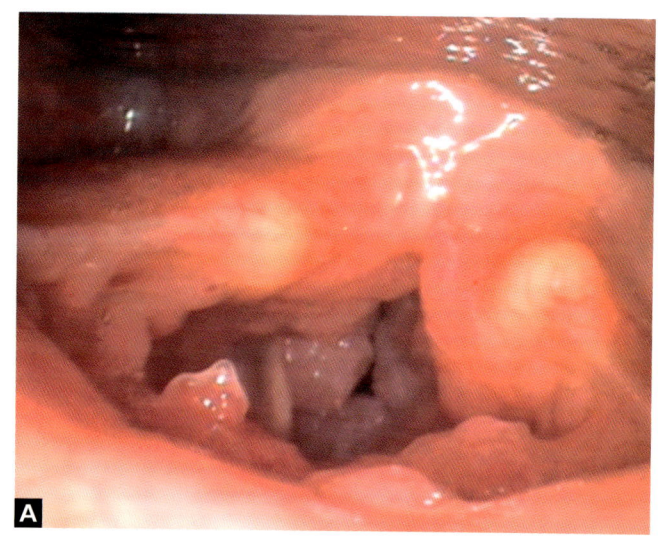

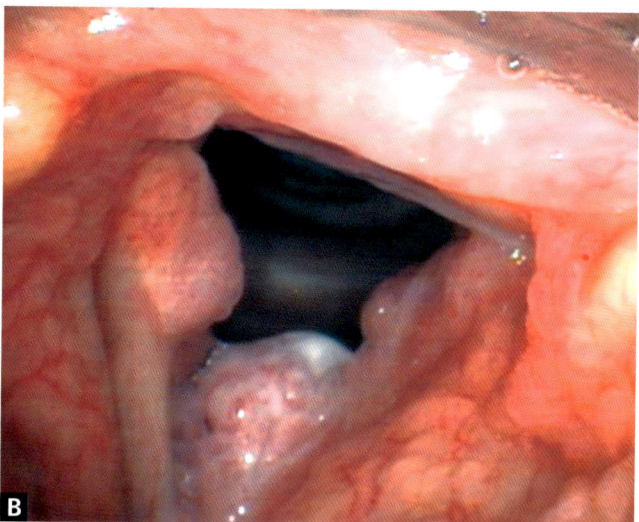

Fig. 19.3A e B: (A) Imagem estroboscópica pré-operatória das pregas vocais em adução. (B) Imagem estroboscópica pré-operatória das pregas vocais em adução mostra envolvimento da glote anterior e posterior e da supraglote.

Papilomas

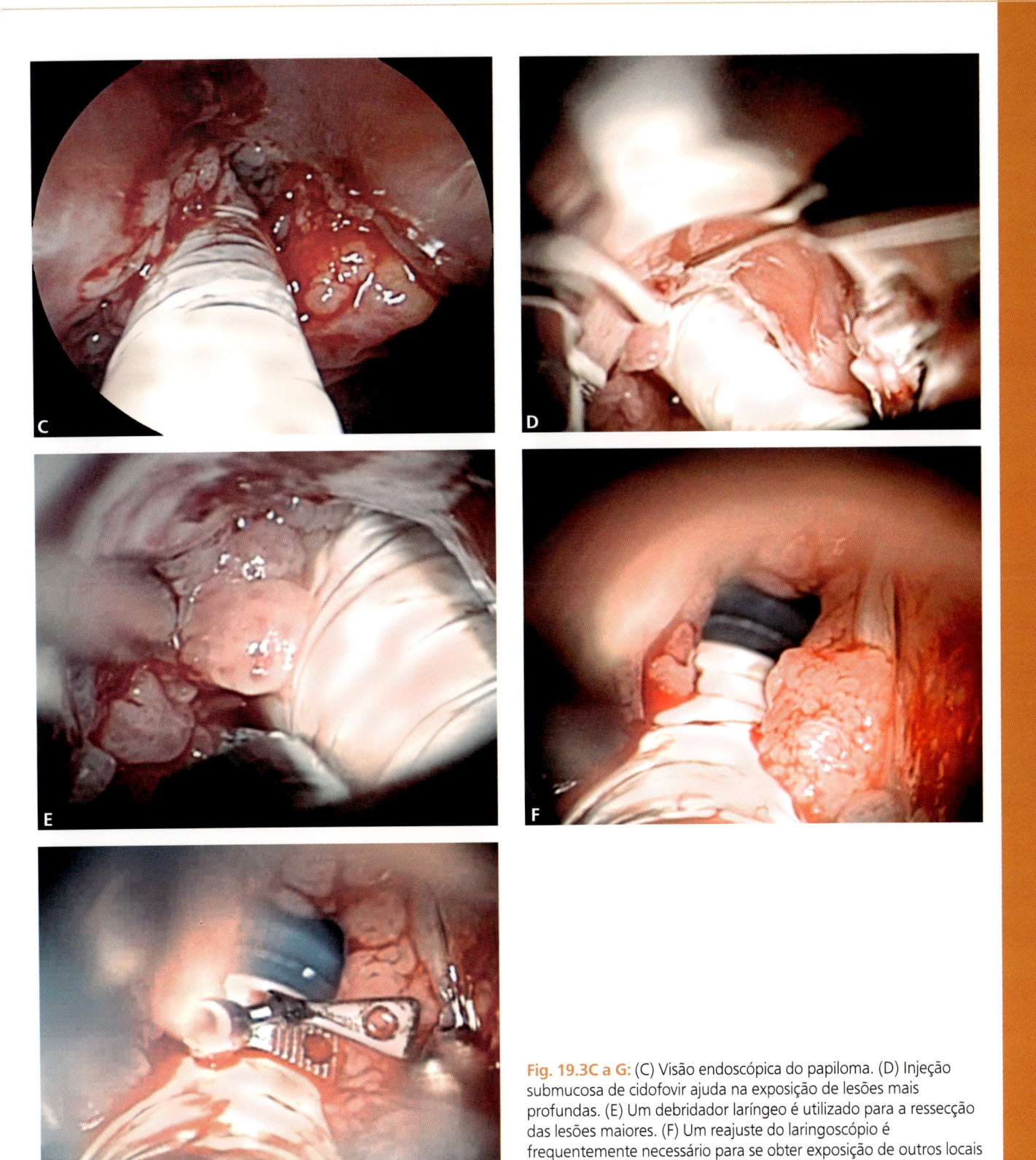

Fig. 19.3C a G: (C) Visão endoscópica do papiloma. (D) Injeção submucosa de cidofovir ajuda na exposição de lesões mais profundas. (E) Um debridador laríngeo é utilizado para a ressecção das lesões maiores. (F) Um reajuste do laringoscópio é frequentemente necessário para se obter exposição de outros locais da laringe passíveis de abrigar lesões. (G) As lesões papilomatosas podem ser delicadamente pinçadas com uma pinça de preensão em forma de coração de Sataloff.

Seção 2 — Lesões estruturais benignas

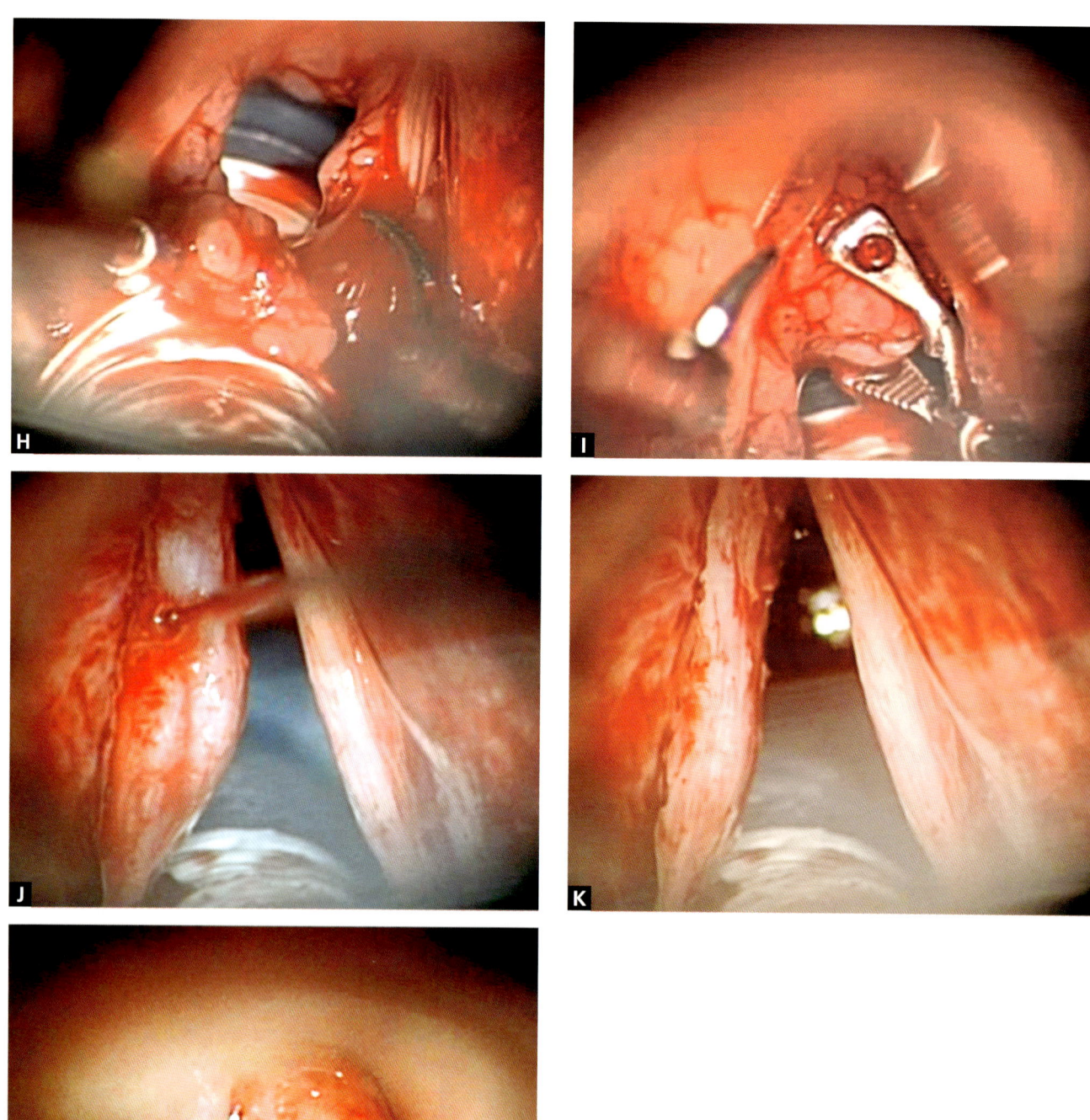

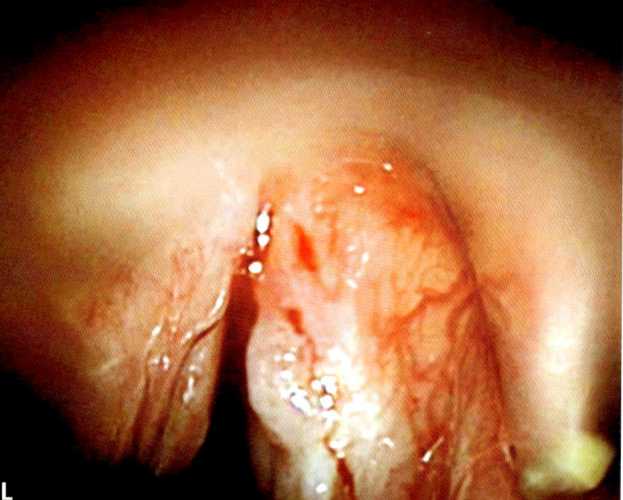

Fig. 19.3H a L: (H) Dissecção cortante é uma alternativa ao uso de debridadores. (I) A friabilidade do papiloma laríngeo demanda uma retração delicada. (J) Cidofovir é injetado superficialmente em todas as áreas com evidências de alterações papilomatosas.
(K) A remoção das lesões restaura a patência da via aérea.
(L) Visão endoscópica de um outro papiloma.

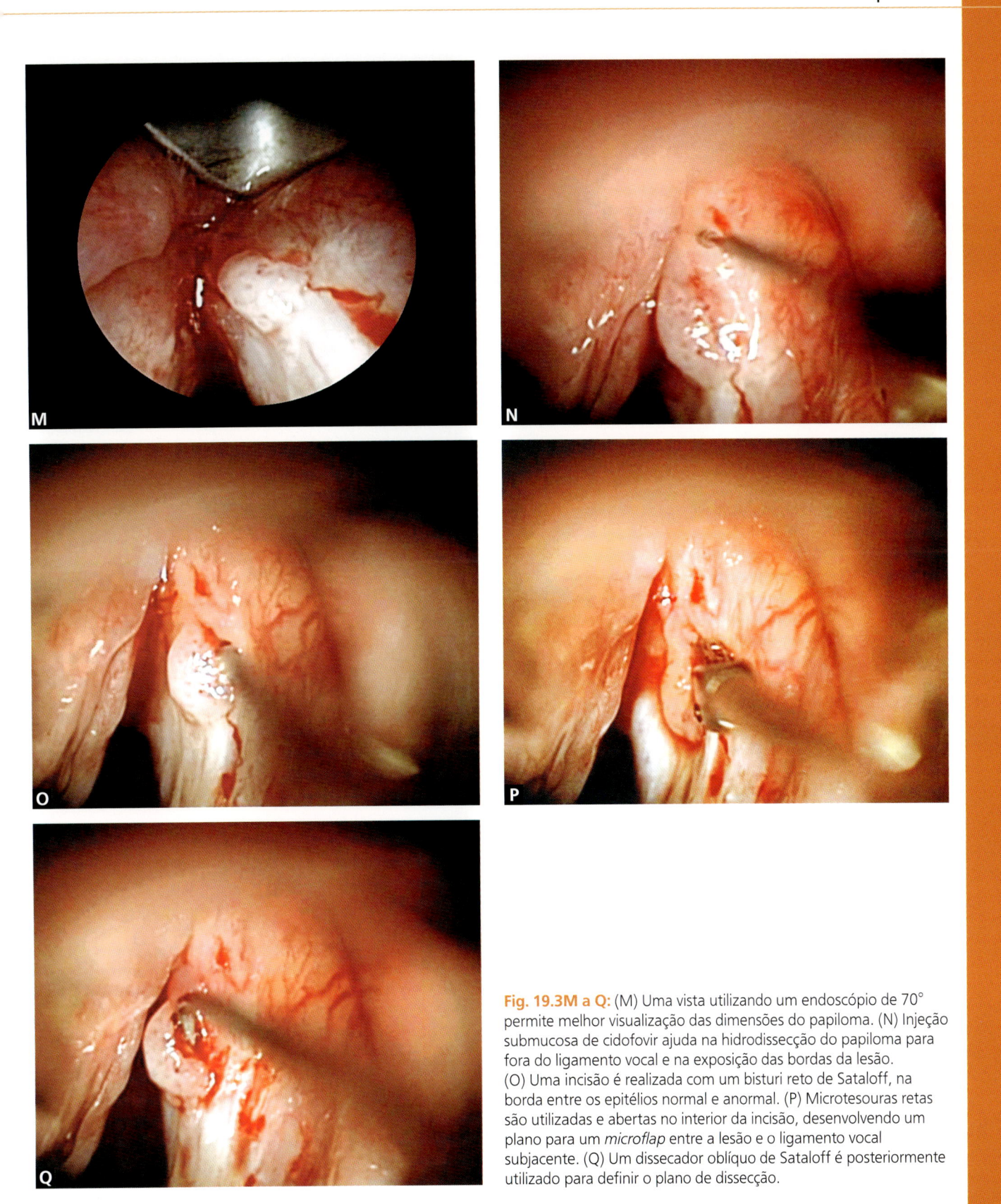

Papilomas

Fig. 19.3M a Q: (M) Uma vista utilizando um endoscópio de 70° permite melhor visualização das dimensões do papiloma. (N) Injeção submucosa de cidofovir ajuda na hidrodissecção do papiloma para fora do ligamento vocal e na exposição das bordas da lesão. (O) Uma incisão é realizada com um bisturi reto de Sataloff, na borda entre os epitélios normal e anormal. (P) Microtesouras retas são utilizadas e abertas no interior da incisão, desenvolvendo um plano para um *microflap* entre a lesão e o ligamento vocal subjacente. (Q) Um dissecador oblíquo de Sataloff é posteriormente utilizado para definir o plano de dissecção.

Lesões estruturais benignas

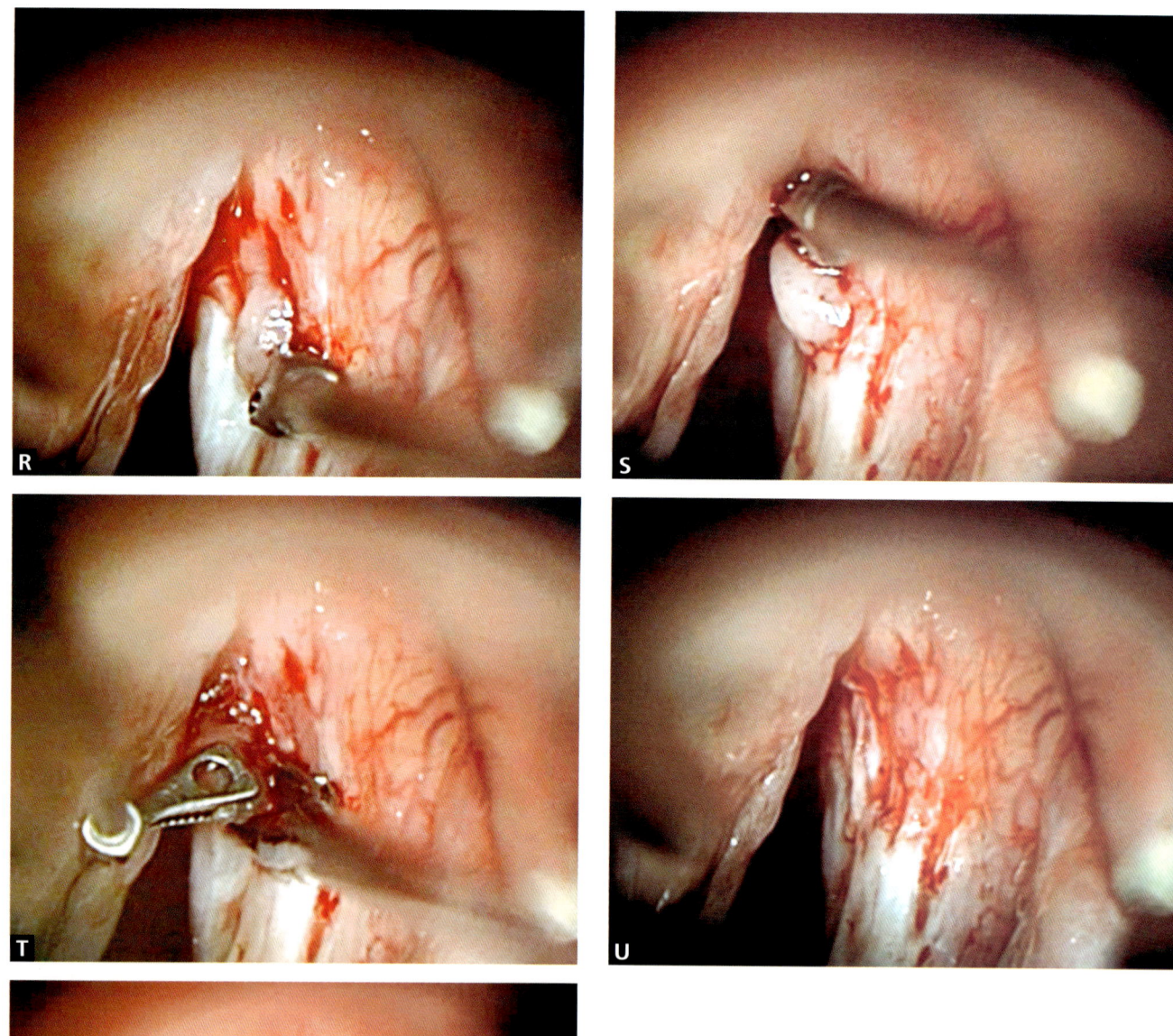

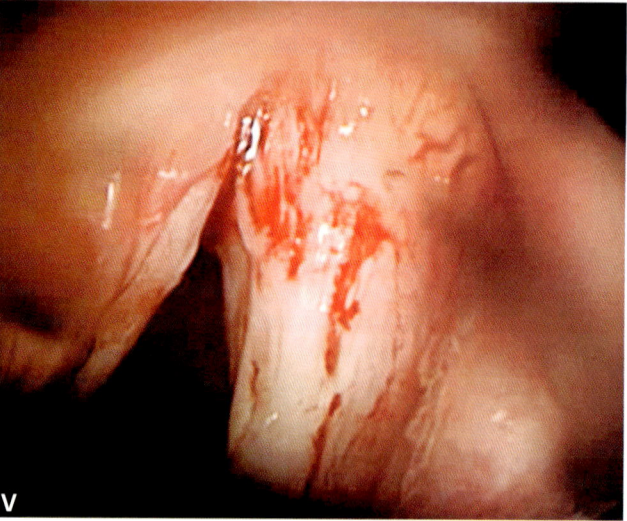

Fig. 19. 3R a V: (R) Microtesouras laríngeas retas são utilizadas para realizar uma incisão no limite posterior da ressecção.
(S) Uma incisão é realizada no limite anterior da ressecção. Somente uma das lâminas da microtesoura é posicionada no interior da incisão. (T) A lesão é delicadamente pinçada com uma pinça de preensão em forma de coração de Sataloff e dissecada com uma microtesoura curva. (U) O papiloma é ressecado. O epitélio não envolvido circundante e o ligamento vocal não foram perturbados. (V) Cidofovir adicional é injetado no local da excisão cirúrgica e em um plano subepitelial nos locais de envolvimento prévio por papilomas.

Papilomas

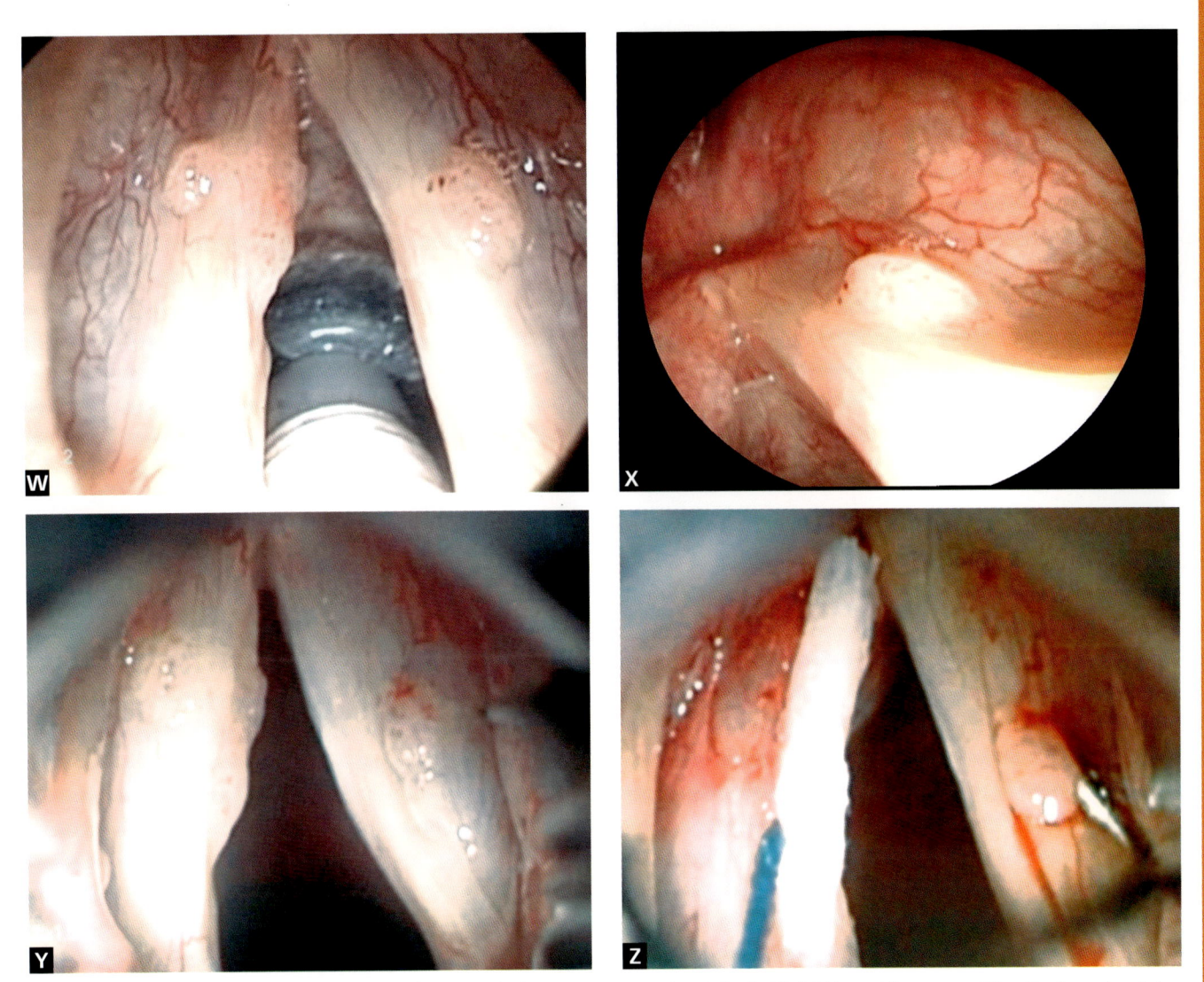

Fig. 19.3W a Z: (W) Visão endoscópica de papilomatose laríngea com um endoscópio de 0°. (X) Uma visão com a utilização do endoscópio de 70° permite melhor visualização das dimensões do papiloma, incluindo extensão para o ventrículo laríngeo. (Y) Uma injeção submucosa de cidofovir é realizada. Além de ajudar na hidrodissecção do papiloma para fora do ligamento vocal, essa manobra é utilizada aqui para trazer a extensão lateral da lesão para o campo cirúrgico. (Z) O plano de dissecção é posteriormente desenvolvido utilizando um dissecador rombo oblíquo de Sataloff.

Passo 9

Se necessário, o plano de dissecção é mais desenvolvido utilizando um dissecador rombo oblíquo de Sataloff (Fig. 19.3Z) ou uma espátula de Sataloff (reta ou curva). O instrumento é posicionado dentro da incisão e é utilizado para separar rombamente o papiloma do tecido não envolvido subjacente, desenvolvendo posteriormente o plano de dissecção do *microflap* (Fig. 19.3Q).

Passo 10

Os limites anterior (Fig. 19.3R) e posterior (Fig. 19.3S) da ressecção são incisados com uma microtesoura reta. Uma lâmina é posicionada dentro da incisão; a lâmina que fica de fora é rodada medialmente, prendendo os limites entre epitélio normal e anormal e definindo o local da incisão. Para facilitar este passo, uma pinça de preensão em forma de coração de Sataloff delicada pode ser utilizada para pinçar a massa e estabilizá-la com uma mínima retração medial antes de se realizarem as incisões relaxantes anterior e posterior.

Passo 11

A massa é delicadamente pinçada com uma pinça de preensão em forma de coração de Sataloff e estabilizada com mínima retração em direção à linha média. A dissecção cortante da massa com uma microtesoura curva continua em direção posteroanterior (Fig. 19.3T).

Passo 12
Após a ressecção de todas as lesões visíveis (Fig. 19.3U), uma injeção subepitelial de cidofovir é realizada (Fig. 19.3J e V). A injeção deve ser realizada em todos os sublocais dos quais foram ressecados papilomas recentemente e, em caso de procedimentos repetitivos, todos os locais que abrigaram doença ativa.

Passo 13
A anestesia geral é revertida e o paciente é extubado. Se houve ressecção de lesões na margem vibratória, repouso vocal estrito é recomendado por até 7 dias.

REFERÊNCIAS

1. Czermak JN. On the laryngoscope and its employment in physiology and medicine. N Sydenham Soc. 1861;11:1-79.
2. Mackenzie M. The Use of the Laryngoscope in Diseases of the Throat with an Appendix on Rhinoscopy. London, England: J & A Churchill; 1865.
3. Turck L. Atlas zur Klinik der Kehlkopfkrankheiten. Wien, Austria: WIllhelm Braumuller; 1860.
4. Elsberg L. Laryngoscopal Surgery Illustrated in the Treatment of Morbid Growths Within the Larynx. Philadelphia, PA: Collins; 1866.
5. Mackenzie M. Growths in the Larynx. London, England: J & A Churchill; 1871.
6. Friedman O, Sataloff RT. Laryngeal Papilloma. In: Sataloff RT. Professional Voice: The Science and Art of Clinical Care, 3rd edition. San Diego, California: Plural Publishing, Inc.; 2005. pp. 835-44.
7. Zeitels SM, Sataloff RT. Phonomicrosurgical resection of glottal papillomatosis. J Voice. 1999;13:123-7.
8. Wellens W, Snoeck R, Desloovere C, *et al*. Treatment of severe laryngeal papillomatosis with intralesional injections of Cidofovir® [(S)-1-(3-Hydroxy-Phosphonylmethoxypropyl) Cytosine, HPMPC Vistide®] Transactions of the XVI World Congress of Otorhinolaryngology – Head and Neck Surger. Sydney, Australia; 1997. pp. 2-7.

Capítulo 20

Supraglotoplastia

Robert T. Sataloff ■ Farhad Chowdhury ■ Shruti Joglekar ■ Mary J. Hawkshaw

O otorrinolaringologista é, frequentemente, chamado com urgência para diagnosticar e tratar um paciente com estridor. A principal causa de estridor em bebês é a laringomalacia, que responde por aproximadamente 60 a 75% das anomalias congênitas da laringe.[1] A primeira descrição da laringomalacia, como uma desordem na qual os tecidos supraglóticos se colapsam sobre a glote durante a inspiração, foi feita por Jackson e Jackson em 1942.[2] Nos bebês, ela pode levar a desconforto respiratório agudo, eventos apneicos, hipertensão pulmonar e/ou retardo no desenvolvimento.[3,4] O colapso de tecidos supraglóticos necessitando de laringoplastia supraglótica foi primariamente descrito em crianças com laringomalacia. Nos bebês, essa desordem geralmente se resolve espontaneamente em torno de 12 a 24 meses de idade.[5] Entretanto, intervenções cirúrgicas são necessárias quando o paciente apresenta eventos apneicos, retardo no desenvolvimento ou quando desenvolve hipertensão pulmonar.[6]

Pacientes adultos com colapso supraglótico das vias aéreas podem também se apresentar com estridor e dificuldade para respirar. O colapso dos tecidos supraglóticos pode ser observado por meio da laringoscopia flexível transnasal. Richter notou que os achados incluem prolapso das cartilagens aritenoides, da mucosa supra-aritenóidea e das cartilagens acessórias durante a inspiração.[3] As falsas pregas vocais e as pregas ariepiglóticas podem também estar envolvidas. O distúrbio geralmente envolve a mucosa, e não a cartilagem aritenoide propriamente. O colapso supraglótico das vias aéreas deve ser diferenciado do movimento paradoxal das pregas vocais e da paralisia de pregas vocais, ambas as quais podem apresentar os mesmos sinais e sintomas. Além disso, qualquer doença pulmonar com respiração ruidosa periódica, dispneia e queixas secundárias, como tosse, deve ser afastada.[4]

A redundância da mucosa supraglótica em conjunção com a síndrome da apneia/hipopneia obstrutiva do sono em adultos foi descrita em muito poucos relatos de caso nos últimos 15 anos.[7,8] Por exemplo, Rodriguez[8] et al. descrevem um caso de uma mulher de 48 anos de idade com apneia obstrutiva do sono e falência do CPAP/ Bi-PAP em que foi observada uma massiva hiperplasia da mucosa aritenoidiana e cujos sintomas de vias aéreas resolveram-se após excisão endoscópica com *laser* da mucosa em excesso. Como não há estudos que descrevam as complicações do uso do *laser* CO_2 *versus* supraglotoplastia a frio com bisturi, a inclinação do autor (RTS) é pelo uso da vaporização com *laser* para o tratamento de tecidos supraglóticos redundantes. Entretanto, se um paciente apresenta-se de forma aguda com desconforto respiratório severo, uma traqueotomia pode ser indicada como tratamento inicial.

TÉCNICAS CIRÚRGICAS

Passo 1

O exame laringoscópico flexível indireto pré-operatório revela tecido supraglótico redundante, com severo comprometimento da via aérea laríngea (Fig. 20.1A). Uma traqueotomia foi primeiramente realizada neste paciente adulto.

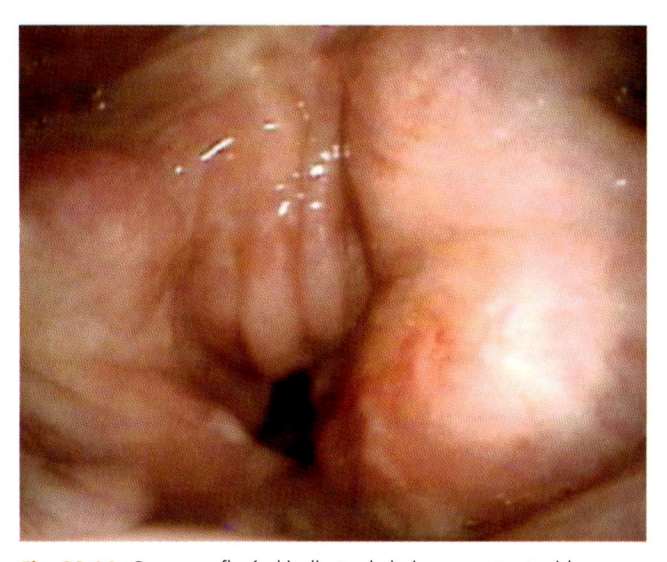

Fig. 20.1A: O exame flexível indireto da laringe mostra tecido supraglótico redundante levando ao comprometimento da via aérea.

Seção 2
Lesões estruturais benignas

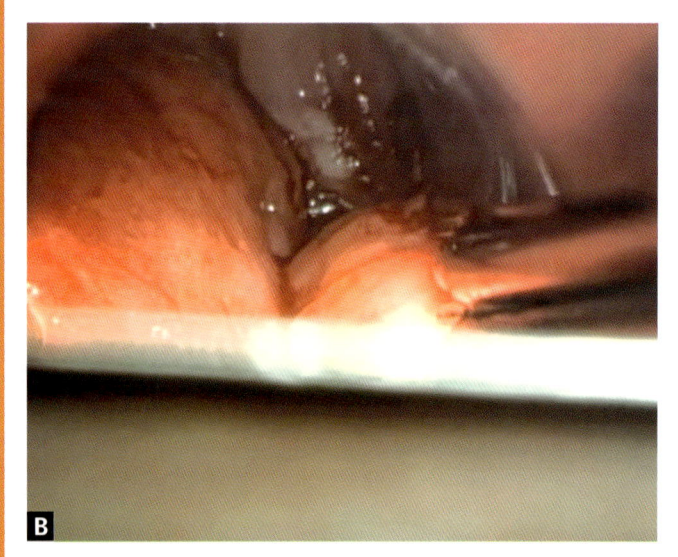

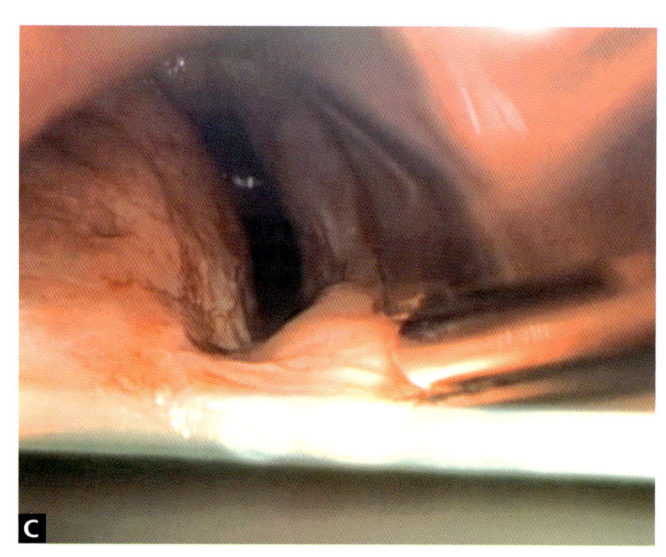

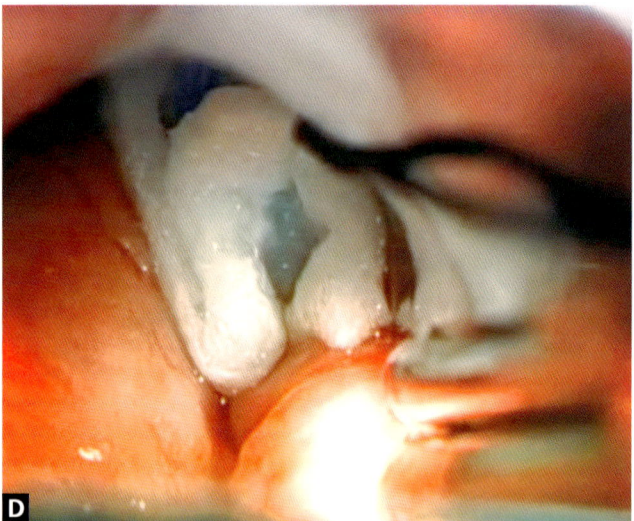

Fig. 20.1B a D: (B) Microlaringoscopia de suspensão é utilizada para exposição da glote. O prolapso dos tecidos supraglóticos redundantes bloqueia a visão da via aérea. (C) O laringoscópio é utilizado, para manipular os tecidos moles e expor a via aérea glótica. (D) Um chumaço de algodão embebido em solução salina é posicionado na glote para proteger as pregas vocais verdadeiras de lesões pelo *laser*.

Passo 2
A anestesia geral é administrada pela intubação transtraqueal, por uma cânula de traqueotomia. Uma microlaringoscopia de suspensão é realizada para exposição da laringe (Fig. 20.1B e C).

Passo 3
Um chumaço de algodão embebido em solução salina é posicionado na glote (Fig. 20.1D). Isso servirá para proteger as pregas vocais, subglote e traqueia de qualquer dano térmico não desejado do *laser* de dióxido de carbono.

Passo 4
Uma incisão com o *laser* de dióxido de carbono é realizada no tecido (Fig. 20.1E1). Os limites planejados da vaporização cirúrgica são primeiramente demarcados. Alternativamente, uma Digital Acu-Blade pode ser utilizada para completar este passo (Fig. 20.1E2) e, se desejado, realizar a ablação de tecido.

Passo 5
A dissecção continua profundamente para o interior do tecido mole redundante (Fig. 20.1F). Frequentemente, é necessário pinçar o tecido redundante com uma pinça de preensão em forma de coração de Sataloff para retrair e dar assitência ao debridamento (Fig. 20.1G). Ambos os lados da laringe podem ser tratados (Fig. 20.1H) no mesmo ato cirúrgico, em pacientes selecionados.

Passo 6
Quando se observa uma via aérea adequada, o agente de anestesia geral é revertido. O repouso vocal não é necessário, uma vez que as pregas vocais verdadeiras não foram envolvidas no procedimento.

Supraglotoplastia

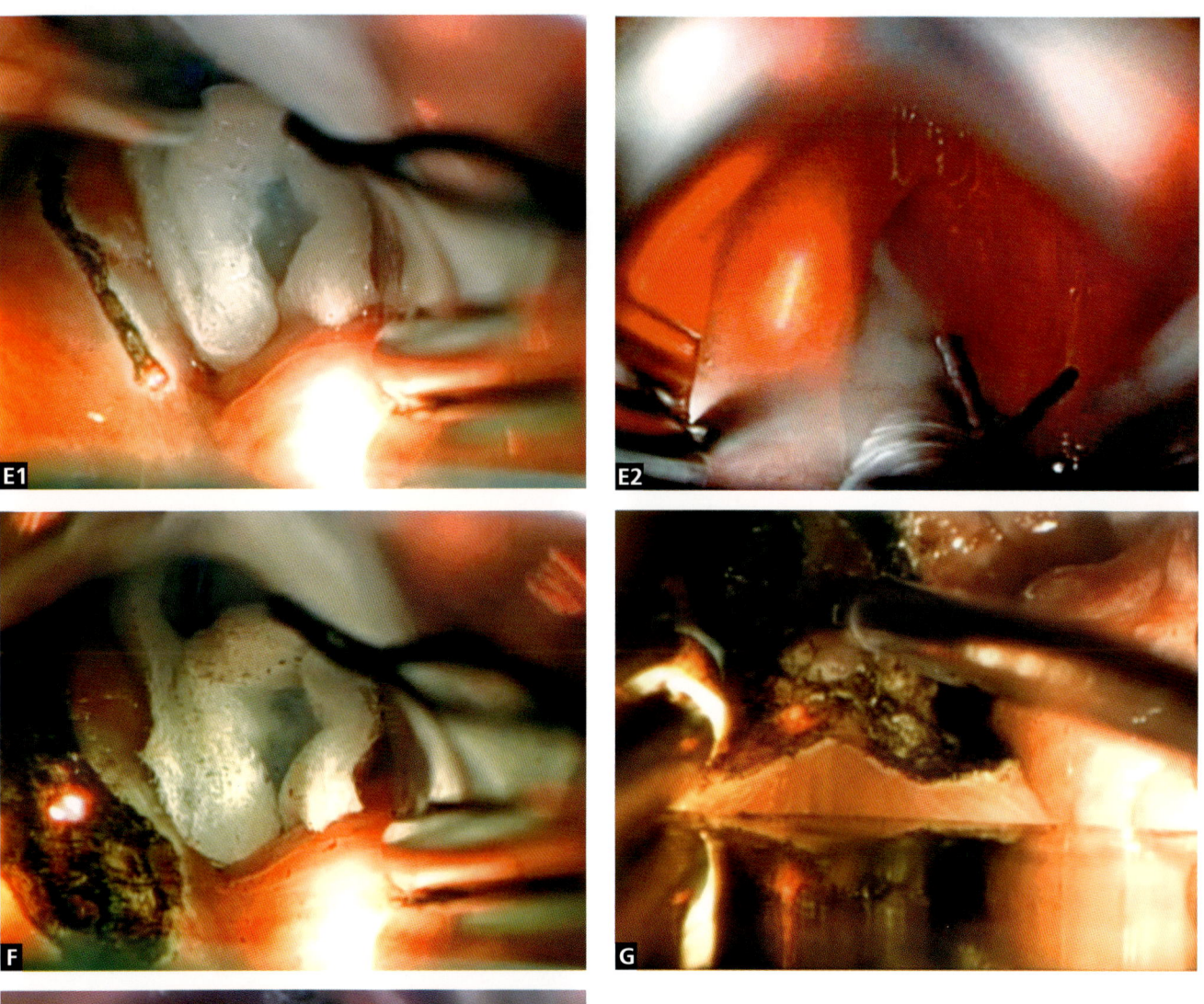

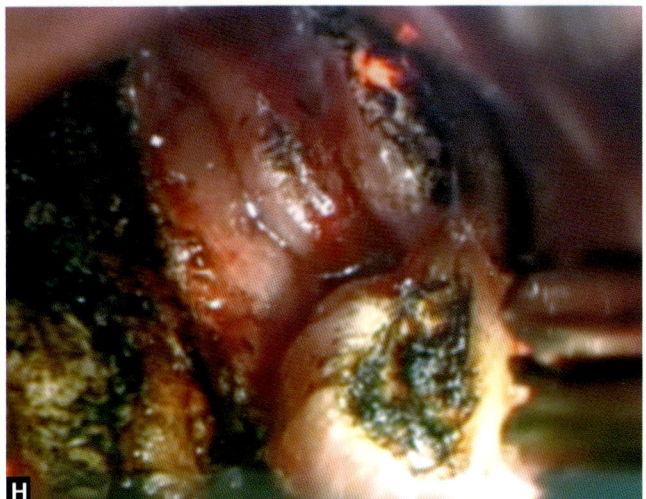

Fig. 20.1E a H: (E1) Uma incisão é realizada utilizando o *laser* de dióxido de carbono na superfície superior da falsa prega vocal. As incisões iniciais são utilizadas para demarcar os limites planejados da vaporização cirúrgica. (E2) Uma Digital Acu-Blade pode ser utilizada para realizar a incisão e a ablação tecidual. As múltiplas incisões e as capacidades de cortes precisos podem ser úteis para se alcançar incisões mais precisas. (F) A vaporização continua dentro dos limites demarcados, profundamente para o interior dos tecidos moles. (G) Uma pinça de preensão em forma de coração de Sataloff é utilizada para pinçar o tecido supraglótico e redundante e auxiliar no debridamento cirúrgico. (H) Quando necessário, o debridamento tecidual bilateral é realizado. Entretanto, as porções anteriores de ambos os lados não são abordadas simultaneamente, para prevenir a formação de membranas supraglóticas.

Lesões estruturais benignas

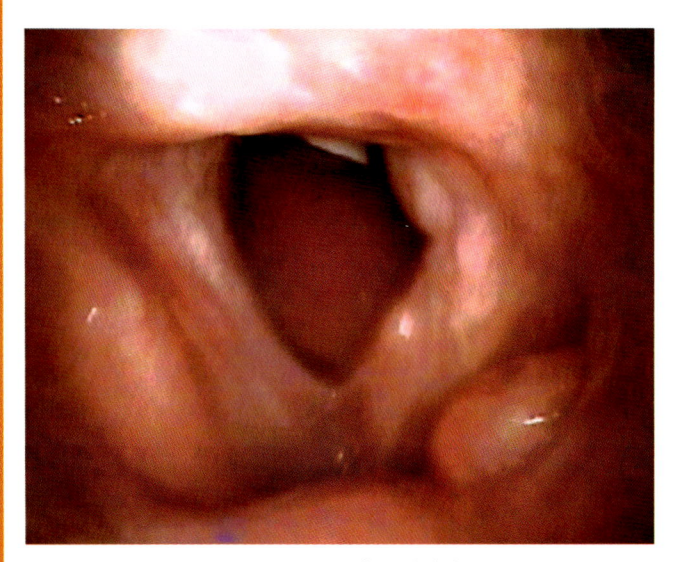

Fig. 20.1I: O exame pós-operatório flexível da laringe mostra uma via aérea laríngea patente. Um pequeno segmento da cânula de traqueotomia previamente colocada pode ser observado na subglote.

Passo 7

Um exame laringoscópico indireto flexível no pós-operatório mostra uma via aérea laríngea patente (Fig. 20.1I).

Um pequeno segmento da cânula de traqueotomia previamente colocada pode ser visualizado na subglote. As pregas vocais verdadeiras foram preservadas, evitando ressecção simultânea de tecidos adjacentes ao limite anterior.

REFERÊNCIAS

1. Ahmad SM. Congenital anomalies of the larynx. Otolaryngol Clin North Am. 2007;40(1):177-91.
2. Jackson C, Jackson CL. Diseases and Injuries of the Larynx. New York: Macmillan; 1942. pp. 63-9.
3. Richter SJ. The upper airway: Congenital malformations. Paediatr Respir Rev. 2006;7:260-3.
4. Onley DR, Greinwald JH, Smith RJH, *et al.* Laryngomalacia and its treatment. Laryngoscope 1999;109(11):1770-5.
5. Richter GT. The surgical management of laryngomalacia. Otolaryngol Clin North Am. 2008;41(5):837-64.
6. Christopher KL. Vocal cord dysfunction, paradoxic vocal fold motion, or laryngomalacia? Our understandingrequires an interdisciplinary approach. Otolaryngol Clin North Am. 2010; 43(1):43-66.
7. Purser S, Irving L, Marty D. Redundant supraglottic mucosa in association with obstructive sleep apnea. Laryngoscope. 1994; 104:114-6.
8. Rodriguez AF, Esteban, *et al.* Massive hyperplasia of the arytenoids mucosa with sleep apnea and stridor. Endoscopic resection by CO_2 laser. Acta Otorrinolaryngol Esp. 1999; 50(8):661-4.

Capítulo 21

Cicatrizes das pregas vocais

Robert T. Sataloff ▪ Farhad Chowdhury ▪ Shruti Joglekar ▪ Mary J. Hawkshaw

As cicatrizes das pregas vocais representam um grande desafio terapêutico, especialmente, no tratamento da voz profissional. Infelizmente, os laringologistas deparam-se frequentemente com pacientes que permanecem ou tornam-se disfônicos após uma cirurgia laríngea. Ocasionalmente, uma etiologia, como a luxação da aritenoide, pode ser encontrada e tratada. Frequentemente, entretanto, o problema decorre da formação de cicatrizes, produzindo um segmento adinâmico, redução da massa de uma prega vocal após o desnudamento (*"stripping"*), atrofia (*"bowing"*) causada pela paralisia do nervo laríngeo superior ou algumas outras complicações sérias em uma prega vocal móvel. Nenhum dos procedimentos cirúrgicos disponíveis para o tratamento dessas condições é consistentemente efetivo. Se a cirurgia for de todo considerada para esse paciente, ela deve ser discutida de forma pessimista. O paciente deve estar ciente que as chances de sua voz retornar ao normal ou a qualidade profissional são pequenas e que existe uma chance de piora. Entretanto, avanços na abordagem das cicatrizes das pregas vocais aumentaram as nossas opções terapêuticas.

Cicatrizes sintomáticas das pregas vocais alteram a fonação por interferirem no fechamento glótico e na onda mucosa. Isso pode ser em virtude da obliteração da estrutura em camadas da margem vibratória, como comumente visto após o *stripping* da prega vocal ou, até certo limite, após outras cirurgias ou trauma nas pregas vocais. Ruptura similar da estrutura em camadas e função da onda mucosa podem também ocorrer de forma congênita, como em alguns casos de sulco vocal. As cicatrizes também podem causar disfonia por restrição mecânica da vibração ou do fechamento glótico, como visto em alguns casos de membranas densas de pregas vocais ou massas fibróticas nas pregas vocais membranosas, as quais podem resultar de hemorragia das pregas vocais. É também necessário distinguir a cicatriz elevada, que afeta o fechamento glótico por um efeito de massa, das cicatrizes mais comuns que, efetivamente, adelgaçam as pregas vocais e causam falência do fechamento glótico por provocarem aderências do epitélio ao ligamento vocal ou ao músculo. No primeiro caso, o tratamento deve incluir a ressecção da massa de tecido cicatricial, de forma a restabelecer uma área de contato retificada entre as pregas vocais. Entretanto, a maior parte deste capítulo irá descrever o ainda mais desafiador problema das cicatrizes das pregas vocais que obliteram a estrutura em camadas e a onda mucosa. Uma cicatriz envolvendo a região posterior, subglótica ou aritenoidiana pode também ser problemática, mas esta discussão limitar-se-á às cicatrizes envolvendo a porção membranosa das pregas vocais.

Uma avaliação vocal objetiva confiável e válida é essencial para o diagnóstico das cicatrizes das pregas vocais, da mesma forma que na avaliação de outras desordens vocais. Uma avaliação acurada da vibração é crítica, e a videolaringoestroboscopia é praticamente indispensável para o diagnóstico e tratamento apropriados das cicatrizes das pregas vocais.[1,2] A integridade da margem vibratória das pregas vocais é essencial para os complexos movimentos requeridos para a produção de voz de boa qualidade. Sob luz contínua, as pregas vocais vibram aproximadamente 250 vezes por segundo na fonação em lá médio. Naturalmente, o olho humano não pode discernir sobre os necessários detalhes durante um movimento tão rápido. A avaliação da margem vibratória pode ser realizada por meio da fotografia em alta velocidade, videolaringoestroboscopia, eletroglotografia ou fotoglotografia. A videolaringoestroboscopia fornece as informações clínicas necessárias de forma prática. Por exemplo, em um paciente com voz ruim após cirurgia laríngea e uma laringe de aspecto normal, a luz estroboscópica revela os segmentos adinâmicos (cicatrizes) que explicam o problema, mesmo para um observador não treinado (como o paciente). Na maioria das situações, a estroboscopia fornece todas as informações clínicas necessárias para a avaliação da vibração. Entretanto, a análise objetiva da voz, particularmente avaliações dinâmicas e acústicas, é extremamente valiosa para o diagnóstico, a terapia e a avaliação da eficácia terapêutica.

Lesões estruturais benignas

TERAPIA PARA AS CICATRIZES DAS PREGAS VOCAIS

A terapia para as cicatrizes das pregas vocais depende do tamanho, da localização e da severidade da cicatriz, das necessidades vocais de um indivíduo, da motivação do paciente e das habilidades da equipe de voz. Em geral, uma vez que a margem vibratória da prega vocal apresente uma cicatriz (com a estrutura em camadas obliterada), não é possível o retorno da voz aos níveis normais. Entretanto, várias opões estão disponíveis para a melhora da voz.

A fonoterapia é essencial para qualquer um interessado em obter resultados ótimos. A maioria dos pacientes não utiliza otimamente os seus mecanismos vocais. Consequentemente, mesmo na presença de uma cicatriz de prega vocal, ensinar o indivíduo a fazer uso efetivo dos seus sistemas de suporte e ressonador geralmente melhora a intensidade e facilidade vocais e ajuda a diminuir a fadiga. Aproximadamente, quase todas as pessoas com lesões significativas das pregas vocais desenvolvem comportamentos compensatórios, em um esforço para reduzir a soprosidade e a rouquidão. Esses gestos são habitualmente hiperfuncionais, contraproducentes e, em alguns casos, perigosos. Tais ajustes inconscientes são observados mesmo entre os mais habilidosos profissionais da voz para sustentar a mesma nos casos de lesões e cicatrizes das pregas vocais. A fonoterapia especializada elimina essa disfonia de tensão muscular compensatória, reduzindo, posteriormente, a fadiga e permitindo uma avaliação mais acurada da função da margem vibratória. Depois da otimização da técnica vocal e a maturação da cicatriz da prega vocal (geralmente entre 6 e 12 meses), podem ser feitos julgamentos quanto à aceitabilidade do resultado vocal final. Se a função vocal não estiver satisfatória para o paciente, então a cirurgia poderá ser considerada. Entretanto, é essencial que o laringologista esteja certo de que as expectativas do paciente são razoáveis. Estas não incluem retorno à normalidade. Entretanto, em alguns casos, é possível reduzir substancialmente a soprosidade e a rouquidão.

CIRURGIA DAS CICATRIZES DE PREGAS VOCAIS

As cicatrizes nas pregas vocais causam disfonia por rompimento ou obliteração da onda mucosa e por interferência no fechamento glótico. A clara compreensão desses fatos é necessária, caso se pretenda programar uma intervenção cirúrgica racional. No presente momento, não existe nenhum tratamento cirúrgico para as cicatrizes das pregas vocais altamente bem-sucedido e geralmente aceito. Entretanto, numerosos procedimentos foram tentados, e alguns são úteis em casos selecionados. Embora exista muito pouca informação publicada sobre antigas tentativas de corrigir as cicatrizes das pregas vocais, vários cirurgiões de voz experimentados admitem, de forma informal, terem tentado o tratamento cirúrgico em um número muito pequeno de pacientes. Os procedimentos para restaurar a onda mucosa têm incluído injeção de esteroides na margem vibratória, elevação de um *microflap* para a "lise de aderências", seguido pelo simples reposicionamento do *microflap*, elevação de *microflap* com aplicação de esteroides sob o flap e outros procedimentos. Embora nenhum desses procedimentos produza resultados excelentes de forma consistente, eles podem ajudar de algum modo. A elevação de *microflaps* com esteroides é útil em algumas ocasiões e ainda é utilizada pelo autor (RTS) e outros (M. Bouchayer, comunicação pessoal, Abril, 1995), mas os resultados não são consistentemente excelentes. Pontes e Behlau sugeriram uma abordagem única para o tratamento do sulco vocal que, essencialmente, envolve múltiplas incisões liberatórias.[3] Os resultados vocais foram surpreendentemente bons, considerando o limitado sucesso alcançado por procedimentos prévios para essa condição. Esses princípios foram aplicados às cicatrizes iatrogênicas de pregas vocais e aparentam ter seu mérito em cicatrizes severas e extensas (P. Pontes, comunicação pessoal, Abril, 1995).

O problema da incompetência glótica é geralmente abordado pela cirurgia de medialização. A maioria dos procedimentos de medialização no passado envolvia a injeção de teflon. Em virtude do fato de essa substância poder por si só provocar cicatrizes profundas, muitos otorrinolaringologistas abandonaram o seu uso desde a metade para o final dos anos 1980. No presente momento, as técnicas de escolha para medialização são, geralmente, a tireoplastia ou a injeção de outras substâncias que não o teflon. Para uma falha extensa do fechamento glótico, o autor acredita que a tireoplastia do tipo I é a mais efetiva. Para uma medialização moderada, a injeção lateral de gordura autóloga (no mesmo local em que o teflon era geralmente injetado) mostrou-se bem-sucedida.[4] Aproximadamente 30 a 40% de quantidade adicional deve ser injetada, considerando a reabsorção. Outros materiais para injeção são discutidos em outras fontes.[5] As técnicas para o manejo da margem vibratória demandam uma discussão mais completa.

A injeção de colágeno foi investigada mais exaustivamente por Ford *et al.*[6-8] Os resultados de longo prazo para injeções cutâneas de colágeno demonstraram uma redução na formação de cicatrizes nas áreas tratadas. O colágeno é um líquido aquoso que pode ser facilmente injetado em pequenas quantidades. Consequentemente, as injeções de colágeno são idealmente adequadas para segmentos adinâmicos pequenos. A facilidade e a acurácia da injeção permitem tentativas de acréscimo de volume em áreas de cicatrizes, bem como o tratamento de problemas difíceis, como a incompetência glótica posterior persistente e a paralisia combinada dos nervos laríngeos superior e recorrente. As preocupações anteriores quanto à eficácia e segurança desse material[9] parecem ser menos significativas e a experiência com o uso do colágeno tem sido mais encorajadora. Quando utilizado, o colágeno deve ser injetado na região do ligamento vocal e parece ser particularmente apropriado para tratar cicatrizes limitadas das pregas vocais. Tais casos são comuns, por exemplo, após ressecção com *laser* de nódulos vocais. Experiências recentes sugerem que o tratamento com o *laser* corante pulsado possa também reduzir as cicatrizes (Peak Woo, comunicação pessoal, 2009). O autor (RTS) teve resultados preliminares favoráveis com esta abordagem. Para cicatrizes mais extensas, como pode ser observado após um extenso *stripping* de toda uma prega vocal, o colágeno parece ser menos efetivo. Entretanto, desde que os colágenos humanos autólogos e alogênicos passaram a ser utilizados, os reultados parecem ser melhores do que eram somente com o colágeno aloênico, como discutido em outras fontes.[5]

Em 1995, o autor (RTS) introduziu uma técnica para o implante de gordura autóloga na margem vibratória da prega vocal como um tratamento para as cicatrizes das pregas vocais.[10] A técnica envolve o implante na margem vibratória, não a injeção.

Para recriar uma margem vibratória móvel, uma bolsa mucosa é criada e preenchida com gordura, de modo a prevenir a readerência da mucosa ao ligamento vocal e músculo vocal. Uma incisão é realizada na superfície superior (Fig. 21.1A) e um pequeno túnel de acesso é elevado em direção à margem vibratória. A incisão superior é posicionada de forma a permitir que instrumentos angulados sejam passados através do túnel para alcançar os limites anterior e posterior da cicatriz da prega vocal. Embora o trabalho através de um pequeno túnel de acesso seja tecnicamente mais difícil do que a elevação de um *flap* largo, ele é vantajoso, uma vez que se fecha espontaneamente após a remoção dos instrumentos e previne-se a extrusão da gordura da bolsa criada cirurgicamente. Se uma incisão maior for realizada ao longo da superfície superior, suturas devem necessariamente ser realizadas para prevenir a extrusão de gordura, e mesmo suturas pequenas criam um trauma tecidual adicional.[11] Uma bolsa é criada ao longo da margem medial utilizando-se um dissecador em ângulo reto e um bisturi angulado ou tesoura, conforme necessário (Fig. 21.1B). A bolsa se estende à porção superior da margem vibratória e inferiormente por pelo menos 3 a 5 mm para circundar toda a superfície medial ordinariamente envolvida na criação da diferença de fase vertical da onda mucosa durante a fonação. A gordura coletada no início da cirurgia é então utilizada para o preenchimento do túnel (Fig. 21.1C). Os instrumentos são, então, retirados, e o acesso ao túnel fecha-se e fornece resistência suficiente contra a extrusão da gordura (Fig. 21.1D). O procedimento é realizado sob anestesia geral. Na conclusão do procedimento, o paciente é solicitado a realizar uma breve fonação e a tossir, de forma a que o cirurgião se certifique de que o implante está seguro. Embora nenhum problema tenha ocorrido até o presente, se a extrusão ocorrer, a cola de fibrina pode ser utilizada ou suturas podem ser reaizadas.

Experiências prévias com a lipoinjeção forneceram evidências convincentes sobre a importância de se evitar extensa manipulação ou trauma da gordura. A gordura é coletada em glóbulos largos, seja pela ressecção de uma pequena quantidade de gordura (geralmente do abdome) com instrumentos tradicionais, seja pela coleta através da cânula de lipossucção mais larga disponível. A gordura é delicadamente lavada com solução salina, sem ser fragmentada. Acondicionar a gordura com microinstrumentos através do túnel de acesso foi tentado, mas é tecnicamente difícil acondicioná-la de forma firme e uniforme, e tal método aparentemente causa mais trauma ao túnel de acesso, *flap* e gordura do que realizar o implante com uma seringa de Brünings. Atualmente, completa-se a seringa de Brünings com os glóbulos de gordura, e a maior agulha de Brünings é utilizada para depositar a gordura na bolsa pré-criada na margem vibratória. Um exame simples com o microscópio indica que a passagem da gordura através da seringa de Brünings certamente alonga os glóbulos de gordura, devendo traumatizá-los em algum grau, mas eles aparentam estar intactos e não muito traumatizados. Atualmente, este parece ser o melhor método disponível, embora melhorias técnicas sejam regularmente testadas. Em uma revisão recente, Neuenschwander, Sataloff, Abaza et al[12] relataram os primeiros oito casos submetidos a implante de gordura nas pregas vocais para cicatrizes e disfonias severas. O tempo médio de *follow-up* foi de 23 meses. A análise da videolaringoestroboscopia revelou uma melhora estatisticamente significativa do fechamento glótico, da onda mucosa e da rigidez. Em estudos perceptuais, houve melhora estatisticamente significativa nos cincos parâmetros da escala GRBAS.[13] Todos pacientes foram submetidos a mais de um procedimento cirúrgico, incluindo injeção de gordura em todos, tireoplastia em um, excisão da cicatriz em dois, lise de aderências em dois e injeção de esteroides em dois. O autor principal (RTS) continua a utilizar esse procedimento. Entretanto, ele deve ainda ser considerado um entre várias opções para o tratamento da disfonia causada por cicatrizes das pregas vocais.[14]

Ocasionalmente, os cirurgiões deparam-se com casos extremos de cicatrizes da margem vibratória. Estes são especialmente comuns após trauma severo ou cirurgia extensiva de câncer. Quando uma prega vocal sem vibração e com cicatriz está tão lateralizada que o fechamento glótico é impossível, e quando a hemilaringe envolvida está tão densamente cicatrizada que a prega vocal não pode ser adequadamente medializada, mesmo com uma tireoplastia, uma cirurgia mais extensa da cicatriz pode ser

Seção 2 — Lesões estruturais benignas

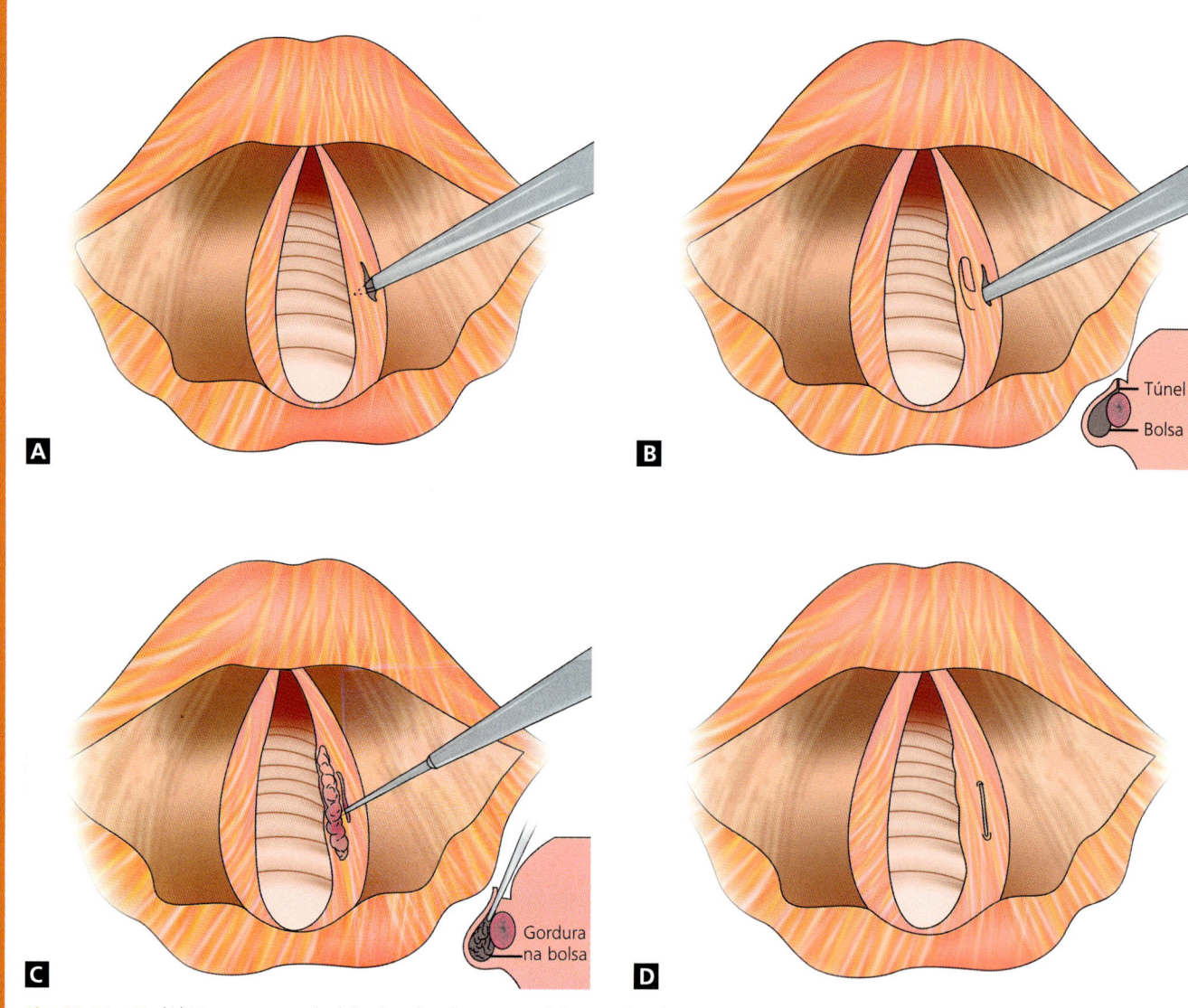

Fig. 21.1A a D: (A) Uma pequena incisão é realizada na superfície superior da prega vocal com cicatriz e um túnel de acesso estreito é escavado para permitir acesso ao limite medial. (B) Por meio do túnel de acesso, um instrumento angulado é utilizado para elevar uma bolsa. É essencial que a mucosa ao longo das margens medial e inferior mantenha-se intacta. (C) Uma seringa de Brünings com a agulha de maior tamanho é passada através do túnel e utilizada para depositar a gordura na bolsa. (D) Quando a seringa é removida, o pequeno túnel de acesso fecha-se espontaneamente, prevenindo quanto à extrusão da gordura. A gordura não deve ser extrusada mesmo quando pressão for exercida sobre a margem medial. Caso ocorra a extrusão, uma sutura poderá ser realizada.

apropriada. Por exemplo, alguns desses casos podem ser melhorados por meio da ressecção da hemilaringe cicatrizada e criação de uma pseudoprega vocal, utilizando modificações de técnicas sobre a musculatura cervical empregadas rotineiramente nas cordectomias ou hemilaringectomia vertical.[15] Certamente, esta é uma abordagem infrequente e extrema para o tratamento das cicatrizes das pregas vocais, mas é uma opção que deve fazer parte do armamentário do cirurgião para um paciente raro e apropriado.

A familiarização com os conceitos mais atuais em anatomia de fisiologia das pregas vocais é essencial para a compreensão das consequências das cicatrizes das pregas vocais e para a otimização dos resultados terapêuticos.

TÉCNICAS CIRÚRGICAS

Caso 1 – Excisão da Cicatriz e Colocação de um Enxerto Bucal

Passo 1

A exposição é obtida pela administração de anestesia geral por intermédio da intubação orotraqueal seguida pela laringoscopia de suspensão (Fig. 21.2A).

Cicatrizes das pregas vocais

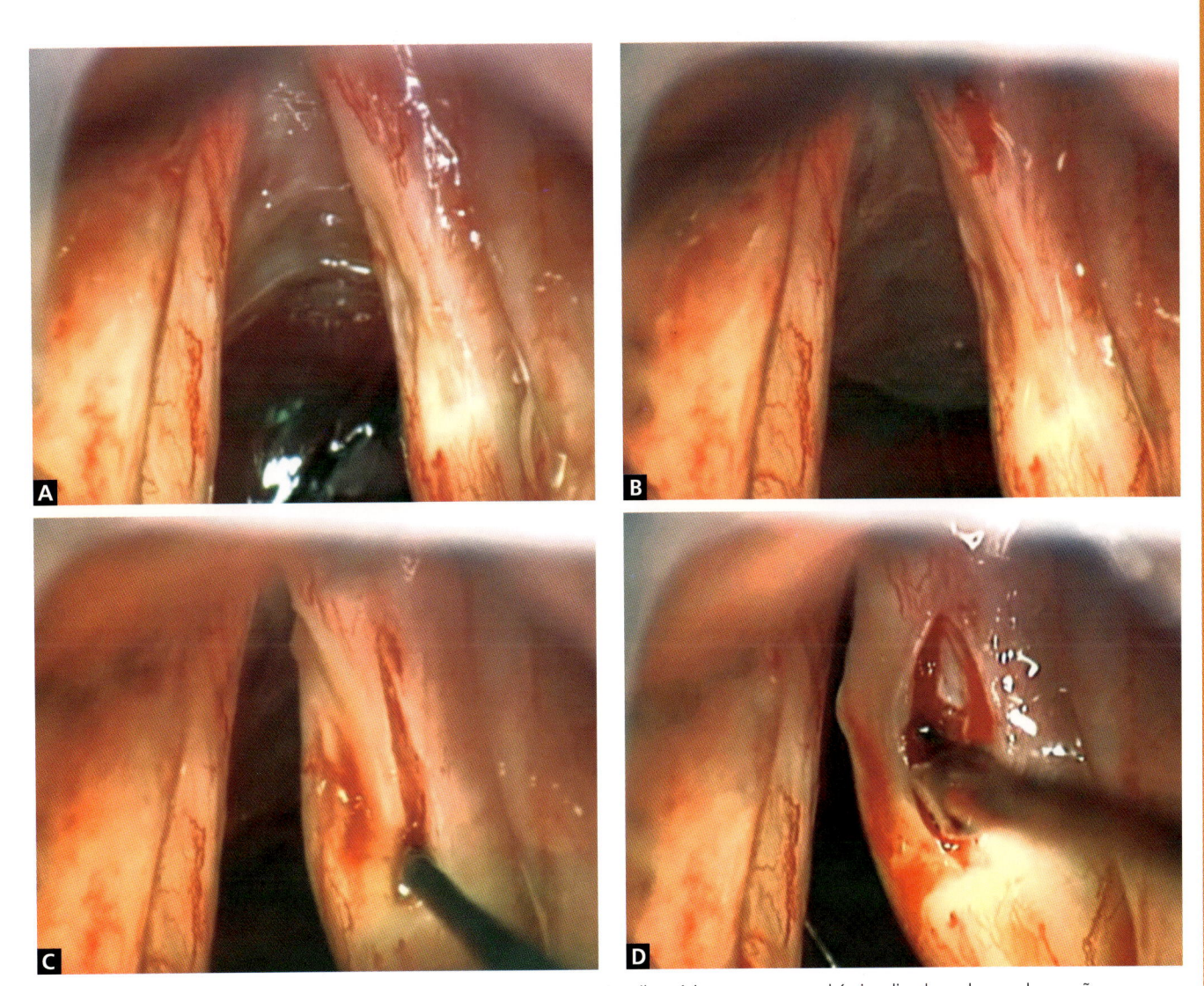

Fig. 21.2A a D: (A) Uma cicatriz deprimida causando um segmento não vibratório na prega vocal é visualizada ao longo da porção musculomembranosa da prega vocal direita. (B) Uma infusão subepitelial com lidocaína a 1% e epinefrina 1:10.000 causa distensão da lâmina própria superficial e vasoconstrição da sua microvascularização. A área com cicatrizes permanece aderida ao ligamento vocal e pode agora ser observada estendendo-se próximo à comissura anterior. (C) Uma incisão é realizada na extensão lateral da cicatriz deprimida. (D) Microtesouras retas são utilizadas para divulsão sob a cicatriz para criar um *minimicroflap*. Isso libera a cicatriz do ligamento vocal subjacente.

Passo 2

A cicatriz é palpada para avaliação da sua extensão e severidade. Endoscópios angulados podem ser utilizados para melhor visualização.

Passo 3

Uma hidrodissecção é realizada por uma infusão subepitelial com lidocaína a 1% e epinefrina 1: 10.000 (Fig. 21.2B). Isso permite melhor exposição da cicatriz e possui o benefício adicional de causar uma vasoconstrição da microvascularização da prega vocal.

Passo 4

Um bisturi reto de Sataloff é utilizado para realizar uma incisão superolateral na junção do epitélio normal com o anormal (Fig. 21.2C).

Passo 5

Microtesouras retas são utilizadas para posterior dissecção da cicatriz do ligamento vocal subjacente (Fig. 21.2D). Eventualmente, a cicatriz pode envolver todo o ligamento vocal, e pode ser necessário remover uma pequena porção do músculo.

Seção 2
Lesões estruturais benignas

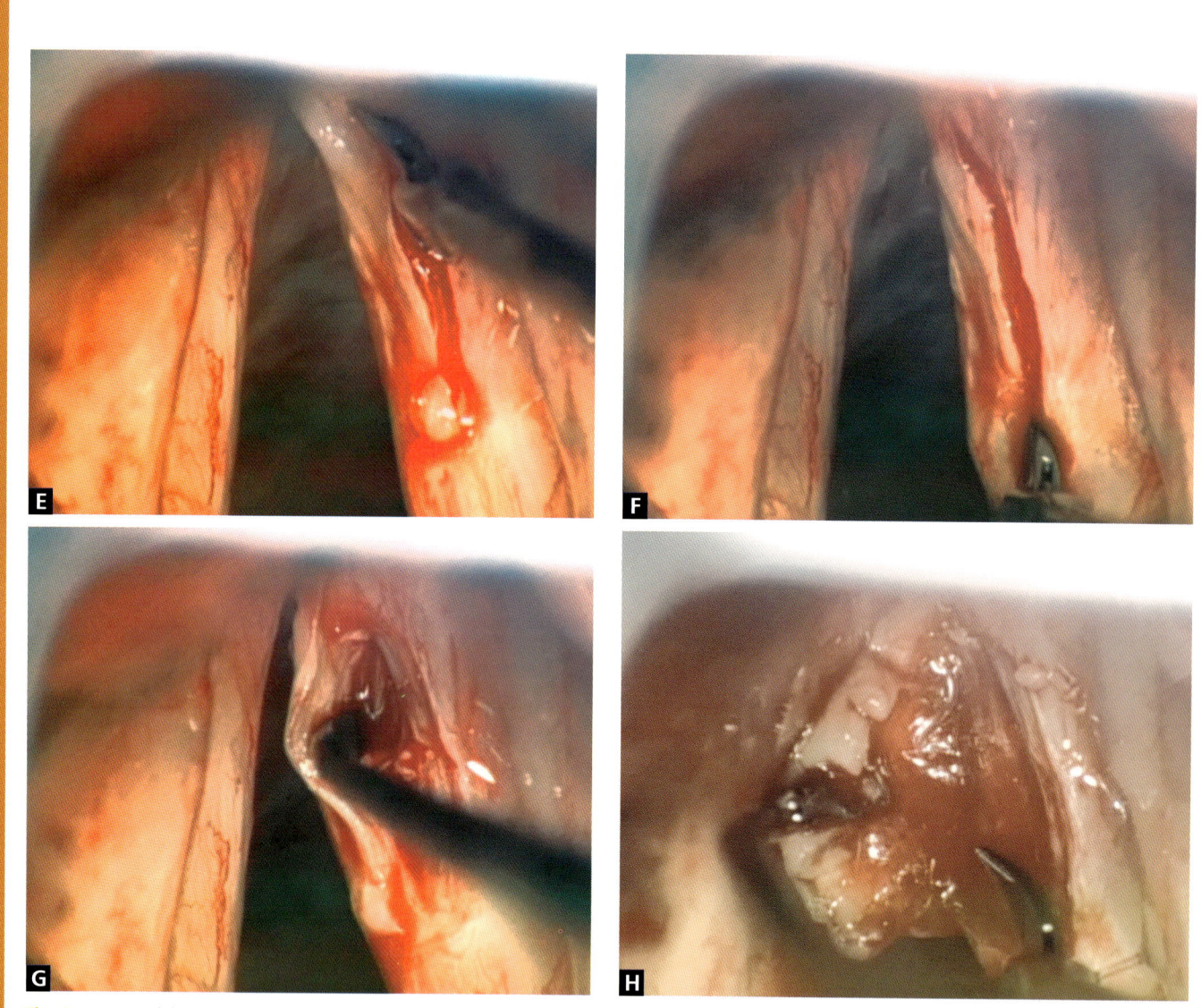

Fig. 21.2E a H: (E) Uma incisão anterior na mucosa é realizada com microtesoura reta. (F) Uma incisão mucosa posterior é, então, realizada. (G) Dissecção romba é realizada com uma espátula curva de Sataloff para posteriormente separar a cicatriz do ligamento vocal subjacente. (H) A cicatriz é estabilizada e ressecada com microtesouras.

Passo 6

Utilizando microtesouras retas, o epitélio é incisado nas junções anterior e posterior da mucosa normal com o tecido cicatrizado (Fig. 21.2E e F).

Passo 7

À medida que os tecidos mais profundos à cicatriz são expostos, a dissecção romba continua com a utilização de uma espátula curva de Sataloff (Fig. 21.2G).

Passo 8

Uma vez que a cicatriz tenha sido elevada, ela é firmemente pinçada com uma pinça de preensão em forma de coração de Sataloff e estabilizada com mínima retração (Fig. 21.2H). As aderências do epitélio à prega vocal são transseccionadas com microtesouras.

Passo 9

O defeito resultante é claramente visualizado, de maior tamanho com relação ao observado inicialmente (Fig. 21.2I).

Passo 10

A mucosa bucal é preparada para a retirada do enxerto. O local proposto para o enxerto é infiltrado com xilocaína e epinefrina. Uma incisão é realizada com lâmina 15, envolvendo a mucosa e a gordura subjacente (Fig. 21.2J). A gordura é coletada com o enxerto composto (Fig. 21.2K) e atua como uma substituição da lâmina própria, melhorando a flexibilidade.

Cicatrizes das pregas vocais

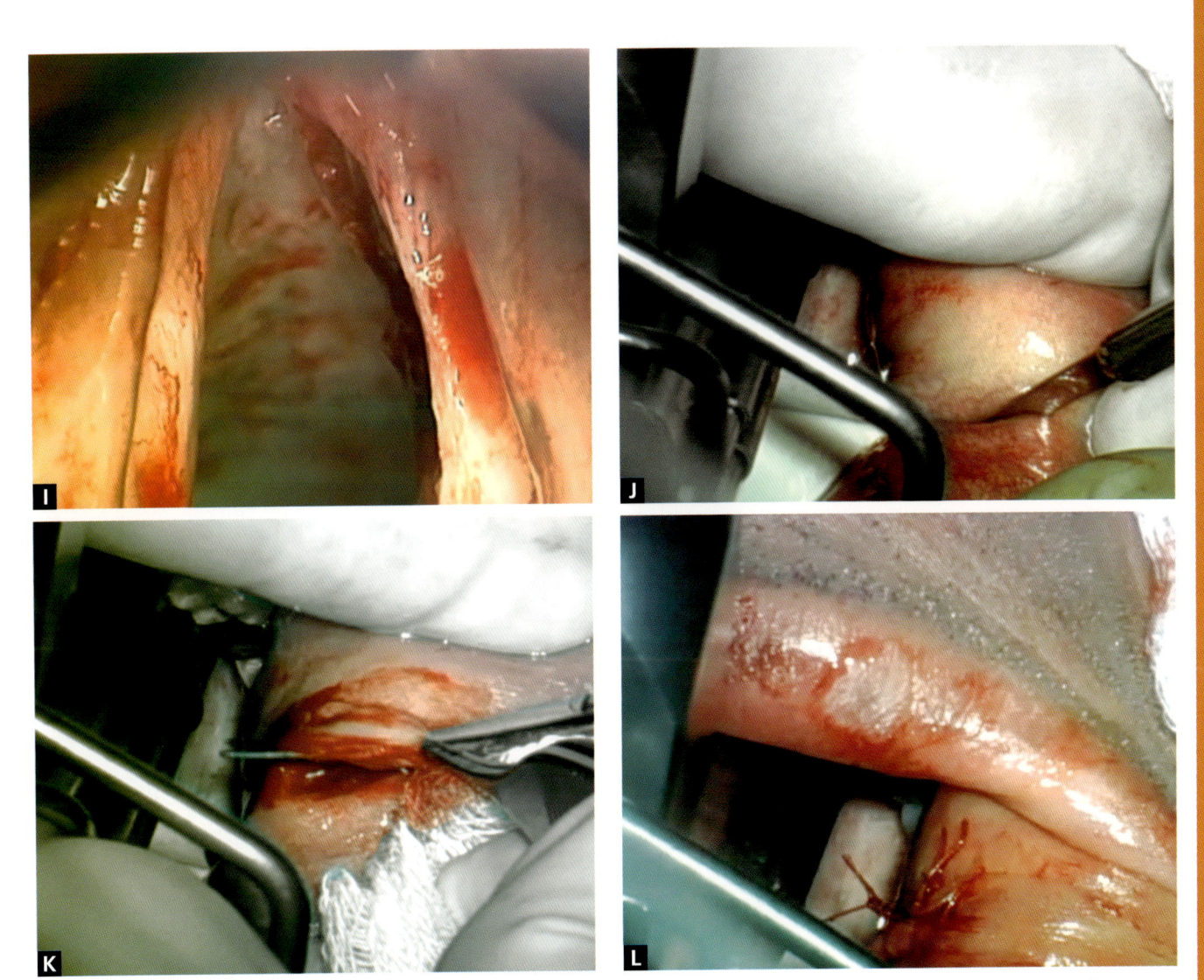

Fig. 21.2I a L: (I) O defeito resultante na prega vocal direita envolve quase toda a porção musculomembranosa. A comissura anterior não está envolvida. (J) Uma incisão é realizada com bisturi na mucosa bucal. A incisão é aprofundada até que a gordura submucosa seja visualizada. (K) A gordura submucosa é coletada com a mucosa para completar o enxerto. A gordura fornece uma fonte para substituir a lâmina própria superficial ausente e fornecerá uma plataforma para a vibração da mucosa bucal sobrejacente, recriando a onda mucosa. (L) Suturas com fios cromados são utilizadas no fechamento da incisão bucal.

Passo 11
O local do enxerto de mucosa bucal é fechado primariamente com pontos separados de catgut absorvível 3.0 (Fig. 21.2L).

Passo 12
O enxerto de mucosa bucal é posicionado na laringe e suturado com suturas de catgut absorvível. Múltiplas suturas são utilizadas para manter o enxerto em uma posição ótima (Fig. 21.2M e N).

Passo 13
Depois do posicionamento bem-sucedido do enxerto (Fig. 21.2O), o paciente é extubado. Antibióticos orais são prescritos (embora não haja evidência que confirme a sua eficácia) e permanece em repouso vocal estrito por 7 dias.

Caso 2 – Injeção Superficial de Decadron

Passo 1
A laringoscopia de suspensão é realizada para visualização da glote (Fig. 21.2P).

Passo 2
Uma agulha de calibre 27 a 30 é posicionada imediatamente profunda ao epitélio, na região da lâmina própria superficial (Fig. 21.2Q). A agulha é inserida na superfície supe-

Lesões estruturais benignas

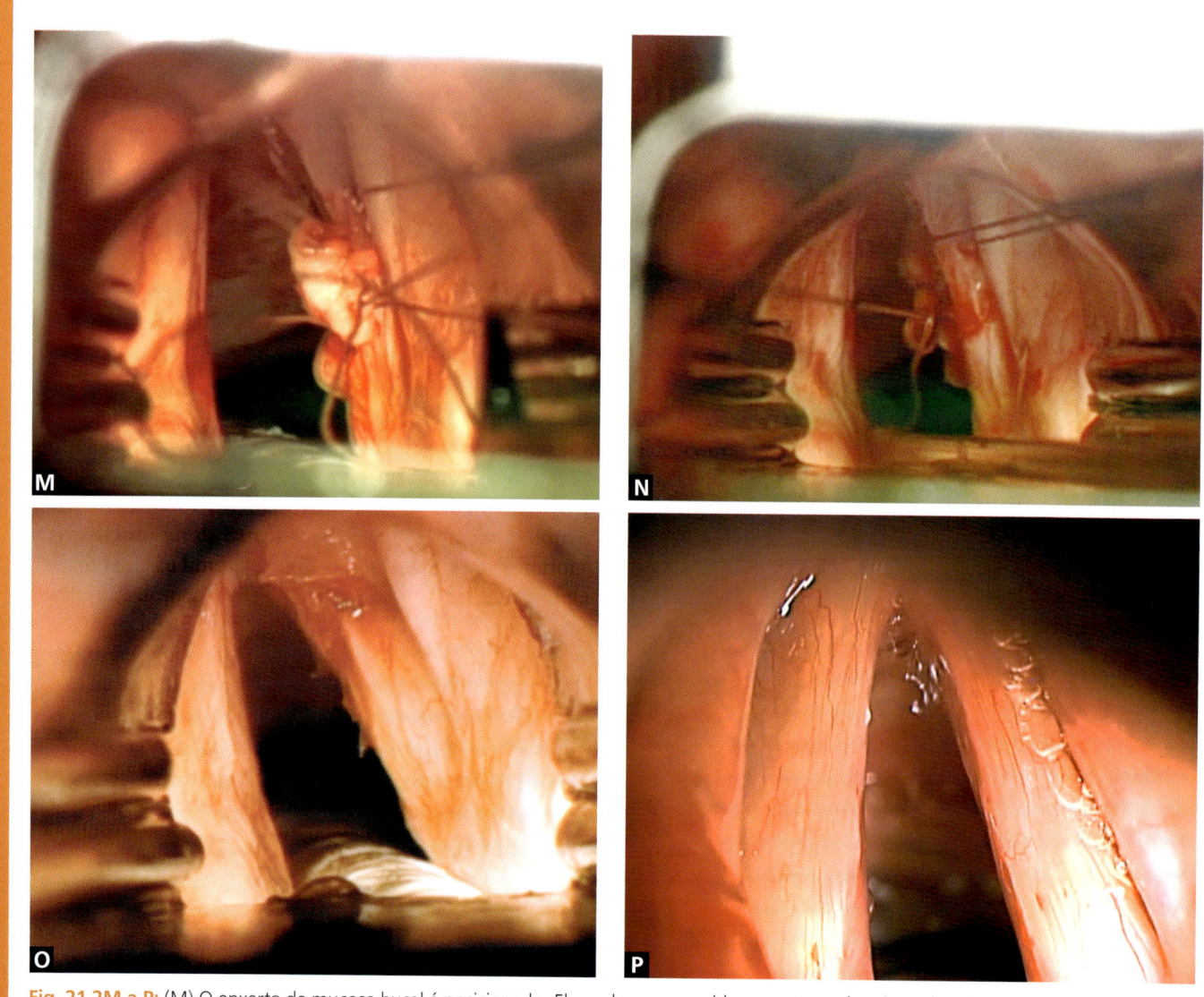

Fig. 21.2M a P: (M) O enxerto de mucosa bucal é posicionado. Ele pode ser removido e seu tamanho ajustado até que uma configuração ideal seja obtida. (N) Múltiplas suturas são realizadas para manter o enxerto no local. (O) O enxerto foi posicionado com sucesso. A extubação é realizada e o paciente é mantido em repouso vocal estrito até a visita de *follow-up* em 7 dias. (P) Visão por laringoscopia direta das pregas vocais.

rior da prega vocal, fora da margem vibratória. Entretanto, injeções ao longo da margem vibratória podem ser realizadas se as cicatrizes naquela área não se elevarem com o posicionamento da agulha na superfície superior. Geralmente 0,1 a 0,5 mL são injetados.

Passo 3

Não é incomum que sejam necessários múltiplos pontos de injeção para elevar (por hidrodissecção) a lâmina própria superficial (Fig. 21.2R).

Passo 4

O laringoscópio é removido e o agente anestésico revertido. Como não houve dano à margem vibratória, o repouso vocal não é rotineiramente indicado.

Caso 3 – Implantação de Gordura e Lipoinjeção

Passo 1

A intubação orotraqueal é seguida pela microlaringoscopia de suspensão para exposição das pregas vocais (Fig. 21.2S).

Cicatrizes das pregas vocais

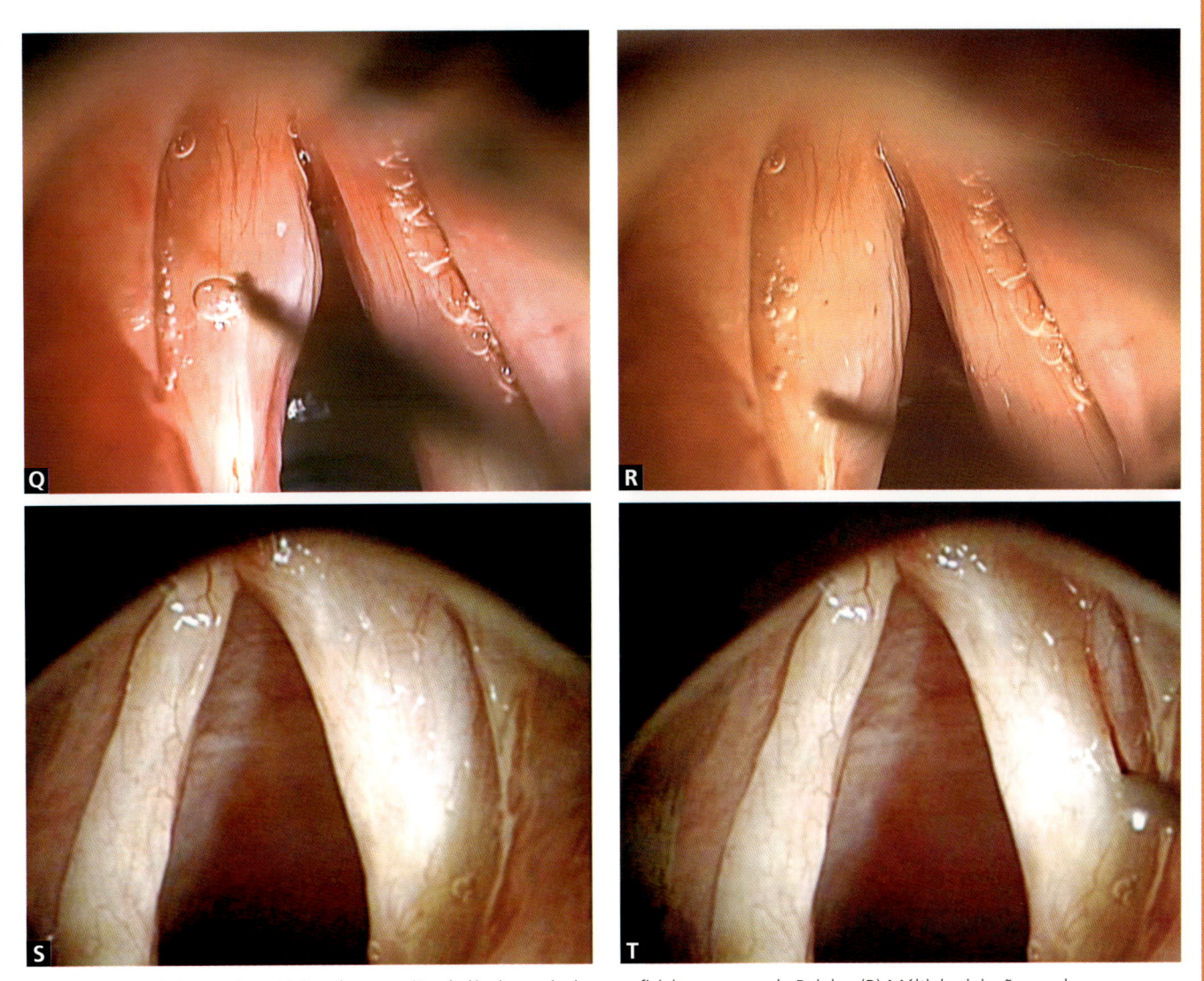

Fig. 21.2Q a T: (Q) Decadron é injetado na região da lâmina própria superficial ou espaço de Reinke. (R) Múltiplas injeções podem ser necessárias para a dispersão adequada do Decadron, hidrodissecção sob o epitélio e lise de aderências. (S) Visão das pregas vocais por laringoscopia direta. O exame estroboscópico pré-operatório revelava uma área de cicatriz ao longo da margem vibratória direita. Bowing bilateral das pregas vocais também pode ser apreciado. (T) Uma incisão é realizada na superfície superolateral da prega vocal para permitir a criação de uma bolsa submucosa com mínima perturbação da margem vibratória.

Passo 2

Um bisturi Sataloff é utilizado para realizar uma incisão de aproximadamente 3 mm de extensão ao longo da superfície superolateral da prega vocal. A incisão é realizada próximo ao ponto médio da superfície superior da prega vocal e utilizada para a criação de um túnel de acesso. Essa região é a única área em que a mucosa é elevada ao longo da superfície superior. A criação de um limitado túnel de acesso é essencial para prevenir a extrusão de gordura (Fig. 21.2T).

Passo 3

Utilizando um dissecador longo em ângulo reto de Sataloff, uma bolsa de acesso subepitelial é elevada em direção à margem vibratória, profundamente à cicatriz da prega vocal (Fig. 21.2U). A bolsa estende-se à porção superior da margem vibratória (Fig. 21.2V) e inferiormente por, ao menos, 3 a 8 mm, para circundar toda a superfície medial ordinariamente envolvida na criação da diferença de fase vertical da onda mucosa durante a fonação. Se as cicatrizes forem tão graves que a bolsa medial não possa ser criada com um dissecador Sataloff rombo, em ângulo reto ou oblíquo, ela pode ser criada de forma cortante com tesouras (com cuidado para não romper o túnel de acesso) ou com um bisturi para *flap* Sataloff. Este instrumento é cortante na parte inferior, não devendo ser acidentalmente utilizado no lugar do bisturi vascular Sataloff durante a ressecção de vasos. O bisturi vascular é rombo na sua superfície inferior.

Seção 2 — Lesões estruturais benignas

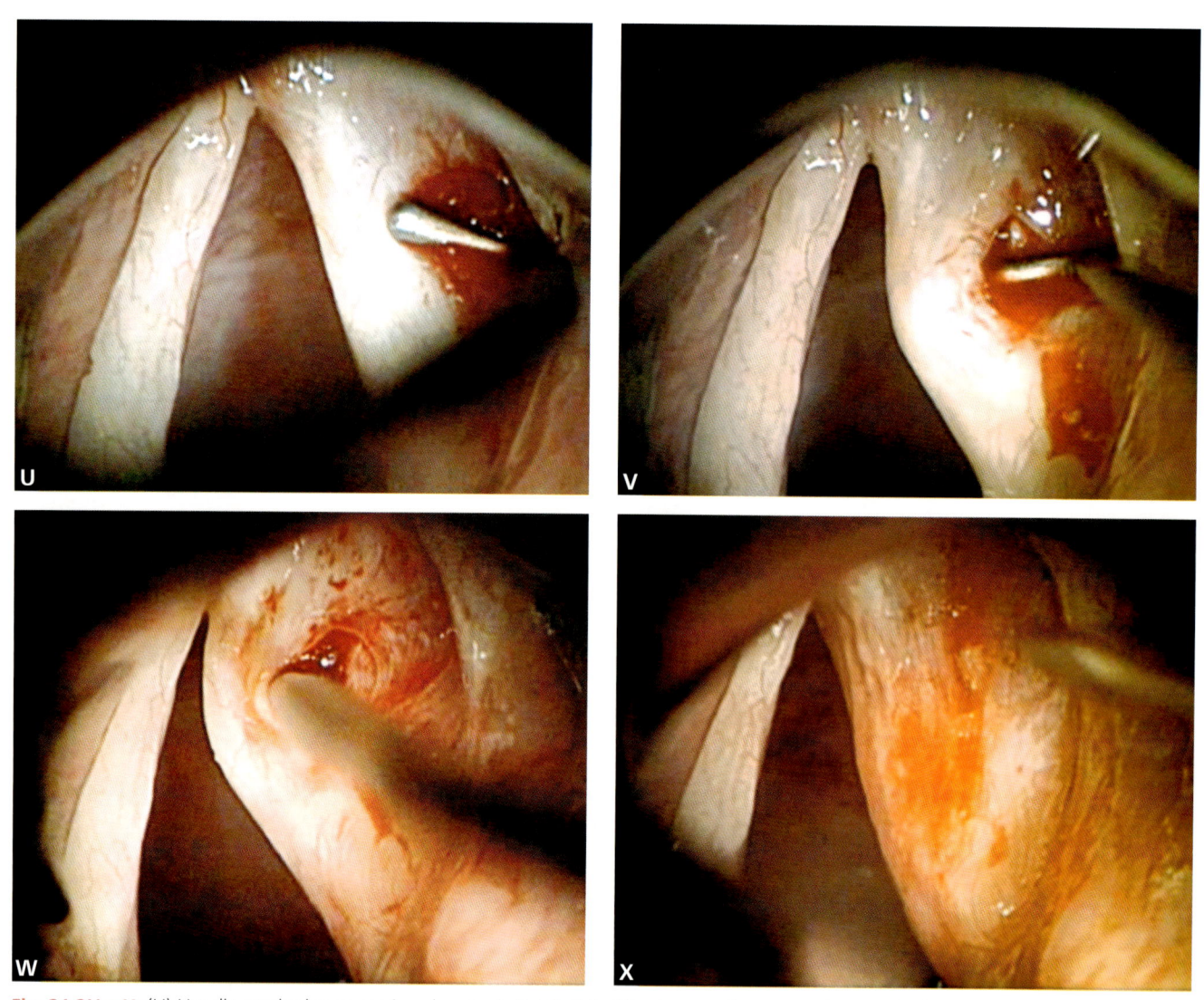

Fig. 21.2U a X: (U) Um dissecador longo em ângulo reto de Sataloff é utilizado para dissecar e criar um túnel acessório. (V) Embora o trabalho por meio de um pequeno túnel de acesso seja tecnicamente mais desafiador do que a elevação de um *flap* largo, ele possui a vantagem de fechar espontaneamente após a remoção dos instrumentos e de prevenir a extrusão da gordura da bolsa criada cirurgicamente. (W) Uma seringa de Brünings é utilizada para inserir os glóbulos de gordura no túnel acessório. (X) Depois da remoção dos instrumentos, nenhuma gordura deve ser observada protruindo através do local da incisão.

O bisturi para *flap* pode lesar a prega vocal se utilizado indevidamente. Ele é desenhado para cortar em 90° a partir do cabo, para criar uma bolsa mucosa medial durante a implantação de gordura.

Passo 4

A gordura coletada no início da cirurgia é utilizada para preencher o túnel. O implante é colocado por uma seringa de Brünings (Fig. 21.2W). Neste momento, a seringa de Brünings está cheia com os glóbulos de gordura. A agulha de Brünings mais larga (calibre 18) é utilizada para a colocação da gordura na bolsa pré-criada na margem vibratória. A gordura pode ser inserida na bolsa com outros instrumentos, mas a inserção direta geralmente cria uma margem irregular e protuberante, o que é evitado com o uso da seringa de Brünings.

Passo 5

Os instrumentos são, então, retirados (Fig. 21.2X) e o túnel de acesso fechar-se-á espontaneamente, fornecendo resistência suficiente contra a extrusão da gordura.

Passo 6

Neste paciente, uma lipoinjeção concomitante na prega vocal esquerda é realizada (Fig. 21.2Y e Z – ver também o

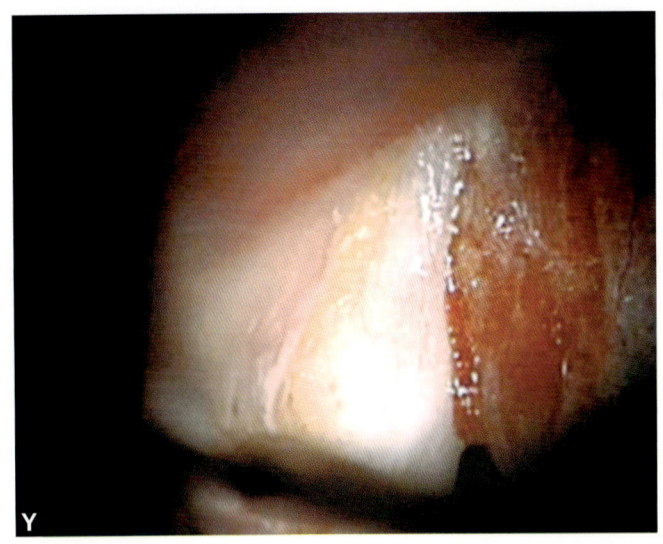

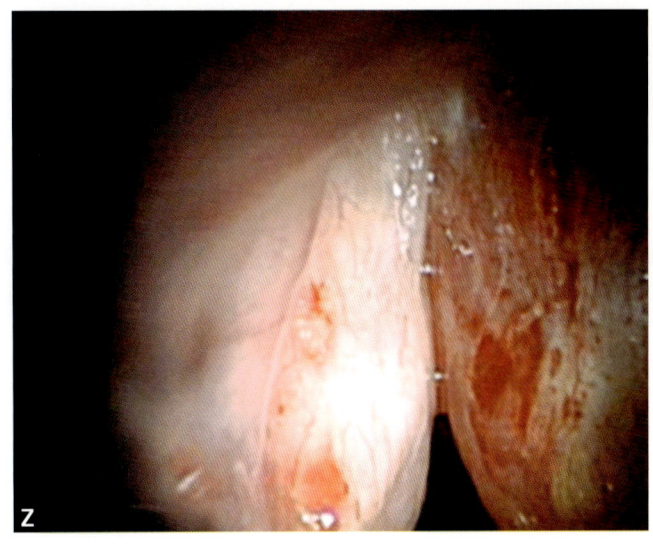

Fig. 21.2Y e Z: (Y) O aumento por lipoinjeção da prega vocal esquerda é realizado pela inserção lateral da seringa de Brünings na linha superior arqueada imediatamente anterior à ponta do processo vocal. (Z) A diferença de coloração entre as pregas vocais pode ser atribuída ao posicionamento profundo da gordura na prega vocal esquerda, com o objetivo de alcançar os melhores resultados de aumento em longo prazo da prega vocal, e o posicionamento superficial da gordura implantada na prega vocal direita.

Capítulo 29 – Paresia e Paralisias das pregas vocais) para tratamento da incompetência glótica previamente diagnosticada. A medialização por lipoinjeção não deve ser feita no mesmo lado da implantação de gordura, no mesmo ato cirúrgico.

Passo 7

O laringoscópio é removido e a extubação, realizada. O paciente permanece em repouso vocal estrito (geralmente por 3 dias) para prevenir a extrusão da gordura implantada.

REFERÊNCIAS

1. Sataloff RT, Spiegel JR, Carroll LM, *et al.* Strobovideolaryngoscopy in professional voice users: Results and clinical value. J Voice. 1988;1:359-64.
2. Sataloff RT, Spiegel JR, Hawkshaw MJ. Strobovideolaryngoscopy: Results and clinical value. Ann Otol Rhinol Laryngol. 1991;100:725-57.
3. Pontes P, Behlau M. Treatment of sulcus vocalis: Auditory perceptual and acoustic analysis of the slicing mucosa surgical technique. J Voice. 1993;7(4):365-76.
4. Mikaelian D, Lowry LD, Sataloff RT. Lipoinjection for unilateral vocal cord paralysis. Laryngoscope. 1991;101:465-8.
5. Sataloff RT. Voice surgery. In: Sataloff RT. Professional Voice: The Science and Art of Clinical Care, 3rd edition. San Diego, CA: Plural Publishing, Inc. 2005. pp. 1137-214.
6. Ford CN, Bless DM, Loftus JM. The role of injectable collagen in the treatment of glottic insufficiency: A study of 119 patients. Ann Otol Rhinol Laryngol. 1973;101(3):237-47.
7. Ford CN, Bless DM. Collagen injected in the scarred vocal fold. J Voice. 1988;1:116-8.
8. Ford CN, Bless DM. Selected problems treated by vocal fold injection of collagen. Am J Otolaryngol. 1993;14(4):257-61.
9. Spiegel JR, Sataloff RT, Gould WJ. The treatment of vocal fold paralysis with injectable collagen. J Voice. 1987;1:119-21.
10. Sataloff RT, Spiegel JR, Hawkshaw M, *et al.* Autologous fat implantation for vocal fold scar: A preliminary report. J Voice. 1997;11(2):238-46.
11. Feldman MD, Sataloff RT, Epstein G *et al.* Autologous fibrin tissue adhesive for peripheral nerve anastomosis. Arch Otolaryngol Head Neck Surg. 1987;113:963-7.
12. Neuenschwander MC, Sataloff RT, Abaza M, *et al.* Management of fold scar with autologous fat implantation perceptual results. J Voice. 2001;15(2):295-304.
13. Hirano M. Clinical Examination of Voice. New York: Springer Verlag; 1981. pp. 81-4.
14. Benninger MS, Alessi D, Archer S, *et al.* Vocal fold scarring: Current concepts and management. Otolaryngol Head Neck Surg. 1996;115(5):474-82.
15. Spiegel JR, Sataloff RT. Surgery for carcinoma of the larynx. In: Gould WJ, Sataloff RT, Spiegel JR (Eds). Voice Surgery. St. Louis, MO: CV Mosby Co; 1993. pp. 307-38.

Capítulo 22

Sulco vocal

Robert T. Sataloff ▪ Farhad Chowdhury ▪ Shruti Joglekar ▪ Mary J. Hawkshaw

O sulco vocal é uma ranhura na superfície da porção membranosa da prega vocal, estendendo-se geralmente por toda a extensão da mesma (Figs. 22.1 e 22.2). A lesão é geralmente bilateral. No sulco vocal, o epitélio invagina-se para a camada superficial da lâmina própria e adere ao ligamento vocal. Isso resulta em uma ranhura que se estende longitudinalmente ao longo da prega vocal. O aparente sulco é, na verdade, um saco revestido por epitélio escamoso estratificado, sendo a hiperqueratose comum próximo às porções mais profundas do saco ou bolsa. Alguns autores acreditam que ele represente um cisto epidermoide aberto. Ocorre deficiência de capilares e aumento das fibras colágenas na região do sulco. A massa da cobertura é reduzida e a camada invaginada da cobertura pode aderir ao ligamento vocal, aumentando a rigidez.

Consequentemente, o sulco vocal é comumente associado a rouquidão, soprosidade e redução da eficiência vocal. Entretanto, ele pode ser assintomático se ocorrer abaixo do ponto de contato entre as margens vibratórias das pregas vocais.

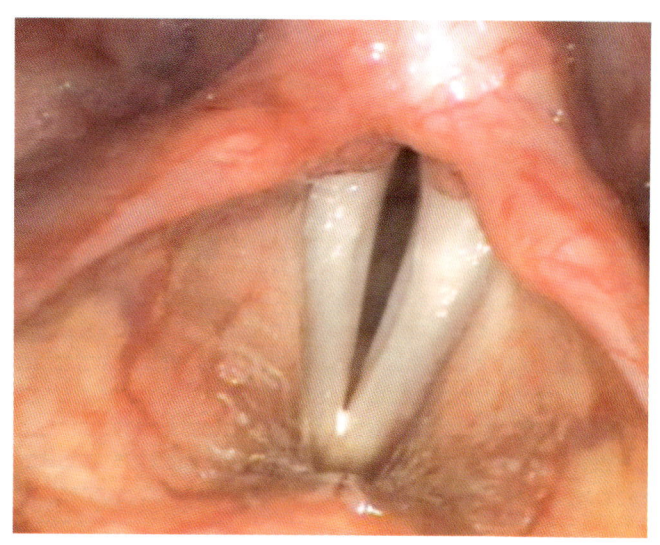

Fig. 22.1: Típico aspecto de um sulco vocal bilateral. Reproduzida de *Sataloff RT. Professional Voice: The Science and Art of Clinical Care*, 3rd edition. San Diego, CA: Plural Publishing, Inc.; 2005: Fig. 85.33, com permissão.

PSEUDOSSULCO VOCAL E *SULCUS VERGETURE*

Essas condições podem ocorrer em pacientes com disfonia similar àquela do sulco vocal, mas frequentemente menos severa, logo, são importantes diagnósticos diferenciais. O *sulcus vergeture* possui um aspecto similar, mas é causado por alterações atróficas do epitélio ao longo da margem medial da prega vocal. É frequentemente associado a um aspecto arqueado. Geralmente, o limite superior do sulco parece móvel, mas o limite inferior é comumente rígido. A camada superior da lâmina própria é normalmente deficiente e o epitélio pode estar quase aposto ao ligamento vocal, mas trata-se mais de uma depressão atrófica do epitélio do que de uma invaginação de espessura variável e hiperqueratose dispersa, como observadas no verdadeiro sulco vocal. O termo "pseudossulco vocal" é frequentemente utilizado como sinônimo de *sulcus vergeture*, mas é, na verdade, uma entidade diferente.

O pseudossulco é um sulco longitudinal que pode aparentar um sulco vocal ou *sulcus vergeture*, exceto pelo fato de que ele pode estender-se para além do limite da porção musculomembranosa da prega vocal, envolvendo também a porção cartilaginosa. Comumente, ele está associado a inflamações crônicas e edema geralmente causados por refluxo faringolaríngeo. O pseudossulco vocal é tratado por meio do tratamento do refluxo subjacente e qualquer outra condição relacionada.

TRATAMENTO DO SULCO VOCAL E DA PONTE DE MUCOSA

O tratamento do sulco vocal é controverso. Uma ponte de mucosa envolve uma separação longitudinal entre a mucosa que cobre a margem vibratória e o resto da prega vocal (Fig. 22.3A). As pontes de mucosa são geralmente congênitas, mas podem ser pós-traumáticas. Elas também têm

Sulco vocal

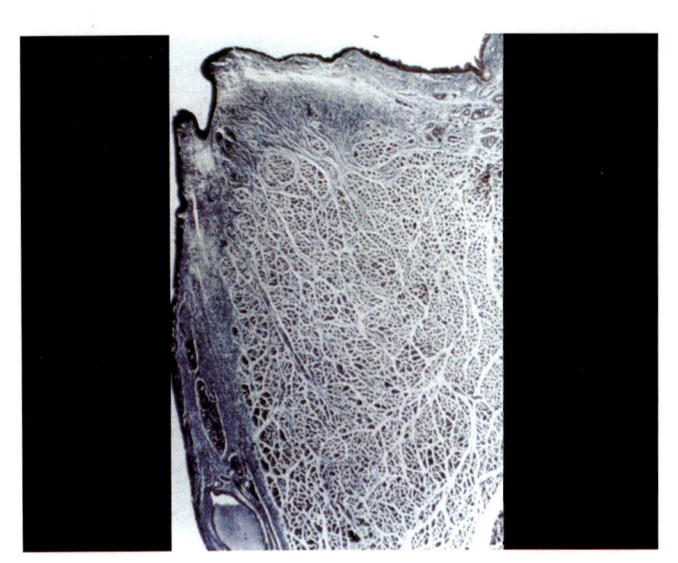

Fig. 22.2: Histologicamente, o sulco vocal envolve a camada superficial da lâmina própria. Fibras colágenas densas, com escassos capilares e epitélio espesso, são comuns. O epitélio pode aderir ao ligamento vocal, mas, ao contrário, a camada de transição não está envolvida. Reproduzida de *Sataloff RT. Professional Voice: The Science and Art of Clinical Care, 3rd edition. San Diego, CA: Plural Publishing, Inc.; 2005: Fig. 85.34*, com permissão.

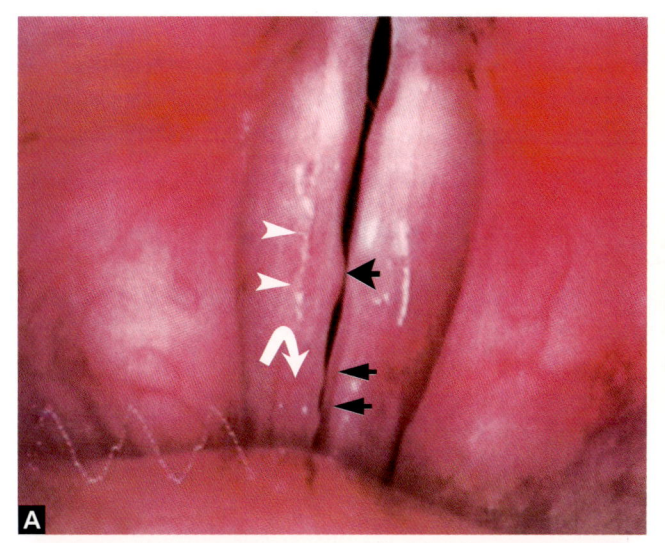

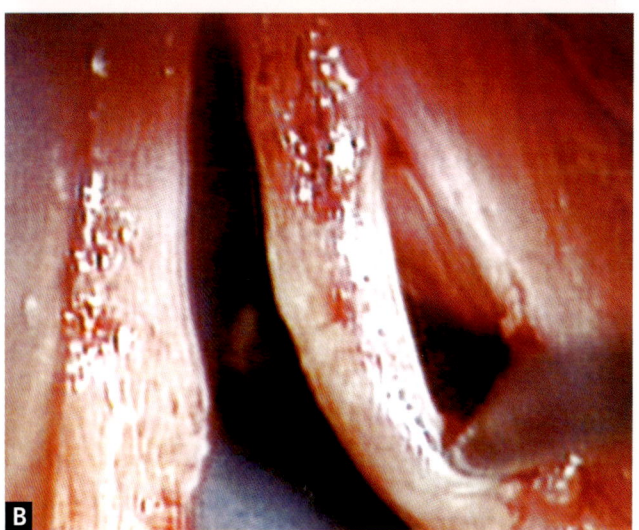

Fig. 22.3A e B: (A) A videolaringoestroboscopia deste cantor de 33 anos de idade revela rigidez bilateral das pregas vocais, evidências de hemorragias prévias, sulco vocal à esquerda *(setas pequenas)*, uma massa na prega vocal direita *(seta preta maior)*, vasos ectásicos na superfície superior de ambas as pregas vocais, com um vaso proeminente passando a 90° da margem vibratória *(seta curva)*, uma pequena membrana glótica anterior (não mostrada) e disfonia de tensão muscular. A importância de uma linha na superfície superior da prega vocal direita *(pontas de seta brancas)* não foi apreciada pré-operatoriamente. Ela parecia ser simplesmente um reflexo luminoso. (B) Intraoperatoriamente, foi descoberto que a linha era uma abertura para uma ponte de mucosa extraordinariamente grande. A ponte de mucosa foi removida e gordura autóloga foi injetada lateralmente para medializar a prega vocal direita e melhorar o fechamento glótico. Reproduzida de *Sataloff RT. Professional Voice: The Science and Art of Clinical Care, 3rd edition. San Diego, CA: Plural Publishing, Inc.; 2005: Fig. 85.35*, com permissão.

sido associadas aos sulcos vocais. Ordinariamente, elas consistem em delgadas fitas de mucosa (bem menos dramáticas do que no caso da Fig. 22.3B), mas representam desafios terapêuticos. A remoção de uma ponte de mucosa nem sempre resulta em melhora da qualidade vocal. Em alguns casos, existe atrofia da superfície epitelial da prega vocal remanescente, que se torna a margem vibratória após a remoção da ponte. Frequentemente, não é possível predizer o resultado fonatório, tornando a tomada de decisão intraoperatória difícil.

Numerosas técnicas foram utilizadas no tratamento do sulco vocal. A mucosa pode ser dissecada a partir das estruturas mais profundas às quais está aderida e simplesmente reposicionada em sua posição original. Essa técnica, entretanto, falha com frequência. A área do sulco pode também ser ressecada e a mucosa, reaproximada. Essa técnica parece funcionar um pouco melhor do que a simples elevação, mas também não produz resultados consistentes satisfatórios. A injeção de colágeno tem sido utilizada para o tratamento do sulco vocal,[1] mas também não tem sido consistentemente bem-sucedida. Pontes e Behlau introduziram uma técnica envolvendo múltiplas incisões cruzadas por toda a extensão do sulco.[2] À primeira vista, esta técnica aparenta produzir mais cicatrizes, mas se trata, na verdade, de uma série de incisões relaxantes múltiplas que seguem princípios estabelecidos de cirurgia plástica. Uma melhora vocal substancial foi obtida na maioria dos pacientes submetidos a este procedimento. Lipoinjeção autó-loga e implantação de gordura também podem ser eficazes. No presente momento, a melhor técnica cirúrgica não foi ainda determinada. Entretanto, hoje é claro que várias intervenções cirúrgicas permitem pelo menos uma melhora vocal parcial em muitos pacientes. Os princípios do tratamento são os mesmos descritos para as cicatrizes.[3] É necessário abordar a hiperfunção compensatória por meio da fonoterapia, a falência do fechamento glótico pela medialização e recriar a onda mucosa por intermédio de cirurgia na margem vibratória.

O desenvolvimento nos últimos 15 anos sugere que os pacientes com sintomas significativos causados por sulcos devem ser informados sobre as opções cirúrgicas, com uma clara compreensão de que as recomendações cirúrgicas para essa condição estão ainda em evolução, de que a qualidade vocal pode piorar após a cirurgia e de que certamente não há garantias de melhora. A decisão sobre a questão de as possibilidades de se obter melhora vocal superarem os riscos deve ser tomada pelo paciente e pelo médico, caso a caso. O tratamento cirúrgico hoje é suficientemente bom, de modo que não deve ser negado aos pacientes sintomáticos e informados que por ele optam.

As técnicas para o tratamento das cicatrizes das pregas vocais discutidas no Capítulo 21 são apropriadas para o tratamento do sulco vocal.

REFERÊNCIAS

1. Ford CN, Bless DM, Loftus JM. The role of injectable collagen in the treatment of glottic insufficiency: A study of 119 patients. Ann Otol Rhinol Laryngol 1973;101(3):237-47.
2. Pontes P, Behlau M. Treatment of sulcus vocalis: Auditory perceptual and acoustic analysis of the slicing mucosa surgical technique. J Voice 1993;7(4):365-76.
3. Sataloff RT. Vocal Fold Scar. In: Sataloff RT. Professional Voice: The Science and Art of Clinical Care, 3rd edition. San Diego, California: Plural Publishing, Inc.; 2005;1309-13.

Capítulo 23

Membranas laríngeas

Robert T. Sataloff ▪ Farhad Chowdhury ▪ Shruti Joglekar ▪ Mary J. Hawkshaw

Membranas *(webs)* conectando as pregas vocais podem ser congênitas ou secundárias a trauma. Elas são particularmente propensas a se formar quando a mucosa é rompida nos terços anteriores de ambas as pregas vocais simultaneamente, especialmente na região próxima à comissura anterior. Muitas membranas não causam qualquer alteração fonatória ou respiratória, devendo, nesses casos, permanecerem intocadas. Membranas sintomáticas podem levar a uma voz rouca ou a queixas respiratórias, após trauma, cirurgia ou outras causas. Quando a voz é rouca após trauma e uma pequena membrana está presente, é essencial que se determine pré-operatoriamente se a membrana é verdadeiramente a causa da disfonia. Com frequência, a membrana é assintomática, e a rouquidão é causada por cicatrizes em outros pontos das pregas vocais (um segmento adinâmico) que não pode ser diagnosticado com a luz de rotina. É extremamente útil realizar estas considerações antes de submeter um paciente a uma cirurgia que não somente pode falhar em proporcionar uma melhora vocal, como também pode piorá-la.

Antes de se decidir pela cirurgia, o laringologista deve determinar se a membrana é sintomática e também determinar sua extensão longitudinal e vertical. Uma completa avaliação, incluindo videolaringoestroboscopia e tomografia computadorizada (TC) de alta resolução, é útil na definição da lesão. A importância da estroboscopia não pode ser questionada. Para membranas sintomáticas relativamente pequenas, a cirurgia pode ser realizada endoscopicamente. Abordagens externas mais extensas podem ser utilizadas, quando necessário.

A ressecção endoscópica de uma membrana laríngea pode ser realizada com instrumentos tradicionais ou com o *laser*. Em um pequeno número de casos, pode ser possível tratar a membrana com sucesso endoscopicamente, sem o uso de um molde. Isso é conseguido ao se seccionar uma das bordas próximo à prega vocal, permitindo que a borda livre se dobre sobre a sua base no lado oposto. A borda pode ser mantida livre, fixada com cola de fibrina, suturada ou "soldada a *laser*". Essa técnica é minimamente traumática, mas recorrências são mais frequentes do que com o uso de um molde. Em geral, é necessária a colocação de um molde para prevenir a recorrência da membrana. Uma traqueotomia é raramente necessária. O molde é feito individualmente, sob medida, a partir de silastic, teflon, metais ou outras substâncias minimamente reativas. Moldes manufaturados comercialmente podem ser utilizados. Os fios de sutura são passados para o interior da laringe através de agulhas de calibre 16 inseridas através da membrana cricotireóidea e acima da incisura tireóidea (Fig. 23.1A a D). O molde pode ser guiado até a posição correta, e as suturas são fixadas na pele. Hospitalização e observação estrita quanto à obstrução da via aérea são obrigatórias nas primeiras 24 horas. As raras complicações desse procedimento incluem o deslocamento do molde com aspiração e obstrução e infecções profundas do pescoço. De qualquer forma, esse procedimento é menos traumático do que a abordagem externa, sendo frequentemente efetivo. Seja pela abordagem endo-

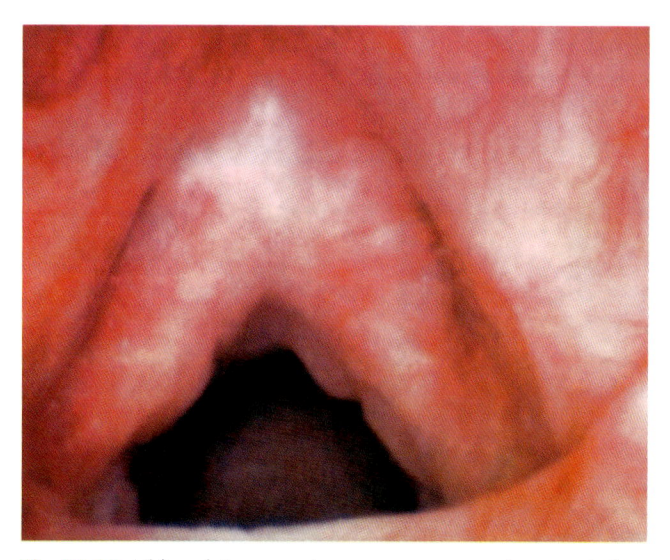

Fig. 23.1A: *Videoprint* que mostra uma espessa membrana anterior causada por repetidas cirurgias para papilomas. Membranas com essa espessura frequentemente requerem um procedimento aberto, mas, algumas vezes, podem ser adequadamente reparadas endoscopicamente. Reproduzida de *Sataloff RT. Professional Voice: The Science and Art of Clinical Care, 3rd edition. San Diego, CA: Plural Publishing, Inc.; Fig. 82.31, com permissão.*

Seção 2 Lesões estruturais benignas

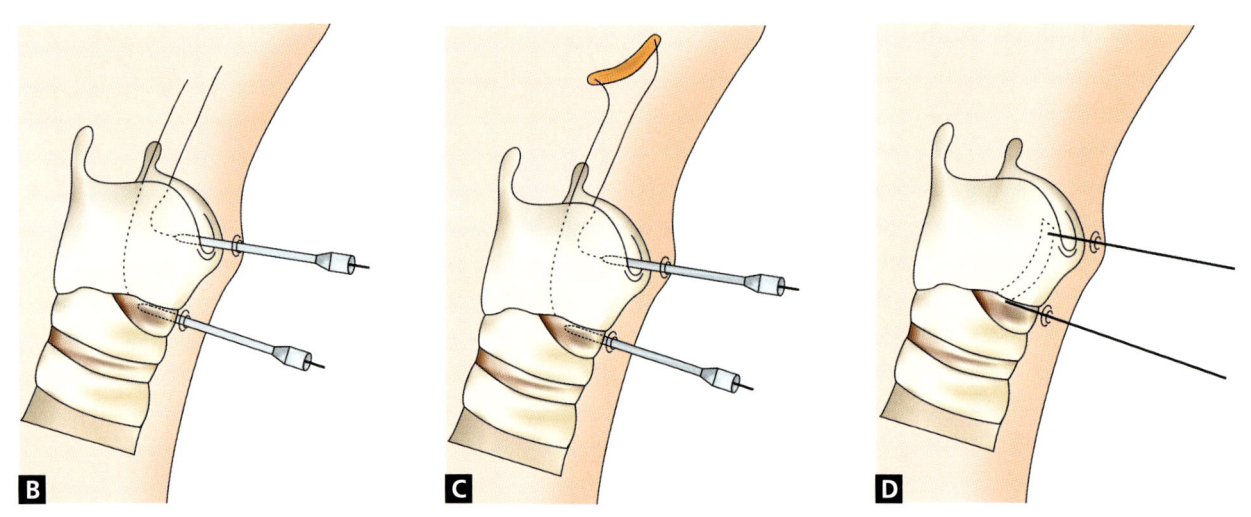

Fig. 23.1B a D: (B) Posicionamento de agulhas de calibre 16 acima e abaixo da cartilagem tireoide, na linha média, em preparação para o posicionamento endoscópico de um molde. Esse procedimento não deve, em geral, ser utilizado na presença de papilomas, mas é útil para membranas de outras causas. (C) Um molde sob medida de teflon é preso aos fios de sutura passados por meio das agulhas calibre 16. (D) Os fios de sutura são retirados através das agulhas, de forma a posicionar o molde em sua posição final, na comissura anterior.

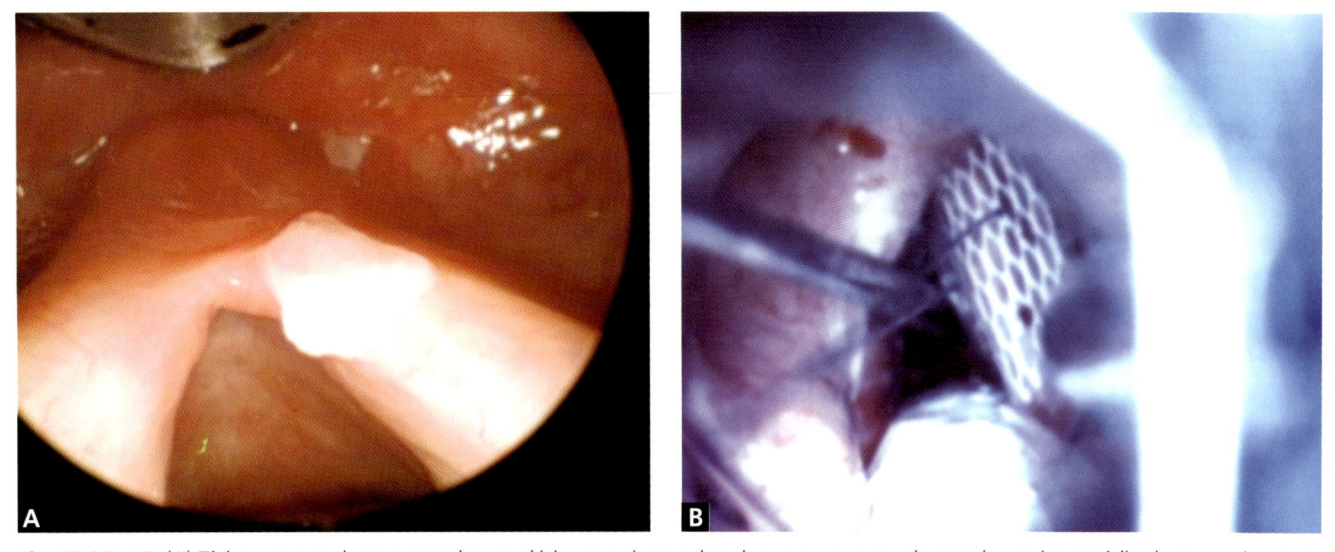

Fig. 23.2A e B: (A) Típico aspecto de uma membrana glótica anterior moderadamente espessa observada por intermédio de um endoscópio de 70°. O paciente apresentava uma leucoplasia concomitante na prega vocal direita. (B) Um silastic de 0,02 polegada foi suturado endoscopicamente na prega vocal, sem que fios de sutura tenham sido passados através da cartilagem tireoide ou externamente. Reproduzida de *Sataloff RT. Professional Voice: The Science and Art of Clinical Care*, 3rd edition. San Diego, CA: Plural Publishing, Inc.; Fig. 82.32, com permissão.

Membranas laríngeas

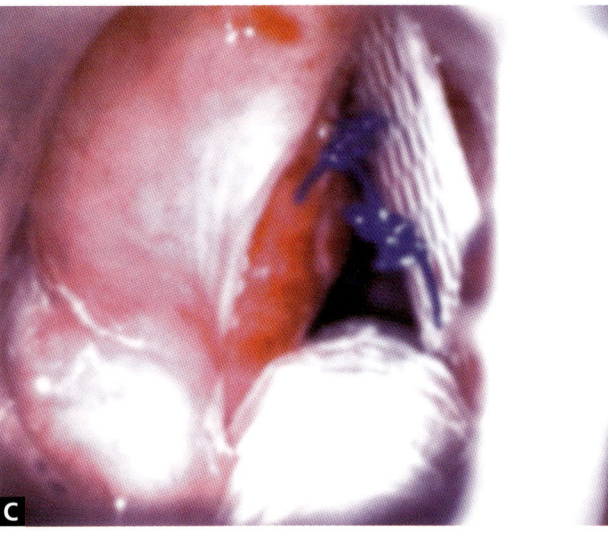

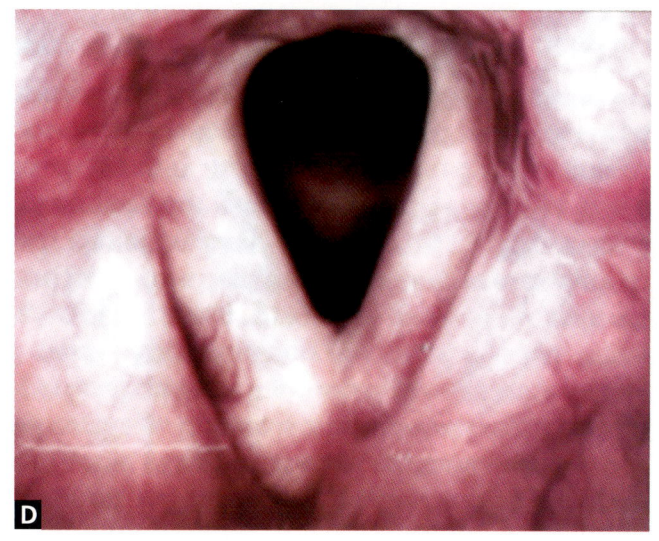

Fig. 23.3C e D: (C) Na descrição original, os nós foram realizados medialmente, como mostrado. Atualmente, os nós são realizados lateralmente ao silastic, para evitar trauma induzido pelos nós na prega vocal contralateral. As suturas foram mantidas até que a prega vocal contralateral parecesse recoberta por mucosa. Isso levou em torno de três semanas e meia. (D) Aspecto pós-operatório, que se manteve estável por mais de 10 anos após a cirurgia. Reproduzida de *Sataloff RT. Professional Voice: The Science and Art of Clinical Care, 3rd edition. San Diego, CA: Plural Publishing, Inc.; Fig. 82.32, com permissão.*

laríngea ou externa, o molde deve ser mantido por pelo menos 2 a 3 semanas.

Em uma nova técnica relatada por Sataloff e Hawkshaw[1] em 1998, um *stent* interno laríngeo pode ser posicionado sem manipulação externa, mesmo para a realização de suturas. O procedimento original foi realizado endoscopicamente, utilizando um retângulo de 0,02 polegada de silastic reforçado, usualmente utilizado em cirurgias de orelha média. O procedimento foi desenhado originalmente para um paciente com papilomatose agressiva e ativa e uma membrana severa. Devido à agressividade do papiloma, o autor (RTS) estava relutante em realizar um trato para sutura do interior da laringe através da pele, para manter em posição um molde ou *stent* da forma usual, devido ao risco de disseminação do papiloma. Essa técnica inteiramente endoscópica permite a ressecção da membrana sem contaminação dos tecidos fora da laringe (Fig. 23.2A a D).

Os cuidados pós-operatórios a seguir a uma ressecção de membranas das pregas vocais podem ser importantes para garantir o sucesso. Se uma membrana começa a se reformar precocemente no período pós-operatório, ela pode ser facilmente seccionada em consultório. Sob laringoscopia indireta, ou guiado pela fibra ótica nasal, um instrumento curvo de laringoscopia indireta é utilizado. O instrumento ideal é um aplicador medicinal com um discreto alargamento em forma de bola na extremidade distal, utilizado no passado para a aplicação de cocaína* nas pregas vocais. Anestesia tópica pode ser aplicada com esse instrumento, após a qual o instrumento é passado entre as pregas vocais e tracionado anteriormente para romper a membrana. O procedimento pode ser repetido periodicamente, se necessário, sendo efetivo para a prevenção da reformação da membrana em alguns casos.[2]

REFERÊNCIAS

1. Sataloff RT, Hawkshaw MJ. Endoscopic internal stent. A new procedure for laryngeal webs in the presence of papilloma. ENT-J 1998;77(12):949-50.
2. Stasney CR. Laryngeal webs. A new treatment for an old problem. Presented at the 22nd Annual Symposium: Care of the Professional Voice; 1993: The Voice Foundation, Philadelphia, PA.

---

*N. do T.: a cocaína não está disponível para uso médico no Brasil.

Capítulo 24

Estenose glótica posterior

Joseph R. Spiegel ▪ Robert T. Sataloff ▪ Farhad Chowdhury ▪ Mary J. Hawkshaw

A glote posterior consiste nos terços posteriores (porções cartilaginosas) das pregas vocais, na porção posterior da laringe (comumente chamada comissura posterior, com seus músculos interaritenoidianos), na lâmina cricóidea, nas articulações cricoaritenoidianas, nas cartilagens aritenoides e na mucosa de revestimento. Embora o termo comissura posterior seja frequentemente utilizado para descrever a região interaritenoidiana, pode-se argumentar que se trata de um nome inadequado. Uma comissura é um "ponto de encontro", como ocorre anteriormente, e não existe uma "comissura posterior". Outras terminologias vêm tendo preferência nos últimos anos.

A estenose da glote posterior surge mais frequentemente como resultado de trauma ou intubação endotraqueal. Os fatores que afetam o desenvolvimento de complicações pós-intubação incluem intubação traumática, intubação prolongada, intubações repetidas, tubos endotraqueais de grande tamanho, movimentação do tubo endotraqueal e a presença de refluxo ou infecção local. Ocasionalmente, a estenose glótica posterior pode resultar de outras etiologias traumáticas, como queimaduras por inalação, ingestão de cáusticos e infortúnios cirúrgicos. Os pacientes que desenvolvem estenose glótica posterior (EGP) frequentemente apresentam problemas na extubação e podem, subsequentemente, apresentar desconforto respiratório e/ou disfonia em vários intervalos durante sua recuperação, eventualmente requerendo traqueotomia. O sistema de classificação mais utilizado para a EGP foi publicado por Bogdasarian e Olson[1] (Tabela 24.1). A *estenose Tipo I* é uma cicatriz entre as pregas vocais, anterior a e separada da mucosa laríngea posterior. A *estenose Tipo II* envolve a mucosa e/ou a musculatura da região interaritenoidiana. As *estenoses Tipo III e Tipo IV* são definidas pela presença de fixação da articulação cricoaritenoidiana, unilateral e bilateral, respectivamente.

A avaliação de um paciente com suspeita de EGP se inicia com uma anamnese detalhada e com a visualização da laringe. A videolaringoestroboscopia é o exame padrão. A laringoscopia flexível fornece a melhor avaliação da mobilidade laríngea, e a gravação por vídeo pode ser extremamente valiosa. Alguns pacientes só conseguem emitir cursos breves de fonação ou respiração com o seu traqueostoma ocluído, e o *replay* dessas partes do exame é muito útil para o diagnóstico. A estroboscopia é especificamente útil em determinar a altura vertical relativa e a tensão das pregas vocais para a avaliação da função cricoaritenoidiana e das cicatrizes das pregas vocais. Muitos pacientes beneficiar-se-ão da eletromiografia (EMG) dos músculos intrínsecos da laringe. É crítico estabelecer a função potencial da laringe através da EMG antes de proceder a um reparo planejado para restauração da mobilidade cricoaritenoidiana. Na presença de paresia severa ou paralisia, todo o esforço poderá ser inútil. No caso de suspeita de paralisia, uma EMG normal pode sugerir uma luxação ou anquilose da aritenoide. Uma tomografia computadorizada (TC) com cortes finos da laringe pode ser útil para determinar a posição das aritenoides. A TC de pescoço e tórax pode ser utilizada para examinar outros níveis de estenose das vias aéreas. Testes de função pulmonar, especificamente a espirometria, podem fornecer medidas objetivas da obstrução aérea, e as análises objetivas da voz com estudos de fluxo aéreo podem quantificar e documentar o efeito da EGP na voz.[2]

Após a avaliação inicial, todos os pacientes em razoáveis condições médicas se submetem a um exame endoscópico sob anestesia geral. O exame com microscópio das superfícies glóticas, palpação do complexo cricoaritenoidiano e da região glótica posterior e exame da subglote e traqueia

Tabela 24.1: Estenose glótica posterior – sistema de classificação

Tipo	Patologia
I	Cicatriz interaritenoidiana, laringe posterior normal.
II	Cicatrizes na laringe posterior.
III	Cicatrizes na laringe posterior, com fixação cricoaritenoidiana unilateral.
IV	Cicatrizes na laringe posterior, com fixação cricoaritenoidiana bilateral.

completam a avaliação. Nos casos de uma simples estenose Tipo I, os procedimentos endoscópicos podem ser suficientes para o tratamento. Quando a recomposição endoscópica da mucosa, com colocação de *stents*, for plausível, mesmo outros problemas podem ser abordados sem uma laringotomia. Entretanto, muitos pacientes com estágios avançados de EGP irão requerer procedimentos laríngeos abertos para obter uma função laríngea adequada.

PROCEDIMENTOS ENDOLARÍNGEOS

Os procedimentos laríngeos endoscópicos são mais úteis nas formas mais simples (Tipo I) e mais severas (Tipo IV) de EGP. A forma mais simples de EGP (Tipo I) é uma fita de cicatriz que impede a abdução total das pregas vocais, mas poupa a mucosa laríngea posterior (Fig. 24.1). O nível da cicatriz pode ser determinado ao se passar um instrumento entre a fita de cicatriz e a laringe posterior. A fita pode ser excisada com instrumentos frios ou com *laser*. Recorrências não foram relatadas.[3,4] Os procedimentos endolaríngeos são utilizados para restabelecer a via aérea em pacientes com EGP Tipo IV, quando a mobilidade das articulações cricoaritenoidianas não puder ser restaurada. Em alguns desses pacientes, tentativas abertas e fechadas de reparo não foram bem-sucedidas. Talvez o fator prognóstico mais importante em EGP seja a mobilidade das articulações cricoaritenoidianas. Quando as articulações estão móveis e paresia severa ou paralisia estão presentes bilateralmente, o tratamento direto das cicatrizes posteriores da laringe é raramente garantido. Se uma luxação da cartilagem aritenoide é encontrada, a redução deve ser tentada endoscopicamente. Mesmo que a articulação permaneça fixa, a via aérea pode ser melhorada e uma altura apropriada da prega vocal pode ser restaurada. Se qualquer mobilidade da prega vocal puder ser recuperada, aumentam substancialmente as chances de um reparo bem-sucedido. A aritenoidectomia é utilizada primariamente no tratamento da paralisia bilateral das pregas vocais. Entretanto, em casos de EGP envolvendo fixação na linha média de ambas as articulações cricoaritenoidianas, uma aritenoidectomia endoscópica com *laser* pode ser adequada como tratamento primário para a restauração da via aérea, permitindo a descanulização.[5] Uma cordotomia transversa posterior também tem sido utilizada com sucesso para o alívio da obstrução das vias aéreas em pacientes com EGP, em que os procedimentos endoscópicos anteriores falharam.[6]

Quando a mucosa posterior e os músculos interaritenoidianos estão comprometidos, o valor das técnicas endoscópicas é controverso. Na opinião de alguns autores, como Kleinsasser,[7] os métodos a céu aberto devem ser utilizados em todas as vezes que houver comprometimento do músculo. É claro que qualquer método endoscópico para reparação da EGP deve permitir uma adequada cobertura mucosa da região glótica posterior. A técnica de *microtrapdoor flap*, que foi primariamente descrita por Dedo e Sooy em 1984, fornece um método de preservação da mucosa com excisão das cicatrizes.[8] Utilizando-se o *laser* de dióxido de carbono, uma incisão transversal é realizada superiormente na mucosa laríngea superior. Incisões relaxantes verticais são realizadas bilateralmente e o tecido cicatricial pode ser excisado posteriormente ao nível da lâmina cricóidea. O *flap* é reposicionado sobre o sítio da ressecção. Embora a contração do *flap* impeça a cobertura total, o *flap* pode recobrir pequenas áreas de forma suficiente para permitir uma cicatrização adequada[9-11] (Fig. 24.2A e B). A maioria dos pacientes tratados com a técnica do *microflap trapdoor* apresenta estenose Tipo II, mas ocasionalmente pacientes com fixação unilateral da articulação cricoaritenoidiana também podem ser tratados endoscopicamente. Nos poucos pacientes com EGP tratados endoscopicamente com *flaps* mucosos, a maioria consegue descanulizar. Entretanto, Duncavage et al. relataram resultados ainda melhores em seus pacientes com estenose subglótica.[9] Novos métodos endolaríngeos de sutura e soldagem poderão permitir tentativas de reparo endoscópico de largas áreas de cicatrizes no futuro.[12]

Em uma tentativa de reduzir a formação de cicatrizes após o reparo endoscópico, relatos recentes vêm demonstrando a eficácia e a segurança da aplicação tópica de mitomicina-c.[13,14] A mitomicina-c é um antibiótico antineoplásico que age como um agente antialquilante, inibindo a síntese de DNA e proteínas. Ela é capaz de inibir a divisão celular e a proliferação de fibroblastos, podendo ser útil no tratamento da EGP.

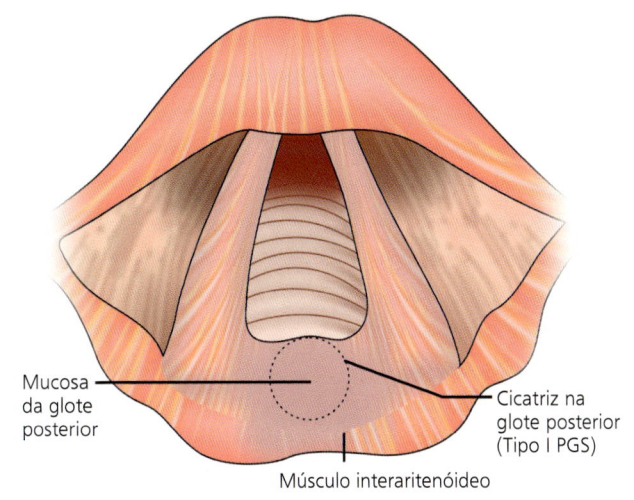

Fig. 24.1: Estenose glótico posterior Tipo I, com uma típica fita de cicatriz.

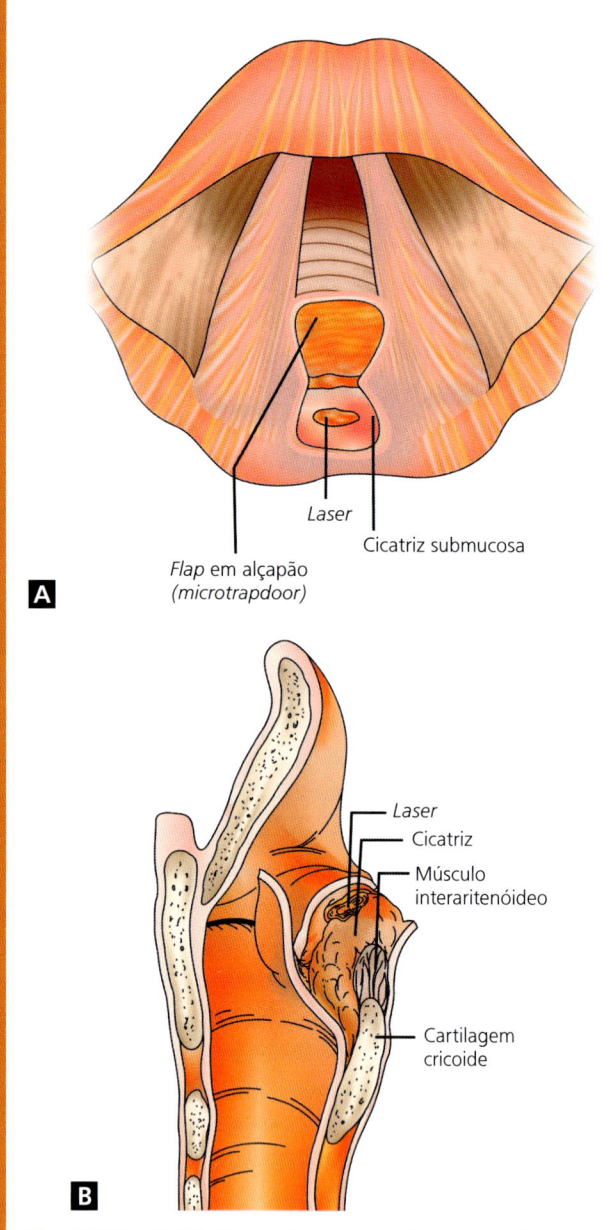

Fig. 24.2A e B: (A) Técnica do *flap microtrapdoor* ilustrando as incisões transversa e verticais. (B) Vaporização com *laser* da cicatriz glótica posterior.

PROCEDIMENTOS LARÍNGEOS A CÉU ABERTO

A maioria dos pacientes com estágios avançados de EGP, envolvendo uma mucosa densa e cicatrizes profundas, irá requerer procedimentos cirúrgicos a céu aberto para que a descanulização seja possível, obtendo-se uma via aérea ótima. Uma abordagem agressiva para o tratamento da EGP é permitido, uma vez que foi demonstrado ser a mais importante localização de estenose que resulta em traqueotomia prolongada.[15]

Os procedimentos a céu aberto para EGP são frequentemente combinados ao tratamento da estenose subglótica e devem ser completados prioritariamente à abordagem das áreas inferiores de estenose traqueal. A ressecção e o reparo da EGP através de uma abordagem pela laringofissura vêm sendo relatados há vários anos.[16] O tecido cicatricial é excisado, poupando o músculo interaritenoidiano, se possível, e as cápsulas das articulações cricoaritenoidianas. Quando as cicatrizes são limitadas à área interaritenoidiana, a cobertura da mucosa é obtida através de *flaps* locais de mucosa. O mais útil deles é um *flap* de base posterior, avançado a partir da área pós-cricoide. Um *flap* de transposição a partir da prega ariepiglótica também pode ser utilizado. Quando uma mucosa local adequada não puder ser mobilizada para cobrir a ferida laríngea, enxertos de tecido livre podem ser utilizados. Mucosa bucal, enxertos de espessura total e enxertos pericondriocutâneos (coletados na concha auricular) têm sido utilizados com sucesso.[17] Quando a mobilidade livre das articulações cricoaritenoidianas não puder ser estabelecida, as aritenoides podem ser sustentadas com cartilagem. Este procedimento foi descrito utilizando-se uma pequena janela de cartilagem da asa da tireoide ou uma pequena porção de cartilagem intercostal[18] (Fig. 24.3). *Stents* são utilizados para manter as aritenoides em posição lateral durante a cicatrização inicial e para exercer uma pressão suave sobre os *flaps* mucosos e enxertos. O uso de *stents* é defendido em vários procedimentos para reconstrução da glote posterior. *Stents* rígidos e flexíveis podem ser utilizados, dependendo da preferência do cirurgião.

CONCLUSÃO

A estenose glótica posterior é um problema particularmente difícil de tratar em lesões de vias aéreas de longo termo. O resultado do tratamento irá determinar a capacidade do paciente sobreviver sem uma traqueotomia, a qualidade vocal e a capacidade de manter a via aérea protegida durante a deglutição. Fitas cicatriciais simples são removidas endoscopicamente. Cicatrizes mais profundas podem ser tratadas através de procedimentos endolaríngeos, se a cobertura da mucosa for possível, mas a maioria dos pacientes com EGP envolvendo fixação cricoaritenoidiana irá necessitar de um procedimento a céu aberto. EGP severa envolvendo fixação cricoaritenoidiana geralmente requer um procedimento a céu aberto. A EGP severa é abordada por laringotomia com interposição de cartilagem entre as aritenoides, cobertura através de um *flap* de mucosa ou de um enxerto e colocação de um *stent* pós-operatório. A aritenoidectomia e a cordotomia poderão ser utilizadas para abrir a via aérea, quando a mobilidade laríngea não puder ser restabelecida.

Estenose glótica posterior

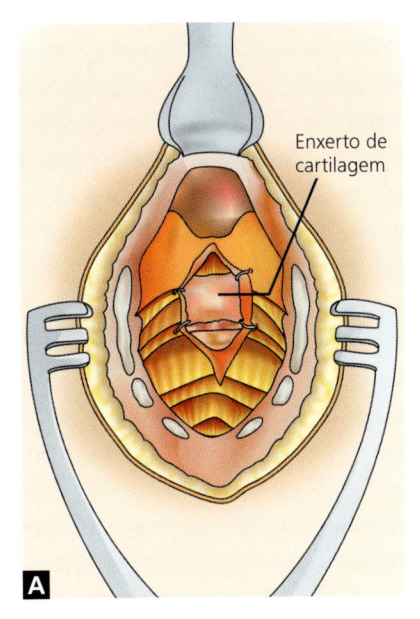

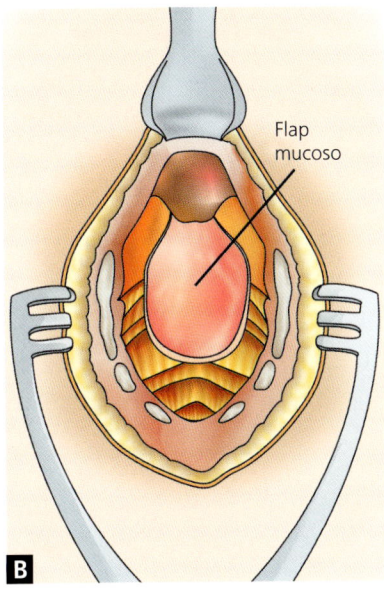

Fig. 24.3A e B: Por meio de uma laringofissura, a glote posterior pode ser alargada pela secção da cricoide e sustentação das aritenoides com cartilagem (A), que é, então, recoberta por um *flap* de mucosa com base posterior (B).

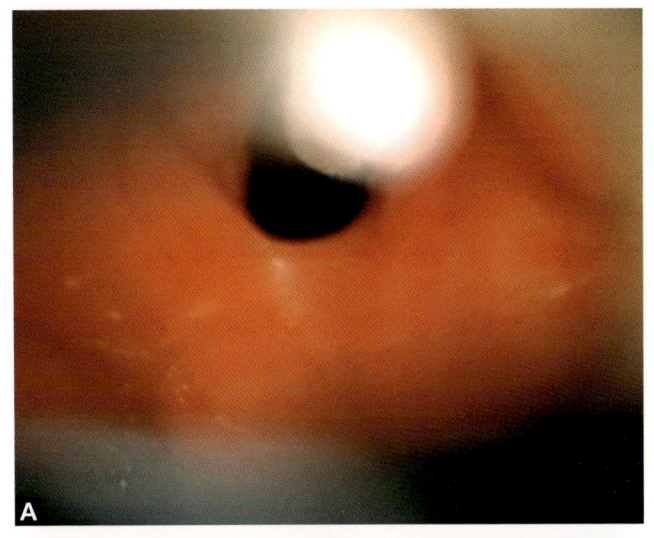

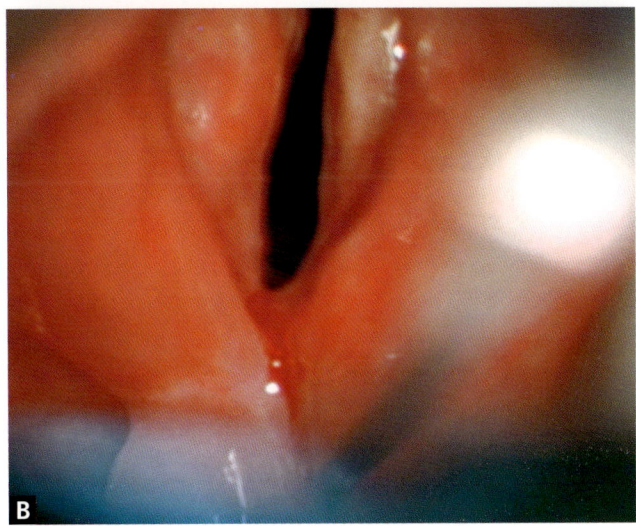

Fig. 24.4A e B: (A) A microlaringoscopia de suspensão mostra tecidos moles redundantes na glote posterior, comprometendo a patência da via aérea. (B) Um bisturi reto de Sataloff é utilizado para se realizar uma incisão curvilínea posteriormente, ligeiramente para fora da linha média.

TÉCNICAS CIRÚRGICAS

Passo 1

Como se trata de uma lesão que requer uma visualização ótima e espaço para se trabalhar na glote posterior, a anestesia geral é administrada por ventilação Jet através de um cateter de Hunsaker sob visualização direta. O cateter pode ser posicionado pela equipe anestésica ou pelo cirurgião. A microlaringoscopia de suspensão é realizada para exposição da glote posterior (Fig. 24.4A). A comunicação entre o anestesista e o cirurgião é crítica, uma vez que o cateter de Hunsaker é removido e reposicionado para permitir a ventilação adequada e a exposição cirúrgica. Se o *laser* for utilizado, oxigênio concentrado deve ser evitado. O uso de ar ambiente ou Heliox deve ser considerado.

Passo 2

Utilizando um bisturi reto de Sataloff, uma incisão é realizada na mucosa e adesões fibrosas subjacentes e tecidos moles, demarcando os limites do *flap*. A incisão deve ser realizada ligeiramente para fora da linha média, em formato curvilíneo (Fig. 24.4B).

Passo 3

Dissecção romba e cortante é realizada profundamente ao *flap* proposto (Fig. 24.4C). O *flap* pode ser delicadamente

Seção 2 — Lesões estruturais benignas

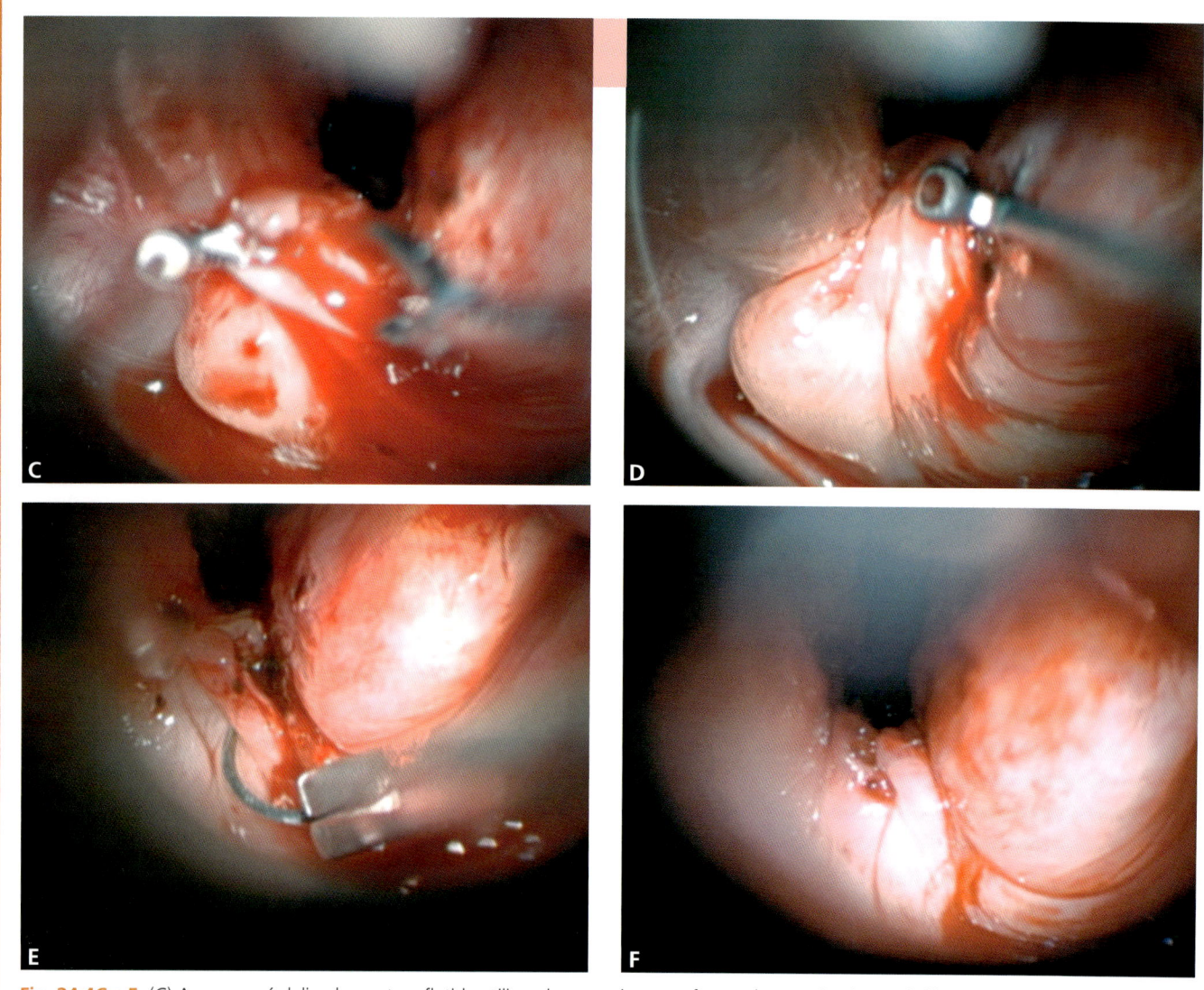

Fig. 24.4C a F: (C) A mucosa é delicadamente refletida utilizando uma pinça em forma de coração de Sataloff. As aderências fibrosas subjacentes e os tecidos moles redundantes são dissecados com microtesouras laríngeas, criando um *flap* de mucosa móvel. Cicatrizes e tecido espessado subjacentes são ressecados para facilitar a patência da via aérea e a rotação do *flap*. (D) O *flap* de mucosa é mobilizado. Ele é rodado anteroinferiormente e posicionado sobre o defeito resultante da remoção tecidual. (E) Utilizando fios catgut 4.0, um ponto é realizado para manter o *flap* em posição. (F) O *flap* de mucosa posterior foi posicionado. Os cotos dos fios de sutura são cortados o mais rente possível ao nó. A patência da glote posterior foi restabelecida.

pinçado e refletido para expor o tecido mole redundante subjacente e fibrose.

Passo 4

Uma vez que a ressecção adequada dos tecidos moles tenha sido realizada, o *flap* é rodado no sentido anteromedial (Fig. 24.4D). Ele é posicionado de forma a recobrir o defeito surgido a partir da ressecção do tecido submucoso.

Passo 5

Suturas com fios catgut 4.0 são utilizadas para manter o *flap* aderido à glote posterior (Fig. 24.4E). Os cotos dos fios são cortados o mais rente possível ao nó (Fig. 24.4F), reduzindo o risco de irritação, que poderia afetar a cicatrização e levar à formação de um granuloma e de trauma contralateral por contato. A extubação é realizada e o paciente é acordado utilizando-se ventilação por máscara. O paciente inicia uma terapia antirrefluxo agressiva e é reexaminado em aproximadamente 7 dias.

REFERÊNCIAS

1. Bogdasarian RS, Olson NR. Posterior glottic laryngeal stenosis. Otolaryngol Head Neck Surg 1980;88:765-72.
2. Smith ME, Marsh JH, Cotton RT, *et al.* Voice problems after pediatric laryngotracheal reconstruction:

Videolaryngostroboscopic, acoustic and perceptual assessment. Int J Pediatr Otorhinolaryngol 1993;25:173-81.
3. Strong MS, Healy GB, Vaughan CW, *et al.* Endoscopic management of laryngeal stenosis. Otolaryngol Clin North Am 1979;12(4):797-805.
4. McCombe AW, Phillips DE, Rogers JH. Inter-arytenoid glottic bar following intubation. J Laryngol Otol 1990;104:727-9.
5. Lim RY. Endoscopic CO_2 laser arytenoidectomy for postintubation glottic stenosis. Otolaryngol Head Neck Surg 1991;105:662-6.
6. Gaboriau H, Laccourreye O, Laccourreye H, *et al.* CO_2 laser posterior transverse cordotomy for isolated type IV posterior glottic stenosis. Am J Otolaryngol 1995;16:350-3.
7. Kleinsasser O. Microlaryngoscopy and Endolaryngeal Microsurgery: Technique and Typical Findings. Philadelphia, PA: Hanley & Belfus, Inc. 1980. pp. 84.
8. Dedo HH, Sooy CD. Endoscopic laser repair of posterior glottic, subglottic and tracheal stenosis by division or microtrapdoor flap. Laryngoscope 1984;94:445-50.
9. Duncavage JA, Piazza LS, Ossoff RH, *et al.* The microtrapdoor flap technique for the management of laryngeal stenosis. Laryngoscope 1987;97:825-8.
10. Beste DJ, Toohill RJ. Microtrapdoor flap repair of laryngeal and tracheal stenosis. Ann Otol Rhinol Laryngol 1991;100:420-3.
11. Werkhaven JA, Weed DT, Ossoff RH. Carbon dioxide laser serial microtrapdoor flap excision of subglottic stenosis. Arch Otolaryngol Head Neck Surg 1993;119:676-9.
12. Shapshay SM, Wang Z, Volk M, *et al.* Resurfacing of a large laryngeal wound with mucosa grafting: A combined technique using endoscopic suture and laser soldering. Ann Otol Rhinol Laryngol 1995;104:919-23.
13. Rahbar R, Valdez TA, Shapshay SM. Preliminary results of intraoperative mitomycin-C in the treatment and prevention of glottic and subglottic stenosis. J Voice 2000;14:282-6.
14. Rahbar R, Shapshay SM, Healy GB. Mitomycin: Effects on laryngeal and tracheal stenosis, benefits and complications. Ann Otol Rhinol Laryngol 2001;110:1-6.
15. McCaffrey TV. Classification of laryngotracheal stenosis. Laryngoscope. 1992;102:1335-40.
16. Montgomery WW. Posterior and complete laryngeal (glottic) stenosis. Arch Otolaryngol 1973;98:170-5.
17. Hoasjoe DK, Franklin SW, Aarstad RF, *et al.* Posterior glottic stenosis mechanism and surgical management. Laryngoscope 1997;107:675-9.
18. Cummings CW, Sessions DG, Weymuller WA, *et al.* Posterior glottic split cartilage perichondrial graft. In: Cummings CW. Atlas of Laryngeal Surgery. St Louis, MO: CV Mosby Co; 1984. pp. 179.

Capítulo 25

Estenose subglótica

Robert T. Sataloff ■ Farhad Chowdhury ■ Shruti Joglekar ■ Mary J. Hawkshaw

A subglote é uma subdivisão anatômica da laringe. Seus limites exatos são um tanto quanto controversos, uma vez que alguns descrevem seu início aproximadamente 5 a 10 mm abaixo da borda livre das pregas vocais, estendendo-se à margem inferior da cartilagem cricoide,[1] enquanto outros posicionam seu limite superior na linha arqueada inferior.[2] A estenose desta porção do trato respiratório superior afeta tanto os tecidos moles quanto as cartilagens da endolaringe, representando um problema desafiador.

A estenose subglótica é definida como um estreitamento cicatricial parcial ou completo da endolaringe.[3] Esse processo pode ser congênito ou adquirido, com as lesões iatrogênicas e o trauma cervical externo respondendo pela maioria dos casos documentados.[3,4] Embora a abordagem em adultos com estenose laríngea crônica difira da abordagem na população pediátrica, o objetivo de se estabelecer uma via aérea estável, preservando uma voz útil, permanece o mesmo. De todas as estenoses laríngeas, a estenose subglótica crônica é a mais comum e apresenta os maiores desafios em seu tratamento.[4]

A estenose subglótica congênita apresenta diagnóstico clinicoendoscópico. Ela ocorre acompanhada com a recanalização inadequada do lúmen laríngeo após a fusão epitelial normal, no final do terceiro mês de gestação.[5,6] É a terceira desordem laríngea congênita mais comum após a laringomalacia e a paralisia do nervo laríngeo recorrente.[7] Na ausência de uma história de intubação endotraqueal ou outras causas conhecidas de estenose, a estenose subglótica é considerada congênita. O diagnóstico pode ser de difícil confirmação, sendo desconhecida a quantidade de bebês prematuros intubados, cuja extubação falha com estenose congênita subjacente.[7]

A causa mais comum de estenose laríngea adquirida, tanto em crianças quanto em adultos, é o trauma[4] que pode ser externo ou interno. Frequentemente existe uma história óbvia de agressão laríngea. As causas de trauma cervical externo incluem, mas não se limitam a trauma cervical contuso durante acidentes com veículos motorizados, lesões laríngeas durante discussões, lesões produzidas por trauma em varais e feridas penetrantes da laringe. Trauma laríngeo severo, com fratura das cartilagens cricoide e tireoide, com ou sem luxações, da mesma forma que traumas em estágios iniciais inadequadamente conduzidos, podem resultar em estenose laríngea adquirida crônica.[8]

A maior parte dos casos de lesões laríngeas internas ocorre secundariamente a intubações endotraqueais prolongadas, e estas permanecem como a causa mais comum de estenose laríngea crônica.[9,10] A intubação endotraqueal responde por aproximadamente 90% dos casos de estenose subglótica adquirida crônica em lactentes e crianças.[10-12] A incidência relatada de estenose após a intubação varia de 0,9 a 8,3%.[11,13] Outras causas reconhecidas incluem refluxo faringolaríngeo,[14,15] infecções crônicas, doenças inflamatórias crônicas e neoplasias laríngeas.

A estenose laríngea é diagnosticada através da anamnese, exame físico, avaliação radiológica e exame endoscópico das vias aéreas e do esôfago.[4] Uma monitorização de 24 horas por imitanciometria e pHmetria devem ser consideradas para a avaliação do refluxo faringolaríngeo (RFL) e das doenças do refluxo gastroesofagiano (DRGE), que devem ser controladas.[16] Adicionalmente, a documentação quantitativa da função vocal é valiosa por várias razões. Primeiro, ela eventualmente fornece informações sobre comportamentos e características vocais não detectadas mesmo durante a avaliação pela equipe multidisciplinar. Segundo, ela fornece informações basais que permitem a avaliação quantitativa dos resultados. No mínimo, gravações da voz devem ser feitas através de um protocolo padrão antes da realização da cirurgia laríngea, sempre que possível. Idealmente, análises mais sofisticadas devem ser realizadas.[17]

A abordagem da estenose subglótica em crianças difere da dos adultos, e algumas operações úteis nas crianças geralmente não se aplicam aos adultos.[4] Os achados patológicos, a idade do paciente, o grau e a consistência da estenose (rígida ou flácida, e o percentual de estenose) e as condições gerais do paciente devem ser levados em consideração ao se definir o plano de tratamento.[4,18] Além disso, um sistema em quatro estágios para graduação da estenose tem sido largamente adotado e pode auxiliar na seleção das intervenções cirúrgicas.[19] Nos casos de estenoses subglóticas congênitas severas, a intervenção inicial e, frequentemente, urgencial pode ser a traqueotomia para garantir e manter uma via aérea adequada.

O tratamento tradicional da estenose laringotraqueal envolvia ressecção traqueal e reanastomose. Ao longo do século passado, este procedimento se manteve como uma opção importante. Entretanto, mesmo nas mãos mais experientes, significativas morbidade e mortalidade estão associadas a este procedimento. A abordagem endoscópica pode ser apropriada para alguns pacientes. A tendência para o tratamento endoscópico da estenose subglótica e da estenose traqueal tem enfrentado resistências, uma vez que é vista por alguns autores como ineficaz e temporária.[20] Mais recentemente, relatos de ressecções bem-sucedidas de lesões estenóticas emergiram, levando a um aumento no uso deste método como tratamento de primeira linha.[21] A dilatação laríngea pode-se provar útil nos estágios iniciais de formação da estenose por tecidos moles. Entretanto, se a estenose for madura ou se for de natureza cartilaginosa, o valor da dilatação endoscópica é limitado. Resultados adequados no tratamento de estenoses subglóticas recentes ou leves com múltiplos procedimentos utilizando o *laser* CO_2 foram relatados.[22] A aplicação de mitomicina-C, um antibiótico antineoplásico que age como um agente alquilante por inibir a síntese de DNA e proteínas, parece promissora.[23] Os corticosteroides podem ser utilizados de forma local ou sistêmica, mas o seu valor permanece incerto.

Se os procedimentos endoscópicos forem contraindicados ou mal-sucedidos, um procedimento cirúrgico a céu aberto poderá ser realizado. As opções incluem, mas não se limitam a divisão anterior da cricoide, cirurgia de expansão externa e ressecção da cricoide, com anastomose cricotraqueal. Enxertos laringotraqueais também podem ser de valor para alguns pacientes.

Os objetivos da correção da estenose subglótica são estabelecer uma via aérea e preservar a função laríngea. Historicamente, a qualidade vocal após a cirurgia é alterada na maioria dos pacientes, frequentemente de forma insatisfatória.[24,25] Com o avanço das técnicas cirúrgicas e maior atenção quanto à morbidade de uma voz alterada, um equilíbrio saudável entre a preservação da via aérea e a qualidade vocal ótima permanece como o principal objetivo do tratamento.

TÉCNICAS CIRÚRGICAS

Passo 1

O paciente é levado à sala cirúrgica. A anestesia geral é administrada através da traqueotomia previamente realizada. A microlaringoscopia de suspensão é utilizada para visualização da laringe. Uma estenose circunferencial quase total é observada (Fig. 25.1A). Em alguns casos, a ventilação Jet pode ser utilizada no lugar da ventilação através da traqueotomia.

Passo 2

Um cotonoide úmido é posicionado na via aérea, imediatamente distal à estenose (Fig. 25.1B). Se o laringoscópio estiver posicionado distalmente às pregas vocais, grande

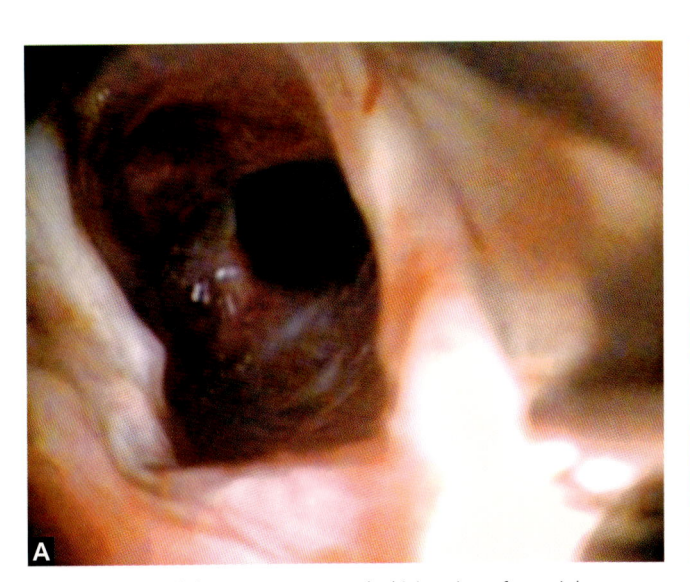

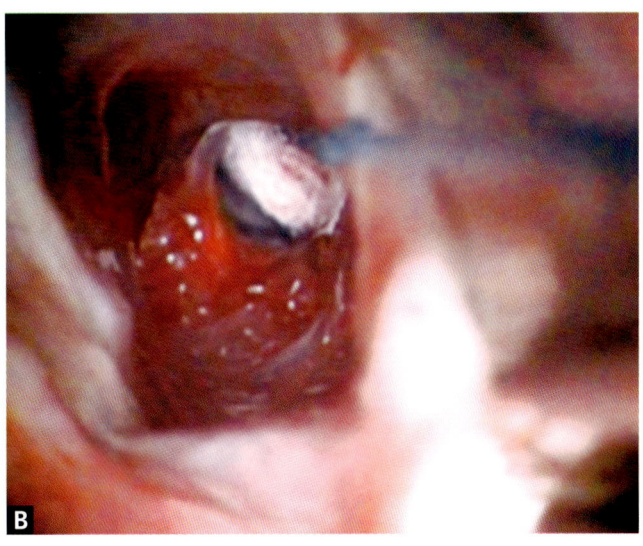

Fig. 25.1A e B: (A) Uma estenose subglótica circunferencial quase completa é observada por meio do laringoscópio. (B) Um cotonoide úmido é posicionado distalmente à estenose.

Seção 2 — Lesões estruturais benignas

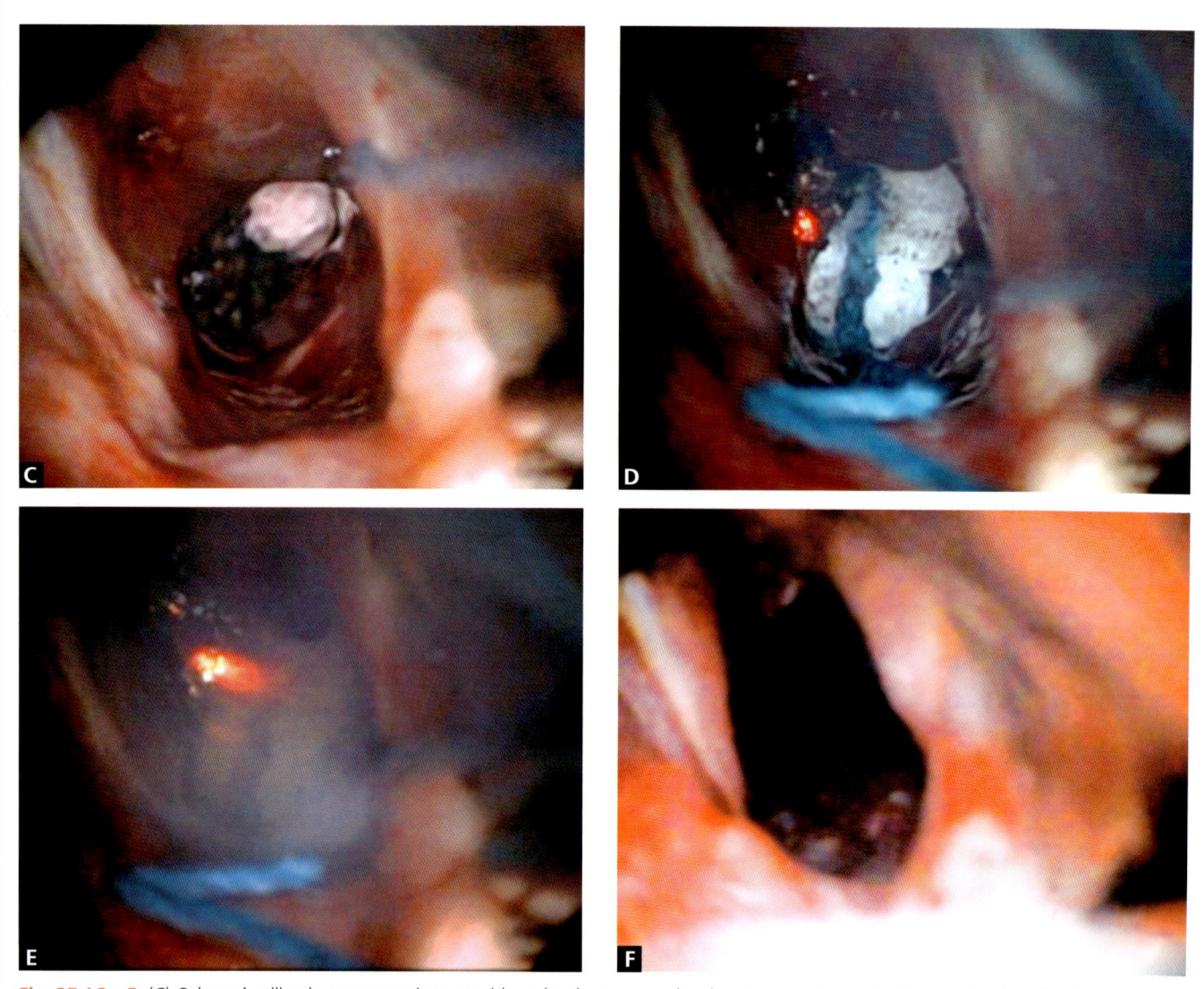

Fig. 25.1C a F: (C) O *laser* é utilizado para vaporizar o tecido redundante causador da estenose. Somente dois quadrantes são plenamente vaporizados durante este procedimento, para prevenir a recorrência da estenose. Se necessário, os dois outros quadrantes podem ser tratados em outra ocasião. (D) Com a adequada evacuação da fumaça, a dissecção continua. O cotonoide posicionado na subglote, distal ao segmento estenosado, é agora completamente visível, sem nenhuma obstrução. (E) Uma momentânea obstrução do canal de ventilação e sucção do laringoscópio se oclui, comprometendo a visualização pela nuvem de fumaça gerada pelo *laser*. (F) A patência da via aérea é obtida e o chumaço de algodão é removido. A cirurgia é interrompida imediatamente até que uma adequada evacuação da fumaça seja restabelecida.

cuidado deve ser observado para evitar trauma das pregas vocais. Se o posicionamento do laringoscópio for proximal às pregas vocais, os cotonoides também devem ser posicionados sobre as pregas vocais, para prevenir a entrada inadvertida do *laser*. Todas as partes expostas da face do paciente são cobertas com compressas cirúrgicas úmidas para proteção quanto aos feixes do *laser* de dióxido de carbono, que possam inadvertidamente se refletir a partir do laringoscópio ou instrumentos microlaríngeos.

Passo 3

Um feixe contínuo é disparado sobre o tecido redundante (Fig. 21.5C e D), vaporizando dois quadrantes da estenose. Uma cânula de sucção é mantida na laringe para evacuação da fumaça. Alternativamente, o tubo de sucção pode ser diretamente conectado ao laringoscópio de Sataloff. Se qualquer interrupção temporária da sucção ocorrer, uma nuvem de fumaça irá obscurecer o campo cirúrgico, e a cirurgia deve ser interrompida imediatamente até que uma adequada evacuação da fumaça seja restabelecida (Fig. 25.1E).

Passo 4

A vaporização continua até que a patência da via aérea seja obtida (Fig. 25.1F). Neste ponto, a anestesia geral é revertida. O tubo endotraqueal resistente ao *laser* é removido do local da traqueotomia, uma cânula de traqueotomia é inserida.

REFERÊNCIAS

1. Cummings CW. History, physical examination, and the preoperative evaluation. Otolaryngology: Head & Neck Surgery, 4th edition. Philadelphia, PA: Mosby; 2005.
2. Kutta H, Steven P, Paulsen F. Anatomical definition of the subglottic region. Cells Tissues Organs. 2006;184(3-4):205-14.
3. Cotton RT. Management of subglottic stenosis. Otolaryngol Clin North Am. 2000;33(1):111-30.
4. Cummings CW. Glottic and subglottic stenosis. Otolaryngology: Head & Neck Surgery, 4th edition. Philadelphia, PA: Mosby; 2005.
5. Tucker GF. Histopathology of congenital subglottic stenosis. Laryngoscope. 1979;89(6 Pt. 1):866-77.
6. Smith II, Bain AD. Congenital atresia of the larynx. A report of nine cases. Ann Otol Rhinol Laryngol. 1965;74:338-49.
7. Cotton RT. Pediatric laryngotracheal stenosis. J Pediatr Surg. 1984;19(6):699-704.
8. Maran AG, Murray JA, Stell PM, et al. Early management of laryngeal injuries. J R Soc Med. 1981;74(9):656-60.
9. Cotton RT, Evans JN. Laryngotracheal reconstruction in children. Five year follow up. Ann Otol Rhinol Laryngol. 1981;90(5 Pt. 1):516-20.
10. Cooper JD, Grillo HC. The evolution of tracheal injury due to ventilatory assistance through cuffed tubes: A pathologic study. Ann Surg. 1969;169(3):334-48.
11. Jones R, Bodnar A, Roan Y, et al. Subglottic stenosis in newborn intensive care unit graduates. Am J Dis Child. 1981;135(4):367-8.
12. Holinger PH, Kutnick SL, Schild JA, et al. Subglottic stenosis in infants and children. Ann Otol Rhinol Laryngol. 1976;85(5 Pt. 1):591-9.
13. Whited RE. Posterior commissure stenosis post long-term intubation. Laryngoscope. 1983;93(10):1314-8.
14. Satallof RT, Castell DO, Katz PO, et al. Reflux Laryngitis and Related Disorders, 3rd edition. San Diego, California. Plural Publishing Inc.; 2006.
15. Koufman JA. The otolaryngologic manifestations of gastroesophageal reflux disease (GERD): A clinical investigation of 225 patients using ambulatory 24-hour pH monitoring and an experimental investigation of the role of acid and pepsin in the development of laryngeal injury. Laryngoscope. 1991;101(4 Pt. 2, Suppl 53):1-78.
16. Orenstein SR, Shalaby TM, Di Lorenzo C, et al. The spectrum of pediatric eosinophilic esophagitis beyond infancy: A clinical series of 30 children. Am J Gastroenterol. 2000;95(6):1422-30.
17. Heuer RJ, Hawkshaw MJ, Sataloff RT. The clinical voice laboratory. In: Sataloff RT. Professional Voice: The Science and Art of Clinical Care, 3rd edition. San Diego, CA: Plural Publishing, Inc.; 2005. pp. 355-94.
18. Cotton RT, Richardson MA, Seid AB. Panel discussion: The management of advanced laryngotracheal stenosis. Management of combined advanced glottic and subglottic stenosis in infancy and childhood. Laryngoscope. 1981;91(2):221-5.
19. Myer CM 3rd, O'Connor DM, Cotton RT. Proposed grading system for subglottic stenosis based on endotracheal tube sizes. Ann Otol Rhinol Laryngol. 1994;103(4 Pt. 1):319-23.
20. Nouraei SA, Ghufoor K, Patel A, et al. Outcome of endoscopic treatment of adult postintubation tracheal stenosis. Laryngoscope. 2007;117(6):1073-9.
21. Chandran SK, Sataloff RT. Idiopathic subglottic stenosis. Ear, Nose, and Throat Journal. 2009;88(4):860-1.
22. Strong MS, Healy GB, Vaughan CW, et al. Endoscopic management of laryngeal stenosis. Otolaryngol Clin North Am. 1979;12(4):797-805.
23. Rahbar R, Shapshay SM, Healy GB. Mitomycin: Effects on laryngeal and tracheal stenosis, benefits, and complications. Ann Otol Rhinol Laryngol. 2001;110(1):1-6.
24. Zalzal GH, Loomis SR, Fischer M. Laryngeal reconstruction in children. Assessment of vocal quality. Arch Otolaryngol Head Neck Surg. 1993;119(5):504-7.
25. McArthur CJ, Kearns GH, Healy GB. Voice quality after laryngotracheal reconstruction. Arch Otolaryngol Head Neck Surg. 1994;120(6):641-7.

Capítulo 26

Pregas vocais arqueadas e presbifonia

Robert T. Sataloff ■ Farhad Chowdhury ■ Shruti Joglekar ■ Mary J. Hawkshaw

PREGAS VOCAIS ARQUEADAS

O termo *pregas vocais arqueadas (bowed vocal folds)* é comumente aplicado quando as pregas vocais se apresentam ligeiramente côncavas e quando o fechamento glótico parece incompleto. O *sulcus vergeture* está comumente presente também. Sob a luz estroboscópica, muitos desses casos revelam fechamento glótico completo, mas com algum grau de adelgaçamento da cobertura. O arqueamento desse tipo está frequentemente associado a idade avançada. No passado, muitos pacientes com esta condição foram informados de que a mesma era incurável ou que a cirurgia para aumentar a massa ou a tensão das pregas vocais era aconselhável. Na experiência do autor (RTS), nenhuma dessas afirmações é verdadeira para a maioria dos pacientes. Ao menos que exista dano neurológico, a soprosidade, a rouquidão discreta e a fadiga vocal associada ao aparente arqueamento desses pacientes podem ser corrigidas com fonoterapia especialmente elaborada, incluindo, idealmente, exercícios de conversação e canto. Essas medidas resultam em melhora satisfatória na vasta maioria dos pacientes.

O arqueamento verdadeiro das pregas vocais ocorre com lesões neurológicas, particularmente a paralisia do nervo laríngeo superior. Essa condição, frequentemente rotulada como "atrofia senil das pregas vocais", cria um déficit de tensão longitudinal, fazendo com que as pregas vocais estejam em um nível inferior e se arqueiem com o aumento da pressão subglótica. Quando a condição é unilateral e incompleta, a fonoterapia geralmente é útil, mas raramente restaura a normalidade. Quando o nervo laríngeo superior se encontra totalmente paralisado, o tratamento é muito mais difícil. Injeções de colágeno foram propostas para essa situação, da mesma forma que injeções de gordura autóloga, tireoplastia e outros procedimentos.

Se a disfonia do arqueamento das pregas vocais for severa e recalcitrante à fonoterapia, a cirurgia é razoável.

A injeção de teflon em pregas vocais móveis é praticamente nunca necessária ou aconselhável. As potenciais complicações do teflon não justificam o seu uso nessas circunstâncias. Entretanto, a injeção lateral (na mesma posição utilizada para as injeções de teflon) de gordura autóloga ou colágeno alógeno pode ser útil. A tireoplastia do Tipo I também pode ser útil em casos selecionados. Se a laringe não for severamente ossificada, os efeitos da medialização podem ser previstos em algum grau pela compressão medial da cartilagem tireoide. Se houver uma disparidade de altura significativa, a injeção superficial de colágeno poderá ser de valor em casos selecionados. Aproximadamente 0,2 cc é injetado na região da lâmina própria para aumentar a massa da prega vocal. Esse procedimento pode causar rigidez e rouquidão significativas e deve ser utilizado com cautela, se de todo utilizado. Procedimentos de estiramento das pregas vocais, desenhados para elevação do *pitch*, foram utilizados. Entretanto, a melhora é geralmente fugaz, e essa abordagem raramente é indicada. A rotação/adução da aritenoide ajudará no restabelecimento de uma prega vocal arqueada à altura apropriada, sendo esse procedimento útil nos casos de paralisia completa da prega vocal. Entretanto, se a paralisia for isolada do nervo laríngeo superior e a prega vocal ainda apresentar mobilidade, esse procedimento não é, em geral, uma boa escolha.

PRESBIFONIA

Os princípios anteriormente discutidos para a abordagem cirúrgica das pregas vocais arqueadas podem ser aplicados em casos de alterações profundas pela presbifonia. Entretanto, casos apropriados são incomuns. Em geral, o tratamento médico e a fonoterapia são suficientes para restabelecer uma qualidade vocal aceitável. Ocasionalmente, procedimentos judiciosos de medialização (injeção de gordura, injeção de colágeno, injeção de AlloDerm ou tireoplastia) podem ser necessários. Procedimentos de estiramento são ainda mais raramente apropriados, sendo frequentemente desapontadores. Entretanto, em casos pouco usuais de masculinização severa e perturbadora de uma voz feminina pode ocorrer com a idade avançada. Esses procedimentos podem ter seu lugar, conjuntamente com a fonoterapia.

As abordagens cirúrgicas para as pregas vocais arqueadas são revistas no Capítulo 29, Paresias/Paralisias das Pregas Vocais.

SEÇÃO 3

Lesões pré-malignas e malignas da laringe

Capítulo 27
Lesões pré-malignas da laringe

Carole M. Dean ▪ Robert T. Sataloff ▪ Farhad Chowdhury ▪ Mary J. Hawkshaw

O diagnóstico acurado e o tratamento das lesões pré-malignas da laringe podem prevenir o desenvolvimento do carcinoma laríngeo ou permitir o controle da malignidade em um estágio precoce. Quando o exame laríngeo revela uma anormalidade epitelial suspeita de malignidade, uma biópsia está indicada para obtenção de um diagnóstico histológico. Massas irregulares e ulcerações da mucosa são mais suspeitas, mas alterações mais sutis na superfície são frequentemente as manifestações mais precoces de malignidade. A suspeita de alteração cancerosa é muito maior quando o paciente possui uma história de fatores etiológicos conhecidos: tabagismo, consumo de álcool, exposição ao asbesto e exposição ocupacional química ou a poeira. Depois da biópsia, o laringologista deve trabalhar em conjunto com o patologista para desenvolver uma estratégia de tratamento com base em achados clínicos e histológicos.

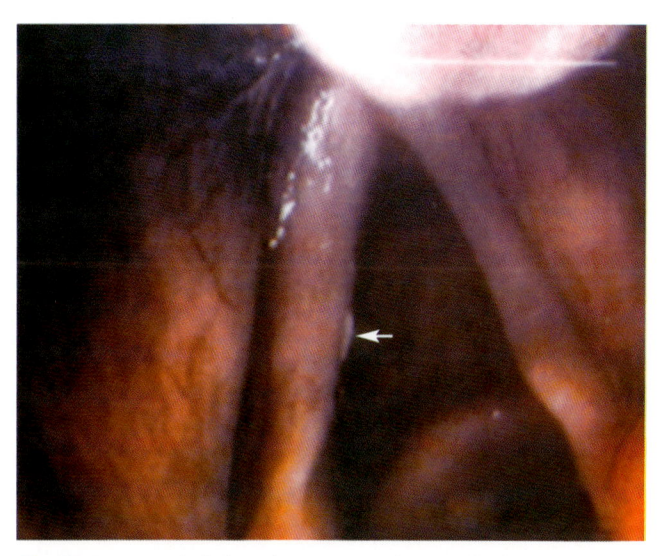

Fig. 27.1: Leucoplasia leve da prega vocal esquerda *(seta)*. Reproduzida de *Sataloff RT. Professional Voice: The Science and Art of Clinical Care*, 3rd edition. San Diego, CA: Plural Publishing, Inc.; 2005: Fig. 92.1, com permissão.

TERMINOLOGIA

Termos Clínicos

Leucoplasia descreve qualquer lesão branca de uma membrana mucosa (Figs. 27.1 a 27.3). De acordo com Wenig,[1] ela não é indicativa de um tumor maligno subjacente. *Eritroplasia*, uma lesão vermelha da membrana mucosa, é mais frequentemente indicativa de um tumor maligno subjacente. *Eritroleucoplasia*[2] refere-se a uma mistura de alterações vermelhas e brancas da membrana mucosa (Fig. 27.4). *Paquidermia* descreve um espessamento anormal da membrana mucosa, com ou sem leucoplasia (Fig. 27.5).

Termos Histológicos

Hiperplasia é o espessamento da superfície epitelial como resultado de um aumento absoluto no número de células. *Hiperplasia pseudoepiteliomatosa* é um crescimento exuberante, reativo ou reparador, de epitélio escamoso (hiperplasia) que não apresenta evidência citológica de malignidade. Esta lesão está frequentemente associada ao tumor de células granulares e pode ser confundida com um carcinoma

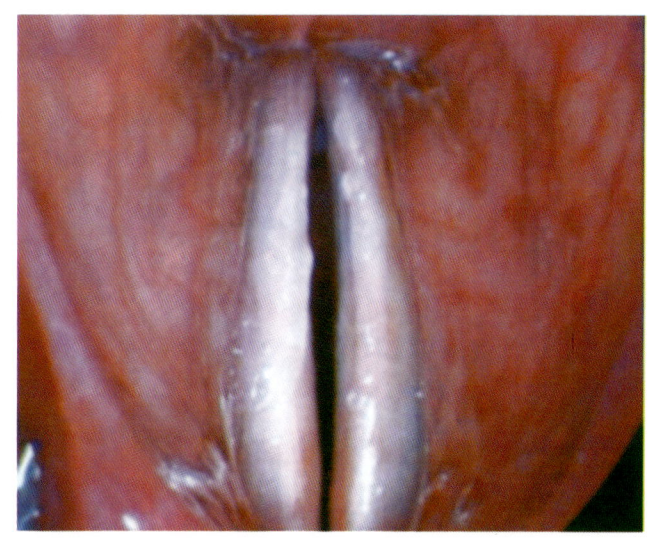

Fig. 27.2: Leucoplasia moderada, pior à esquerda. Reproduzida de *Sataloff RT. Professional Voice: The Science and Art of Clinical Care*, 3rd edition. San Diego, CA: Plural Publishing, Inc.; 2005: Fig. 92.2, com permissão.

Seção 3 — Lesões pré-malignas e malignas da laringe

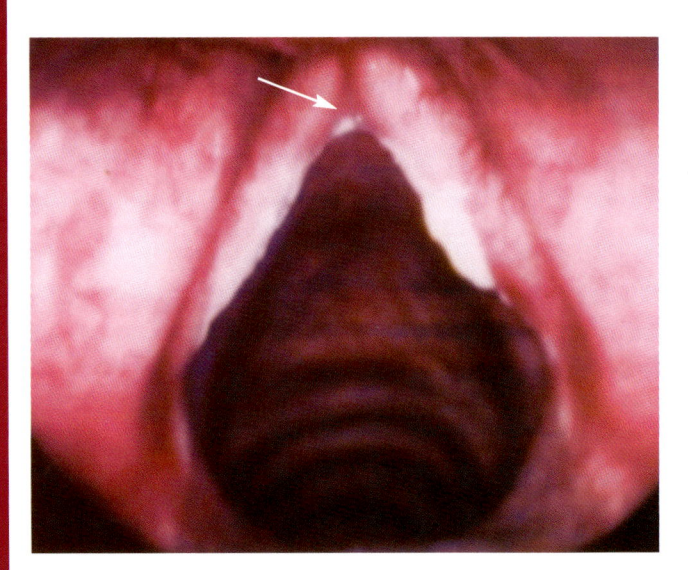

Fig. 27.3: Leucoplasia mais severa, envolvendo ambas as pregas vocais e uma membrana anterior *(seta)*. Reproduzida de *Sataloff RT. Professional Voice: The Science and Art of Clinical Care, 3rd edition. San Diego, CA: Plural Publishing, Inc.; 2005: Fig. 92.3, com permissão.*

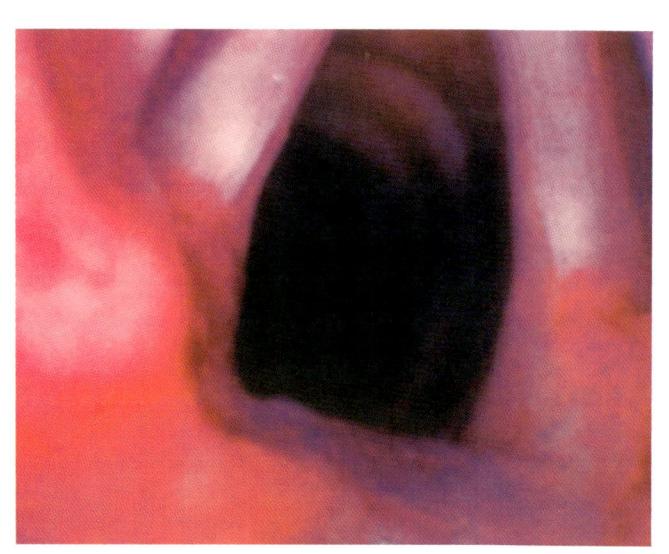

Fig. 27.5: Paquidermia da laringe posterior, mais comumente associada a refluxo faringolaríngeo crônico. Reproduzida de *Sataloff RT. Professional Voice: The Science and Art of Clinical Care, 3rd edition. San Diego, CA: Plural Publishing, Inc.; 2005: Fig. 92.5, com permissão*

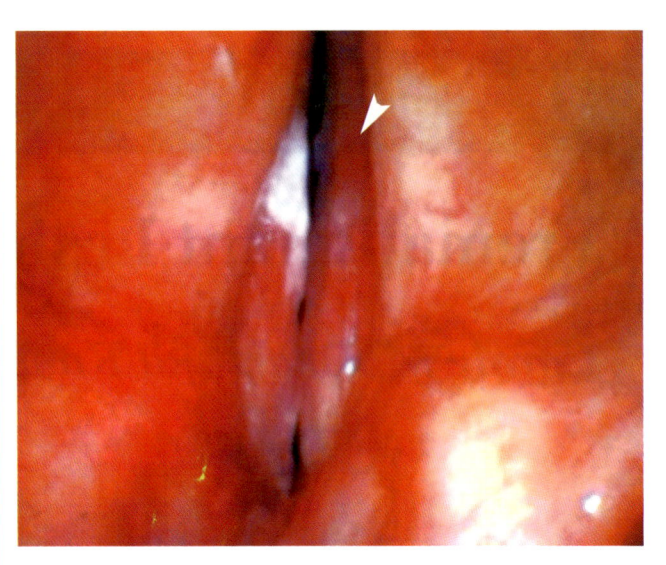

Fig. 27.4: Leucoplasia proeminente à esquerda, com eritema leve. Eritroplasia à direita *(ponta de seta)*, com áreas de manchas brancas de leucoplasia. Reproduzida de *Sataloff RT. Professional Voice: The Science and Art of Clinical Care, 3rd edition. San Diego, CA: Plural Publishing, Inc.; 2005: Fig. 92.4, com permissão.*

invasivo. *Queratose* é a presença de queratina na superfície epitelial. *Paraqueratose* refere-se à presença de núcleos na camada de queratina e *disqueratose* é a ceratinização anormal de células individuais. *Metaplasia* é uma alteração de um tipo histológico para outro, como, p. ex., metaplasia escamosa, que denota a substituição de epitélio respiratório por epitélio escamoso estratificado, geralmente como resultado de dano ou agressão tecidual. *Coilocitose* é a vacuolização citoplasmática de uma célula escamosa, sugestiva de infecção viral como a causada pelo vírus papiloma humano (HPV). *Displasia* é uma alteração qualitativa em direção à malignidade no aspecto das células, consistindo em aberrações celulares e maturação anormal. As aberrações celulares incluem: aumento, irregularidade e hipercromatismo do núcleo, relação núcleo/citoplasma aumentada, disqueratose; aglomeração celular, perda de polaridade e aumento da atividade mitótica. A displasia é classificada como leve se as alterações encontram-se restritas ao terço interno do epitélio superficial; moderada se envolve de um a dois terços; e severa se é encontrada de 2/3 ao espessamento total. A displasia severa é diferenciada do *Carcinoma in situ* (CIS) pela maturação normal nas camadas mais superficiais do epitélio e do *carcinoma invasivo* (Fig. 27.6) pela integridade da membrana basal.

Muitas classificações têm sido utilizadas para descrever as alterações epiteliais da laringe. Muitas delas são similares; algumas são mais ou menos idênticas. Entretanto, nenhum dos sistemas de classificação propostos é perfeito. A classificação de Friedman[3] é moldada na patologia ginecológica para lesões da cérvice uterina. Elas utilizam o termo *neoplasia laríngea intraepitelial* (LIN) incluindo tanto a displasia quanto o CIS. Sua classificação é a seguinte: LIN-I corresponde à displasia leve ou mínima; LIN-II à displasia moderada e LIN-III, à displasia severa e CIS. Diferentemente do câncer cervical uterino, muitos carcinomas da laringe não passam pelo estágio de CIS e são invasivos desde o início.[4] O sistema de classificação de Hellqvist também se divide em três grupos.[5] O grupo I representa hiperplasia de células escamosas, com ou sem

Lesões pré-malignas da laringe

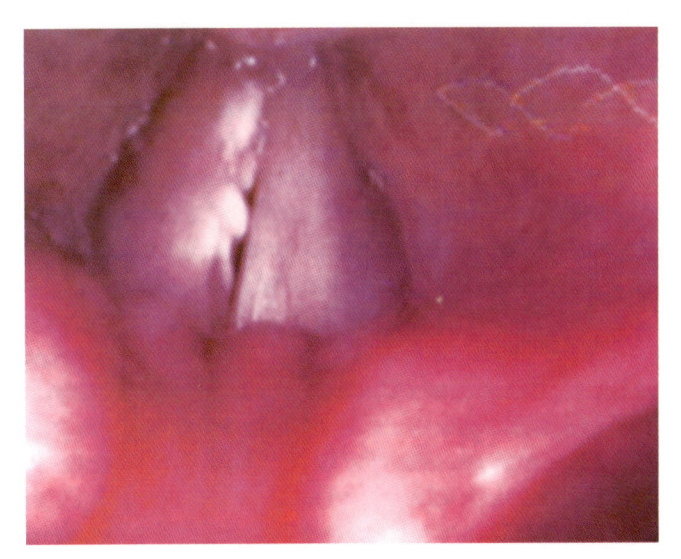

Fig. 27.6: Leucoplasia associada a um carcinoma invasivo T1 na prega vocal verdadeira esquerda. Somente pela aparência, ela não é distinguível de uma leucoplasia benigna. Reproduzida de Sataloff RT. *Professional Voice: The Science and Art of Clinical Care*, 3rd edition. San Diego, CA: Plural Publishing, Inc.; 2005: Fig. 92.6, com permissão.

queratose e/ou displasia leve; o grupo II, hiperplasia de células escamosas com displasia moderada; o grupo III, hiperplasia de células escamosas com displasia severa ou CIS clássico com atipia em toda espessura.[6-12]

Na Europa, um sistema de classificação foi proposto por Kleinsasser e foi largamente aplicado por todo o mundo. Sua classificação possui três grupos, que incluem:

Classe I = Hiperplasia simples de células escamosas.

Classe II = Hiperplasia de células escamosas com atipias.

Classe III = CIS.

FATORES EPIDEMIOLÓGICOS E ETIOLÓGICOS

O câncer laríngeo é primariamente uma doença da meia-idade, com pico de incidência na sexta e sétima décadas. Nos Estados Unidos, no ano 2000, sua incidência era bem maior no sexo masculino, em uma proporção de 4:1. Entretanto, apenas 20 anos antes, essa proporção era de 20:1; essa tendência reflete uma mudança nos padrões de uso do tabaco na sociedade. Essa redução na proporção homem-mulher também foi observada no resto do mundo.[13] A incidência também é maior entre pessoas negras quando comparada à dos caucasianos.[13,14]

O principal fator etiológico no desenvolvimento do câncer laríngeo é o tabagismo. Numerosos estudos mostraram relação dose-dependente entre o uso de cigarros e o desenvolvimento do câncer.[15,16] O fumo de cigarros tem uma forte relação com o câncer de laringe, enquanto o fumo de charutos e cachimbos tem associação mais fraca.[15,16] A maioria dos estudos demonstrou que a cessação do tabagismo reduz o risco de câncer laríngeo. A importância das modificações no estilo de vida deve ser enfatizada aos pacientes com lesões laríngeas, tanto malignas quanto pré-malignas. Um estudo demonstrou que os pacientes que continuaram a fumar após o diagnóstico de câncer de cabeça e pescoço apresentavam um aumento de 4 vezes na taxa de recorrência com relação àqueles que não fumavam e 2 vezes com relação aos que pararam de fumar.[17]

O alcoolismo pesado é também um fator no desenvolvimento de câncer laríngeo e o risco é relativamente maior para câncer supraglótico com relação ao glótico.[18] Houve achados consistentes de interação entre o fumo de cigarros e o consumo de álcool no risco de câncer laríngeo. Todavia, enquanto os estudos demonstraram que o efeito cumulativo do fumo de cigarros e consumo de álcool era superior à soma dos efeitos individuais, as bases biológicas desse efeito sinérgico ainda não estão claras. Foi relatado que o álcool e o tabaco respondem por mais de 80% dos casos de carcinoma de células escamosas de boca, faringe, laringe e esôfago nos Estados Unidos.[19] A presença deste tipo de interação ressalta a importância da intervenção sobre ao menos um desses fatores nos pacientes expostos a ambos os hábitos.

Existem cada vez mais evidências de que a laringite por refluxo pode ser um cofator carcinogênico no desenvolvimento do câncer laríngeo. A associação entre refluxo, esôfago de Barrett e carcinoma esofagiano está bem estabelecida e pode ser utilizada como um modelo análogo à laringe.[20,21] O refluxo do ácido gástrico causa inflamações agudas e crônicas da laringe; tal inflamação pode (como no esôfago de Barrett) levar à transformação maligna. Ward *et al.* relataram 19 casos de carcinoma laríngeo em não fumantes de toda a vida que apresentavam refluxo moderado a severo.[22] Freije *et al.*[23] também propuseram que o refluxo faringolaríngeo (RFL) desempenha um papel no desenvolvimento de carcinoma laríngeo em pacientes sem os típicos fatores de risco.

A dieta tem sido cada vez mais estudada como fator etiológico para o desenvolvimento do câncer laríngeo, e seu papel nas vias causais vem ganhando importância. Foi sugerido que alta ingestão de frutas, saladas e laticínios podem conferir um efeito relativamente protetor ao câncer laríngeo.[18] Há também evidências de que deficiências das vitaminas A, C e E, de betacaroteno, riboflavina, ferro, zinco e selênio estejam associadas a um risco aumentado para câncer laríngeo. A relação entre fatores dietéticos e a ocorrência de câncer laríngeo continuam sendo estudadas, da mesma forma que os hábitos dietéticos dos indivíduos com relação ao câncer em outras localizações do corpo.

A exposição à radiação e/ou exposição acidental ou ocupacional a materiais perigosos, como níquel, gás mostarda, produtos de madeira, emissões de madeira de fornalhas, minas de cobre, inseticidas, sílica e produtos químicos para limpeza a seco, também foram implicadas como fatores etiológicos.[24-27] O efeito etiológico do asbesto quanto ao câncer laríngeo é ainda controverso, mas ele parece limitado aos fumantes ativos.[16] Em um estudo de Mayer et al.,[18] 92% dos pacientes com carcinomas laríngeos de células escamosas foram rotulados como trabalhadores de "colarinho-azul". A taxa de risco para esses trabalhadores sem treinamento especial ou ensino superior, comparados com aqueles com treinamento ocupacional ou alto nível de escolaridade, encontrava-se em uma proporção de 3,8:1. Isso significa que as pessoas com baixos níveis de treinamento ocupacional possuem um maior risco de desenvolverem câncer laríngeo (após os ajustes referentes ao consumo de álcool e tabaco).

O papel do vírus papiloma humano e suas relações com o desenvolvimento do câncer laríngeo serão discutidos em mais detalhes posteriormente, neste capítulo.

O objetivo do tratamento das lesões laríngeas pré-malignas é a prevenção da transformação maligna ou o diagnóstico precoce e tratamento do câncer laríngeo subsequente. O controle de fatores etiológicos potenciais, especialmente o tabagismo, é necessário para que o tratamento seja efetivo e completo.

TRANSFORMAÇÃO MALIGNA

O uso inconsistente da terminologia nos relatos de casos de câncer laríngeo dificulta a coleta de dados que poderiam ser utilizados para a criação de um sistema de classificação para o prognóstico. Um termo clínico, como queratose, pode descrever uma lesão com epitélio subjacente normal ou descrever a superfície de um carcinoma invasivo.[28,29] Da mesma forma, há pouca consistência nos diagnósticos histológicos. Goldman[30] estudou de forma retrospectiva 28 pacientes com lesões hiperplásicas da laringe. Cinquenta e duas biópsias cirúrgicas foram realizadas. As avaliações de 11 patologistas em quatro laboratórios diferentes produziram 21 diferentes diagnósticos histológicos exclusivos de câncer invasivo. A graduação da displasia é subjetiva. Blackwell et al.[31] relataram que um patologista realizou uma revisão cega de 148 biópsias laríngeas e concordou com a interpretação original em somente 54% dos casos revistos. Entretanto, a maioria dos casos diferia por somente um grau (p. ex., leve × moderado).

Embora a taxa de malignidade associada a um diagnóstico patológico de displasia varie grandemente, o padrão para aumento de risco de malignidade associado a uma piora no grau da displasia é consistente. Fiorella et al.[6] relataram uma incidência de 6% de transformação maligna em queratose sem atipia e 17% quando a atipia estava presente. Kambic et al.[28] encontraram uma taxa de alteração maligna de 0,3% para queratose e 9,5% para queratose com atipia. Blacwell et al.[31] revisaram retrospectivamente 65 pacientes com *follow-up* de longo prazo após biópsia laríngea e encontraram as seguintes taxas de câncer: 0% (0/6) para queratose sem atipia, 12% (3/26) para displasia leve, 33% (5/15) para displasia moderada, 44% (4/9) para displasia grave e 11% (1/9) para carcinoma *in situ*.

Embora a presença e o grau de displasia certamente possuam implicações prognósticas, a presença de queratose não tem valor preditivo praticamente nenhum. Frangeuz et al.[29] revisaram 4.291 casos e relataram que a queratose superficial estava presente nas hiperplasias simples e atípica, em 68,8% e 85,5% dos casos, respectivamente. O *follow-up* desses pacientes mostrou transformação maligna em 0,8% dos casos com hiperplasia simples e 8,6% dos casos com hiperplasia típica. A queratose pode mascarar alterações epiteliais, não sendo um preditivo de atipia subjacente. Entretanto, a disderatose é uma apresentação morfológica importante no processo de carcinogênese.[29] Um estudo revelou uma taxa de transformação de 50% (6/12) em pacientes com disderatose.[7]

Blacwell et al.[8,31] identificaram cinco parâmetros histológicos que se revelaram significativamente diferentes na comparação entre lesões displásicas que se resolveram ou permaneceram estáveis e aquelas que progrediram para carcinoma invasivo. São elas: figuras mitóticas anormais, atividade mitótica, inflamação do estroma, nível de maturação e pleomorfismo nuclear. Os cinco fatores não foram estatisticamente diferentes na comparação entre displasia severa e carcinoma *in situ*. A morfologia de superfície, a proeminência nuclear e a coiciclocitose não foram significativamente diferentes entre os dois grupos.

O exame histológico permanece como a base do diagnóstico em lesões mucosas da laringe, entretanto o valor prognóstico dos critérios morfológicos é limitado. A quantificação de parâmetros histológicos poderá se tornar um importante suplemento à tradicional graduação da displasia. Alterações associadas à proliferação, como a contagem de figuras mitóticas, índices Ki67 ou PCNA, fornecem dados adicionais, que são correlacionados ao grau histológico.[9-11] Histogramas de DNA vêm sendo utilizados adicionalmente à avaliação com microscópio. Existem evidências de que lesões com conteúdo anormal de DNA são mais propensas a persistir ou progredir para carcinoma intraepitelial ou invasivo. Entretanto, é importante notar que os mesmos estudos mostram que a ausência de conteúdo anormal de DNA não exclui transformação maligna e que alguns cânceres apresentam tão poucas anormalidades cromossômicas que se encontram abaixo do limiar de sensibilidade da análise de imagens ou citometria de fluxo.[12] O valor prognóstico da imuno-histoquímica p53 é controverso[3] e muitos estudos não encontraram associação significativa entre a imunorreatividade p53 e a evolução do carcinoma.[3,11,32-34]

Todos os pacientes com lesões displásicas da mucosa laríngea devem ser acompanhados de perto por muitos anos. A progressão para carcinoma laríngeo é, com frequência, um processo lento, permitindo um diagnóstico precoce, o que deveria permitir um aumento das taxas de cura. Blackwell et al.[31] relataram que o intervalo médio entre a primeira biópsia e o diagnóstico de carcinoma invasivo era de 3,9 anos, sugerindo que um plano de *follow-up* de 5 a 10 anos seria razoável. Velasco et al.[7] também sugeriram um *follow-up* mais estrito dos pacientes com discaratose, como consequência de uma taxa de transformação maligna de 50% (6/12). O relato deles era fundamentado em um estudo retrospectivo em que todos os laudos patológicos foram revistos por patologistas. O período de *follow-up* variou de 12 a 130 meses, com média de 73 meses de *follow-up*. Sua conclusão foi a de que existe um intervalo mais longo entre a biópsia e as alterações malignas quando os pacientes são comparados aos pacientes com carcinoma invasivo, a maioria dos quais apresentará recorrências dentro de 2 anos. A capacidade hoje em dia de se oferecer cuidados dedicados de longo prazo a pacientes de risco para câncer de cabeça e pescoço é limitada pelos constrangimentos financeiros do *managed care*[30] adicionalmente a todos os outros fatores que resultam em diagnósticos e tratamento retardados. O valor do exame clínico, incluindo a videolaringoestroboscopia, em intervalos regulares não pode ser sobrepujado. O autor principal (RTS) acompanha seus pacientes a cada 1 a 3 meses para vigilância do câncer, com realização de videoestroboscopia em cada avaliação no consultório. Essa prática permite o diagnóstico precoce de pequenos carcinomas invasivos e utilização de opções cirúrgicas que permitem uma grande preservação da laringe e melhor qualidade de voz no pós-operatório.

A estratégia da biópsia difere se houver uma única área suspeita *versus* lesões largas ou multifocais. Pequenas lesões únicas devem ser excisadas com uma pequena margem mucosa. Isso será o suficiente para muitas lesões displásicas e neoplasias intraepiteliais. Quando a excisão requer a remoção de uma grande área da prega vocal verdadeira, ou um local crítico, como a comissura anterior ou a margem medial, uma pequena biópsia incisional pode ser mais apropriada para permitir um plano de tratamento com preservação ótima da voz. Em pacientes com lesões de base larga ou lesões multifocais, uma acurada biópsia microscópica em múltiplos pontos é necessária. Embora seja sempre possível que a biópsia por amostragem perca áreas de carcinoma invasivo, essas técnicas geralmente são suficientes. Entretanto, se houver suspeita clínica, não confirmada patologicamente, de invasão, o cirurgião e o paciente devem estar preparados para biópsias adicionais. A disponibilidade de um microscópio de alta resolução com laringoscopia de suspensão permite a biópsia diagnóstica agressiva, com preservação da mucosa. A endoscopia de contato pode ser útil para guiar os locais de biópsia. O *stripping* das pregas vocais não é mais indicado para o tratamento de lesões mucosas das pregas vocais.

Carcinoma *In Situ* (CIS)

O CIS é definido como uma displasia celular envolvendo toda a espessura da mucosa, sem o comprometimento da membrana basal. A displasia pode estender-se às glândulas mucosas adjacentes e ser ainda considerada uma lesão *in situ*, na medida em que a lesão esteja confinada ao ducto e não se estenda à lâmina própria periductal.[1,35] Em outras palavras, trata-se de uma neoplasia epitelial maligna com todas as características de um verdadeiro carcinoma, exceto pela invasibilidade e a capacidade de metastização.[36] Ele pode existir como uma lesão isolada, mas é frequentemente associado a um carcinoma de células escamosas (CCE) invasivo, localizando-se adjacente ou remoto a este.[1] Diferentemente da neoplasia cervical intraepitelial, o CIS laríngeo não é um precursor obrigatório do CCE. Patologicamente, a diferença entre o CIS e a displasia grave pode ser de determinação bastante difícil com absoluta certeza, sendo, de muitas maneiras, subjetiva, resultando em grandes diferenças na incidência e prevalência reportadas. Entretanto, na prática, as diferenças entre essas duas lesões não é crítica, uma vez que ambas indicam um risco significativo de futuro desenvolvimento de um câncer.

O CIS deve ser avaliado cuidadosamente e um carcinoma invasivo deve ser excluído. Isto é ainda mais significativo nos casos de CIS da supraglote e da subglote do que nos de pregas vocais,[1] uma vez que esses dois locais são considerados a "área silente" que geralmente se apresenta em um estágio mais tardio da doenças. Assim, o CIS geralmente se apresenta em associação a outro carcinoma.[37] Se uma pequena biópsia revela um CIS, então deve haver uma grande suspeita de que um carcinoma invasivo subjacente não foi visto, como relatado por Ferlito et al..[36]

A incidência de CIS varia de 1 a 15% dos tumores laríngeos.[36] Há uma distinta predominância masculina, sendo mais frequentemente visto na sexta e sétima décadas de vida.[1] Embora possa ocorrer em qualquer ponto da laringe, ele mais frequentemente envolve a porção anterior de uma ou ambas as pregas vocais.[1,36,38] Ele pode se assemelhar a leucoplasia, eritroplasia ou hiperqueratose. O CIS é um diagnóstico microscópico e seus sinais, sintomas e aspecto de apresentação são indistinguíveis de outras lesões de displasia ou hiperqueratose.[36]

O comportamento biológico deste tumor é desconhecido. Entretanto, a questão patológica principal é se o CIS eventualmente evoluirá ou não para um carcinoma invasivo. Auerbach et al.[5] apresentaram evidências indiretas de que em alguns casos o CIS laríngeo possa ser reversível em um estudo de autópsias que mostrou menores taxas de incidência de CIS em ex-fumantes do que em fumantes ativos. Stenersen et al.[4] observaram 41 pacientes com diagnóstico de CIS ou displasia grave que não desenvolveram carcinoma invasivo no primeiro ano a seguir a biópsia inicial. O tempo médio de observação foi de 100 meses. Quarenta e seis por cento (19/41) desenvolveram CEE invasivo após um intervalo médio de 50 meses e 54% (22/41) retornaram à mucosa normal. Em uma revisão de literatura, Bouquot e Gnepp[39] encontraram uma média de 29% de casos de CIS laríngeo que eventualmente resultaram em carcinomas invasivos, com uma diferença entre os diferentes estudos de 3,5 a 90%. Casos não tratados de CIS foram associados a maiores taxas de transformação: 33,3% a 90%. Quando se consideram todos estes dados, aparentemente alguns casos de CIS são reversíveis, caso o paciente controle o uso do tabaco. Todavia, apesar de a observação e tratamento estritos, muitas lesões CIS progredirão para carcinoma invasivo.

Existem alguns fatores prognósticos que podem ser utilizados para orientação do tratamento de pacientes com CIS. Myssiorek et al.[37] estudaram de forma retrospectiva 47 pacientes com CIS e encontraram uma taxa de transformação bem maior em lesões localizadas na comissura anterior (92%) (11/12) do que em lesões da prega vocal membranosa (17%) (5/29). Este fato pode refletir um subestadiamento causado por biópsias inadequadas de comissura anterior. Além disso, esse estudo não encontrou associação dos receptores dos fatores de crescimento epidérmico (RFCE) como preditivos das lesões que iriam progredir para câncer invasivo. O fator de crescimento epidérmico (FCE) talvez desempenhe um papel na regulação do crescimento do câncer de laringe. Alguns estudos *in vitro* demonstraram que as células cancerosas são estimuladas pelos FCE/RFCE (análise imuno-histoquímica da sobrexpressão), enquanto outros acham que eles não possuem valor prognóstico em determinar qual lesão pré-maligna ou CIS irá progredir para um carcinoma invasivo. Os resultados concernentes à sua utilidade são inconclusivos na literatura.[3,32] Em outro estudo, em 37% (7/19) dos pacientes com CIS que desenvolveram carcinomas invasivos, estes surgiram a partir de sítios anatômicos distintos daqueles do CIS original.[4] Os autores concluíram que deve haver alto grau de suspeição clínica de uma lesão que surja separadamente do local de um CIS conhecido.

O tratamento do CIS incluía cirurgia e radioterapia. Uma revisão recente do tratamento cirúrgico primário com excisão a *laser* com auxílio do microscópio mostrou uma taxa de recorrência local de 8% e um controle definitivo de 100%. A revisão de Smalls et al.[40] revelou que a radioterapia como tratamento primário do CIS levou a uma taxa global de recorrência de 96% após tratamento de salvação. Eles formularam duas explicações para as discrepâncias encontradas nos dados publicados. Primeiro, pode haver um subestadiamento do CIS (falso CIS) e segundo, as doses totais de radiação empregadas foram inadequadas. A maioria das lesões CIS é tratada cirurgicamente, pois a biópsia por si só permite a oportunidade para a completa excisão em muitos casos e também em virtude das limitações da radioterapia primária. Mais importante: os pacientes com CIS apresentam risco elevado para desenvolvimento de malignidades epiteliais em outros sítios da laringe e cabeça e pescoço, o efeito do campo mucoso. Dedicar uma grande porção da dose de radiação permitida em toda a vida do paciente para o tratamento de uma lesão pré-maligna precoce ou superficial pode limitar gravemente as futuras opções terapêuticas, caso surja uma malignidade invasiva em outros locais. Adicionalmente, a radioterapia requer um curso extenso de tratamento,[41,42] e os seus efeitos secundários na mucosa local podem mascarar tumores recorrentes.[41] Todavia, a radioterapia ainda possui um importante papel no tratamento do CIS e do carcinoma microinvasivo. A radioterapia é indicada para pacientes de alto risco para anestesia geral, para aqueles com lesões recorrentes após excisão cirúrgica prévia, para lesões que não possam ser adequadamente expostas ou ressecadas endoscopicamente e para os pacientes com lesões recorrentes que não possam ser acompanhados de forma adequada.[37,40-44]

PAPILOMAS LARÍNGEOS

Epidemiologia e Biologia Molecular do Vírus Papiloma Humano

O vírus papiloma humano (HPV) é um pequeno vírus DNA não envelopado. Mais de 70 tipos de HPV foram identificados. Com base em estudos de câncer cervical, diferentes tipos de HPV[16,18,31,33,35] foram classificados como vírus de alto risco oncogênico, uma vez que se associam a displasias de alto grau ou carcinoma invasivo. Os tipos de HPV de baixo risco[6,11,13,32,34,40,42-46] são usualmente associados a lesões benignas, como os condilomas cervicais uterinos. Os HPVs 6 e 11 são comumente associados a lesões genitais, da mesma forma que os papilomas laríngeos.[45] Os HPVs do tipo 16 e 18 também ocorrem na laringe.[46]

Há grande correlação entre o risco de transformação maligna de células infectadas e a presença de vírus de alto risco. O genoma viral do HPV inclui os oncogenes E6 e

E7, que são responsáveis pelas proteínas virais E6 e E7, respectivamente. As propriedades dessas duas oncoproteínas foram extensamente descritas. Os tipos de alto risco de HPV codificam as oncoproteínas E6 e E7 que se ligam às proteínas Rb-relacionadas e p53 com 10 vezes mais afinidade do que os tipos de HPV de baixo risco.[47] Por exemplo, a oncoproteína E6 do HPV 16 pode formar um complexo com a proteína supressora de tumores p53 da célula hospedeira, induzindo a degradação da p53.[45,46] A perda da função da p53 leva à desregulação do ciclo celular e promove mutações, instabilidade cromossômica e carcinogênese do genoma hospedeiro. Não obstante, foi relatado que a p53 pode ainda preservar atividade supressora de tumores na presença dos HPVs 6 e 11, que são os tipos predominantes na papilomatose laríngea.[46]

A relação entre o HPV, a p53 e outros genes de controle celular nos CCE de cabeça e pescoço é potencialmente complexa. Pesquisas de epidemiologia molecular são necessárias para avaliar os efeitos independentes e coincidentes do tabaco, HPV e alterações de outros genes envolvidos na carcinogênese.

Estimativas da prevalência dos tipos de HPV em tecidos normais, papilomas benignos e cânceres da laringe são inconsistentes devido à contínua evolução dos métodos de tipagem. A reação em cadeia da polimerase (PCR) é um método de amplificação de sequências-alvo de um espécime de DNA, permitindo um grau maior de sensibilidade do que as metodologias tradicionais de hibridização. Um grande consenso interlaboratorial foi alcançado na aquisição de amostras e nos métodos de processamento, levando a resultados concordantes. McKaig et al.[45] revisaram a literatura para determinar a prevalência do HPV no câncer de cabeça e pescoço. Utilizando a PCR, o HPV foi encontrado em 34,5% (416/1205). Quarenta por cento continham HPV 16; 11,9% HPV 18; e 7% continham ambos os tipos. Adicionalmente, 3,8% foram positivos para HPV 6; 7,4% para HPV 11; e 10,9% para ambos. A prevalência também foi descrita por localização, sendo 33% dos carcinomas laríngeos positivos. Desses, 46% continham HPV 16 e 15,9% continham HPV 16 e 18. Apesar das prevalências descritas, nenhuma correlação entre a infecção viral e o curso ou prognóstico da doença pode ser realizada.

O mecanismo preciso da transformação maligna na papilomatose laríngea é ainda desconhecido. Em um estudo retrospectivo de 24 casos de papilomatose laríngea, Luzar et al.[46] tentaram determinar quaisquer marcadores prognósticos que pudessem refletir o comportamento biológico do epitélio infectado; eles descobriram, utilizando PCR, que 23 dos 24 casos eram HPV positivos. Todas as sessões foram imunocoradas para proteína p53 e para o produto oncogênico c-erbB-2. Os autores concluíram que estudos moleculares adicionais são necessários para investigar se o aumento da p53 realmente representa uma sobrexpressão da p53 ou apenas um produto gênico estabilizado selvagem tipo p53, e se essa possível sobrexpressão pode ser um marcador de transformação maligna. O padrão de coloração do oncogene c-erbB-2 mudou de membranoso para citoplásmico em células demonstrando hiperplasia atípica. O real impacto dessa alteração também requer estudos adicionais.

Majoros et al.[48] publicaram uma revisão patológica de 101 pacientes com papilomatose laríngea juvenil tratados na Clínica Mayo entre 1914 e 1960 e notaram maior atividade celular no início do processo patológico nos 6 pacientes que desenvolveram transformação maligna. Isso também pode refletir a dificuldade no diagnóstico histológico da transformação maligna dos papilomas benignos.[49-51] O estudo retrospectivo de 101 pacientes com a forma juvenil da doença Majoros[48] não revelou nenhum carcinoma nos 58 pacientes tratados somente com cirurgia e uma taxa de malignização de 14% (6/43) nos pacientes irradiados. O intervalo entre a radioterapia (XRT) e o diagnóstico do carcinoma variou de 6 a 21 anos, exceto em um paciente com um intervalo de apenas um ano.

Os dados clínicos referentes à associação entre papilomas e carcinomas laríngeos são variáveis. A incidência de câncer é maior em pacientes com papilomas que receberam XRT. Lindeberg et al.[52] descobriram que a XRT produz um risco aumentado em 16 vezes de desenvolvimento de um carcinoma subsequente, quando comparado aos pacientes não irradiados. Tais resultados suportam o ponto de vista comumente aceito de que cofatores têm um importante papel no câncer relacionado ao HPV. A afirmação de Rabbett[53] de que os únicos casos de papilomatose laríngea juvenil em risco de malignização são aqueles com história de XRT se provou errada pela literatura recente. Shapiro et al.[54] relataram um caso de câncer em um paciente com papilomatose laríngea juvenil (PLJ) sem história de XRT, mas com história de uso pesado de álcool e cigarros. Outros três casos semelhantes da literatura foram descritos nessa revisão. Em 1982, Bewtra et al.[55] relataram um paciente com transformação maligna de PLJ sem história de XRT, uso de álcool ou cigarros. Esse relato também reviu quatro outros casos de transformação maligna e pacientes com papilomatose de longa data, envolvendo a traqueia e os brônquios, além da laringe. Keim[51] também relatou um caso isolado de alteração maligna em um paciente com PLJ sem nenhuma história de XRT. A análise desses relatos torna aparente que, embora incomum, é certamente possível que papilomas laríngeos benignos sofram transformações malignas sem o estímulo da radiação. Os possíveis efeitos do tratamento dos papilomas (como excisões por *laser* repetidas) no desenvolvimento de malignidades são desconhecidos, mas acreditamos que mereçam estudos.

Lie et al.[56] apresentaram um estudo retrospectivo de 102 pacientes com papilomas laríngeos tratados entre 1950 e 1979, com períodos de *follow-up* variando de 4 a 58 anos. Oito pacientes desenvolveram carcinomas (sete laríngeos e um brônquico). Os intervalos entre o diagnóstico dos papilomas benignos e o diagnóstico do câncer foram de 4 a 55 anos. Três pacientes apresentavam a forma juvenil da doença, e cinco, a forma adulta. A proporção homens/mulheres era de 1:1. Dois pacientes receberam XRT, quatro eram fumantes e um paciente recebera bleomicina e interferon. Os autores concluíram que o HPV tinha um papel na carcinogênese, mas os cofatores também desempenhavam papéis importantes. Klozar et al.[57] apresentaram um estudo retrospectivo de 179 pacientes infectados pelo HPV, com uma incidência de 1,7% de câncer. Esses pacientes se submeteram a 668 cirurgias entre 1982 e 1995. Quando os pacientes foram separados pelas suas apresentações clínicas, foi encontrado um índice de malignidade de 3% (3/102) em pacientes com a forma adulta e 0% (0/77) naqueles com a forma juvenil.

O conceito de um possível cofator na transformação maligna foi corroborado por Koufman e Burke.[21] Eles encontraram 21% (14/88) de pacientes em que o papiloma surgiu na idade adulta e que desenvolveram CCE do trato aerodigestivo, tanto no local do papiloma conhecido, quanto em outros locais, após um período de 10 anos de *follow-up*. Todos os pacientes que desenvolveram câncer eram fumantes ou apresentavam doença do refluxo gastroesofagiano (DRGE) documentada. Franceschi et al.[47] revisaram o HPV e o câncer do trato aerodigestivo superior e concluíram que a associação do tabagismo, uso de álcool e o hábito de mascar noz de betel era muito comum para permitir o julgamento do HPV como um fator de carcinogênese.

Rabkin et al.[58] estudaram a incidência de um segundo câncer primário em mais de 25.000 mulheres com câncer cervical relatados em 9 registros de câncer nos EUA. Havia um significativo aumento do risco de câncer da cavidade oral (risco relativo 2.2) e da laringe (risco relativo 3.4). Como o HPV é um fator de risco bem estabelecido para o desenvolvimento de câncer cervical, tal fato sugere que o câncer cervical e os segundos primários possam ambos ter o HPV como agente causal.

A transformação maligna de papilomas laríngeos é diagnosticada como resultado da observação clínica, avaliação etiológica dos fatores de risco e cuidadosa preparação e exame dos espécimes de biópsia. Majaros et al.[48] afirmaram que, como todos os seus pacientes estavam roucos desde a sua avaliação original com papilomas, não havia sinais clínicos precoces de malignidade. Consequentemente, os sinais e sintomas de apresentação são superpostos aos da papilomatose subjacente, podendo incluir obstrução das vias aéreas, dor de garganta, otalgia referida e hemoptise. Tanto Kleim[51] quanto Fechner et al.[49] relatam casos de pacientes com sintomas progressivos de malignidade, mas diagnósticos histológicos benignos em suas biópsias iniciais, antes do diagnóstico de câncer invasivo. Quando a suspeita clínica é justificada, biópsias repetidas, biópsias profundas e até mesmo laringectomias podem ser necessárias para estabelecer um diagnóstico acurado. É essencial que o paciente seja plenamente informado quanto a essas circunstâncias clínicas desafiadoras. Singh e Ramsaroop[50] revisaram 3 de 17 pacientes com papilomas que desenvolveram câncer, revelando ainda um outro problema em potencial: apresentação simultânea de lesões laríngeas exofíticas benignas e malignas. Todos os 3 pacientes com câncer foram diagnosticados em menos de 1 ano após o diagnóstico de papiloma. Singh et al. concluíram que os indicadores clínicos para carcinoma em pacientes com papilomas incluem edema laríngeo importante, obstrução das vias aéreas, redução da mobilidade das pregas vocais, disfagia, extensão subglótica e adenopatia cervical. Quando houver suspeitas de transformação maligna de papilomas laríngeos, um resultado benigno de biópsia pode confundir. A atipia pode ser encontrada tanto no papiloma adulto quanto no juvenil, não sendo preditiva de transformação maligna.[45] A suspeição clínica, baseada em sinais e sintomas e em uma história completa quanto a fatores de risco, deve orientar a avaliação e o tratamento do paciente.

CONCLUSÃO

É importante que o laringologista esteja familiarizado com o largo espectro de doenças benignas pré-malignas e doenças malignas que podem afetar a laringe. As lesões pré-malignas devem ser avaliadas histologicamente para malignidade e toda a laringe deve ser completamente avaliada, devido ao risco de anomalias multifocais. Um adequado exame pré-operatório, técnicas cirúrgicas meticulosas e seguimento a longo prazo são necessários em todos os casos. Embora a detecção precoce do carcinoma deva ser o nosso objetivo primário, as estratégias de diagnóstico e tratamento devem ser individualizadas, tendo-se em mente considerações funcionais.

Lesões pré-malignas da laringe

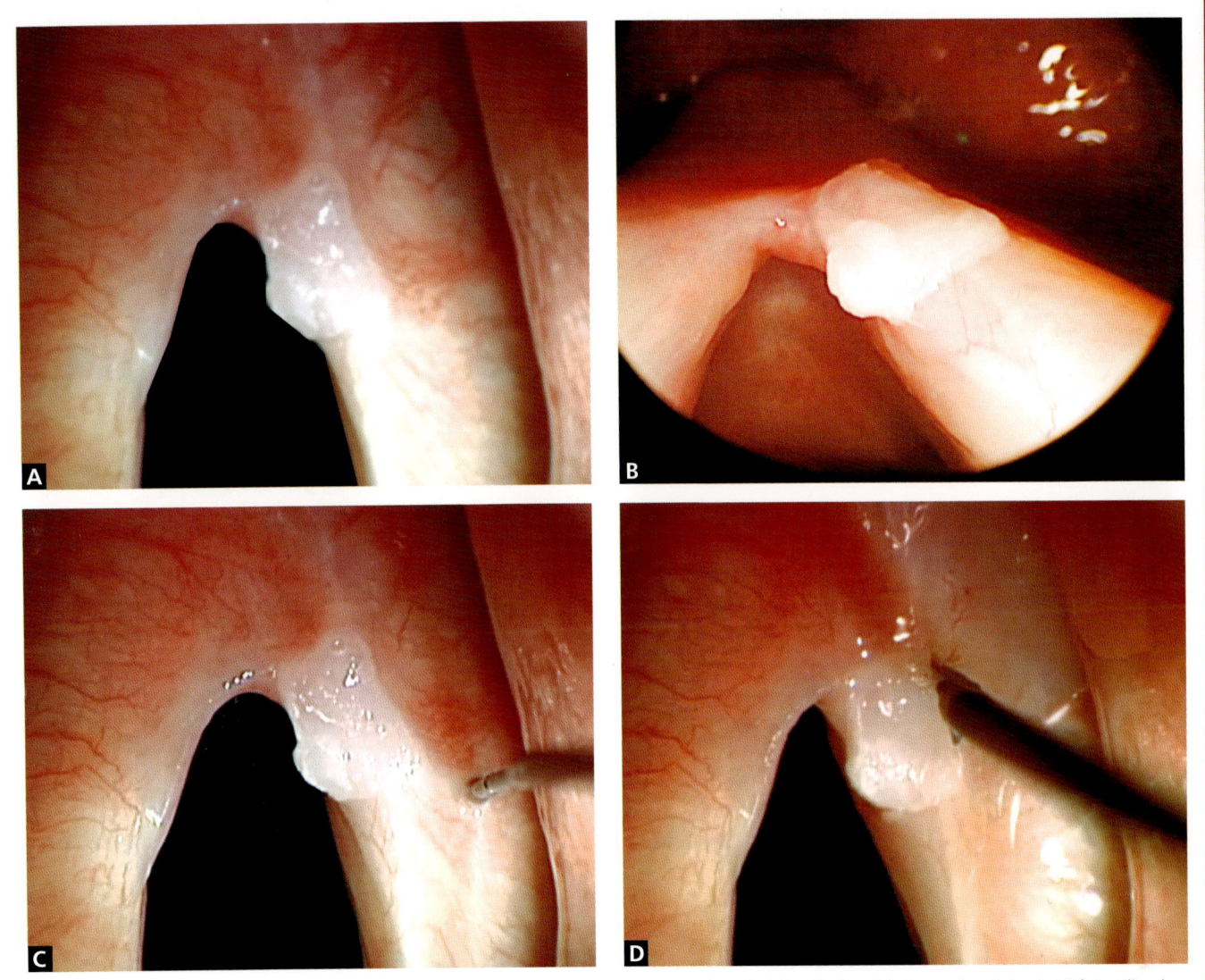

Fig. 27.7A a D: (A) Uma visão endoscópica de uma massa exofítica na prega vocal verdadeira direita. (B) Um endoscópio de 70° é utilizado para determinar de forma mais acurada as bordas da massa. (C) A infiltração subepitelial com solução salina e epinefrina separa a lesão do ligamento vocal subjacente e produz vasoconstrição da microvascularização. (D) Uma incisão é realizada na junção de tecido normal com anormal.

TÉCNICAS CIRÚRGICAS

Passo 1
A intubação orotraqueal, seguida pela microlaringoscopia de suspensão, é utilizada para visualização da lesão (Fig. 27.7A).

Passo 2
Utilizando vários endoscópios, particularmente um com ângulo de visão de 70°, uma avaliação mais acurada das bordas da massa pode ser realizada (Fig. 27.7B).

Passo 3
Uma infiltração subepitelial com solução salina e epinefrina a 1:10.000 separa a lesão do ligamento vocal subjacente (Fig. 27.7C). Adicionalmente, a injeção proporciona vasoconstrição da vascularização epitelial.

Passo 4
Utilizando um bisturi reto de Sataloff, uma incisão é realizada no epitélio, na borda lateral da lesão (Fig. 27.7D).

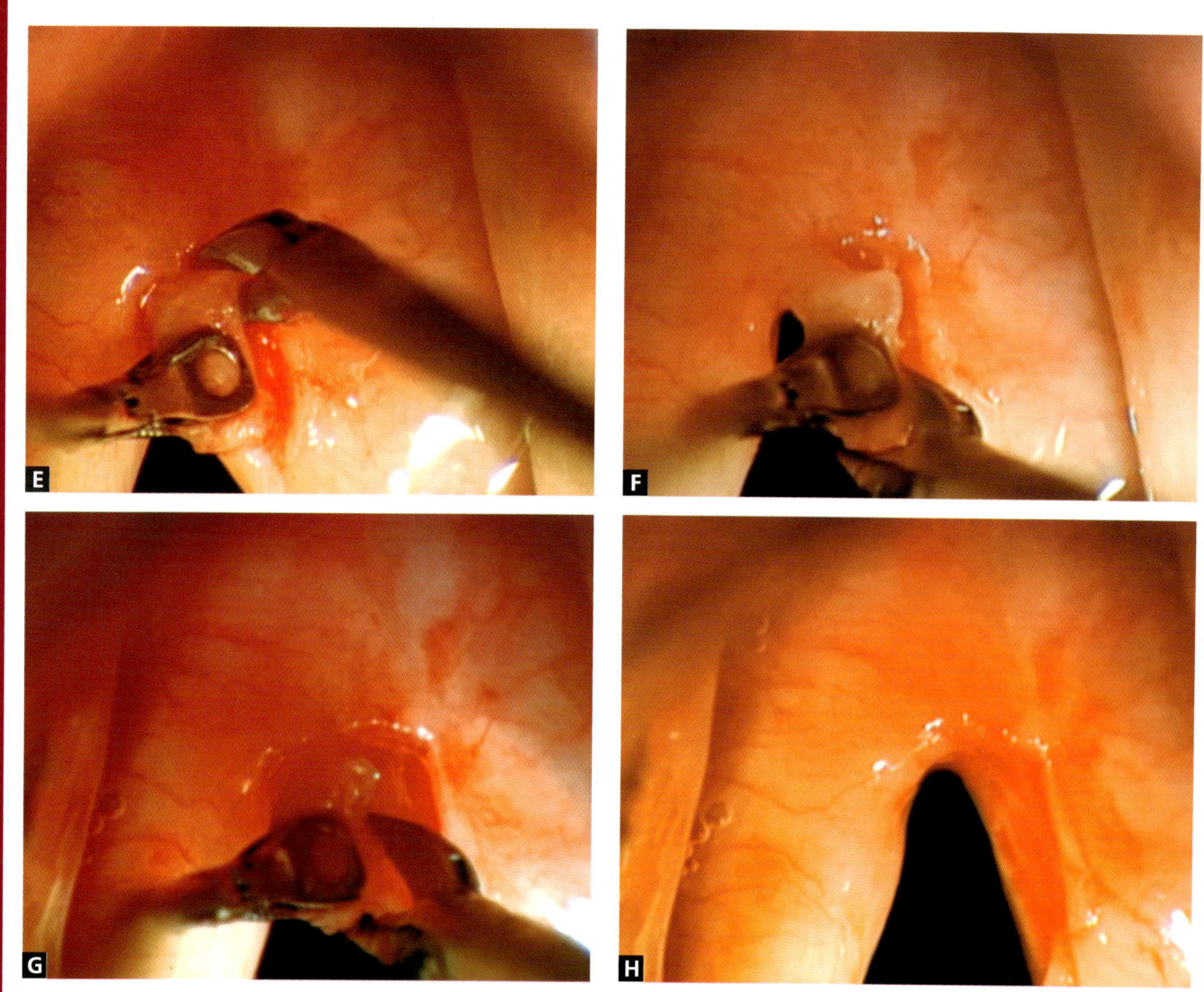

Seção 3 — Lesões pré-malignas e malignas da laringe

Fig. 27.7E a H: (E) A massa é pinçada e delicadamente retraída medialmente. O corte anterior é delicadamente realizado com tesoura endoscópica, posicionando-se uma das lâminas na incisão e a outra por fora da mucosa. (F) Um corte posterior é realizado de forma similar. (G) A massa é estabilizada com mínima retração em direção à linha média e a dissecção cortante continua anteriormente. (H) A massa é ressecada. Há mínimo trauma ao ligamento vocal e o epitélio não envolvido foi preservado.

Passo 5

Uma microtesoura reta é utilizada para divulsão sob a superfície da lesão, dissecando-a do ligamento vocal.

Passo 6

A massa é delicadamente pinçada com uma pinça de preensão em forma de coração de Sataloff e estabilizada com retração mínima em direção à linha média. Os limites anterior (Fig. 27.7E) e posterior (Fig. 27.7F) da lesão são incisados com microtesoura.

Passo 7

A dissecção cortante da massa com microtesoura continua em direção anteroposterior (Fig. 27.7G).

Passo 8

O defeito criado pela excisão da massa (Fig. 27.7H) mostra trauma mínimo do ligamento vocal subjacente. Houve máxima preservação do epitélio não envolvido ao redor. O paciente é extubado e mantido em repouso vocal estrito por 7 dias.

REFERÊNCIAS

1. Wenig BM. Atlas of Head and Neck Pathology. Philadelphia, PA: WB Saunders; 1993. pp. 221-39.
2. Silver CE, Ferlito A. Surgery for Cancer of the Larynx and Related Structures, 2nd edition. Philadelphia, PA: WB Saunders; 1996. pp. 29-31.
3. Friedman I. Precursors of squamous cell carcinoma. In: Ferlito A (Ed). Surgical Pathology of Laryngeal Neoplasms. London, UK: Chapman and Hall Medical; 1996. pp. 108-21.
4. Stenersen TC, Hoel PS, Boysen M. Carcinoma in situ of the larynx: an evaluation of its natural clinical course. Clin Otolaryngol Allied Sci. 1991;16(4):358-63.
5. Hellquist H, Lundgren J, Olofsson J. Hyperplasia, keratosis, dysplasia and Carcinoma in situ of the vocal cords–a follow-up study. Clin Otolaryngol Allied Sci. 1982;7(1):11-27.
6. Fiorella R, Di Nicola V, Resta L. Epidemiological and clinical relief on hyperplastic lesions of the larynx. Acta Otolaryngol Suppl. 1997;527:77-81.
7. Riera Velasco JR, Suarez Nieto C, Padrero de Bustos C, et al. Premalignant lesions of the larynx: pathological prognostic factors. J Otolaryngol. 1987;16(6):367-70.
8. Blackwell KE, Fu YS, Calcaterra TC. Laryngeal dysplasia. A clinicopathologic study. Cancer. 1995;75(2):457-63.
9. Burkhardt A. Morphological assessment of malignant potential of epithelial hyperplastic lesions. Acta Otolaryngol Suppl. 1997;527:12-6.
10. Zhao R, Hirano M, Kurita S. Expression of proliferating cell nuclear antigen in premalignant lesions of the larynx. Am J Otolaryngol. 1996;17(1):36-44.
11. Pignataro L, Capaccio P, Pruneri G, et al. The predictive value of p53, MDM-2, cyclin D1 and Ki67 in the progression from low-grade dysplasia towards carcinoma of the larynx. J Laryngol Otol. 1998;112(5):455-9.
12. Bracko M. Evaluation of DNA content in epithelial hyperplastic lesions of the larynx. Acta Otolaryngol Suppl. 1997;527:62-5.
13. Cattaruzza MS, Maisonneuve P, Boyle P. Epidemiology of laryngeal cancer. Eur J Cancer B Oral Oncol. 1996;32B(5):293-305.
14. Wasfie T, Newman R. Laryngeal carcinoma in black patients. Cancer. 1988;61(1):167-72.
15. Auerbach O, Hammond EC, Garfinkel L. Histologic changes in the larynx in relation to smoking habits. Cancer. 1970;25(1):92-104.
16. Burch JD, Howe GR, Miller AB, et al. Tobacco, alcohol, asbestos and nickel in the etiology of cancer of the larynx: a case-control study. J Natl Cancer Inst. 1981;67(6):1219-24.
17. Stevens MH, Gardner JW, Parkin JL, et al. Head and neck cancer survival and life-style change. Arch Otolaryngol. 1983;109(11):746-9.
18. Maier H, Gewelke U, Dietz A, et al. Risk factors of cancer of the larynx: results of the Heidelberg case-control study. Otolaryngol Head Neck Surg. 1992;107(4):577-82.
19. Thomas DB. Alcohol as a cause of cancer. Environ Health Perspect. 1995;103(Suppl 8):153-60.
20. Sataloff RT, Castell DO, Katz PO, et al. Reflux Laryngitis and Related Disorders. San Diego, Calif: Singular Publishing Group; 1999.
21. Koufman JA, Burke AJ. The etiology and pathogenesis of laryngeal carcinoma. Otolaryngol Clin North Am. 1997;30(1):1-19.
22. Ward PH, Hanson DG. Reflux as an etiological factor of carcinoma of the laryngopharynx. Laryngoscope. 1988;98(11):1195-9.
23. Freije JE, Beatty TW, Campbell BH, et al. Carcinoma of the larynx in patients with gastroesophageal reflux. Am J Otolaryngol. 1996;17(6):386-90.
24. Pintos J, Franco EL, Kolwalski LP, et al. Use of wood stoves and risk of cancers of the upper aerodigestive tract: a case control study. Int J Epidemiol. 1998;27(6):936-40.
25. Haguenoer JM, Cordier S, Morel C, et al. Occupational risk factors for upper respiratory tract and upper digestive tract cancers. Br J Ind Med. 1990;47(6):380-3.
26. Bravo MP, Espinosa J, Calero JR. Occupational risks factors for cancer of the larynx in Spain. Neoplasma. 1990;37(4):477-81.
27. Vaughan TL, Stewart PA, Davis S, et al. Work in dry cleaning and the incidence of cancer of the oral cavity, larynx, and esophagus. Occup Environ Med. 1997;54(9):692-5.
28. Kambic V. Epithelial hyperplastic lesions–a challenging topic in laryngology. Acta Otolaryngol Suppl. 1997;527:7-11.
29. Frangez I, Gale N, Luzar B. The interpretation of leukoplakia in laryngeal pathology. Acta Otolaryngol Suppl. 1997;527:142-4.
30. Goldman NC. Problems in outpatients with laryngeal hyperplastic lesions. Acta Otolaryngol Suppl. 1997;527:70-3.
31. Blackwell KE, Calcaterra TC, Fu YS. Laryngeal dysplasia: epidemiology and treatment outcome. Ann Otol Rhinol Laryngol. 1995;104(8):596-602.
32. Gale N, Zidar N, Kambic V, et al. Epidermal growth factor receptor, c-erbB-2 and p53 overexpressions in epithelial hyperplastic lesions of the larynx. Acta Otolaryngol Suppl. 1997;527:105-10.
33. Krecicki T, Jelen M, Zalesska-Krecicka M, et al. Immunohistochemically stained markers (p53, PCNA, bcl-2) in dysplastic lesions of the larynx. Cancer Lett. 1999;143(1):23-8.
34. Ioachim E, Assimakopoulos D, Peschos D, et al. Immunohistochemical expression of mettallothionein in benign premalignant and malignant epithelium of the larynx: correlation with p53 and proliferative cell nuclear antigen. Pathol Res pract. 1999;195(12):809-14.
35. Fried MP. The larynx: A Multidisciplinary Approach, 2nd edition. St. Louis, Missouri: Mosby Year Book, Inc.; 1995. pp. 470-73.
36. Ferlito A, Polidoro F, Rossi M. Pathological basis and clinical aspects of treatment policy in carcinoma in situ of the larynx. J Laryngol Otol. 1981;95(2):141-54.
37. Myssiorek D, Vambutas A, Abramson AL. Carcinoma in situ of the glottic larynx. Laryngoscope. 1994;104(4):463-7.
38. Myers EN, Sven JY. Cancer of the Head and Neck, 3rd edition. Philadelphia, PA: WB Saunders; 1996. pp. 381-421.
39. Bouquot JE, Gnepp DR. Laryngeal precancer: a review of the literature, commentary, and comparison with oral leukoplakia. Head Neck. 1991;13(6):488-97.
40. Small W Jr, Mittal BB, Brand WN, et al. Role of radiation therapy in the management of carcinoma in situ of the larynx. Laryngoscope. 1993;103(6):663-7.
41. Maran AG, Mackenzie IJ, Stanley RE. Carcinoma in situ of the larynx. Head Neck Surg. 1984;7(1):28-31.
42. Nguyen C, Naghibzadeh B, Black MJ, et al. Carcinoma in situ of the glottic larynx: Excision or irradiation? Head Neck. 1996;18(3):225-8.
43. Rothfield RE, Myers EN, Johnson JT. Carcinoma in situ and microinvasive squamous cell carcinoma of the vocal cords. Ann Otol Rhinol Laryngol. 1991;100(10):793-6.

44. Medini E, Medini I, Lee CK, et al. The role of radiotherapy in the management of carcinoma *in situ* of the glottic larynx. Am J Clin Oncol. 1998;21(3):298-301.
45. McKaig RG, Baric RS, Olshan AF. Human papillomavirus and head and neck cancer: epidemiology and molecular biology. Head Neck. 1998;20(3):250-65.
46. Luzar B, Gale N, Kambic V, et al. Human papillomavirus infection and expression of p53 and c-erbB-2 protein in laryngeal papillomas. Acta Otolaryngol Suppl. 1997;527:120-4.
47. Franceshi S, Munoz N, Bosch XF, et al. Human papillomavirus and cancers of the upper aerodigestive tract: a review of epidemiological and experimental evidence. Cancer Epidemiol Biomarkers Prev. 1996;5(7):567-75.
48. Majoros M, Devine KD, Parkhill EM. Malignant transformation of benign laryngeal papillomas in children after radiation therapy. Surg Clin North Am. 1963;43:1049-61.
49. Fechner RE, Goepfert H, Alford BR. Invasive laryngeal papillomatosis. Arch Otolaryngol. 1974;99(2):147-51.
50. Singh B, Ramsaroop R. Clinical features of malignant transformation in benign laryngeal papillomata. J Laryngol Otol. 1994;108(8):642-8.
51. Keim RJ. Malignant change of laryngeal papillomas: a case report. Otolaryngol Head Neck Surg. 1980;88(6):773-7.
52. Lindeberg H, Elbrond O. Malignant tumors in patients with a history of mulitple laryngeal papillomas: the signify cance of irradiation. Clin Otolaryngol Allied Sci. 1991;16(2):149-51.
53. Rabbett WF. Juvenile laryngeal papillomatosis. The relation of irradiation to malignant degeneration in this disease. Ann Otol Rhinol Laryngol. 1965;74(4):1149-63.
54. Shapiro RS, Marlowe FI, Butcher J. Malignant degeneration of nonirradiated juvenile laryngeal papillomatosis. Ann Otol Rhinol Laryngol. 1976;85(1 Pt 1):101-4.
55. Bewtra C, Krishnan R, Lee SS. Malignant Changes in nonirradiated juvenile laryngotracheal papillomatosis. Arch Otolaryngol. 1982;108(2):114-6.
56. Lie ES, Engh V, Boysen M, et al. Squamous cell carcinoma of the respiratory tract following laryngeal papillomatosis. Acta Otolaryngol. 1994;114(2):209-12.
57. Klozar J, Taudy M, Betka J, et al. Laryngeal Papilloma–precancerous condition? Acta Otolaryngol Suppl. 1997;527:100-2.
58. Rabkin CS, Biggar RJ, Melbye M, et al. Second primary cancers following anal and cervical carcinoma: evidence of shared etiologic factors. Am J Epidemiol. 1992;136(1):54-8.

Capítulo 28

Câncer da laringe

Timothy D. Anderson ▪ Robert T. Sataloff ▪ Farhad Chowdhury

O carcinoma da laringe representa aproximadamente 1,3% de todos os novos casos com diagnóstico de câncer, e aproximadamente 20% de todos os cânceres de cabeça e pescoço. Em 2001, a American Cancer Society estimou que nos anos seguintes aproximadamente 10.000 novos casos de câncer de laringe seriam diagnosticados, com uma proporção homem/mulher de 4:1 e que haveria 4.000 mortes devidas ao câncer laríngeo.[1] Trinta e cinco anos atrás, a proporção homem/mulher estava entre 10:1 e 50:1, sendo a mudança provavelmente devida ao crescente uso do tabaco e álcool entre as mulheres.[2] Embora o câncer laríngeo seja primariamente uma doença da idade avançada, com um pico de incidência entre a sexta e a sétima décadas de vida, ele ocorre em pacientes mais jovens, inclusive em crianças.[3] Os pacientes mais jovens que apresentam carcinoma laríngeo são, mais frequentemente, não fumantes sem outros fatores de risco identificáveis, o que sugere uma predisposição genética.[3] Acima de tudo, o maior fator etiológico em câncer laríngeo é a exposição ao tabaco. Estudos demonstraram maior incidência, tanto de lesões pré-malignas, quanto de lesões malignas, em fumantes, e uma relação dose-dependente entre o uso de cigarros e o desenvolvimento de câncer.[4-6] O câncer laríngeo em não fumantes é raro. O consumo pesado de álcool é também um fator no desenvolvimento do câncer laríngeo, aparentemente existindo um efeito sinérgico com o tabaco, especialmente no desenvolvimento de tumores supraglóticos.[7] Exposição a radiação e a poluentes ocupacionais, como o níquel, gás mostarda, produtos de madeira e pesticidas, também foi implicada como fator etiológico.[4,8,9] O efeito etiológico dos asbestos no câncer laríngeo não foi ainda bem documentado, mas parece ser limitado aos fumantes ativos.[10,11] O refluxo faringolaríngeo e a papilomatose laríngea podem casualmente ser relacionadas ao câncer.

Devido às funções únicas da laringe, ou seja, a fala, a deglutição e a proteção das vias aéreas, o tratamento do câncer da laringe sempre foi complexo e controverso. O carcinoma da laringe é uma doença potencialmente curável, com uma taxa de sobrevida em 5 anos acima de 67%. Entretanto, a detecção precoce de pequenas lesões oferece uma oportunidade muito melhor, não apenas quanto à sobrevida, mas também quanto à preservação da função laríngea. Portanto, a avaliação clínica agressiva das lesões laríngeas é crítica. Em lesões precoces, o tratamento usualmente consiste em cirurgia ou radioterapia, sendo a escolha baseada na história individual e nas características do tumor, bem como nos potenciais efeitos sobre a função da laringe. Em lesões avançadas, geralmente ambas, cirurgia e radioterapia são necessárias para otimizar a sobrevida de longo prazo. Novos protocolos, utilizando quimioterapia neoadjuvante ou concomitante, ofereceram a alguns pacientes com lesões avançadas a oportunidade de cura sem necessidade de uma laringectomia total.[12]

TUMORES SUPRAGLÓTICOS

A laringe supraglótica se estende da ponta da epiglote aos ventrículos. Ela inclui a superfície laríngea da epiglote, as pregas ariepiglóticas, as falsas pregas vocais, a superfície laríngea das aritenoides e os ventrículos (Fig. 28.1). A mucosa da superfície lingual da epiglote se encontra na laringe supraglótica, mas a mucosa da valécula é orofaríngea. A drenagem linfática da supraglote é extensa. Ela atravessa a membrana tireóidea e segue os vasos laríngeos superiores até os nódulos jugulares profundos. Essa via linfática é separada da drenagem inferior dos tumores glóticos e subglóticos devido ao desenvolvimento embriológico. Portanto, a abordagem cirúrgica dos tumores supraglóticos é uma entidade distinta.

O câncer supraglótico cresce em um padrão dependente do seu local de origem. Ele pode crescer sobre a mucosa de estruturas adjacentes ou atravessar barreiras cartilaginosas e fibrosas em direção aos espaços profundos. O espaço pré-epiglótico anterior é um local comum de crescimento dos tumores epiglóticos. Essa área é abundantemente suprida por linfáticos e a invasão do espaço pré-epiglótico predispõe a metástases cervicais, permitindo também a expansão inferior do câncer sem obstruções em direção à comissura anterior e à subglote. O espaço paraglótico, lateral à endolaringe, é um local precoce de expansão

Lesões pré-malignas e malignas da laringe

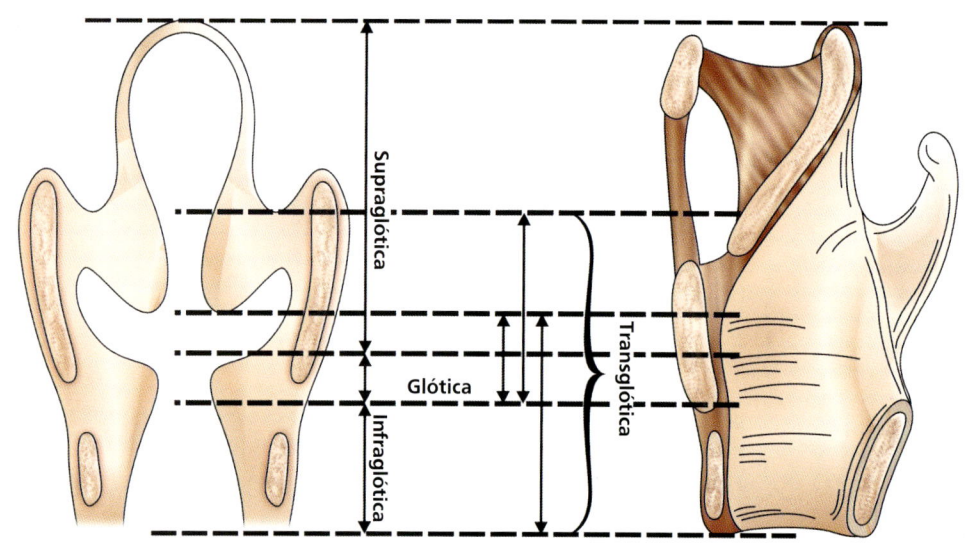

Fig. 28.1: Regiões da laringe.

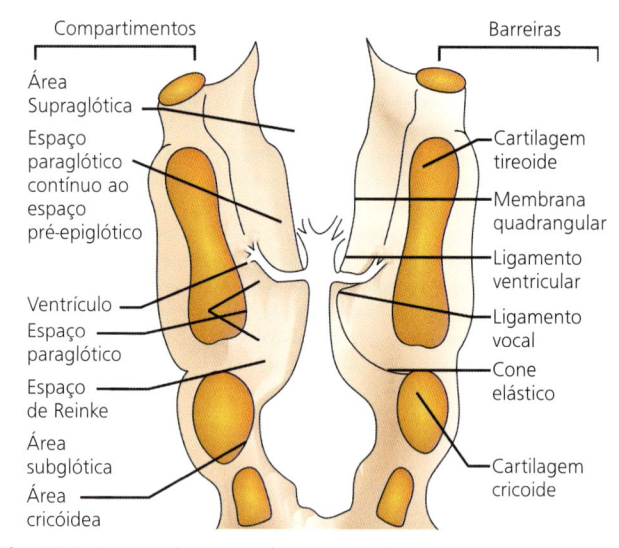

Fig. 28.2: Compartimentos e barreiras da laringe.

dos tumores das falsas pregas vocais e ventrículos (Fig. 28.2). O envolvimento do espaço paraglótico permite uma rápida extensão transglótica e subglótica.[13]

A maioria dos clínicos utiliza o sistema de estadiamento com base no American Joint Comittee (AJC) para Estadiamento do Câncer e Relato de Resultados Finais (Cancer Staging and End Result Reporting). Sua revisão mais recente (1988) pode ser vista na Tabela 28.1.[14] Pouca ênfase é dada ao tamanho do tumor, sendo a classe do mesmo determinada pela extensão do envolvimento da mucosa. A progressão para o estágio T_3 é determinada pela fixação da hemilaringe, envolvimento da mucosa pós-cricoide e piriforme ou pela extensão pré-epiglótica. O estadiamento dos linfonodos é o padrão para todos os cânceres de cabeça e pescoço (Tabela 28.2).

Os pacientes com câncer supraglótico podem apresentar dor de garganta, alterações vocais, como rouquidão e disfagia, otalgia, halitose, perda de peso ou massa cervical. A voz usualmente é abafada, mas a rouquidão verdadeira geralmente é um sinal de tumor transglótico, fixação da prega vocal ou uma lesão baixa da falsa prega vocal. Os sintomas geralmente são sutis e insidiosos, e muitos tumores são realmente extensos quando se tornam sintomáticos. O clínico deve ter especial suspeição de um câncer supraglótico em pacientes com queixas persistentes de dor de garganta e otalgia.

Metástases linfonodais ocorrem em 25 a 50% dos pacientes com câncer supraglótico; 30 a 50% são palpáveis na apresentação clínica do câncer e 20 a 40% estão ocultas no pescoço, com achados clínicos negativos.[15-19] Doença contralateral é comum. A taxa de metástase aumenta com o tamanho do tumor, mas varia entre 15 e 40% mesmo em tumores T1.[15-18]

Tabela 28.1: Estadiamento do tumor primário no câncer laríngeo

Supraglote

T_1 – Tumor limitado a um subsítio da supraglote, com mobilidade normal das pregas vocais

T_2 – Tumor invade mais de um subsítio da supraglote ou glote, com mobilidade normal das pregas vocais

T_3 – Tumor limitado à laringe com fixação de prega vocal e/ou invasão da área pós-cricoide, parede medial do seio piriforme ou tecidos preepiglóticos

T_4 – Tumor invade através da cartilagem tireoide e/ou se estende a outros tecidos além da laringe

Considerações Terapêuticas

A avaliação e o estadiamento adequados são críticos na determinação do tratamento. A tomografia computadorizada (TC) com infusão de contraste pode auxiliar no julgamento do tamanho e localização do tumor primário e da extensão de envolvimento linfonodal.[19] A ressonância nuclear magnética (RNM) pode ser útil, mas na maioria dos casos a TC de laringe é suficiente. Todos os pacientes devem ser submetidos a uma laringoscopia intraoperatória para visualização e palpação da extensão do câncer. Entretanto, a laringoscopia flexível, especialmente com estroboscopia e documentação em vídeo, pode fornecer uma excelente avaliação global e permitir que a endoscopia intraoperatória seja reservada para o momento do tratamento definitivo. Isso é especialmente útil em pacientes com comprometimento das vias aéreas ou outras condições médicas significativas. Uma busca completa por um primário metacrônico deve ser realizada, uma vez que a incidência foi estimada em níveis tão altos quanto 20 a 30% dos tumores do trato aerodigestivo.[20]

Nas lesões estágio I, as taxas de cura com cirurgia e radioterapia são equivalentes (75 a 80%).[21,22] A radioterapia, ao menos dentro do primeiro ano, resulta em menor morbidade com relação à fala e à deglutição do que a cirurgia laríngea, sendo, em geral, bem tolerada. Os resultados vocais após o tratamento (radioterapia *versus* cirurgia) não foram convincentemente estudados, e existe pelo menos uma possibilidade de que os resultados vocais, 5 e 10 anos após a cirurgia, possam se provar superiores após cirurgia limitada, quando comparados aos resultados após a radioterapia. A cirurgia é vantajosa em pacientes com lesões primárias limitadas e em pacientes mais jovens (reservando, portanto, a radioterapia para aqueles que poderão desenvolver outro tumor primário posteriormente na vida).[21,22] Nas lesões estágios II e III, as opções de tratamento são variadas. Para o tratamento do sítio primário, nem a cirurgia, nem a radioterapia com cirurgia de salvamento mostraram taxas de cura superiores e o uso de terapia combinada não tem um suporte claro.[23-25] O uso primário da radioterapia é uma alternativa atrativa à cirurgia.[26,27] Entretanto, os nódulos cervicais não podem ser avaliados, e a morbidade da cirurgia de salvamento deve ser considerada. A maioria dos pacientes submetidos a cirurgias de salvamento irá requerer laringectomia total, embora laringectomias parciais possam ser realizadas de forma segura em pacientes pós-radioterapia selecionados. A laringectomia supraglótica primária pode permitir taxas de controle locais tão elevadas quanto 90% com baixa morbidade.[27,28] As lesões estágio IV podem ser tratadas com cirurgia (usualmente laringectomia total) combinada à radioterapia ou com raio e quimioterapia combinadas em pacientes selecionados. Protocolos combinando quimio e radioterapia têm a vantagem de preservar a laringe em até 2/3 dos pacientes, com sobrevida equivalente.[12]

Tabela 28.2: Estadiamento das metástases linfáticas no câncer laríngeo

N_x –	Nódulos linfáticos regionais não podem ser acessados
N_0 –	Ausência de metástases linfáticas regionais
N_1 –	Metástase em um único nódulo ipsolateral, com maior dimensão menor ou igual a 3 cm
N_2 –	Metástase em um único nódulo linfático ipsolateral, com mais de 3 cm, mas não superior a 6 cm em sua maior dimensão ou múltiplos nódulos linfáticos ipsolaterais, nenhum maior do que 6 cm na sua maior dimensão, ou nódulos linfáticos bilaterais ou contralaterais não maiores do que 6 cm em suas maiores dimensões
N_{2a} –	Metástase em um único nódulo linfático ipsolateral maior do que 3 cm, mas não maior do que 6 cm em sua maior dimensão
N_{2b} –	Metástase em múltiplos nódulos linfáticos ipsolaterais, não maiores do que 6 cm em suas maiores dimensões
N_{2c} –	Metástase em nódulos linfáticos bilaterais ou contralaterais, não maiores do que 6 cm em suas maiores dimensões
N_3 –	Metástase em nódulo linfático maior do que 6 cm em sua maior dimensão

O tratamento da doença metastática cervical é outro ponto controverso nos cuidados do câncer supraglótico. Pacientes com uma lesão T_2 primária ou maior e pescoço N_0 se encontram em risco para metástase oculta bilateral e devem ser tratados. A radioterapia e o esvaziamento cervical modificado são igualmente efetivos.[17] Em tumores menores tratados primariamente com radioterapia, ambos os lados do pescoço também devem ser irradiados. Pacientes que serão submetidos a uma radioterapia pós-operatória planejada também podem ser poupados dos esvaziamentos cervicais bilaterais através da irradiação de um ou ambos os pescoços N_0. Entretanto, há vantagens significativas no tratamento cirúrgico da lesão primária, com realização de esvaziamentos cervicais simultâneos bilaterais e modificados.[27,29-32] Se não houver metástases, a radioterapia pós-operatória poderá não ser necessária. A descoberta de nódulos ocultos pode guiar o uso de radioterapia pós-operatória. Definitivamente, a decisão será influenciada pela história e pelas condições do paciente, pela qualidade da radioterapia disponível e pela experiência do cirurgião em esvaziamentos cervicais conservadores modificados. Indicações reconhecidas para radioterapia pós-operatória incluem tumores volumosos, doença cervical volumosa, extensão extracapsular da doença nodular e invasão perineural ou angiolinfática.

Existem poucos dados que suportam a necessidade de esvaziamento cervical após à quimiorradioterapia para tumores supraglóticos. Certamente, a maioria das massas cervicais residuais deve ser tratada por esvaziamento cervical. Adicionalmente, pacientes com doença cervical de tamanho superior a 2 a 3 cm antes da quimiorradioterapia devem ser submetidos ao esvaziamento cervical após a quimiorradioterapia, uma vez que existe maior incidência de doença residual neles.[33,34] As taxas de recorrências locais e regionais são altas após a quimiorradioterapia primária quando comparadas à cirurgia e à radioterapia, o que ressalta a importância do acompanhamento agressivo do sítio primário e a necessidade de esvaziamentos cervicais em pacientes com mau prognóstico.[12]

Procedimentos Cirúrgicos

Pequenos cânceres T_1 limitados à epiglote podem ser tratados por laringectomia supraglótica subtotal transoral. As contraindicações relativas deste procedimento são envolvimento do espaço pré-epiglótico, do pecíolo da epiglote, da margem livre da falsa prega vocal ou presença de doença cervical palpável. Adicionalmente, a visualização endoscópica é difícil sem um laringoscópio largo ou bivalve, desenhado para permitir um largo campo visual da supraglote.[35] O procedimento é realizado sob anestesia geral, usualmente com o *laser* de dióxido de carbono (CO_2). Um tubo endotraqueal *laser*-compatível é utilizado e a traqueotomia não é necessária. O espaço pré-epiglótico é avaliado durante a dissecção. Se for observada invasão do espaço pré-epiglótico, o procedimento é convertido para uma laringectomia supraglótica aberta. Quando a visualização epiglótica é difícil, acesso externo à laringe supraglótica pode ser obtido através de uma faringotomia transversa supra-hióidea ou uma faringotomia lateral no seio piriforme.

Embora não largamente utilizada, a ressecção endoscópica transoral por *laser* CO_2 de tumores supraglóticos maiores tem sido relatada na literatura.[36-39] Esta técnica é geralmente realizada sob anestesia geral, com um tubo endotraqueal *laser*-compatível e exposição larga através de um laringoscópio bivalve. Embora várias técnicas tenham sido descritas,[37-39] a maioria se inicia pela secção mediana da epiglote e dissecção do espaço pré-epiglótico na linha média até que a superfície superior da cartilagem tireoide seja identificada. A dissecção continua então ao longo da borda da porção superior da cartilagem tireoide, da porção anterior para a posterior, expondo toda a parte superior da cartilagem tireoide. O *laser* é então utilizado para a dissecção ao longo da superfície interna da cartilagem tireoide, preferencialmente deixando o pericôndrio *in situ*, ao menos que este seja necessário como margem tumoral. A dissecção é continuada até o nível da valécula. Incisões posteriores são realizadas através das falsas pregas vocais para o interior do ventrículo, distante ao tumor. O tumor é então removido pela boca. Além do laringoscópio bivalve, cautérios bipolares especialmente desenhados e cautérios unipolares são necessários para o controle de grandes vasos sanguíneos. Pinças especiais são desejáveis, para permitir a exposição e retração da área a ser dissecada. A cicatrização ocorrerá ao longo das próximas semanas e a maioria dos relatos indica que a deglutição e a sensibilidade da laringe remucosalizada são excelentes. A cirurgia robótica poderá se tornar uma alternativa útil à abordagem endoscópica padrão. Os relatos dos resultados oncológicos foram equivalentes ou superiores aos da laringectomia supraglótica aberta.[36-39] As recorrências com frequência podem ser adequadamente tratadas com excisões transorais repetidas por *laser*.[40]

O procedimento cirúrgico padrão para o câncer de localização isolada acima das pregas vocais é a laringectomia horizontal supraglótica. Ela pode ser utilizada em qualquer tumor laríngeo superior aos ventrículos, incluindo tumores que envolvem a superfície laríngea da epiglote, a parede medial do seio piriforme acima do ápice e as pregas ariepiglóticas. É contraindicada a pacientes com fixação das pregas vocais, invasão da cartilagem tireoide ou quando houver envolvimento das cartilagens aritenoides, ventrículos, ápices dos seios piriformes, comissura anterior, área interaritenoidiana, base da língua, espaço paraglótico ou tecidos moles do pescoço. Adicionalmente, os pacientes devem apresentar-se com boa saúde geral. Uma hemilaringectomia horizontal permite uma deglutição normal ou próxima do normal pós-operatoriamente, uma vez que poupa as pregas vocais, que continuarão a desempenhar o seu papel na proteção das vias aéreas. Entretanto, o paciente deve ser capaz de aprender uma nova técnica de deglutição e de sentir e eliminar pela tosse qualquer material aspirado. O paciente deve ser cooperativo, motivado e forte o bastante para tolerar uma reabilitação pós-operatória prolongada. Pacientes com função pulmonar inadequada ou pouca adesão à reabilitação poderão sofrer aspiração com risco de morte no pós-operatório, sendo a laringectomia total indicada para esta população.

A laringectomia supraglótica é realizada sob anestesia geral, com traqueotomia prévia. Uma incisão horizontal é realizada e os retalhos subplatismais são elevados (Fig. 28.3). A musculatura em fita *(strap muscles)* é seccionada na linha média e a cartilagem tireoide é exposta. O pericôndrio é incisado ao longo da borda superior da cartilagem e dissecado inferiormente (Fig. 28.4). Esta dissecção deve ser realizada com cuidado, utilizando afastadores delicados. A camada pericondrial é dissecada até a metade da distância entre as bordas superior e inferior da cartilagem tireoide em homens e até um terço da borda superior em mulheres. A incisão na cartilagem é realizada superiormente, medial ao corno superior do lado não dominante (Fig. 28.5). Os músculos supra-hióideos são então transseccionados, e todo o osso hioide é liberado. Os vasos laríngeos superiores são identificados e controlados entre o grande corno do hioide e o corno superior da cartilagem

Câncer da laringe

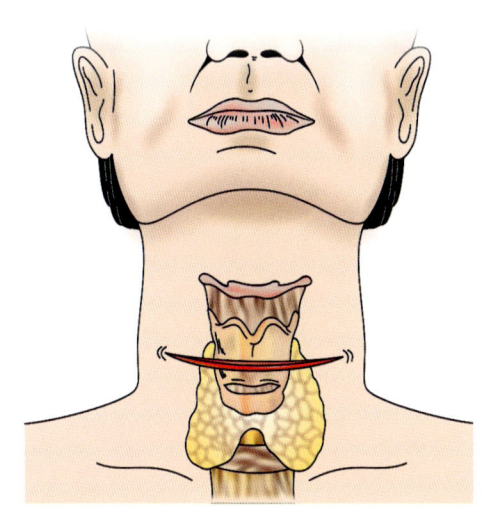

Fig. 28.3: Uma incisão separada transversa, superior ao local da traqueotomia, é adequada para a maioria das laringectomias parciais, permitindo os melhores resultados cosméticos.

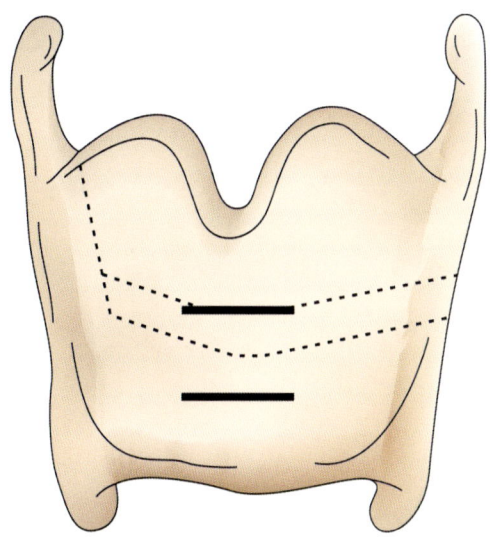

Fig. 28.5: Laringectomia supraglótica. O corte transverso na cartilagem é realizado no nível presumível da glote (a linha superior é utilizada em mulheres) e angulado superiormente no lado não afetado.

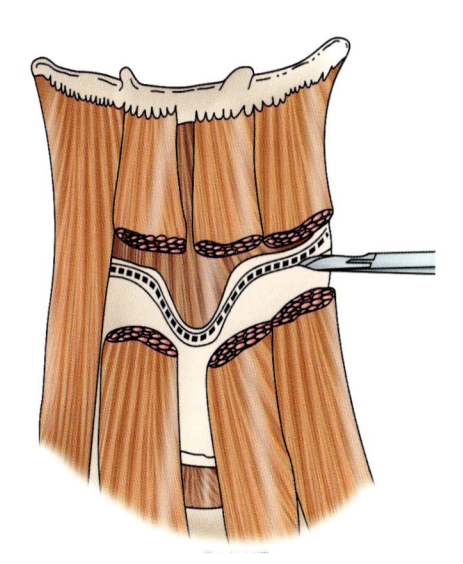

Fig. 28.4: Laringectomia supraglótica. Após a secção da musculatura em fita *(strap muscles)*, o pericôndrio é incisado ao longo da margem superior da cartilagem tireoide.

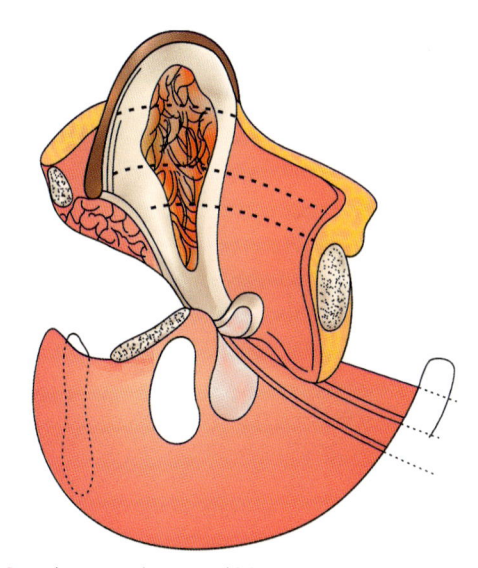

Fig. 28.6: Laringectomia supraglótica. A tesoura é posicionada no ventrículo internamente, e a cartilagem é cortada externamente na manobra final para remover a laringe supraglótica.

tireoide de cada lado. A mucosa faríngea é identificada superiormente ao osso hioide, e a faringe é penetrada através da valécula. A epiglote é pinçada e retraída anteriormente, sendo as incisões estendidas com tesouras ao longo das bordas laterais da epiglote. Em tumores que envolvem a ponta da epiglote ou valécula, a laringe é penetrada lateralmente, através da mucosa piriforme do lado oposto ao tumor. Quando a epiglote é retraída anteriormente, a glote é visualizada diretamente e a extensão do tumor é identificada. Com a lâmina medial da tesoura no ventrículo e a lateral na incisão cartilaginosa, a laringe supraglótica é excisada (Fig. 28.6). O pericôndrio é fechado junto à base da língua por meio de suturas absorvíveis 3.0 ou 4.0. Antes de se fechar a primeira camada da sutura, o pescoço é flexionado e a laringe restante é suspendida superiormente. A suspensão mais segura é obtida pela passagem de suturas resistentes permanentes (prolene ou aço inoxidável) através de orifícios feitos por brocagem na cartilagem tireoide e pela sínfise mandibular (Fig. 28.7). As suturas também podem ser fixadas ao periósteo mandibular ou aos tendões digástricos bilateralmente. A laringe deve ser suspendida o mais anterior e superiormente possível, de forma que per-

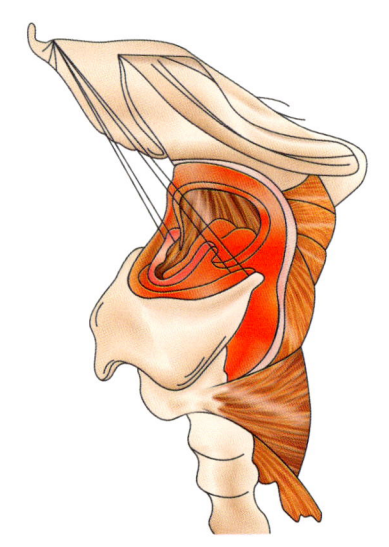

Seção 3 — Lesões pré-malignas e malignas da laringe

Fig. 28.7: Laringectomia supraglótica. A laringe é suspendida superior e anteriormente por meio de fios até a sínfise mandibular.

maneça sob a base da língua durante a fase orofaríngea da deglutição. Uma miotomia cricofaríngea também deve ser realizada antes do fechamento. As suturas do fechamento do laríngeo são realizadas, seguidas por uma segunda camada de suturas. A pele é fechada, deixando-se um pequeno dreno.

A laringectomia supraglótica básica pode ser estendida para inclusão de estruturas envolvidas adicionais. Quando a mucosa sobre as cartilagens aritenoides está envolvida, toda a cartilagem pode ser removida. Entretanto, qualquer extensão da ressecção que afete a mobilidade das pregas vocais aumenta o risco de aspiração e a remoção adicional de cartilagem pode resultar em estenose glótica.

Os dois fatores mais importantes nos cuidados de um paciente submetido a uma laringectomia supraglótica são a cicatrização da ferida laríngea e a aquisição da técnica de deglutição supraglótica. Como na maioria das laringectomias parciais, o fechamento da mucosa não é possível. Assim, a cicatrização inicial é por segunda intenção. Pacientes com condições passíveis de afetar a cicatrização de feridas, como desnutrição, diabetes melito, alcoolismo crônico, laringite por refluxo incontrolável e radioterapia prévia são maus candidatos a este procedimento, em comparação a pacientes sem essas condições. Laringectomias supraglóticas bem-sucedidas podem ser realizadas em pacientes previamente irradiados, mas outros fatores devem ser ótimos, e existe uma taxa maior de complicações.[41] As tentativas iniciais de deglutição são mais bem-sucedidas após a remoção da sonda nasogástrica e, caso possível, após a remoção da traqueotomia. Os pacientes são orientados a deglutir devagar, parando para tossir após cada inalação. A maioria dos pacientes não irradiados pode manter uma adequada nutrição por dieta oral dentro de 10 a 14 dias após a cirurgia. Pacientes irradiados, frequentemente, mantêm-se parcialmente dependentes da alimentação enteral por semanas ou meses após a cirurgia.

TUMORES GLÓTICOS

Os tumores glóticos incluem neoplasias envolvendo as pregas vocais verdadeiras, a comissura anterior e a laringe posterior no nível das pregas vocais verdadeiras. O limite superior da glote é o recesso lateral dos ventrículos. O limite inferior se estende por 10 mm abaixo das margens livres das pregas vocais no nível da comissura anterior, diminuindo para 5 mm abaixo da margem livre posteriormente (Fig. 28.1). Os canais linfáticos da glote são bastante esparsos, localizados no espaço submucoso. Os tumores glóticos geralmente crescem ao longo da mucosa e lesões pequenas raramente invadem estruturas mais profundas. Quando uma invasão profunda ocorre, a violação do pericôndrio interno da cartilagem tireoide ou do *conus elasticus* dentro do espaço paralaríngeo são as considerações mais importantes para as decisões terapêuticas (Fig. 28.2).[42]

De longe, o sintoma mais comum de apresentação do carcinoma glótico é a rouquidão. Dor de garganta, disfagia, hemoptise e obstrução da via aérea estão geralmente presentes em pacientes com tumores avançados. Otalgia ou tosse seca ocasionalmente acompanham a rouquidão como sintomas precoces. Quase todos os pacientes com câncer glótico têm uma história de tabagismo (cigarros). Há uma predominância masculina de 4:1, com pico de incidência entre a 6ª e a 7ª décadas de vida.

No carcinoma glótico inicial, o diagnóstico e o estadiamento acurados são críticos. O fator mais importante para o estadiamento é a fixação da prega vocal, que torna o tumor ao menos um T_3 (Tabela 28.3). O primeiro passo na avaliação é uma adequada visualização da laringe para determinar as indicações e planos para uma biópsia endoscópica. Com a laringoscopia por fibra ótica, deve ser possível visualizar a maioria dos pacientes. A adição do vídeo melhora a documentação, a compreensão e aceitação do futuro tratamento pelo paciente. A estroboscopia pode ser valiosa para determinar a necessidade de uma biópsia, especialmente em um profissional da voz. A ausência de vibração mucosa na região de uma lesão suspeita não é diagnóstica para um processo invasivo, mas geralmente aumenta a suspeita de câncer. Os pacientes suspeitos de apresentarem um carcinoma devem ser submetidos a endoscopia e biópsia cirúrgicas. Uma pan-endoscopia é recomendável, uma vez que, mesmo em pequenos tumores glóticos, o risco de um segundo primário metacrônico é de 15%.[20]

O diagnóstico diferencial de uma pequena lesão glótica inclui hiperqueratose, displasia, carcinoma *in situ* e carcinoma invasivo. Um diagnóstico patológico acurado é crítico.

Câncer da laringe

Tabela 28.3: Estadiamento do tumor primário em câncer laríngeo

Glote

- T_1 – Tumor limitado à prega(s) vocal(is) (pode envolver a comissura anterior ou a laringe posterior) com mobilidade normal
- T_{1a} – Tumor limitado a uma prega vocal
- T_{1b} – Tumor envolve ambas as pregas vocais
- T_2 – Tumor estende-se à supraglote e/ou subglote e/ou com alteração da mobilidade da prega vocal
- T_3 – Tumor limitado à laringe com fixação de prega vocal
- T_4 – Tumor invade por meio da cartilagem tireoide e/ou se estende a outros tecidos além da laringe

Todas as lesões, exceto o carcinoma invasivo, são tratadas através de excisão simples com margens extensas e observação estrita.[43] O carcinoma invasivo requer excisão cirúrgica total, com margens livres de tumor, ou radioterapia.

Para a maioria dos tumores T_1 e T_2, as taxas de cura em longo prazo são idênticas após a cirurgia ou radioterapia.[44] A decisão quanto ao tratamento é tomada por comparação entre o tempo, os custos e a morbidade da radioterapia e o risco e a morbidade associados à cirurgia. Sempre foi afirmado que a radioterapia não altera a qualidade vocal na mesma intensidade que a cirurgia. Entretanto, nenhum estudo para avaliar de forma objetiva esta afirmação foi completado. Pela experiência clínica, a qualidade vocal parece ser melhor durante o primeiro ano após a radioterapia do que durante o primeiro ano após a cirurgia na maioria dos casos. Entretanto, não é certo que a qualidade vocal pós-radioterapia seja melhor do que a qualidade vocal pós-operatória após períodos de observação mais longos, na medida em que os efeitos tardios da radioterapia se tornam mais evidentes. Quando a voz é uma preocupação primária, a localização do tumor e a profundidade potencial da cirurgia devem ser levadas em consideração, da mesma forma que outros fatores. O paciente deve ser plenamente informado sobre as vantagens, desvantagens e incertezas associadas a cada modalidade terapêutica antes de selecionar um plano terapêutico. Fracassos da radioterapia podem ser salvos por uma laringectomia parcial. A morbidade operatória é maior do que em pacientes não irradiados e a necessidade de uma eventual cirurgia de salvamento com laringectomia total pode ser tão alta quanto 25%.[45-47]

Tratamento Cirúrgico

Biópsia excisional

Um estudo retrospectivo de pacientes submetidos a laringectomias parciais para pequenos cânceres glóticos revelou ausência de tumor na amostra ressecada em significativos 20%.[48] Isto significa que ao menos esta porcentagem de tumores pode ser adequadamente removida através de uma biópsia excisional generosa. Quando a suspeita pré-operatória de câncer é alta e a laringe do paciente pode ser bem visualizada pela laringoscopia de suspensão, a biópsia excisional pode ser planejada e realizada de forma segura.

Cirurgia endoscópica

As indicações para a excisão endoscópica de um carcinoma das pregas vocais incluem lesões isoladas da porção membranosa de uma ou ambas as pregas vocais, ausência de alterações da mobilidade das pregas vocais e capacidade de obtenção de uma visualização adequada pela laringoscopia de suspensão. Dificuldades na visualização podem ser esperadas em pacientes obesos, com pescoços curtos, mandíbulas pequenas, macroglossia, arcadas dentárias estreitas com dentição completa ou doenças da coluna cervical. A traqueotomia quase nunca é necessária. A anestesia geral é utilizada com um tubo endotraqueal *laser*-compatível. Laringoscópios de suspensão de Dedo, Fragen ou Sataloff são os preferidos pelos autores, mas qualquer laringoscópio de largo calibre que permita uma boa visualização é satisfatório. Azul de toluidina pode ser aplicado sobre a prega vocal para realçar áreas de atividade aumentada de DNA e endoscópios rígidos são úteis na visualização da lesão em toda a sua extensão. A(s) lesão(ões) pode(m) ser excisada(s) com técnicas microscópicas a frio ou com um *laser* de dióxido de carbono. O *laser* é vantajoso devido à sua acuidade e habilidade para permitir hemostase concomitante. Entretanto, ao se tratar lesões superficiais com o *laser*, danos à lâmina própria subjacente ou ao músculo são possíveis. Lesões não invasivas são removidas incluindo toda a espessura da mucosa, mas o músculo vocal não é exposto. As lesões invasivas são contornadas por uma margem de 1 mm

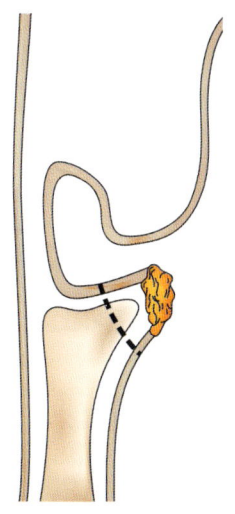

Fig. 28.8: Profundidade de ressecção de um pequeno câncer invasivo da prega vocal.

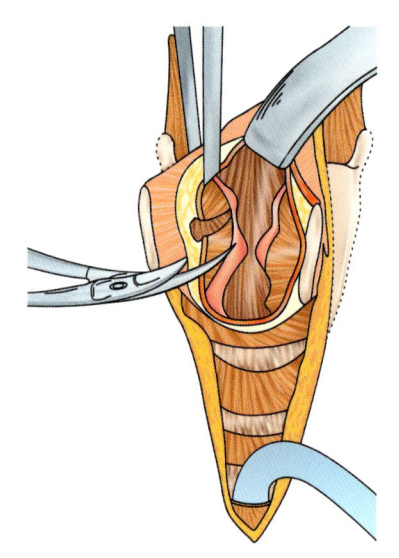

Fig. 28.9: Cordectomia realizada por meio de uma laringofissura.

e ressecadas com o músculo subjacente (Fig. 28.8). A endoscopia de contato pode ser útil no mapeamento da margem. Com uma técnica microscópica delicada, uma margem de separação pode ser obtida para assegurar uma ressecção adequada. Estudos mostraram que as técnicas endoscópicas são equivalentes às técnicas abertas na obtenção de uma sobrevida de longo prazo livre de doença em pacientes selecionados com cânceres de pequeno tamanho.[48,49]

A terapia fotodinâmica por irradiação *photofrin* se mostrou promissora no tratamento de lesões precoces com preservação da onda mucosa.[50] Após a administração de um fotossensibilizador, a ativação intraoperatória da luz do *laser* causa uma alteração celular irreversível nas células que concentram o agente fotossensibilizador. Como as células cancerosas concentram o sódio de porfirmer *(porfirmer sodium)*, elas são preferencialmente destruídas. Pequenos estudos mostraram bons resultados,[50] mas estudos maiores randomizados não foram ainda realizados.

Cordectomia

A cordectomia permanece como padrão de comparação para outros tratamentos de pequenos cânceres glóticos.[51] A cordectomia envolve a remoção de toda a prega vocal musculomembranosa com o músculo vocal (Fig. 28.9). O pericôndrio interno da cartilagem tireoide também pode ser removido, parcial ou completamente. A cordectomia é contraindicada quando a mobilidade da prega vocal se encontra alterada, quando a cartilagem tireoide é invadida pelo tumor ou quando há extensão supra ou infraglótica. A cordectomia pode ser realizada endoscopicamente com o *laser* de dióxido de carbono. Entretanto, o acesso a extensões laterais do tumor pode ser difícil em muitos casos, e o paciente deve estar preparado para uma conversão para procedimento aberto. Tradicionalmente, a cordectomia é realizada por meio de uma laringofissura. Uma traqueotomia é realizada e a anestesia geral é utilizada. Uma incisão transversal superior é adequada para a exposição e permite um bom resultado cosmético, mas uma incisão vertical única pode ser utilizada. Uma tireotomia vertical na linha média é realizada na maioria dos casos, mas caso o exame endoscópico revele envolvimento da comissura anterior, a tireotomia vertical pode ser feita de forma descentralizada no lado não envolvido. Uma vez que a laringe é aberta, as margens do tumor são definidas e a prega vocal envolvida é ressecada com uma margem mucosa de 1 a 2 mm. A ressecção do músculo vocal subjacente deve ser generosa, devido à incapacidade de se obter margens confiáveis em fascículos musculares. Assim, mesmo nos casos em que alguma mucosa possa ser poupada, uma grande porção da prega vocal é ressecada. Tumores que envolvem o pericôndrio interno da tireoide ou que são limítrofes à cartilagem tireoide requerem hemilaringectomia vertical na maioria dos casos. Entretanto, mesmo nos casos de doença massiva, a cartilagem pode ser poupada em muitos pacientes com carcinoma glótico precoce. A maioria dos casos pode ser abordada, com a esperança de se realizar somente uma ressecção de tecidos moles. Em raros casos, pequenas lesões em ambas as pregas vocais podem ser ressecadas simultaneamente com essa técnica.[52] TC e RNM podem ser úteis no pré-operatório, mas o exame e a biópsia na ocasião da cirurgia aberta determinam as indicações mais definitivas para a ressecção de cartilagem.

Hemilaringectomia vertical endoscópica assistida por laser

Carcinomas glóticos podem ser ressecados utilizando-se uma abordagem transoral com *laser* CO_2 em pacientes nos quais uma adequada exposição pode ser obtida.[36-39] Contraindicações a esta abordagem incluem lesões T_4, especialmente em pacientes com invasão da cartilagem tireoide, extensão para a subglote ou extensão para a supraglote, da mesma forma que tumores com fixação das pregas vocais (o que implica invasão da articulação cricoaritenoidiana). Pacientes nos quais uma exposição adequada não puder ser obtida podem ser candidatos à cirurgia robótica, na qual as técnicas de exposição são diferentes.

Após se obter uma adequada exposição com laringoscópio bivalve, a falsa prega vocal é excisada como uma amostra separada, de forma a expor completamente a extensão lateral do tumor. Tumores envolvendo a comissura anterior podem ser expostos através da excisão do pecíolo da epiglote. Se a total extensão do tumor não puder ser facilmente visualizada após essas manobras, geralmente a excisão endoscópica resultará em margens positivas e não deve ser realizada. Uma vez que o tumor é completamente visualizado, incisões superficiais de referência são realizadas para demarcar a extensão da ressecção. O sucesso desse procedimento requer dissecção e hemóstase meticulosas usualmente com o *laser* CO_2 e, ocasionalmente, com cautério mono ou bipolar. Pinças são utilizadas para retrair medialmente a prega vocal e o tumor, permitindo uma contratração, enquanto o *laser* é utilizado como instrumento de corte. A área submetida à ressecção deve estar sempre sob tensão para auxiliar no corte e permitir a identificação dos planos teciduais e da extensão profunda do câncer. Cânceres com extensão até a e incluindo a comissura anterior podem ser ressecados por esta técnica, embora uma remoção adequada da comissura anterior seja tecnicamente difícil, o defeito resultante desse procedimento cria uma voz extremamente soprosa, que irá requerer outros procedimentos cirúrgicos para melhorar a qualidade vocal. Secções intraoperatórias de congelação e controle das margens são essenciais com esta técnica para se verificar a completa extirpação do tumor.

Nenhuma reconstrução primária é empreendida durante esse procedimento. As áreas ressecadas geralmente se mucosalizam ao longo das semanas seguintes. A ressecção da falsa prega vocal e da região infrapeciolar tem a vantagem adicional de acrescentar vigilância pós-operatória quanto à recorrência. Acompanhamento pós-operatório frequente é importante, uma vez que recorrências precoces podem ser frequentemente curadas com uma segunda excisão transoral por *laser*.[40] A maioria dos pacientes irá formar uma banda cicatricial em oposição à prega vocal contralateral normal, permitindo a fonação. Pacientes com voz soprosa após esse procedimento podem se beneficiar de uma variedade de procedimentos para aumentar o corpo e o tamanho da banda cicatricial no lado operado.

Hemilaringectomia vertical

Quando o carcinoma glótico invade profundamente, envolvendo o pericôndrio, a remoção da cartilagem tireoide é necessária. Se a própria cartilagem for invadida, o que significa um tumor estágio IV, a maioria dos autores recomenda a laringectomia total.[53] Entretanto, quando a área de envolvimento cartilaginoso é pequena e a prega vocal permanece móvel, uma laringectomia parcial seguida por radioterapia pode ser considerada.[53]

A abordagem para uma hemilaringectomia padrão é a mesma da cordectomia (Fig. 28.10). Uma segunda incisão cartilaginosa é realizada lateralmente no lado envolvido, deixando uma fita de 3 a 4 mm na asa tireoidiana posterior, incluindo os cornos superior e inferior (Fig. 28.11). As incisões cartilaginosas podem ser ajustadas de acordo com os exames pré-operatórios e as avaliações intraoperatórias. A incisão anterior pode ser deslocada da linha média para

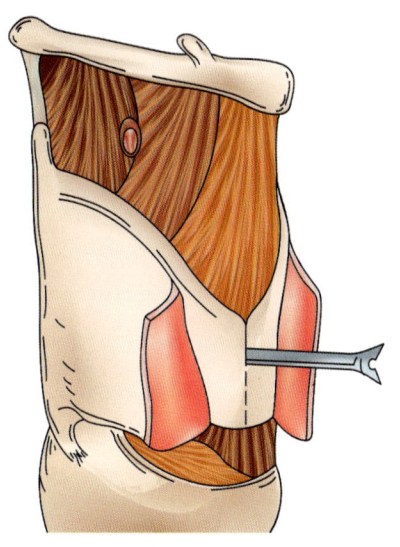

Fig. 28.10: Tireotomia com abordagem padrão na linha média para cordectomia ou hemilaringectomia vertical.

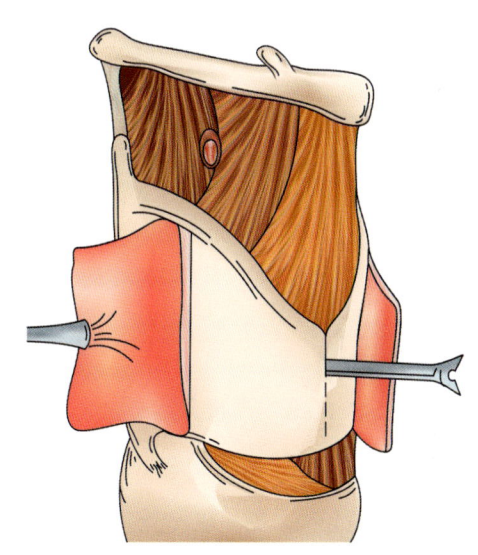

Fig. 28.11: Para a hemilaringectomia vertical, o segundo corte na cartilagem *(linha tracejada)* é realizado deixando uma fita posterior de asa tireóidea de 4 a 5 mm.

incluir a comissura anterior ou para a remoção de até 2/3 da asa contralateral. A ressecção da cartilagem pode também ser bem estreita, com uma fita de 8 a 10 mm de largura em casos selecionados. O pericôndrio externo é descolado da cartilagem para ser ressecado e utilizado no fechamento. Uma hemilaringectomia padrão deve ser estendida para incluir a comissura anterior caso esta esteja envolvida (laringectomia anterolateral), podendo ser realizada somente para a remoção da comissura anterior (laringectomia vertical anterior).[54,55] Ela também pode ser estendida para incluir parte ou a totalidade da cartilagem aritenoide. Adicionalmente, uma laringectomia vertical pode ser realizada em conjunto a uma laringectomia supraglótica (supra-hemilaringectomia) ou ainda de forma estendida co-

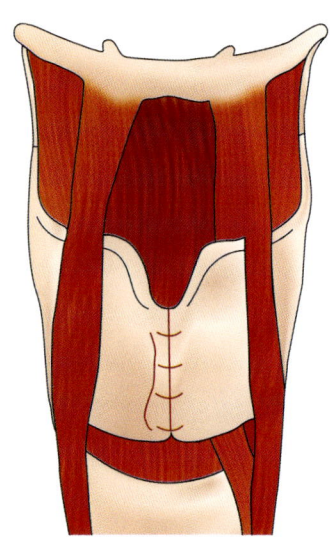

Fig. 28.12: Retalho bipediculado do músculo esterno-hióideo interposto profundamente ao pericôndrio.

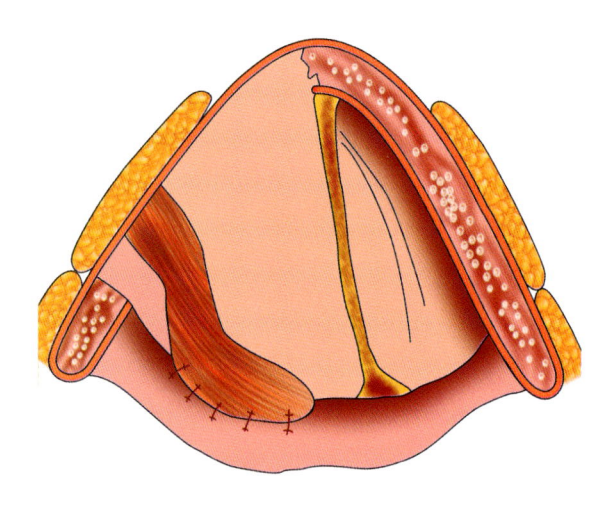

Fig. 28.13: Um retalho de músculo esterno-hióideo de base inferior é utilizado para reconstrução do leito aritenoidiano.

mo uma laringectomia subtotal *(near total)*. Entretanto, a extensão do procedimento aumenta o risco de estenose glótica pós-operatória e aspiração, e reduz as taxas de controle local.[56]

Os pacientes devem receber antibioticoterapia profilática perioperatória e permanecer em dieta zero por 5 a 10 dias no pós-operatório. Usualmente, a traqueotomia pode ser removida 1 a 2 semanas após a cirurgia, mas pode ser necessário mantê-la por mais tempo em pacientes submetidos a ressecções extensas, cicatrização retardada (devido a radioterapia prévia, diabetes, desnutrição e outras condições) ou aspiração. Entretanto, a maioria dos pacientes deglute com maior eficiência após a descanulação. Assim, a remoção precoce do tubo de traqueotomia deve ser encorajada.

Reconstrução após laringectomias parciais

O fechamento primário da mucosa não pode ser obtido em seguida a quase todas as formas de laringectomias parciais. Na maioria dos casos, o pericôndrio tireoidiano é utilizado para o fechamento do sítio operatório. Em outros, a área de ressecção mucosa é deixada aberta. Em qualquer uma das situações, a cicatrização ocorre por granulação e epitelialização a partir da mucosa remanescente. Por esta razão, a maioria dos cirurgiões sugeria que uma história de radioterapia prévia ou a presença de condições sistêmicas que retardam a cicatrização (diabetes melito, desnutrição, alcoolismo ou insuficiência renal) constituíam contraindicações para a conservação laríngea com laringectomia parcial. Entretanto, com uma técnica meticulosa, um paciente cooperativo e a reconstrução mucosa e cartilaginosa, a laringectomia parcial pode ser considerada na maioria dos casos. As formas mais simples de reconstrução utilizam retalhos avançados e rodados de mucosa local para a cobertura das áreas expostas. Um defeito posterior da mucosa pode ser fechado através do avanço da mucosa pós-cricóidea e da rotação de tecidos da prega ariepiglótica ou da parede medial do seio piriforme. Porções mais generosas da mucosa do seio piriforme ou da parede posterior da faringe podem ser rodados para cobrir quase toda a hemilaringe, mas tal procedimento estreita ou fecha o seio piriforme, podendo aumentar o risco de aspiração. Amin e Koufman descreveram uma técnica de reconstrução para casos nos quais uma aritenoide é sacrificada, na qual a cartilagem cricoide ipsolateral é ressecada e reconstruída com um retalho muscular local e *stent*.[57]

Muitos métodos foram sucessivamente utilizados para gerar massa no lado operado e assim melhorar a voz pós-operatória. Provavelmente, o mais confiável é um retalho bipediculado da musculatura em fita *(strap muscles)* originado da metade anterior do músculo e profundamente interposto ao pericôndrio do lado operado[58] (Fig. 28.12). Um retalho esterno-hióideo de base inferior pode ser interposto para cobrir a cartilagem aritenoide e gerar massa para a prega vocal neoformada[59] (Fig. 28.13). Porções da cartilagem tireoide, especialmente os cornos superiores, podem ser rodadas em direção ao defeito e então cobertas com músculo ou mucosa, formando uma crista em aposição à prega vocal móvel restante.[60]

Quando suporte cartilaginoso e cobertura mucosa são necessários, um retalho epiglótico é geralmente a primeira escolha para a reconstrução após hemilaringectomia ou laringectomia parcial estendida.[61,62] O pecíolo não deve estar envolvido pelo tumor. A epiglote é pinçada no pecíolo e a dissecção é realizada superiormente, ao longo das margens laterais, à medida que a cartilagem é retraída inferiormente. A mucosa sobre a superfície laríngea é geralmente deixada intacta, e a cartilagem pode ser liberada o suficiente para suturá-la inferiormente à cartilagem cricoide. Não há evidências de risco aumentado de aspiração após a utilização de um retalho epiglótico e os resultados em pacientes irradiados são excelentes.[63] Enxertos compostos, de septo nasal ou cartilagem auricular, e pele também podem ser utilizados, mas a cicatrização desses enxertos livres em tecidos irradiados é imprevisível.

Hemilaringectomia supracricóidea

Carcinomas glóticos T_2 e T_3 e supraglóticos selecionados podem ser tratados pela hemilaringectomia supracricóidea, com crico-hiodeopexia (CHP) ou crico-hioepiglotopexia (CHEP) para a reconstrução.[64-67] A hemilaringectomia supracricóidea permite um controle local equivalente ao da laringectomia total em tumores T_3 cuidadosamente selecionados e um melhor controle local do que a laringectomia parcial vertical na maioria dos carcinomas T_2.[64-67] A técnica envolve a remoção de toda a cartilagem tireoide, ambas as pregas vocais e ressecção de até uma cartilagem aritenoide. Os resultados vocais e a deglutição são melhores quando ambas as cartilagens aritenoides são preservadas. As contraindicações a esse procedimento incluem lesões originadas no ventrículo ou comissura anterior com invasão do espaço pré-epiglótico, fixação das cartilagens aritenoides (indicando invasão da articulação cricoaritenoidiana) e extensão subglótica superior a 10 mm anteriormente ou 5 mm posteriormente. Pacientes com função pulmonar pré-operatória deteriorada não são candidatos, uma vez que a microaspiração é uma consequência esperada, apesar da reabilitação da deglutição. A reabilitação da deglutição após a hemilaringectomia supracricóidea é muito envolvente, e os pacientes devem ser capazes de participar ativamente desse processo.

A hemilaringectomia supracricóidea é realizada sob anestesia geral com intubação orotraqueal. Uma incisão padrão tipo retalho em avental é realizada, com elevação do retalho cutâneo até ao menos 1 cm acima do osso hioide e inferiormente até as clavículas. Esvaziamento cervical é realizado, caso indicado. Os músculos esterno-hióideo e tireo-hióideo são transeccionados ao longo da porção superior da cartilagem tireoide; esses músculos são então mobilizados inferiormente, permitindo a exposição do músculo esternotireóideo. O músculo esternotireóideo é transeccionado na borda inferior da cartilagem tireoide e os músculos constritores faríngeos são incisados ao longo da asa lateral da cartilagem tireoide. O pericôndrio tireóideo é incisado ao longo da borda lateral e os seios piriformes são dissecados e liberados da cartilagem tireoide. As articulações cricotireoidianas são desarticuladas cuidadosamente para evitar danos aos nervos laríngeos recorrentes. Uma cricotireoidotomia é realizada e o tubo endotraqueal é removido da boca e posicionado através da membrana cricotireóidea. Nos tumores glóticos, a membrana tireóidea é incisada logo acima da cartilagem tireoide, permitindo a penetração na faringe. No câncer supraglótico, o periósteo do osso hioide é incisado e descolado da superfície profunda do osso. Um túnel é utilizado para se atravessar o espaço pré-epiglótico e penetrar na faringe, imediatamente acima da epiglote. Em qualquer situação, o tumor é visualizado através da faringotomia, que é conectada à cricotireoidotomia no lado menos envolvido, utilizando tesouras grossas de Mayo, poupando a maior quantidade de mucosa possível. Essa manobra permite uma visualização adequada para incisões mucosas no lado que suporta o tumor. Caso seja necessário para prover margens adequadas, a excisão da cartilagem aritenoide ipsolateral pode ser realizada. Caso se pretenda poupar a aritenoide, a incisão deve ser realizada imediatamente anterior ou através do processo vocal da aritenoide. Incisões mais posteriores são propensas a violarem a cápsula articular, resultando em uma aritenoide imóvel. Uma vez que o tumor seja liberado e removido, a mucosa da parte superior da cartilagem aritenoide é fechada sobre a cartilagem aritenoide exposta. Nenhuma sutura é realizada próximo à porção inferior da aritenoide, para preservar a sua mobilidade. Uma sutura é então realizada para tracionar a aritenoide anteriormente e prendê-la à cartilagem cricoide, de forma a prevenir uma rotação posterior das aritenoides, devida à tração sem oposição do músculo cricoaritenoidiano posterior. O fechamento primário do defeito cirúrgico é então realizado utilizando-se três suturas submucosas de vicryl 0, que circundam a cartilagem cricoide e são passadas através da cartilagem epiglote remanescente e em torno do osso hioide em uma CHEP, ou em torno do osso hioide somente, em uma CHP. Uma larga porção da base da língua deve ser incluída em cada uma dessas suturas, que são então tracionadas em conjunto e apertadas para permitir o impacto da cartilagem cricoide sobre o osso hioide. Antes de se apertar essas suturas, uma traqueotomia deve ser realizada, com tração superior da cartilagem cricoide e da traqueia às suas localizações eventuais.

Os cuidados pós-operatórios incluem fonoterapia e terapia da deglutição agressivas. A nutrição é mantida através de uma sonda enteral até que o paciente seja capaz de tolerar uma dieta completa. No período pós-operatório imediato, o paciente é instruído a expectorar forçosamente todas as secreções, de forma a melhorar a mobilidade da língua e a futura deglutição. A medida que o paciente seja capaz de tolerar as suas secreções, a dieta é alterada paulatinamente, sob a supervisão estrita do fonoaudiólogo. A descanulização da traqueotomia e a dieta oral total são possíveis em 95% dos pacientes.[64,66]

Laringectomia total

Na opinião da maioria dos laringologistas, tumores avançados que afetem a mobilidade das pregas vocais, que apre-

Lesões pré-malignas e malignas da laringe

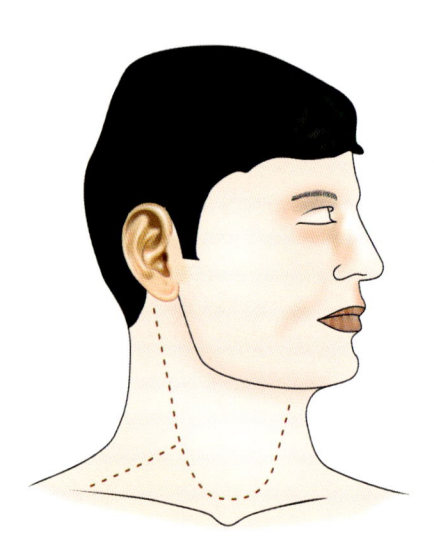

Fig. 28.14: Uma incisão em retalho de avental, como utilizada para a laringectomia total. A extensão lateral pode ser adicionada para esvaziamento radical simultâneo.

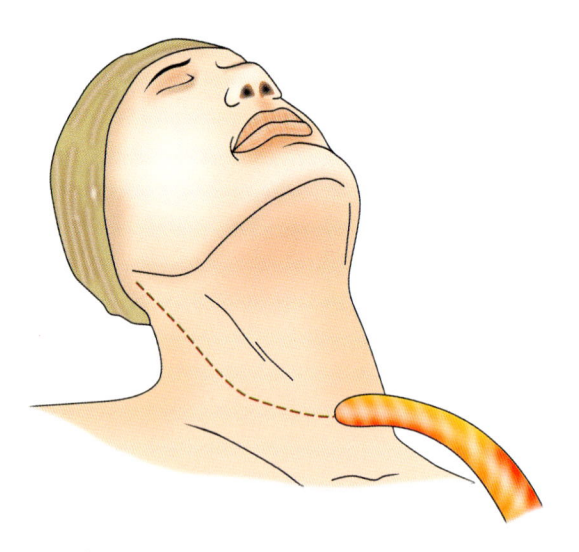

Fig. 28.15: É preferível uma incisão utilitária quando a laringectomia é combinada ao esvaziamento cervical.

sentem extensão transglótica ou que invadam profundamente os tecidos adjacentes são mais bem tratados através da laringectomia total, geralmente combinada à radioterapia pós-operatória. Entretanto, Harwood et al.[68] demonstraram a eficácia da radioterapia primária com cirurgia de salvação. A adição da quimioterapia permite que 30 a 50% dos pacientes curados mantenham as suas laringes.[12] Pacientes cujos tumores recorrem após tratamentos não cirúrgicos são mais frequentemente salvos pela laringectomia total. A laringectomia de campo alargado padrão inclui a ressecção de toda a laringe, do osso hioide, da musculatura em fita *(strap muscles)* sobrejacente e da traqueia superior. O lobo tireoidiano no lado dominante do tumor geralmente também é removido. A cirurgia pode ser estendida para incluir parte ou a totalidade da mucosa hipofaríngea, todo o esôfago e toda a traqueia cervical. Esvaziamentos cervicais uni ou bilaterais modificados ou radicais são realizados de forma combinada à laringectomia total, caso indicados. Pacientes apresentando tumores avançados e obstrutivos frequentemente necessitam de proteção das vias aéreas antes da cirurgia definitiva. Embora a traqueotomia permita uma via aérea definitivamente segura, existe certo consenso de que a realização da traqueotomia antes da laringectomia total aumenta o risco de recorrência estomal. Como alternativa, uma medida temporária para restabelecer uma via aérea adequada é a redução volumétrica da porção obstrutiva do tumor, geralmente no momento da biópsia para o diagnóstico definitivo, o que pode ser realizado com um *laser* CO_2 ou com debridadores com acessórios laríngeos especialmente projetados.

Previamente à laringectomia total os pacientes devem ser tratados com antibióticos profiláticos e são preparados para possíveis transfusões intraoperatórias. Muitos pacientes requerem traqueotomia sob anestesia local para suporte das vias aéreas antes da indução da anestesia geral. Se a intubação orotraqueal for bem-sucedida, o tubo pode ser mantido em posição até a incisão da traqueia.

A incisão é determinada pela extensão da ressecção. Um retalho em avental largo, de base superior e incluindo um estoma traqueal, é realizado para laringectomias simples (Fig. 28.14). Ele pode ser estendido lateralmente e uma projeção inferior pode ser adicionada quando um esvaziamento cervical é realizado (Fig. 28.15). Uma incisão em "h", total ou parcial, com suas modificações, também pode permitir uma excelente exposição. Os retalhos cutâneos são elevados profundamente ao músculo platisma. Eles devem ser manipulados delicadamente, especialmente em pacientes irradiados. A musculatura em fita *(strap muscles)* é seccionada inferiormente e a glândula tireoide é exposta. As estruturas da bainha carotídea são identificadas, isoladas da laringe e retraídas lateralmente com o músculo esternocleidomastóideo. O istmo tireoidiano é seccionado e o lobo do lado não envolvido é dissecado da traqueia. No lado envolvido, a dissecção prossegue lateralmente ao lobo tireoidiano, isolando e controlando os pedículos vasculares inferiores e superiores. A laringe é rodada e os músculos constritores inferiores são dissecados da margem lateral das asas tireoidianas de cada lado (Fig. 28.16). Os músculos supra-hióideos são dissecados do osso hioide e os grandes cornos são liberados. Cuidados devem ser tomados para se dissecar próximo ao osso, para prevenir lesões ao nervo hipoglosso. Controle e ligaduras dos pedículos vasculares superiores da laringe são as últimas etapas da separação da laringe das estruturas musculares externas (Fig. 28.17).

Câncer da laringe

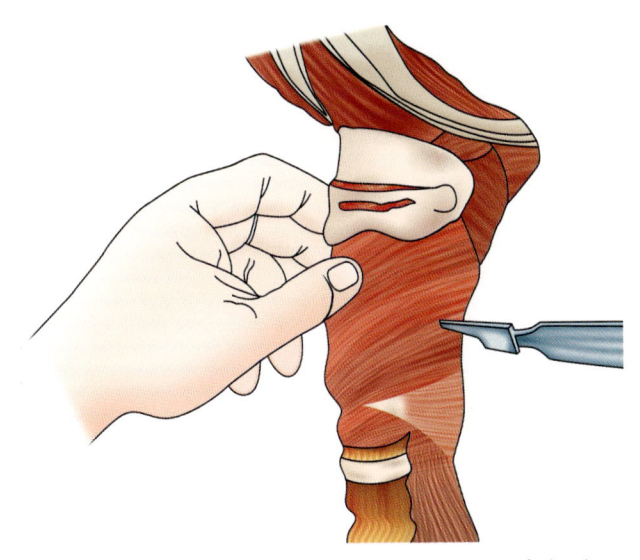

Fig. 28.16: Laringectomia total. O músculo constritor inferior é separado da margem lateral da asa tireoidiana.

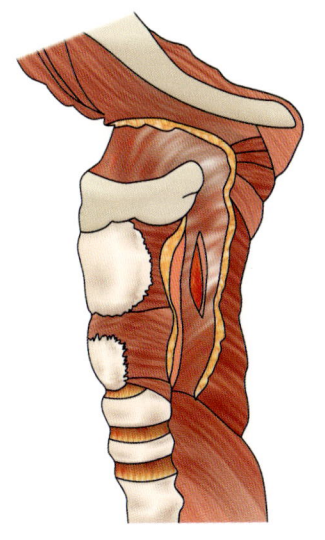

Fig. 28.17: Laringectomia total. Após a secção da musculatura em fita *(strap muscles)* e dos constritores inferiores, a laringe é liberada de todas as aderências musculares.

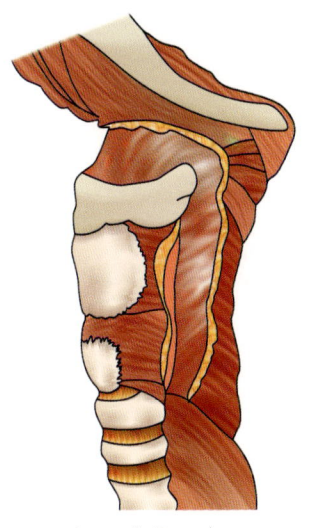

Fig. 28.18: Laringectomia total. Quando o espaço pré-epiglótico é envolvido, a laringe é penetrada através do seio piriforme contralateral e a laringe é rodada para exposição do tumor.

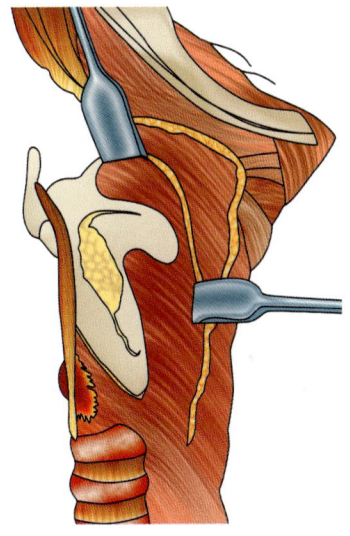

Fig. 28.19: Laringectomia total. As incisões mucosas finais são realizadas com o tumor diretamente visualizado para permitir margens cirúrgicas adequadas.

A laringe é removida pela separação de suas conexões mucosas. A traqueia é seccionada abaixo do segundo anel ou um anel abaixo de uma traqueotomia preexistente. A incisão na mucosa traqueal é continuada superiormente na parede posterior, permitindo uma largura extra do estoma. Uma vez que a traqueia é seccionada, ela deve ser suturada à margem cutânea inferior, para prevenir uma retração para o mediastino. A dissecção com bisturi prossegue através da incisão da parede posterior até que a "linha cinzenta", entre a traqueia e o esôfago, seja identificada. Tal ação revela um plano que pode ser aberto de forma romba até o nível das cartilagens aritenoides. As conexões laterais ao longo desse plano são seccionadas. A faringe é penetrada superiormente ao osso hioide, através da mucosa da valécula. Se houver extensão tumoral para a epiglote ou para a valécula, a faringe é aberta através do seio piriforme contralateral (Fig. 28.18). A epiglote é pinçada e as incisões mucosas são realizadas em direção inferior, para permitir que a laringe seja aberta no lado contralateral, o que permite uma visão direta do tumor (Fig. 28.19). As incisões mucosas prosseguem o mais medialmente possível, ao longo da mucosa do seio piriforme, deixando uma margem mucosa de ao menos 2 cm. As incisões são conectadas inferiormente e a laringe é removida. O fechamento da mucosa da faringe é geralmente realizado em "T" (Fig. 28.20). Quando uma extensa faringectomia é necessária,

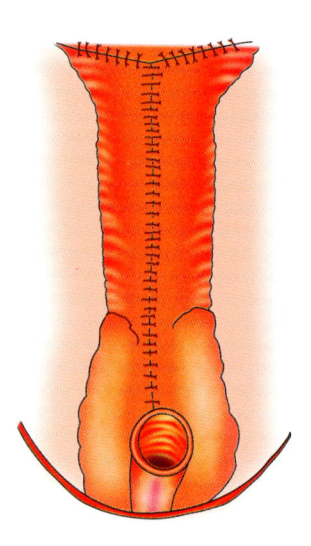

Fig. 28.20: Laringectomia total. Fechamento em T da faringe.

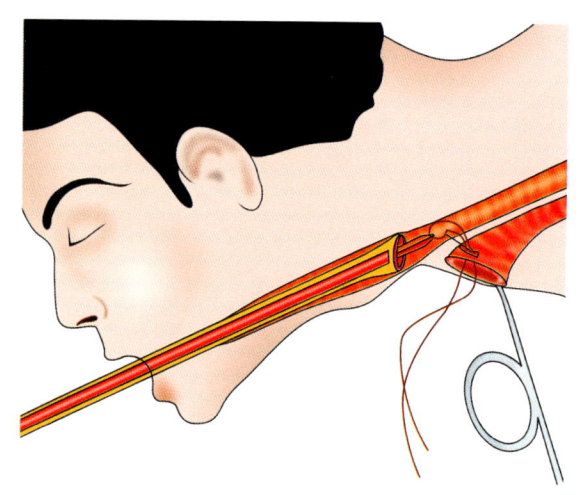

Fig. 28.21: Um fio de sutura de seda é posicionado através da punção traqueoesofagiana e trazido até a cavidade oral por intermédio do esofagoscópio. O fio é atado a dilatadores e, após uma dilatação adequada, um cateter de borracha vermelho de calibre 16 é introduzido no esôfago distal e fixado à pele.

um fechamento em linha reta pode ser apropriado. O fechamento deve ser realizado em duas camadas: uma sutura contínua invertida de Connell (colchoeiro horizontal invertido) na mucosa e suturas interrompidas imbricadas nos músculos. Uma sonda nasogástrica é posicionada sob visão direta antes do fechamento.

A criação de um estoma se inicia pela ressecção de uma elipse circular de pele, ligeiramente maior do que o diâmetro traqueal, e remoção da gordura subcutânea da margem. O estoma é estabilizado com suturas de colchoeiro verticais interrompidas em torno do anel cartilaginoso traqueal distal. Uma sutura contínua, com fios absorvíveis 4.0 ou 5.0, pode ser realizada circunferencialmente, deixando mucosa e pele intimamente apostas. Grandes drenos de sucção são posicionados e os retalhos cutâneos são fechados em camadas.

REABILITAÇÃO DA VOZ E DA DEGLUTIÇÃO APÓS LARINGECTOMIA TOTAL

A reabilitação da voz pode ser obtida por meio de uma eletrolaringe (com posicionamento oral ou cervical), da voz esofagiana ou de uma válvula prostética, posicionada em um pertuito traqueoesofagiano. Historicamente, múltiplas tentativas foram feitas no sentido de criar cirurgicamente um trato vocal utilizando retalhos de mucosa faríngea posicionados sobre a coluna aérea traqueal. Entretanto, a maioria desses métodos foi abandonada devido ao risco de aspiração. Quase todos os pacientes utilizam uma eletrolaringe em algum momento durante a sua reabilitação, e aproximadamente 1/3 dos pacientes laringectomizados pode obter bons resultados com a voz esofagiana.

A válvula vocal prostética pode permitir uma voz não mecânica controlável para mais de 90% dos pacientes de laringectomia total.[69,70] Ela pode ser considerada mesmo após reconstrução da hipofaringe ou do esôfago.[71,72] Entretanto, a prótese requer manutenção frequente e, em alguns casos, treinamento vocal considerável. A seleção dos pacientes é baseada na inteligência, cooperação e destreza manual. A fístula pode ser formada no momento da laringectomia total ou em qualquer momento após a cicatrização primária se completar. Quando a criação da fístula para a prótese for considerada um procedimento em segundo tempo, o paciente é inicialmente avaliado através de um deglutograma baritado, para afastar estenose faríngea, e de um teste de insuflação de ar, para provar se o paciente é capaz de produzir voz. Usualmente, a cirurgia é realizada sob anestesia geral. Um esofagoscópio rígido é posicionado ao nível da margem superior do estoma traqueal. Uma agulha é trespassada cerca de 2 a 3 mm proximal à junção mucocutânea, sendo visualizada na luz esofagiana. Um fio de sutura de seda é puxado até a boca através do esofagoscópio (Fig. 28.21). O fio é conectado a dilatadores (geralmente filiformes e similares) progressivamente maiores, até que um cateter francês de borracha vermelha calibre 16 seja passado. A porção interna do cateter é empurrada até o esôfago distal, e a porção externa é suturada à pele, superiormente ao estoma. Três a 5 dias depois, o cateter é removido e a prótese é ajustada ao paciente. Há *kits* disponíveis com algumas próteses que permitem o posicionamento da válvula no momento da punção traqueoesofagiana, embora o edema cirúrgico normalmente impeça uma voz adequada por vários dias após o posicionamento.

A fístula também pode ser formada durante a laringectomia total. As paredes comuns da traqueia e do esôfago são pinçadas com pinças em anel e a incisão é realizada na porção alta da parede traqueal posterior. Um cateter francês de borracha vermelha calibre 16 é posicionado através da incisão diretamente no interior do esôfago. O cateter distal é empurrado para o esôfago e utilizado posteriormente como tubo de alimentação. O posicionamento da prótese dentro de uma semana após a laringectomia possui as vantagens de permitir uma reabilitação vocal precoce e excelente. Os pacientes se tornam mais envolvidos nos seus cuidados pós-operatórios e podem retornar mais cedo ao trabalho. Entretanto, a fístula pode ser de difícil manejo durante radioterapia e o paciente pode não dispor de uma voz útil durante esse período. Adicionalmente, a incidência de estenose estomal é aumentada e a colocação de *stents* com tubos de laringectomia poderá ser necessária.[73]

A reabilitação da deglutição é mais fácil após laringectomia total do que após a laringectomia parcial, devido à total separação das passagens digestivas e respiratórias pela laringectomia total. A maioria dos pacientes que não desenvolvem fístulas faringocutâneas pode iniciar a alimentação oral 5 a 10 dias após a cirurgia. A alimentação oral é geralmente adiada por semanas em pacientes previamente irradiados, devido à relativamente alta incidência de fístulas retardadas nessa população de pacientes. Um artigo recente demonstrou a segurança da alimentação oral em pacientes selecionados 48 horas após laringectomia total.[74]

CÂNCER SUBGLÓTICO

A membrana cricotireóidea se encontra em torno de 10 mm inferior à comissura anterior e 5 mm inferior à margem posterior da prega vocal. A extensão do tumor a esta membrana permite a difusão linfática para os nódulos paratraqueais e para a glândula tireoide. Inferiormente, o tumor pode se estender submucosamente para envolver a cartilagem cricoide. Envolvimento circunferencial e crescimento posterior extenso para a hipofaringe não são incomuns.[75]

A maioria dos tumores subglóticos são extensões de lesões primárias glóticas. O carcinoma subglótico primário é raro. Os pacientes usualmente apresentam obstrução das vias aéreas e rouquidão é comum, devido a uma incidência de fixação das pregas vocais superior a 75%.[76] O diagnóstico e o estadiamento acurados são importantes (Tabela 28.4).

A excisão cirúrgica de tumores subglóticos primários requer sempre uma laringectomia total, uma vez que a ressecção da cartilagem cricoide destrói a função protetora da laringe durante a deglutição. Entretanto, alguns tumores que se estendem a partir de cânceres glóticos podem ser ressecados através de hemilaringectomia vertical com ressecção parcial da cricoide.[77] Biller e Som descreveram uma técnica de rotação da margem posterior remanescente da lâmina tireóidea em direção ao defeito cricóideo, com cobertura por um *flap* mucoso.[78] Contraindicações à hemilaringectomia vertical com ressecção parcial da cricoide incluem radioterapia prévia, fixação de prega vocal e invasão extensa da cartilagem cricoide. A incidência de metástase linfonodal oculta em tumores subglóticos é inferior a 10%, logo o esvaziamento cervical eletivo não está indicado.[63]

Tabela 28.4: Estadiamento de tumores primários em câncer laríngeo

Subglote
- T_1 – Tumor limitado à subglote
- T_2 – Tumor estende-se às pregas vocais, com mobilidade normal ou alterada
- T_3 – Tumor limitado à laringe com fixação de pregas vocais
- T_4 – Tumor invade a cartilagem cricoide ou tireoide e/ou se estende a outros tecidos além da laringe

CONCLUSÃO

O carcinoma laríngeo permanece como um complexo desafio clínico. Conhecimento íntimo da anatomia e dos padrões de difusão das malignidades de diferentes opções terapêuticas é essencial. As decisões terapêuticas frequentemente são difíceis quando se tenta balancear um adequado controle do tumor e a manutenção das funções da voz e deglutição. A curabilidade do câncer laríngeo aumentou minimamente durante as últimas décadas. Entretanto, os resultados funcionais do tratamento melhoraram substancialmente graças à quimioterapia adjuvante, à radioterapia radical e às técnicas inovadoras de conservação e reconstrução.

TÉCNICAS CIRÚRGICAS: RESSECÇÃO ENDOSCÓPICA DE CÂNCER ENVOLVENDO A PREGA VOCAL VERDADEIRA

Passo 1

A videoestroboscopia rígida pré-operatória revela uma massa exofítica na prega vocal verdadeira esquerda (Fig. 28.22A). A intubação orotraqueal é realizada na sala cirúrgica, rotineiramente utilizando um tubo endotraqueal 5,0 mm, mas nunca superior a 5,5 mm. A microlaringoscopia de suspensão é então realizada para exposição das pregas vocais (Fig. 28.22B).

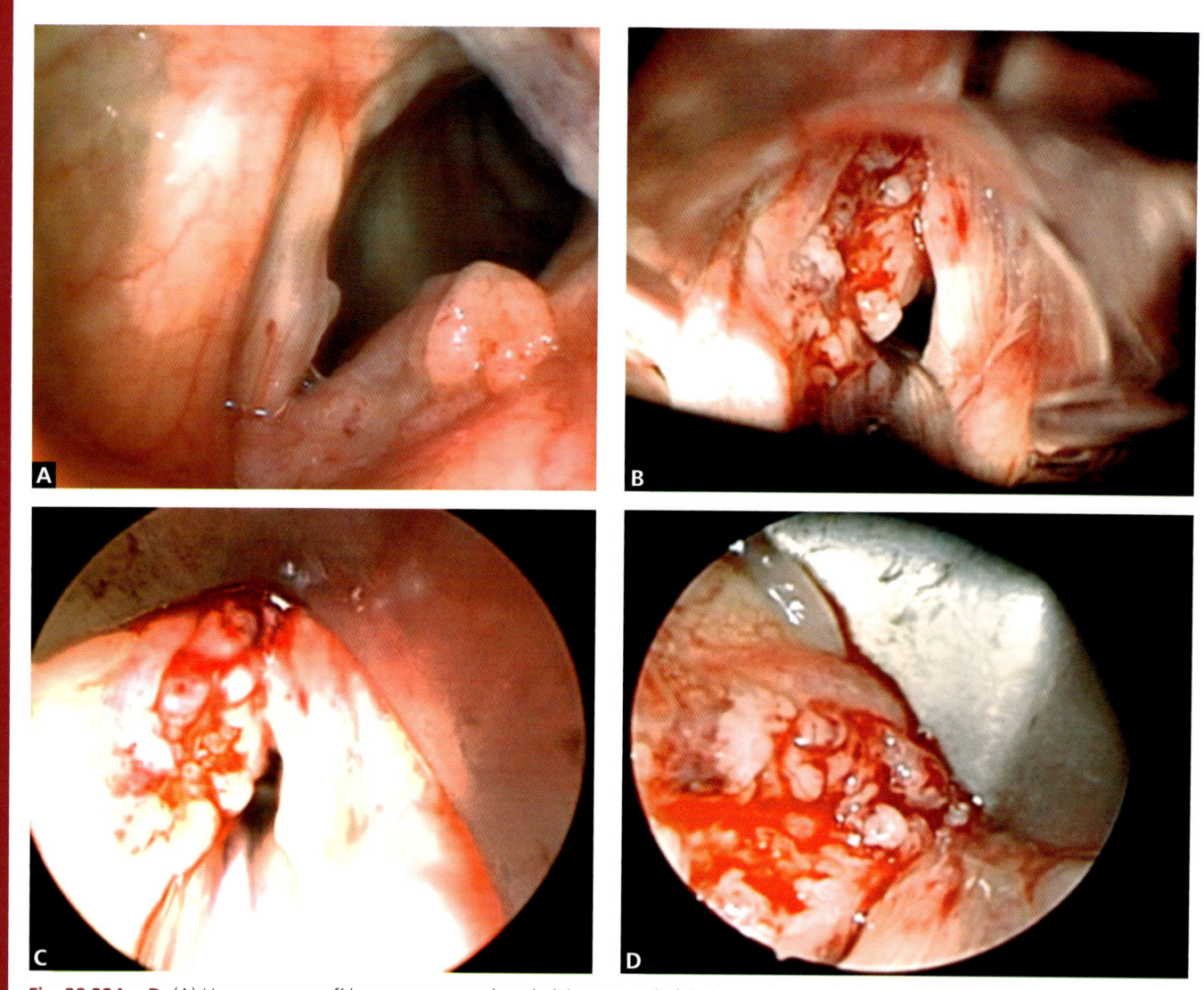

Fig. 28.22A a D: (A) Uma massa exofítica na prega vocal verdadeira esquerda foi observada na estroboscopia rígida da laringe. Um papiloma foi considerado o diagnóstico mais provável no pré-operatório. Intraoperatoriamente, a textura e o aspecto sugeriam câncer. Biópsias de congelação e pós-operatória confirmaram que se tratava de um carcinoma de células escamosas invasivo T_2 que continha papilomas dos tipos 16 e 18. (B) A visualização direta da lesão é obtida por meio da microlaringoscopia de suspensão com um laringoscópio Sataloff feminino médio. A lesão era friável. (C) Um endoscópio de 70° é utilizado para melhor determinar as bordas da lesão. (D) Utilizando um endoscópio de 70°, a lesão pode ser vista estendendo-se ao ventrículo laríngeo.

Passo 2

Ao avaliar uma lesão, é imperativo utilizar endoscópios de 0°, 30° e 70°. Isto permite um melhor mapeamento da lesão, particularmente extensão para comissura anterior (Fig. 28.22C), ventrículo (Fig. 28.22D) e subglote e a altura do envolvimento da prega vocal (Fig. 28.22C).

Passo 3

A lesão é delicadamente utilizada com uma pinça em forma de coração de Sataloff. Uma tesoura microlaríngea ou uma pinça saca-bocado é utilizada na biópsia da lesão para análise intraoperatória por congelação. Esta lesão foi determinada como um carcinoma invasivo de células escamosas.

Passo 4

Uma ressecção em bloco da prega vocal envolvida é realizada (Fig. 28.22E e F). A lesão é estabilizada com uma pinça em forma de coração de Sataloff e dissecada com microtesouras. Uma pequena porção de mucosa não envolvida (aproximadamente 1 a 2 mm) pode ser ressecada conjuntamente à lesão para prover uma margem livre de tumor, sendo confirmado pela análise por congelação intraoperatória. Alternativamente, o tumor pode ser ressecado sem tecido não envolvido adjacente, caso a biópsia excisional seja seguida por radioterapia. Pequenas biópsias seguidas pela radioterapia são defendidas por alguns médicos.

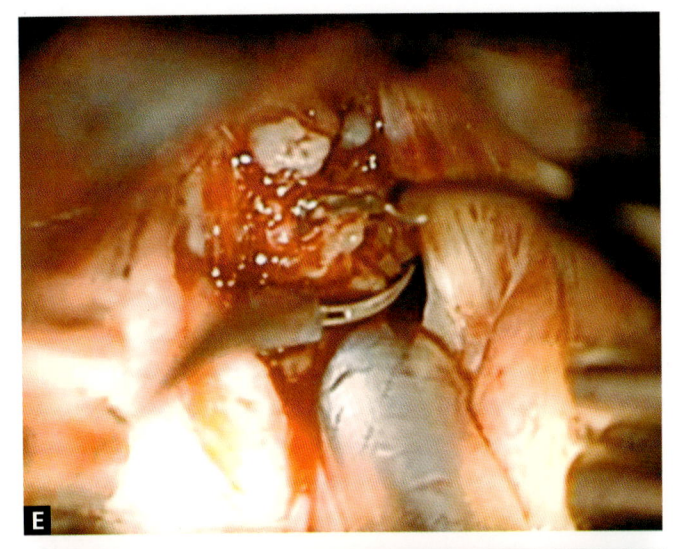

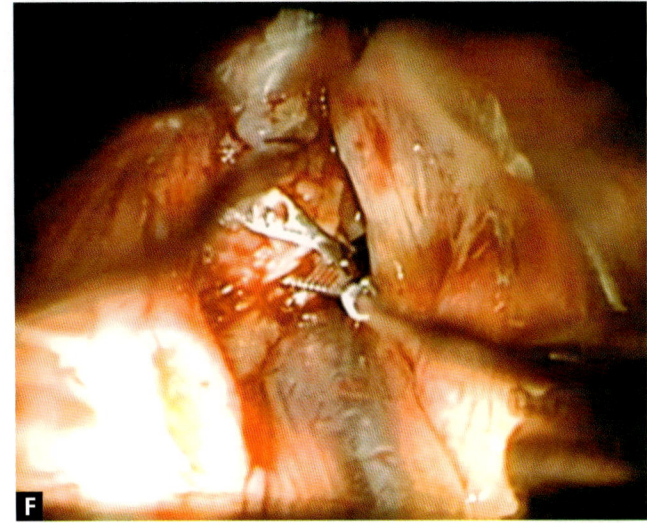

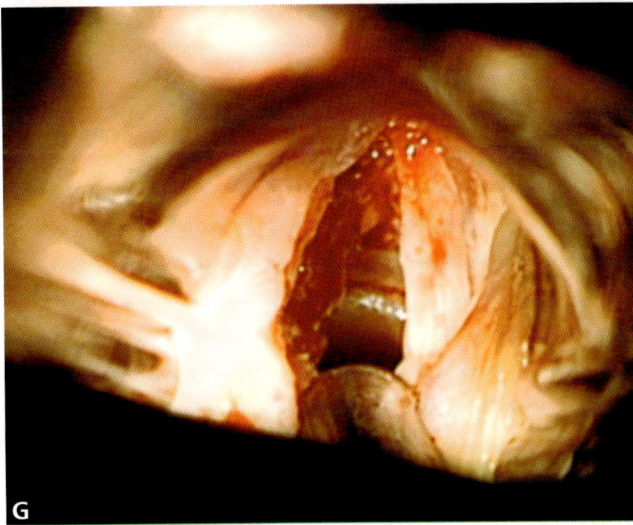

Fig. 28.22E a G: (E) A dissecção da massa é iniciada na extensão posterior da lesão, ligeiramente distal ao processo vocal.
(F) A dissecção continua em direção à comissura anterior de uma forma controlada, para permitir uma ressecção em bloco, minimizando trauma aos tecidos não envolvidos. (G) A prega vocal verdadeira musculomembranosa e uma parte da falsa prega vocal esquerdas foram ressecadas em bloco. Idealmente, as margens devem estar livres da doença. Caso a radioterapia esteja nos planos, pode ser apropriado deixar doença microscópica, se sua ressecção puder afetar adversamente os resultados vocais.

Passo 5

Um grande defeito pode ser visto se estendendo à comissura anterior da laringe, envolvendo quase toda a prega vocal verdadeira esquerda, uma parte da falsa prega esquerda e da mucosa subglótica (Fig. 28.22G). O paciente é extubado e mantido em repouso vocal estrito até o exame em consultório, usualmente em 1 semana.

REFERÊNCIAS

1. American Cancer Society. Cancer Facts and Figures. Atlanta, GA: 2001;7.
2. Silverberg E. Cancer statistics. CA Cancer J Clin 1984;34(1):7-23.
3. Albright JT, Karpati R, Topham AK, et al. Second malignant neoplasms in patients under 40 years of age with laryngeal cancer. Laryngoscope 2001;111(4 Pt 1):563-7.
4. Burch JD, Howe GR, Miller AB, et al. Tobacco, alcohol, asbestos, and nickel in the etiology of cancer of the larynx: a case-control study. J Natl Cancer Inst. 1981;67(6):1219-24.
5. Wynder EL, Bross IJ, Day E. Epidemiological approach to the etiology of cancer of the larynx. J Am Med Assoc 1956;160(16):1384-91.
6. Auerbach O, Hammond EC, Garfinkel L. Histologic changes in the larynx in relation to smoking habits. Câncer 1970;25(1):92-104.
7. Flanders WD, Rothman KJ. Interaction of alcohol and tobacco in laryngeal cancer. Am J Epidemiol 1982;115(3):371-9.
8. Wynder EL, Covey LS, Mabuchi K, et al. Environmental factors in cancer of the larynx: a second look. Cancer 1976;38(4):1591-601.
9. Pedersen E, Hogetveit AC, Andersen A. Cancer of respiratory organs among workers at a nickel refinery in Norway. Int J Cancer 1973;12(1):32-41.
10. Stell PM, McGill T. Asbestos and laryngeal carcinoma. Lancet 1973;2(7826):416-7.
11. Parnes SM. Asbestos and cancer of the larynx: is there a relationship? Laryngoscope 1990;100(3):254-61.

Lesões pré-malignas e malignas da laringe

12. Induction chemotherapy plus radiation compared with surgery plus radiation in patients with advanced laryngeal cancer. The Department of Veterans Affairs Laryngeal Câncer Study Group. N Engl J Med 1991;324(24):1685-90.
13. McDonald TJ, DeSanto LW, Weiland LH. Supraglottic larynx and its pathology as studied by whole laryngeal sections. Laryngoscope 1976;86(5):635-48.
14. American Joint Committee on Cancer. Manual for Staging Cancer, 3rd edition. Philadelphia: JB Lippincott; 1988.
15. Coates HL, DeSanto LW, Devine KD, et al. Carcinoma of the supraglottic larynx. A review of 221 cases. Arch Otolaryngol. 1976;102(11):686-9.
16. Bocca E. Supraglottic cancer. Laryngoscope. 1975;85(8):1318-26.
17. Shah JP, Tollefsen HR. Epidermoid carcinoma of the supraglottic larynx. Role of neck dissection in initial surgical treatment. Am J Surg 1974;128(4):494-9.
18. Som ML. Conservation surgery for carcinoma of the supraglottis. J Laryngol Otol. 1970;84(7):655-78.
19. Archer CR, Yeager VL. Computed tomography of laryngeal cancer with histopathological correlation. Laryngoscope 1982;92(10 Pt 1):1173-80.
20. Larson JT, Adams GL, Fattah HA. Survival statistics for multiple primaries in head and neck cancer. Otolaryngol Head Neck Surg 1990;103(1):14-24.
21. Fayos JV. Carcinoma of the endolarynx: results of irradiation. Cancer. 1975;35(6):1525-32.
22. DeSanto LW. Early supraglottic cancer. Am Otol Rhinol Laryngol 1990;99(8):593-7.
23. Goepfert H, Jesse RH, Fletcher GH, et al. Optimal treatment for the technically resectable squamous cell carcinoma of the supraglottic larynx. Laryngoscope 1975;85(1):14-32.
24. Snow JB Jr, Gelber RD, Kramer S, et al. Evaluation of randomized preoperative and postoperative radiation therapy for supraglottic carcinoma. Preliminary report. Ann Otol Rhinol Laryngol 1978;87(5 Pt 1):686-91.
25. Schuller DE, McGuirt WF, Krause CJ, et al. Increased survival with surgery alone vs combined therapy. Laryngoscope 1979;89(4):582-94.
26. Harwood AR. Cancer of the larynx–the Toronto experience. J Otolaryngol Suppl 1982;11:1-21.
27. DeSanto LW. Cancer of the supraglottic larynx: a review of 260 patients. Otolaryngol Head Neck Surg 1985;93(6):705-11.
28. Burstein FD, Calcaterra TC. Supraglottic laryngectomy: series report and analysis of results. Laryngoscope 1985;95(7 Pt 1):833-6.
29. Mendenhall WM, Parsons JT, Stringer SP, et al. Carcinoma of the supraglottic larynx: a basis for comparing the results of radiotherapy and surgery. Head Neck. 1990;12(3):204-9.
30. Lutz CK, Johnson JT, Wagner RL, et al. Supraglottic carcinoma: patterns of recurrence. Ann Otol Rhinol Laryngol 1990;99(1):12-7.
31. DeSanto LW, Magrina C, O'Fallon WM. The "second" side of the neck in supraglottic cancer. Otolaryngol Head Neck Surg 1990;102(4):351-61.
32. Bocca E. Sixteenth Daniel C. Baker, Jr. Memorial lecture. Surgical management of supraglottic cancer and its lymph node metastases in a conservative perspective. Ann Otol Rhinol Laryngol 1991;100(4 Pt 1):261-7.
33. Boyd TS, Harari PM, Tannehill SP, et al. Planned postradiotherapy neck dissection in patients with advanced head and neck cancer. Head Neck 1998;20(2):132-7.
34. Chan AW, Ancukiewicz M, Carballo N, et al. The role of postradiotherapy neck dissection in supraglottic carcinoma. Int J Radiat Oncol Biol Phys 2001;50(2):367-75.
35. Zeitels SM, Vaughan CW, Domanowski GF. Endoscopic management of early supraglottic cancer. Ann Otol Rhinol Laryngol 1990;99(12):951-6.
36. Iro H, Waldfahrer F, Altendorf-Hofmann A, et al. Transoral laser surgery of supraglottic cancer: follow-up of 141 patients. Arch Otolaryngol Head Neck Surg 1998;124(11):1245-50.
37. Rudert HH, Werner JA, Hoft S. Transoral carbon dioxide laser resection of supraglottic carcinoma. Ann Otol Rhinol Laryngol 1999;108(9):819-27.
38. Quer M, Leon X, Orus C, et al. Endoscopic laser surgery in the treatment of radiation failure of early laryngeal carcinoma. Head Neck 2000;22(5):520-3.
39. Eckel HE, Thumfart W, Jungehulsing M, et al. Transoral laser surgery for early glottic carcinoma. Eur Arch Otorhinolaryngol 2000;257(4):221-6.
40. Eckel HE. Local recurrences following transoral laser surgery for early glottic carcinoma: frequency, management, and outcome. Ann Otol Rhinol Laryngol 2001;110(1):7-15.
41. DeSanto LW, Lillie JC, Devine KD. Surgical salvage after radiation for laryngeal cancer. Laryngoscope 1976;86(5):649-57.
42. Kirchner JA. Two hundred laryngeal cancers: patterns of growth and spread as seen in serial section. Laryngoscope 1977;87(4 Pt 1):474-82.
43. Maran AG, Mackenzie IJ, Stanley RE. Carcinoma in situ of the larynx. Head Neck Surg 1984;7(1):28-31.
44. Kaplan MJ, Johns ME, Clark DA, et al. Glottic carcinoma. The roles of surgery and irradiation. Cancer. 1984;53(12):2641-8.
45. Nichols RD, Mickelson SA. Partial laryngectomy after irradiation failure. Ann Otol Rhinol Laryngol. 1991;100(3):176-80.
46. Shaw HJ. Role of partial laryngectomy after irradiation in the treatment of laryngeal cancer: a view from the United Kingdom. Ann Otol Rhinol Laryngol 1991;100(4 Pt 1):268-73.
47. Shah JP, Loree TR, Kowalski L. Conservation surgery for radiation-failure carcinoma of the glottic larynx. Head Neck 1990;12(4):326-31.
48. Shapshay SM, Hybels RL, Bohigian RK. Laser excision of early vocal cord carcinoma: indications, limitations, and precautions. Ann Otol Rhinol Laryngol 1990;99(1):46-50.
49. Ossoff RH, Sisson GA, Shapshay SM. Endoscopic management of selected early vocal cord carinoma. Ann Otol Rhinol Laryngol 1985;94(6 Pt 1):560-4.
50. Schweitzer VG. PHOTOFRIN-mediated photodynamic therapy for treatment of early stage oral cavity and laryngeal malignancies. Lasers Surg Med 2001;29(4):305-13.
51. Sessions DG, Maness GM, McSwain B. Laryngofissure in the treatment of carcinoma of the vocal cord: A report of forty cases and a review of the literature. Laryngoscope 1965;75:490-502.
52. Biller HF, Lawson W. Bilateral vertical partial laryngectomy for bilateral vocal cord carcinoma. Ann Otol Rhinol Laryngol 1981;90(5 Pt 1):489-91.
53. Biller HF, Ogura JH, Pratt LL. Hemilaryngectomy for T2 glottic cancers. Arch Otolaryngol 1971;93(3):238-43.
54. Kirchner JA, Som MD. The anterior commissure technique of partial laryngectomy: clinical and laboratory observations. Laryngoscope 1975;85:1308-17.
55. Sessions DG, Ogura JH, Fried MP. The anterior commissure in glottic carcinoma. Laryngoscope 1975;85(10):1624-32.

56. Biller HF, Lawson W. Partial laryngectomy for vocal Cord cancer with marked limitation or fixation of the vocal cord. Laryngoscope 1986;96:61-4.
57. Amin MR, Koufman JA. Hemicricoidectomy for voice rehabilitation following hemilaryngectomy with ipsilateral arytenoid removal. Ann Otol Rhinol Laryngol 2001;110(6):514-8.
58. Bailey BJ. Partial laryngectomy and laryngoplasty: a technique and review. Trans Am Acad Ophthalmol Otolaryngol 1966;70(4):559-74.
59. Biller HF, Lucente FE. Reconstruction of the larynx following vertical partial laryngectomy. Otolaryngol Clin North Am 1979;12(4):761-6.
60. Biller HF, Lawson W. Partial laryngectomy for transglottic cancers. Ann Otol Rhinol Laryngol 1984;93, (4 Pt 1):297-300.
61. Schechter GL. Epiglottic reconstruction and subtotal laryngectomy. Laryngoscope 1983;93(6):729-34.
62. Nong HU, Mo W, Huang GW, et al. Epiglottic laryngoplasty after hemilaryngectomy for glottic cancer. Otolaryngol Head Neck Surg 1991;104(6):809-13.
63. Tucker HM, Benninger MS, Roberts JK, et al. Neartotal laryngectomy with epiglottic reconstruction. Longterm results. Arch Otolaryngol Head Neck Surg 1989;115:1314-44.
64. Laccourreye O, Salzer SJ, Brasnu D, et al. Glottic carcinoma with a fixed true vocal cord: Outcomes after neoadjuvant chemotherapy and supracricoid partial laryngectomy with cricohyoidoepiglottopexy. Otolaryngol Head Neck Surg 1996;114(3):400-06.
65. Laccourreye O, Weinstein G, Brasnu D, et al. A clinical trial of continuous cisplatin-flurouracil induction chemotherapy and supracricoid partial laryngectomy for glottic carcinoma classified as T2. Cancer 1994;74(10):2781-90.
66. Laccourreye O, Weinstein G, Naudo P, et al. Supracricoid partial laryngectomy after failed laryngeal radiation therapy. Laryngoscope 1996;106(4):495-8.
67. Laccourreye O, Weinstein G, Brasnu D, et al. Vertical partial laryngectomy: a critical analysis of local recurrence. Ann Otol Rhino Laryngol 1991;110(1):68-71.
68. Harwood AR, Bryce DP, Rider WD. Management of T3 glottic cancer. Arch Otolaryngol 1980;106(11):697-9.
69. Wood BG, Tucker JM, Rusnove MG, et al. Tracheoesophageal puncture for laryngeal voice restoration. Ann Otol 1981;90:492-4.
70. Singer MI. Tracheoesophageal speech: vocal rehabilitation after total laryngectomy. Laryngoscope 1983;93(11 Pt 1):1454-65.
71. Bleach N, Perry A, Cheesman A. Surgical voice restoration with the Blom-Singer prosthesis following laryngopharyngoesophagectomy and pharyngogastric anastomosis. Ann Otol Rhinol Laryngol 1991;100(2):142-7.
72. Kinishi M, Amatsu M, Tahara S, et al. Primary tracheojejunal shunt operation for voice restoration following pharyngolaryngoesophagectomy. Ann Otol Rhinol Laryngol 1991;100(6):435-8.
73. Ho CM, Wei WI, Lau WF, et al. Tracheostomal stenosis after immediate tracheoesophageal puncture. Arch Otolaryngol Head Neck Surg 1991;117(6):662-5.
74. Medina JE, Khafi f A. Early oral feeding following total laryngectomy. Laryngoscope 2001;111(3):368-72.
75. Micheau C, Luboinski B, Sancho H, et al. Modes of invasion of cancer of the larynx. A statistical, histological, and radioclinical analysis of 120 cases. Cancer 1976;38(1):346-60.
76. Stell MP. The subglottic space. In: Alberti PW, Bryce DP (Eds). Workshops from the Centennial Conference on Laryngeal Cancer. New York, NY: Appleton-Century-Crofts 1976; pp. 620.
77. Sessions DG, Ogura JH, Fried MP. Carcinoma of the subglottic area. Laryngoscope 1975;85(9):1417-23.
78. Biller HF, Som ML. Vertical partial laryngectomy for glottic carcinoma with posterior subglottic extension. Ann Otol Rhinol Laryngol 1977;86(6 Pt 1):715-8.

SEÇÃO 4

Desordens neurogênicas

Capítulo 29

Paresias/paralisias das pregas vocais

Adam D. Rubin ■ Robert T. Sataloff ■ Farhad Chowdhury

A etiologia, prevalência e avaliação das paralisias das pregas vocais são discutidas em outras fontes.[1] A paralisia unilateral de prega vocal é comum. Ela pode ser idiopática ou ocorrer após lesão ao nervo laríngeo recorrente, durante cirurgia cervical ou torácica, depois de procedimentos neurocirúrgicos ou mesmo após uma simples intubação. Quando a prega vocal paralisada permanece na posição de abdução parcial, a prega vocal funcional pode ser incapaz de atravessar a linha média o suficiente para permitir um fechamento glótico completo. Tal fato resultará em rouquidão, soprosidade, ineficácia da tosse e, ocasionalmente, em aspiração (especialmente depois de procedimentos neurocirúrgicos se houver lesão concomitante de outros nervos cranianos).

Em alguns casos, a cirurgia para paralisia de prega vocal não deve ser realizada até que a fonoterapia tenha sido tentada. Em muitos casos, o fortalecimento dos músculos vocais e a melhora da técnica de fala resultam em boa qualidade vocal e a cirurgia não é necessária. Isso é verdade, especialmente, se houver alguma resposta de recrutamento na EMG, mesmo que a prega vocal esteja imóvel. Quando a paralisia é idiopática ou quando se desconhece um corte no nervo, aproximadamente 1 ano de observação e terapia deve geralmente ser completado para permitir um tempo de retorno espontâneo da função antes de se realizar qualquer cirurgia irreversível. Tradicionalmente, a maioria dos procedimentos cirúrgicos funcionou melhor na paralisia unilateral recorrente do nervo laríngeo recorrente.

Muitos fatores devem ser considerados ao selecionar-se um procedimento cirúrgico para o reposicionamento da prega vocal (como a medialização). Por exemplo, o cirurgião deve avaliar a configuração glótica. Ela pode ser normal durante a fonação suave, mas pode haver uma resistência lateral insuficiente, que impede a fonação mais intensa. Esse cenário é agradável para as técnicas de injeção ou para a tireoplastia. Se houver uma fenda no meio da prega vocal musculomembranosa, mas uma boa coaptação no processo vocal, a implantação de uma prótese tradicional de tireoplastia com uma borda interna retificada (como um bloco esculpido de silastic) é frequentemente menos satisfatória do que a injeção ou do que o uso de uma prótese semelhante, como a Gore-Tex. Se houver uma grande fenda posterior, as técnicas de injeção isoladas frequentemente não funcionam bem e os procedimentos de reposicionamento da aritenoide devem ser considerados. Se houver uma grande fenda posterior e uma prega vocal escorçada, a aritenoidopexia pode produzir um resultado mais satisfatório do que a tradicional redução/rotação da aritenoide. Considerações estruturais devem ser pesadas à luz das necessidades vocais do paciente, da sua condição médica e da experiência do cirurgião, bem como de outros fatores, como a função vibratória da prega vocal (presença ou ausência de cicatrizes) e habilidades e necessidades fonatórias da pessoa. Cirurgiões e pacientes devem estar preparados para alterações do planejamento cirúrgico, caso as alterações intraoperatórias da voz não sejam ótimas. A cirurgia em estágios é apropriada em alguns casos (tireoplastia seguida por laringoplastia por injeção, ou vice-versa), não sendo raro que sejam necessárias revisões da cirurgia laringoplástica para otimização do resultado. Logo, pacientes e cirurgiões devem estar preparados para todas as possibilidades.

INJEÇÃO DE TEFLON

A maioria dos cirurgiões injeta materiais para paralisia de prega vocal endoscopicamente, sob anestesia local ou geral. A injeção transcutânea e transoral indireta, guiada por espelhos e fibras óticas telescópicas ou flexíveis é também possível. O tratamento mais comum era a injeção de teflon (Dupont, Wilmington) lateralmente à prega vocal paralisada. A pasta de teflon empurrava a prega vocal paralisada em direção à linha média, permitindo que a prega não paralisada a tocasse mais efetivamente (Fig. 29.1A e B). O autor (RTS) utilizou o teflon somente uma vez desde 1987. O teflon possui várias desvantagens e melhores técnicas estão disponíveis. Quando utilizado, entretanto, a técnica correta envolve a injeção do teflon lateralmente ao músculo vocal. A quantidade de teflon deve ser a suficiente para mover a prega vocal somente até a linha média. Injetar grande quantidade ou injetar muito superficialmente dentro da prega vocal frequentemente resulta em piora da qua-

Seção 4 — Desordens neurogênicas

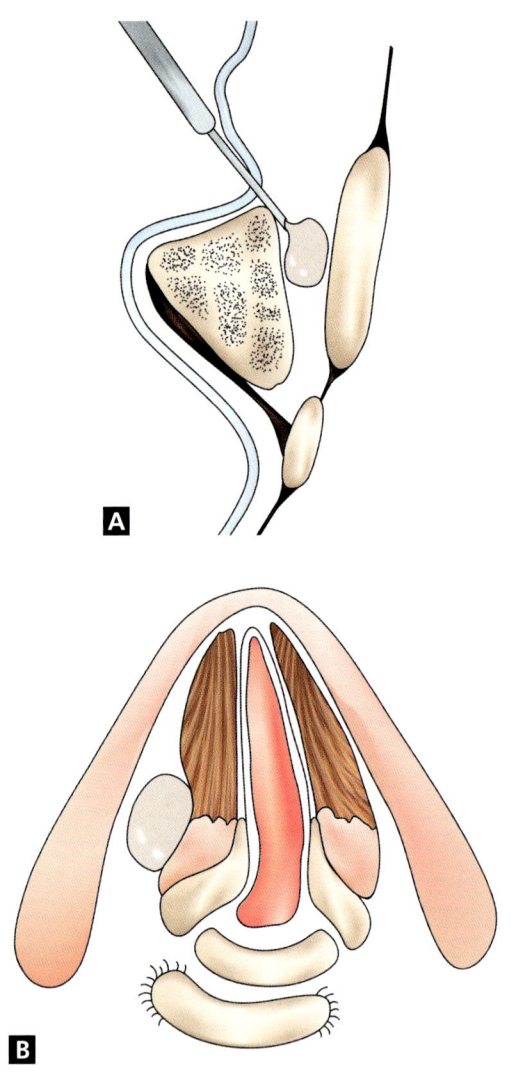

Fig. 29.1A e B: (A) Injeção de teflon lateral ao músculo vocal. (B) Visão superior a coleção de teflon lateral ao músculo vocal desloca medialmente a prega vocal. O deslocamento da prega vocal em direção à posição mediana permite que a prega vocal móvel faça contato com ela. A profundidade do teflon injetado depende do tamanho da laringe, mas a injeção geralmente é feita 3 a 5 mm abaixo da superfície. Geralmente, 0,3 a 1,0 cc de pasta de teflon são necessários. Cada aplicação da seringa de Brünings libera aproximadamente 0,2 cc de pasta de teflon (na prática do autor, o uso da injeção de teflon foi abandonado na metade dos anos 1980).

lidade vocal. Quando propriamente posicionado, o teflon geralmente produzia uma reação local tipo corpo estranho, mas pouca ou nenhuma reação na cartilagem e músculo adjacentes.[2] O teflon é, em geral, envolvido por uma cápsula fibrosa. Entretanto, ocasionalmente uma reação de corpo estranho grave e formação de granuloma podem ocorrer. A avaliação funcional da voz pré e pós-operatória era defendida por von Leden *et al.* em 1967 para todos os pacientes submetidos à cirurgia para a paralisia de pregas vocais, devendo atualmente ser prática de rotina.[3]

INJEÇÃO DE GELFOAM

Os efeitos da injeção de teflon ou de outros materiais injetáveis podem ser muito bem previstos pela injeção prévia de pasta de Gelfoam, o qual foi introduzido em 1978 por Schramm *et al.*.[4] O material é injetado na mesma posição que o teflon, mas é temporário, sendo reabsorvido em 2 a 8 semanas. Em profissionais da voz, injeções periódicas de Gelfoam podem ser apropriadas precocemente durante o curso de uma paralisia do nervo laríngeo recorrente, quando a recuperação não pode ser prevista e a injeção de materiais permanentes não é apropriada. Para essa técnica, 1 g de pós-estéril de Gelfoam é misturado a 4 cc de solução salina fisiológica. A solução salina deve ser adicionada lentamente e a mistura deve ser agitada continuamente. Isso produz 5 cc de uma pasta espessa que pode ser transferida para uma seringa e, então, para uma seringa de Brünings. A técnica para a injeção é idêntica à do teflon. Deve ser observado que, embora a injeção de Gelfoam tenha sido utilizada para este propósito por décadas, ela nunca foi formalmente aprovada pela FDA para este uso. O Gelfoam pode ser injetado em centro cirúrgico ou no consultório. A injeção no consultório geralmente é realizada por via peroral, utilizando-se uma seringa de Brünings com uma agulha curva. Entretanto, da mesma forma que a injeção de colágeno ou de AlloDerm (discutidas adiante), ela também pode ser realizada transcutaneamente. Anderson e Mirza relataram sucesso com essa técnica para o tratamento imediato da imobilidade aguda da prega vocal, com aspiração.[5] Embora o Gelfoam seja considerado temporário, ele geralmente causa uma reação inflamatória. No presente, os estudos científicos sobre a injeção laríngea de Gelfoam são inadequados, e a assunção de que a anatomia laríngea retorna ao normal após a reabsorção do Gelfoam ainda permanece sem comprovação.

INJEÇÕES DE COLÁGENO, ALLODERM E FÁSCIA

Muitos outros materiais ainda são injetados para o tratamento da paralisia das pregas vocais, especialmente colágeno, gordura, AlloDerm (Life Cell Corporation, Branchburg, NJ), fáscia e hidroxiapatita de cálcio (Coaptite, Bio Form, Inc., Franksville, Wisconsin). Ford e Bless defenderam o uso do colágeno para várias condições, incluindo casos selecionados de paralisia unilateral de prega vocal.[6-8] O colágeno é apresentado em forma líquida, em vez de uma pasta espessa como o teflon. Essas diferenças mecânicas aumentam a facilidade e a acuidade da injeção. Além disso, o colágeno pode reduzir a formação de cicatrizes, uma vez que ele estimula a produção de colagenase. Antes de se injetar colágeno bovino, precauções de segurança, como testes cutâneos, são essenciais. Entretanto, os colágenos autólogos humanos e alógenos estão hoje disponíveis e parecem ser superiores ao colágeno bovino por várias razões. Não apenas o uso de material humano elimina as reações graves ocasionalmente encontradas com o colágeno bovino (testes cutâneos não são mais necessários), mas a experiência preliminar também sugere que o colágeno humano (Dermalogen, Collagenesis, Beverly,MA) pode permanecer por mais tempo após a injeção,[9] tornando-o potencialmente mais útil para a aplicação lateral (medialização) do que o colágeno bovino.[10-13] De forma diversa de outras substâncias, o colágeno é projetado para injeção superficial no interior da margem da prega vocal. Uma agulha laríngea especial calibre 25,27 ou 30 é inserida através da mucosa que reveste a margem vibratória até que a resistência do ligamento vocal seja sentida. Geralmente, 0,03 a 0,08 cc de colágeno são injetados superficialmente. Se a preparação padrão de colágeno (Dermalogen) for muito viscosa para uma dada situação clínica, um colágeno menos viscoso (Demologenlite) pode ser obtido com o fabricante. Entretanto, a viscosidade é, em geral, adequada com o Dermalogen se ele for aquecido à temperatura corpórea. O colágeno também pode ser injetado lateralmente. Uma técnica peroral é a mais adequada para injeções superficiais, embora o colágeno possa ser injetado superficialmente utilizando-se uma abordagem externa através da membrana cricotireoidiana, em casos selecionados. Para injeções laterais ao longo da prega vocal, uma abordagem externa através da lâmina tireóidea geralmente funciona bem. A lâmina tireoidiana é geralmente puncionada 7 a 9 mm acima da sua borda inferior. A posição da agulha pode ser confirmada pela observação de movimentação nos tecidos moles paraglóticos por meio de um laringoscópio flexível de fibra ótica. Se o reflexo nauseoso do paciente for grave o suficiente para impedir a injeção peroral de colágeno ou de outras substâncias ou se a cartilagem laríngea estiver muito ossificada para permitir a passagem de uma agulha pela lâmina tireoidiana, é possível injetar no espaço paraglótico passando-se uma agulha posteriormente à parte superior da lâmina tireoidiana (Fig. 29.2). A injeção na prega vocal também pode ser realizada através da membrana tireo-hióidea, guiada por nasolaringoscopia flexível. Essa técnica foi desenvolvida para injeção de cidofovir. Uma agulha calibre 25 é inserida na linha média, borda superior da incisura tireoidiana, após aplicação de anestesia tópica, e a injeção vocal pode ser facilmente realizada (Milan R. Amin, comunicação pessoal, junho de 2004). As injeções de colágeno parecem ser eficazes em pacientes selecionados, sendo uma valiosa adição ao armamentário cirúrgico do laringologista. O colágeno não é aprovado pela FDA para o uso específico na laringe, embora o seu uso tenha tornado-se prática padrão.

O AlloDerm Cymetra micronizado (LifeCell Corporation, Branchburg, NJ) é um material de tecido huma-

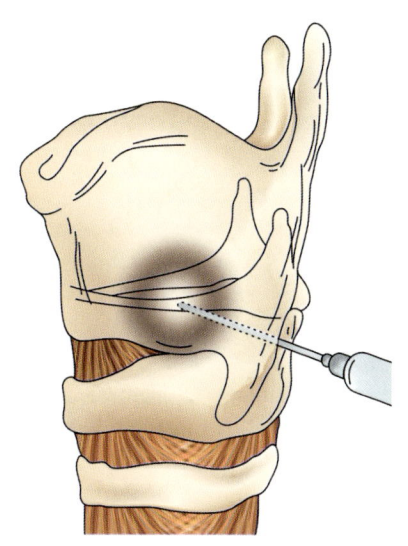

Fig. 29.2: Na maioria dos pacientes, o espaço paraglótico pode ser alcançado por uma abordagem posterior, passando-se uma agulha posteriormente à borda posterior da lâmina tireoidiana e então a angulando anterior e superiormente. Cuidados devem ser tomados para manter a agulha próxima à cartilagem tireoide, o que ajuda a evitar lesões do seio piriforme ou de ramos do nervo laríngeo recorrente.

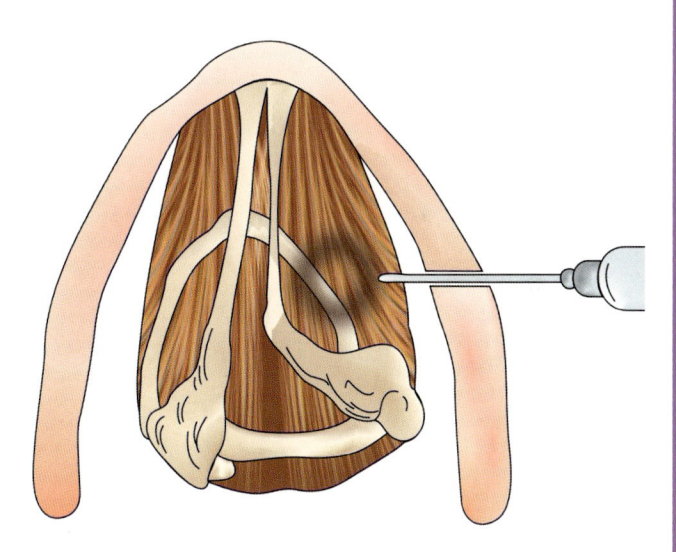

Fig. 29.3: Injeções de Alloderm, colágeno ou outras substâncias podem ser realizadas passando-se uma agulha através da lâmina tireoidiana. O ponto de inserção é de aproximadamente metade do caminho entre as bordas anterior e posterior da lâmina tireoidiana e em torno de 7 a 9 mm acima da borda inferior.

no acelular que inclui colágeno, elastina e proteoglicanos. Seu uso na laringe foi descrito por Passalaqua et al..[14] Eles utilizaram uma técnica externa, na qual a lâmina tireoidiana era puncionada com uma agulha de calibre 22 ou 24. A localização da agulha era confirmada utilizando-se um nasolaringoscópio flexível e o AlloDerm era injetado lateralmente para o tratamento de condições como o arqueamento *(bowing)* (Fig. 29.3). Da mesma forma que o colágeno, o AlloDerm pode ser injetado por essa técnica externa, por uma técnica indireta peroral em consultório ou pela laringoscopia direta em centro cirúrgico.

A fáscia autóloga também tem sido advogada para o aumento das pregas vocais. Rihkanen sugeria o corte da fáscia em pequenos fragmentos e sua aplicação por uma seringa de Brünings.[15] O autor (RTS) tentou essa técnica e variações ao longo dos anos. Utilizamos fáscia isolada, de forma similar àquela descrita subsequentemente por Rihkanen, e fáscia misturada à gordura, na tentativa de reduzir a quantidade reabsorvida do material de aumento. O principal problema com a fáscia é técnico. Se toda ela não for cortada em diminutos fragmentos, é muito difícil passá-la através da seringa de Brünings. Em uma ocasião, ela obstruiu a seringa de Brünings tão firmemente que uma tentativa de passá-la mais além resultou na quebra da seringa de metal. Entretanto, se a fáscia for adequadamente preparada, ela pode ser um bom material. Relativamente, muito pouco é reabsorvido, e sobrecorreções excessivas devem ser evitadas.

A hidroxiapatita de cálcio (Coaptite, BioForm, Inc. Franksville, Wisconsin) é uma suspensão de partículas de hidroxiapatita de cálcio (CaHA). Ela é aprovada pela FDA para uso na laringe, mas não há ainda experiência suficiente com essa substância para comentar o seu uso e potenciais problemas.

INJEÇÃO DE GORDURA AUTÓLOGA

A primeira utilização de gordura autóloga na laringe foi relatada por Dedo, em 1975, para pacientes com câncer laríngeo.[16] Ele descreveu a colocação de um enxerto livre de gordura sob um retalho de avanço mucoso para a criação de uma neoprega vocal após uma hemilaringectomia vertical. Em vários sentidos, o conceito é análogo à implantação de gordura aqui relatada. Infelizmente, Dedo não forneceu o número de pacientes, ou qualquer forma de avaliação objetiva, mas reportou vozes pós-operatórias com mínima rouquidão ou soprosidade em todos os casos. Essa técnica não tem sido largamente empregada e não existem relatos recentes de seu uso contínuo. Entretanto, em casos apropriados, Dedo ainda emprega uma modificação dessa técnica e tem tido uma boa experiência contínua com ela (comunicação pessoal, abril, 1995). A injeção de gordura humana autóloga na laringe foi primeiramente relatada por Mikaelian, Lowry e Sataloff em 1991[17] e subsequentemente por Brandenburg, Kirkham e Koschkee.[18] Estes relatos e os subsequentes trataram da lipoinjeção autóloga lateralmente à margem vibratória, colocando a gordura na mesma posição na qual o teflon era utilizado. O autor (RTS) teve uma contínua boa experiência com a injeção de gordura, particularmente em pacientes que necessitam somente de uma medialização mínima. Para pacientes com uma fenda glótica posterior ampla, a tireoplastia ou tireoplastia combinada à injeção de gordura e/ou adução da aritenoide tem sido preferida.

Houve uma extensa experiência com o transplante autólogo de gordura em várias áreas do corpo. Em uma revisão particularmente boa de 1989, Billings e May resumiram a literatura nesse tema e apontaram muitos dos problemas que fazem do uso de gordura um tópico controverso.[19] Particularmente, a massa final do enxerto e o destino da gordura são notoriamente imprevisíveis. No momento, a preponderância das evidências sugere que a gordura transplantada sobrevive e que o tecido adiposo realocado permanece dinâmico. Entretanto, observações em sítios de tecidos moles, como a face e o tórax, podem ou não ser aplicáveis ao destino da gordura transplantada para a laringe, especialmente para a margem vibratória.

Wexler *et al.* estudaram o destino da gordura cirurgicamente implantada nas pregas vocais de cinco cães.[20] A gordura foi introduzida por intermédio de uma abordagem por laringofissura, e não por meio de injeções. A gordura foi recuperada 2 meses após a cirurgia inicial e em 4 dos 5 cães ainda estava presente. Além disso, o autoenxerto produziu bons resultados funcionais, incluindo maior intensidade vocal, menores limiares de pressão para a fonação e outras melhorias no *output* acústico. Hill, Meyers e Harris utilizaram microinjeções em canídeos após secção do nervo laríngeo recorrente.[21] Eles utilizaram uma técnica de microinjeção sem laringofissura e estudaram histologicamente os animais do experimento em 3 semanas. A massa da gordura persistiu, ao menos durante esse período de tempo.

Um excelente estudo foi realizado por Archer e Banks.[22] Eles desenharam seu estudo para avaliar a viabilidade de longo prazo da gordura introduzida submucosamente em pregas vocais cicatriciais, um procedimento bastante similar àquele que o autor desenvolveu independentemente para uso em humanos, como descrito neste capítulo. Archer e Banks estudaram 15 espécimes canídeos em três grupos. O primeiro grupo foi submetido à excisão da mucosa de uma prega vocal. O segundo grupo foi submetido à excisão das mucosas de ambas as pregas vocais, uma das quais foi aumentada 6 semanas depois com gordura autóloga através de injeção submucosa em três posições ao longo da prega vocal. Esses dois grupos foram sacrificados após 6 meses. O terceiro grupo foi tratado da mesma maneira que o segundo grupo, mas foi sacrificado em 12 meses. Cada animal foi utilizado como seu próprio controle. As pregas vocais desnudadas *(stripped)* se encontravam adelgaçadas quando comparadas às normais e às aumentadas por gordura. Todas as pregas vocais aumentadas revelaram células adiposas viáveis na mucosa superficial. As pregas vocais no grupo aumentado por gordura encontravam-se estatisticamente mais espessas quando comparadas às mucosas que foram lesadas, grupos não aumentados.

Embora os estudos citados sejam importantes, sua aplicabilidade a humanos deve ser questionada, como em toda pesquisa com canídeos. Infelizmente, não existe nenhuma alternativa não humana melhor, uma vez que o homem é a única espécie com lâmina própria e ligamento vocal em camadas. Uma vez que cães não possuem ligamento vocal, extrapolações de pesquisas com cães para a resposta humana devem ser feitas com grande cautela. Todavia, é encorajador notar que a gordura autóloga parece permanecer preservada e eficaz nas pesquisas animais até hoje. Isso é especialmente reconfortante, considerando a pobreza de experiências com implantação de gordura em laringes humanas.

O autor tem tido boa experiência com injeções de gordura autóloga desde o nosso relato inicial.[17] Várias considerações técnicas são importantes para se obter sucesso. A primeira é a seleção de pacientes. Os pacientes que mais se beneficiam da injeção de gordura autóloga são aqueles que apresentam apenas uma pequena fenda glótica ou aqueles que fecham a glote durante a fonação suave, mas apresentam uma resistência insuficiente no lado paralisado para permitir uma fonação intensa. Tais condições ocorrem após compensação espontânea da paralisia laríngea ou ocasionalmente a seguir à tireoplastia do tipo I, especialmente quando uma atrofia adicional do músculo tireoaritenoidiano ocorre. Situações similares podem ser observadas em pacientes com arqueamento *(bowing)* das pregas vocais, como discutido em outro ponto deste capítulo. Segundo, a gordura deve ser traumatizada o mínimo possível, mantendo-se glóbulos largos. Terceiro, a gordura não deve ser injetada mais posteriormente do que o terço médio da porção membranosa da prega vocal. Uma injeção propriamente posicionada nesse local gera um deslocamento medial adequado e permite à prega vocal medializada empurrar a aritenoide e o processo vocal para uma posição melhor. Injetar muito posteriormente cria um impedimento mecânico ao movimento passivo da aritenoide, resultando frequentemente em uma disparidade persistente da altura vertical no processo vocal e resultados vocais inferiores. Quarto, de maneira distinta do teflon, a gordura requer uma sobreinjeção de aproximadamente 30%. A prega vocal deve estar convexa na conclusão do procedimento, contando-se com a reabsorção esperada (Fig. 29.4). Essa sobreinjeção causa uma disfonia moderada. Se a voz estiver excelente no final do procedimento cirúrgico, um bom resultado final não deve ser esperado. Inicialmente, o autor recomendava a realização desses procedimentos sob anestesia local, de uma forma similar à injeção de teflon. Entretanto, uma vez que a sobreinjeção de gordura é realizada rotineiramente, sem necessidade de ajustes

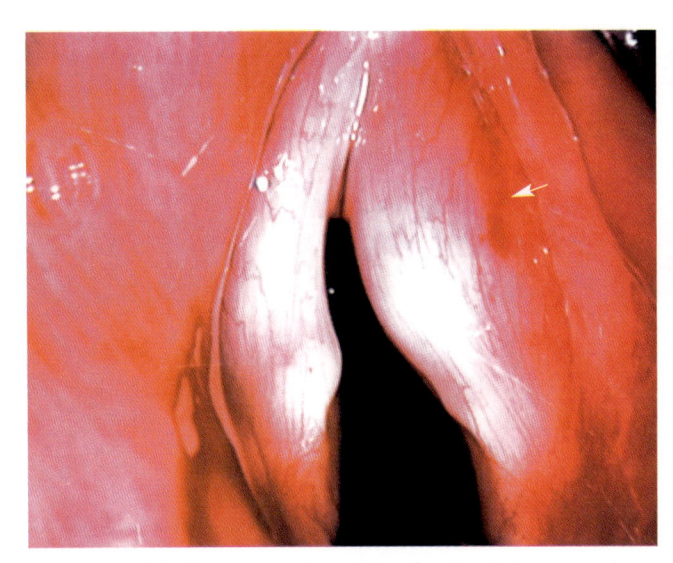

Fig. 29.4: A injeção nesse paciente foi realizada próxima ao meio da prega vocal direita *(seta)*. Essa posição é mais anterior do que o normal. Esta fotografia intraoperatória mostra uma sobrecorreção de 30 a 40%, o ponto final desejado. O aparente arqueamento *(bowing)* da prega vocal esquerda é um artefato. Reproduzida de Sataloff RT. *Professional Voice: The Science and Art of Clinical Care*, 3rd edition. San Diego, CA: Plural Publishing, Inc.; 2005: Fig. 82.36, com permissão.

finos do procedimento cirúrgico fundamentados na função fonatória, a injeção de gordura pode ser realizada de forma igualmente eficaz sob anestesia geral.

Até recentemente, era afirmado que não se devia injetar muita gordura. Quanto isso seja geralmente verdadeiro, há raras exceções. Depois de mais de 10 anos utilizando a técnica, o autor encontrou um caso em que o excesso de gordura teve de ser ressecado. Interessantemente, gordura viável, histologicamente normal foi removida um ano após a injeção (Fig. 29.5). Entretanto, esta situação representa a exceção, e os cirurgiões tendem a errar por injetar muito pouco. A sobrecorreção deve normalmente ser de ao menos 30 a 40%, como descrito, ou injeções repetidas serão necessárias em muitos pacientes. Na maioria dos casos, a reabsorção inicial da gordura ocorre de forma bem rápida. Os pacientes obtêm uma voz útil dentro de 4 a 12 semanas. Mudanças adicionais ocorrem após 6 a 12 meses. Ocasionalmente, elas podem mesmo ocorrer mais tarde, necessitando de reinjeções. Tais alterações retardadas têm sido mais comumente observadas após perda substancial de peso ou uma infecção severa do trato respiratório superior. Entretanto, em geral, se o fechamento glótico é satisfatório, a melhora é permanente.

REMOÇÃO DE TEFLON

Uma das complicações da injeção de teflon é a sobreinjeção. Se o teflon for injetado em quantidades excessivas ou

Seção 4 — Desordens neurogênicas

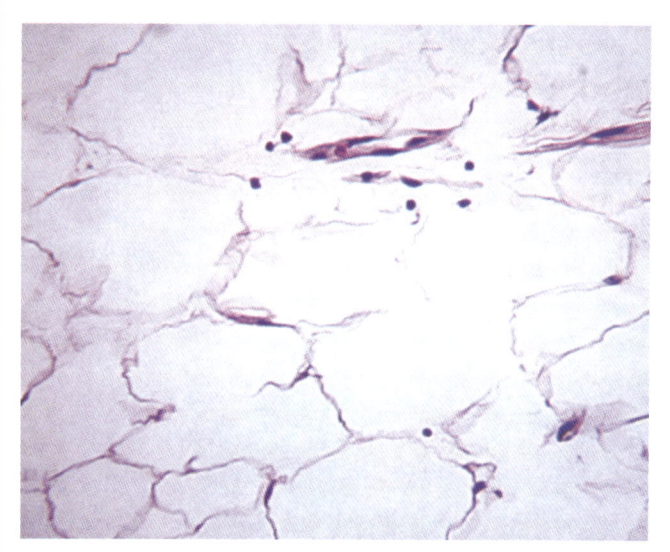

Fig. 29.5: Este executivo corporativo de 78 anos de idade apresentava uma disfonia substancial relacionada com paresia bilateral do nervo laríngeo superior. Ele fora previamente submetido a uma injeção de gordura, há 1 ano. A sobrecorreção usual foi realizada na prega vocal direita e uma pequena quantidade de gordura foi injetada no mesmo tempo cirúrgico na prega vocal esquerda, mas sem o excesso habitual, para evitar obstrução da via aérea. No pós-operatório, ele reteve mais gordura do que o normal, especialmente anteriormente. Tal fato resultou em tensão e fadiga vocais. Uma incisão foi realizada lateralmente e o excesso de gordura foi ressecado 1 ano após a injeção. A gordura aparentava normalidade, a olho nu e microscopicamente, como visto acima. Reproduzida de *Sataloff RT. Professional Voice: The Science and Art of Clinical Care*, 3rd edition. San Diego, CA: Plural Publishing, Inc.; 2005: Fig. 82.37, com permissão.

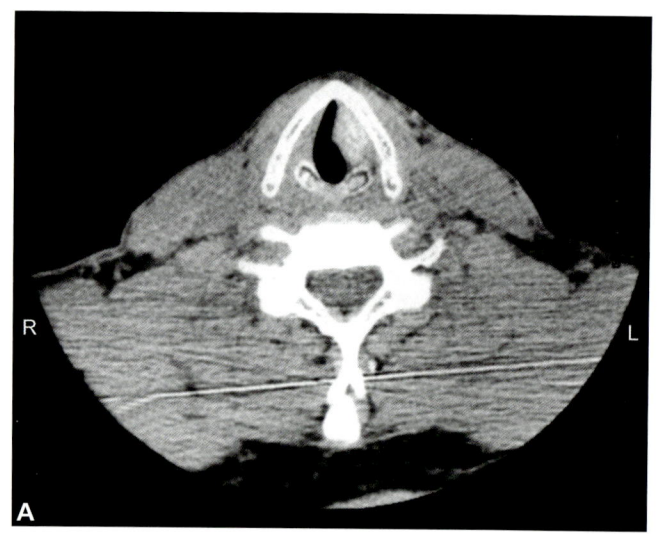

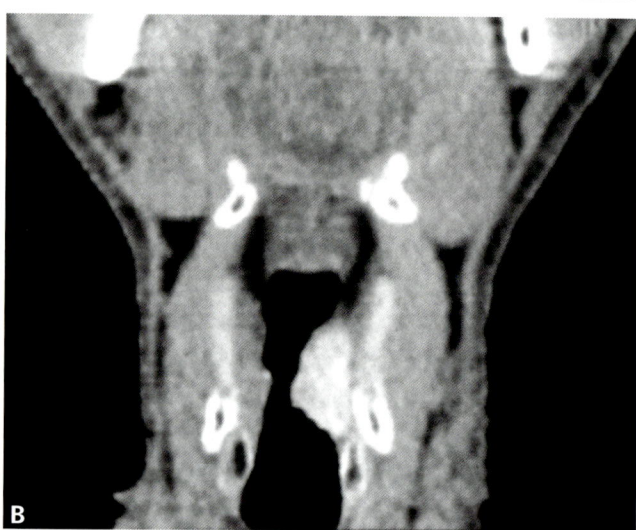

Fig. 29.6A e B: (A) Cortes tomográficos axiais e (B) coronais de um paciente com granuloma de teflon à esquerda, ilustrando o valor das imagens da TC no mapeamento da posição do teflon previamente à cirurgia. Reproduzida de *Sataloff RT. Professional Voice: The Science and Art of Clinical Care*, 3rd edition. San Diego, CA: Plural Publishing, Inc.; 2005: Fig. 82.38, com permissão.

muito superficialmente, a voz será substancialmente pior após a cirurgia do que era antes da injeção de teflon. O tratamento dessas complicações e a restauração de uma qualidade vocal satisfatória são largamente (e corretamente) considerados difíceis. Entretanto, o otorrinolaringologista pode ser significativamente ajudado por uma avaliação pré-operatória acurada do problema.

Os cortes da tomografia computadorizada (TC) de laringe após injeção de teflon documentam facilmente a posição do teflon depositado, incluindo a sua quantidade e profundidade (Fig. 29.6A e B). Embora este material de grande atenuação (216 unidades Hounsfield) seja facilmente visível, o valor da avaliação radiológica nesses casos foi reconhecido somente no final dos anos 1980.[23]

Em geral, uma avaliação pré-operatória por meio de videolaringoestroboscopia, TC e análise objetiva da voz permite uma definição razoavelmente acurada do problema. Se o teflon tiver sido incorretamente injetado submucosamente e a margem vibratória for a dinâmica, mas relativamente retificada, o paciente deve ser avisado de que futuros procedimentos cirúrgicos provavelmente não resultarão em melhorias, especialmente se a borda da prega vocal estiver lisa. Se houver múltiplos pedaços de teflon superficial com falha no fechamento glótico entre eles, geralmente vale a pena removê-los e regularizar a margem vibratória, para melhorar o fechamento glótico, mesmo que a vibração não seja restaurada. Se o teflon foi injetado na posição correta, mas existe convexidade na prega vocal em virtude da quantidade excessiva de teflon e/ou à formação de granuloma, os resultados são mais satisfatórios. Deve-se notar que o excesso pode não ser em decorrência da má técnica da parte do cirurgião. Embora o teflon não deva causar reações de forma corriqueira, algumas pessoas apresentam reação granulomatosa ou formam uma cápsula

Paresias/paralisias das pregas vocais

espessa, aumentando, portanto, a massa. Consequentemente, a quantidade de teflon pode ter sido a correta no momento da cirurgia, mas se tornou maior do que a necessária após a resposta tecidual ocorrer. Na opinião do autor, a melhor maneira de abordar este problema geralmente engloba uma incisão com *laser* lateralmente sobre a coleção de teflon. A incisão deve ser distante da margem vibratória. Quando o *laser* CO_2 atinge o teflon, um clarão branco brilhante é observado. Se houver uma reação granulomatosa extensa em torno do teflon, poderá ser necessário removê-lo com o *laser*. Em outros casos, a exposição de uma pequena porção do teflon permite que este seja espremido e aspirado. Uma pressão delicada com o lado da sucção contra a borda da prega vocal é utilizada para ordenhar a quantidade desejada de teflon e para restabelecer uma margem lisa na prega vocal. Uma discreta sobre-evacuação, criando uma concavidade mínima na borda da prega vocal, parece produzir os melhores resultados. Alternativamente, o teflon pode ser removido por via externa, por meio de uma tireotomia. As técnicas de abordagem externa para a remoção do granuloma de teflon foram publicadas por Netterville *et al.*[24,25] A abordagem requer uma tireotomia, com incisão no pericôndrio interno. Em alguns casos, a massa de teflon pode ser facilmente descapsulada. Entretanto, se o teflon e a resposta inflamatória envolverem a margem vibratória, penetração no interior da via aérea poderá ocorrer. Se uma abordagem externa for utilizada e a massa de teflon aparentar ter sido removida de forma segura, pode ser desejável preencher parte da cavidade resultante, embora seja difícil prever o resultado vocal final durante esses procedimentos. Isso deve-se ao fato de que o teflon frequentemente produz rigidez e cicatrizes nas pregas vocais, e a prega vocal pode não se lateralizar completamente na sala cirúrgica. Entretanto, se houver uma larga cavidade criada pela ressecção, alguma lateralização é prevista de ocorrer durante a cicatrização. A cavidade pode ser preenchida com um enxerto livre de gordura ou com um *flap* de musculatura em fita *(strap muscles)*. Recentemente, Neterville modificou o seu procedimento (James Netterville, MD, Comunicação Pessoal, 2001). Em vez de utilizar um *flap* lateral de cartilagem, ele atualmente aborda o espaço paraglótico através de uma incisão vertical de tireotomia realizada a aproximadamente 4 mm da linha média da cartilagem tireoide. Ele também abandonou o *flap* de musculatura em fita de base inferior em virtude de alguns poucos casos de fibrose, que produziram cicatrizes inferolaterais nas pregas vocais. Em vez disso, ele vem utilizando um *flap* platismal, com sua gordura anexa. O autor (RTS) obteve um sucesso razoável com *flaps* de musculatura em fita de bases anterior e superior, desde que eles sejam seccionados no ponto de origem ou inserção, e não no corpo do músculo. Uma quantidade em excesso do músculo é posicionada e o músculo é suturado na posição com pontos através da cartilagem tireoide. Se o tecido profundo à prega vocal for deficiente (atrofia ou ausência de músculos), um *flap* incluindo gordura é utilizado, ou então um enxerto livre de gordura. Deve ser notado que a remoção completa do teflon é difícil (frequentemente impossível), tanto pelo acesso externo, quanto pelo endoscópico. Ao menos que uma hemilaringectomia seja realizada, pequena partículas de teflon frequentemente persistem. Em alguns casos, elas podem produzir granulomas sintomáticos recorrentes meses ou anos após tratamentos bem-sucedidos. Tais problemas constituem as razões primárias pelas quais o teflon foi abandonado no final dos anos 1980 em favor de injeções de gordura ou outros materiais ou tireoplastia.

TÉCNICAS CIRÚRGICAS

Caso 1 – Lipoinjeção (Fig. 29.7A a L)

Passo 1

A anestesia geral é administrada por meio de intubação orotraqueal.

Passo 2

Uma incisão medindo aproximadamente 5 mm é realizada em uma cicatriz abdominal preexistente. Se não houver nenhuma cicatriz disponível, uma incisão é realizada no quadrante inferior esquerdo, bem abaixo da linha dos pelos pubianos (Fig. 29.7B), de forma a não confundir a cicatriz com aquela de uma apendicectomia prévia.

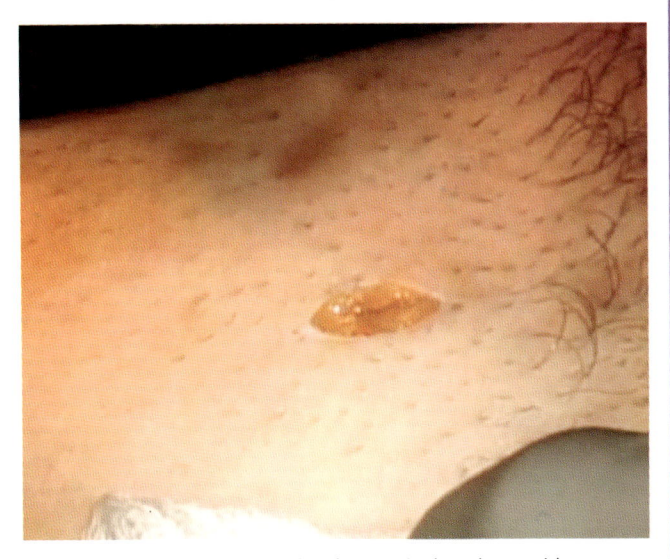

Fig. 29.7A: Uma incisão é realizada através da pele e tecidos subcutâneos abaixo da linha dos pelos pubianos. A incisão também pode ser realizada no quadrante inferior esquerdo ou na porção inferior do umbigo.

Seção 4 Desordens neurogênicas

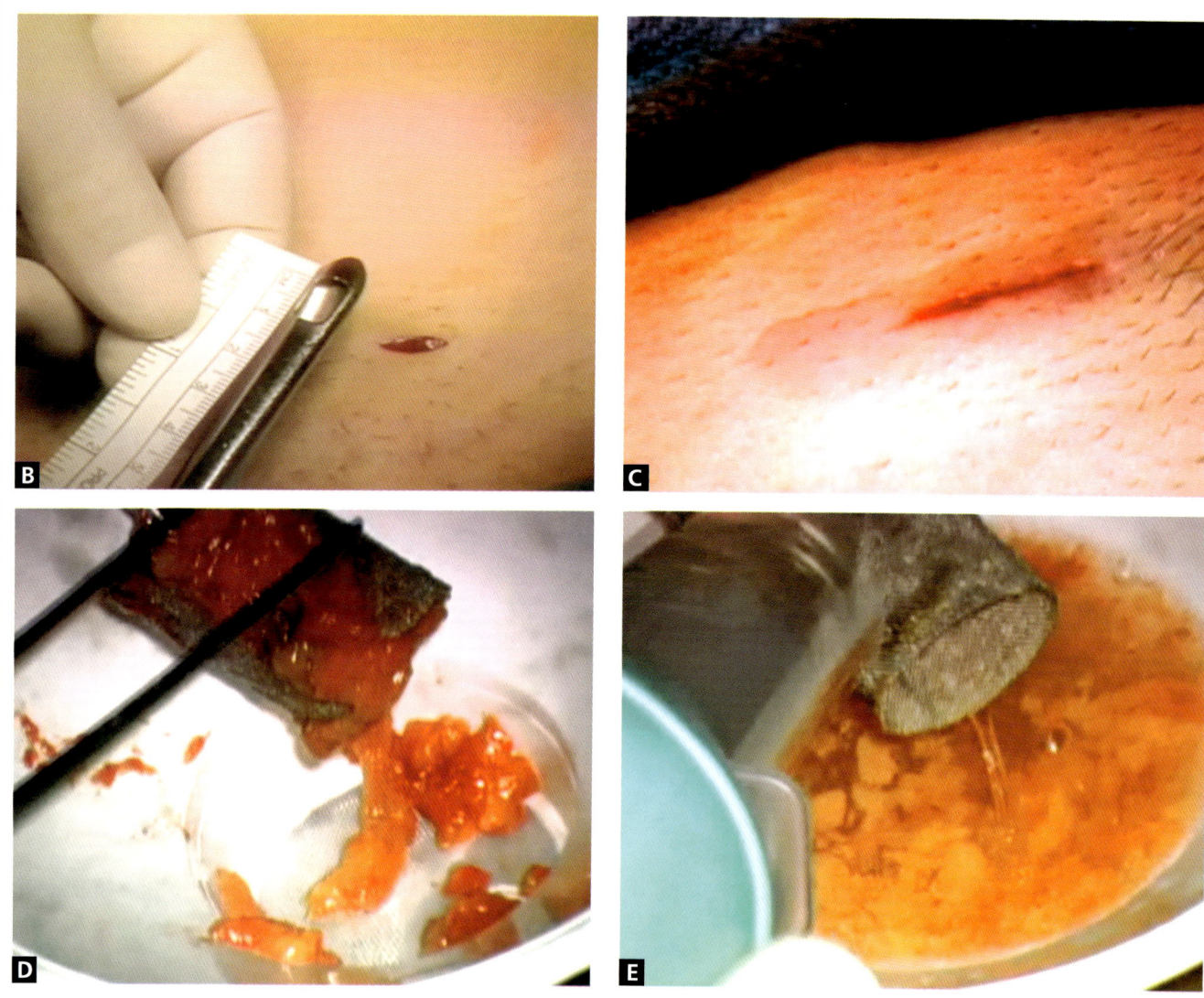

Fig. 29.7B a E: (B) Uma cânula de lipoaspiração larga (8 mm) é utilizada para a colheita da gordura. Note que a incisão não precisa ser maior do que a largura da cânula de lipoaspiração. A gordura também pode ser colhida em glóbulos grandes, por meio da ressecção de uma pequena quantidade de gordura (geralmente abdominal), com instrumentos tradicionais. (C) A incisão é aproximada com suturas subcutâneas e N-butil-octil cianoacrilato. (D) Grandes partículas de gordura são removidas do filtro da lipoaspiração. (E) A gordura lipoaspirada é delicadamente lavada com solução salina. É importante evitar manipulação ou trauma extenso à gordura. Nós não centrifugamos a gordura ou utilizamos insulina.

Passo 3

A gordura é colhida via lipoaspiração por um sistema de lipoaspiração de calibre largo e baixa pressão. O autor prefere uma cânula de lipoaspiração de 8 mm (Fig. 29.7B), uma vez que ela permite a colheita de partículas de gordura de ótimo tamanho, minimizando o trauma às células adiposas que ocorre durante a extração sob alta pressão com cânulas menores. Alternativamente, a gordura pode ser colhida em glóbulos grandes pela ressecção de uma pequena quantidade de gordura (geralmente do abdome) com instrumentos tradicionais.

Passo 4

Depois da colheita da gordura, a incisão é fechada com suturas absorvíveis 3.0 (Fig. 29.7C). As bordas da ferida são aproximadas com octil-2-cianoacrilato.

Passo 5

A gordura lipoaspirada é passada através de um sistema de filtragem do tipo *inline*. É então posicionada em um funil de filtragem estéril (Fig. 29.7D) e delicadamente lavada com solução salina estéril (Fig. 29.7E), mas não fragmentada. A parte posterior de um cabo de bisturi é utilizada

Paresias/paralisias das pregas vocais

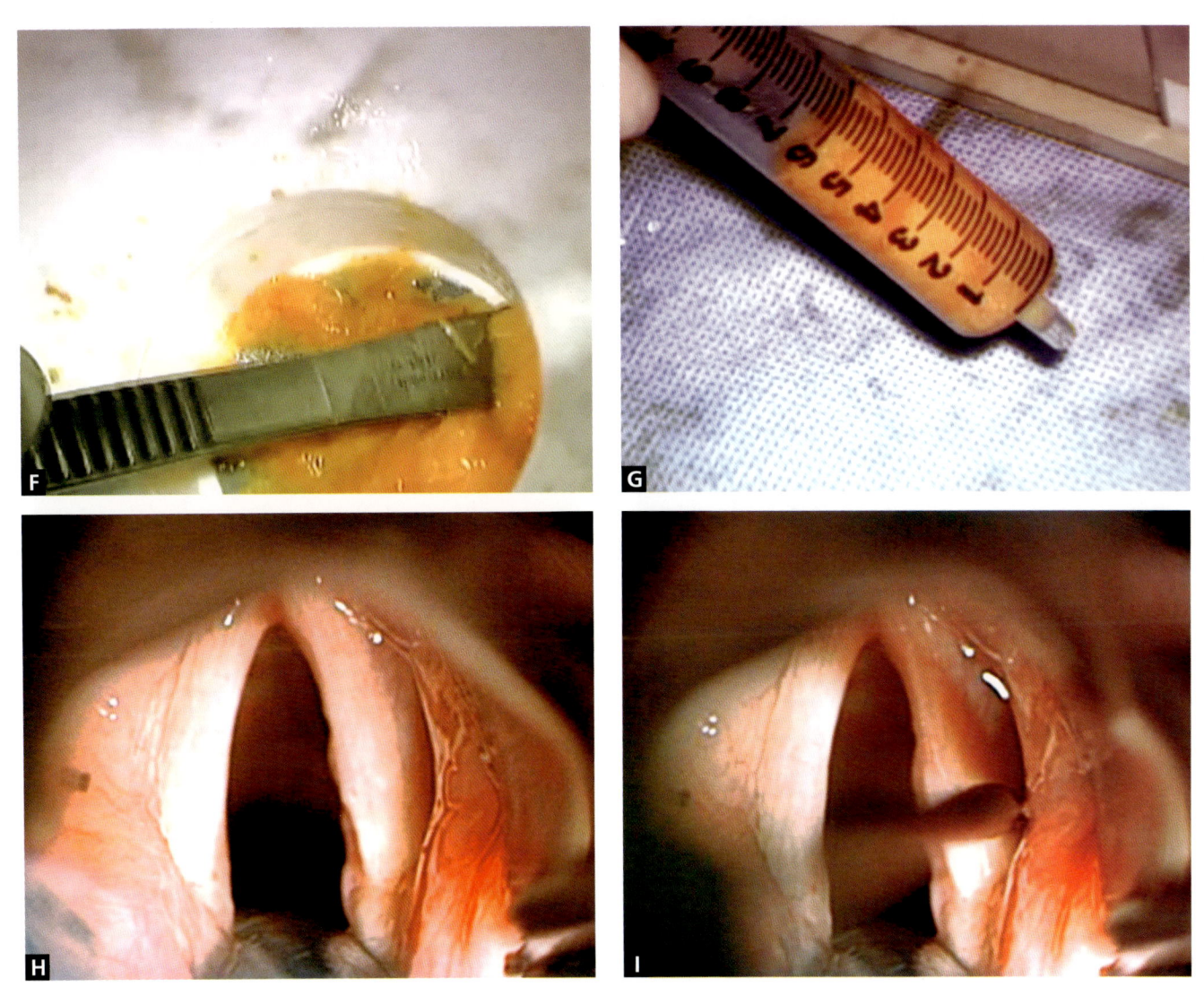

Fig. 29.7F a I: (F) Utilizando a parte posterior do cabo de um bisturi, a mistura é agitada, permitindo que a solução salina saia por intermédio do filtro. (G) A gordura é colocada em uma seringa sem agulha, como preparação para o preenchimento da seringa de Brünings. (H) A visão por laringoscopia de suspensão mostra pregas vocais arqueadas *(bowed)* bilateralmente. (I) Uma seringa de Brünings é utilizada para injetar a gordura. A agulha é posicionada na linha arqueada superior, imediatamente anterior à ponta do processo vocal.

para limpar o sangue e resíduos de ácidos graxos da gordura (Fig. 29.7F).

Passo 6
A gordura colhida é coletada, colocada em uma seringa de 10 mL sem agulha (Fig. 29.7 G) para o preenchimento de uma seringa de Brünings.

Passo 7
A laringoscopia de suspensão expõe as pregas vocais (Fig. 29.7H). Nesse paciente, arqueamento *(bowing)* bilateral das pregas vocais pode ser observado.

Passo 8
A gordura colhida é injetada na prega vocal (Fig. 29.7I). Uma injeção profunda e lateral é realizada posicionando-se a agulha ligeiramente além da ponta do processo vocal, na linha arqueada superior, lateralmente angulada.

Passo 9
Uma sobrecorreção de aproximadamente 30% é realizada, contando com a reabsorção da gordura (Fig. 29.7J).

Passo 10
Qualquer gordura protuindo através do ponto da injeção é delicadamente pinçada com pinças microlaríngeas e seccionada o mais próximo possível do local de injeção (Fig. 29.7K). Se deixada protuir através do local da injeção, haverá um potencial para uma reação inflamatória, incluindo formação de granuloma. Pouca ou nenhuma injeção contralateral de gordura é realizada (Fig. 29.7L).

Desordens neurogênicas

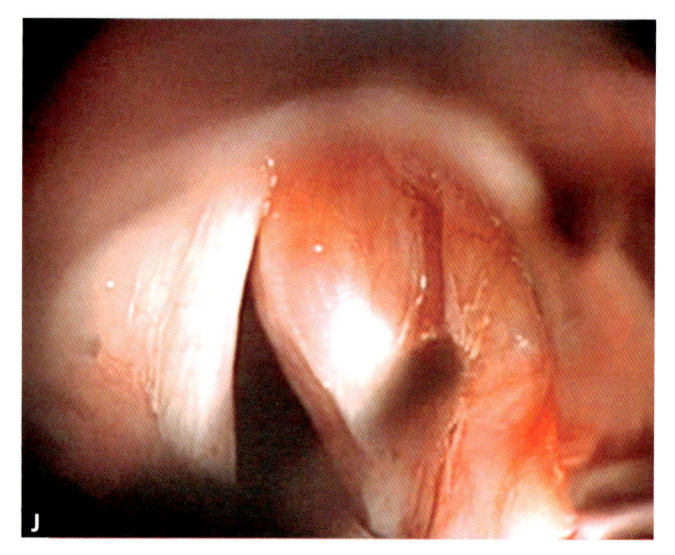

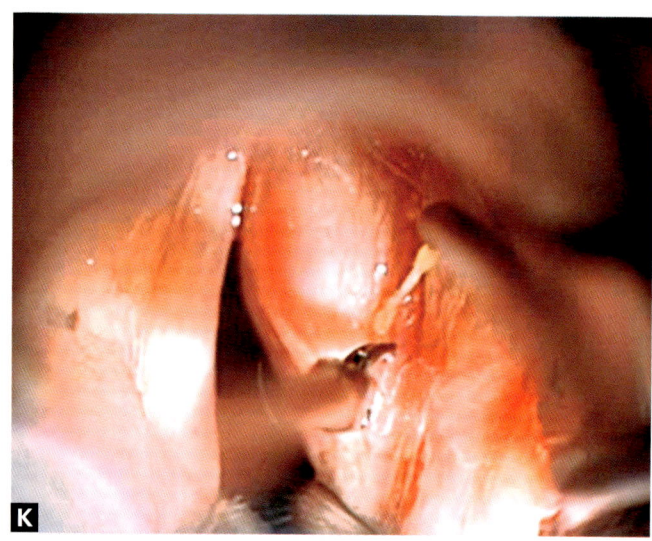

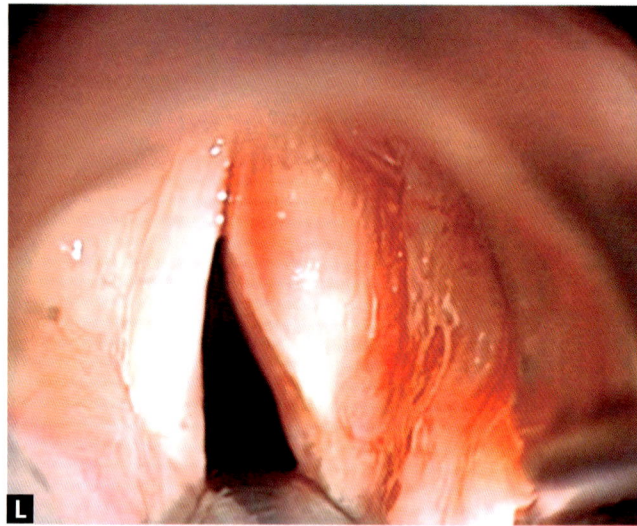

Fig. 29.7J a L: (J) Uma sobreinjeção de gordura de aproximadamente 40% é necessária, contando com a reabsorção. (K) Para evitar formação de granuloma, qualquer gordura que protua pelo ponto de injeção é excisada. (L) O procedimento é estagiado para permitir a sobrecorreção enquanto mantenha a desobstrução da via aérea.

Passo 11

A extubação é realizada enquanto o paciente ainda encontra-se em anestesia profunda. O paciente é mantido em repouso vocal estrito por ao menos 48 horas para prevenir a extrusão através do local da injeção.

Caso 2 – Remoção de Implante de Radiesse com Instrumentos Frios

Passo 1

A anestesia geral é administrada por intubação orotraqueal. A microlaringoscopia de suspensão é realizada para a exposição da glote (Fig. 29.8A).

Passo 2

Uma incisão é realizada na superfície superior da prega vocal com um bisturi reto de Sataloff (Fig. 29.8B) para a criação de um *microflap*.

Passo 3

A dissecção romba com um dissecador longo em ângulo reto de Sataloff é utilizada para avançar o *microflap*, com melhor exposição do implante (Fig. 29.8C).

Passo 4

A dissecção continua de forma circunferencial ao redor do implante (Fig. 29.8D). A reação inflamatória e integração tecidual causadas pelo implante necessitam do uso de força contínua, mas delicada.

Passo 5

Uma vez que o implante é exposto, ele é pinçado com uma pinça em forma de coração de Sataloff e medialmente retraído (Fig. 29.8E e F). Tanto a dissecção cortante quanto a romba poderão ser necessárias para liberar o implante do ligamento vocal e/ou do músculo.

Paresias/paralisias das pregas vocais

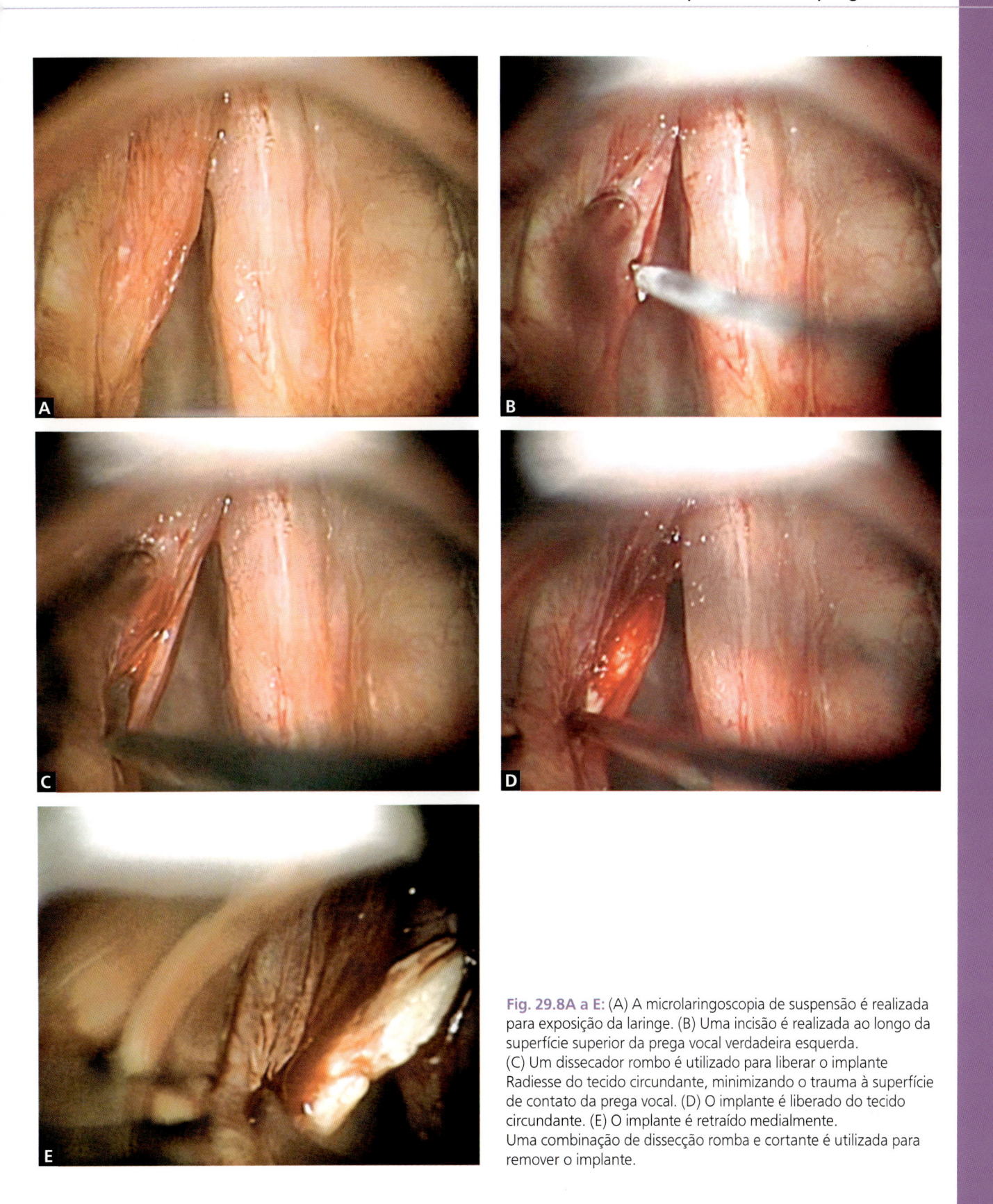

Fig. 29.8A a E: (A) A microlaringoscopia de suspensão é realizada para exposição da laringe. (B) Uma incisão é realizada ao longo da superfície superior da prega vocal verdadeira esquerda. (C) Um dissecador rombo é utilizado para liberar o implante Radiesse do tecido circundante, minimizando o trauma à superfície de contato da prega vocal. (D) O implante é liberado do tecido circundante. (E) O implante é retraído medialmente.
Uma combinação de dissecção romba e cortante é utilizada para remover o implante.

Desordens neurogênicas

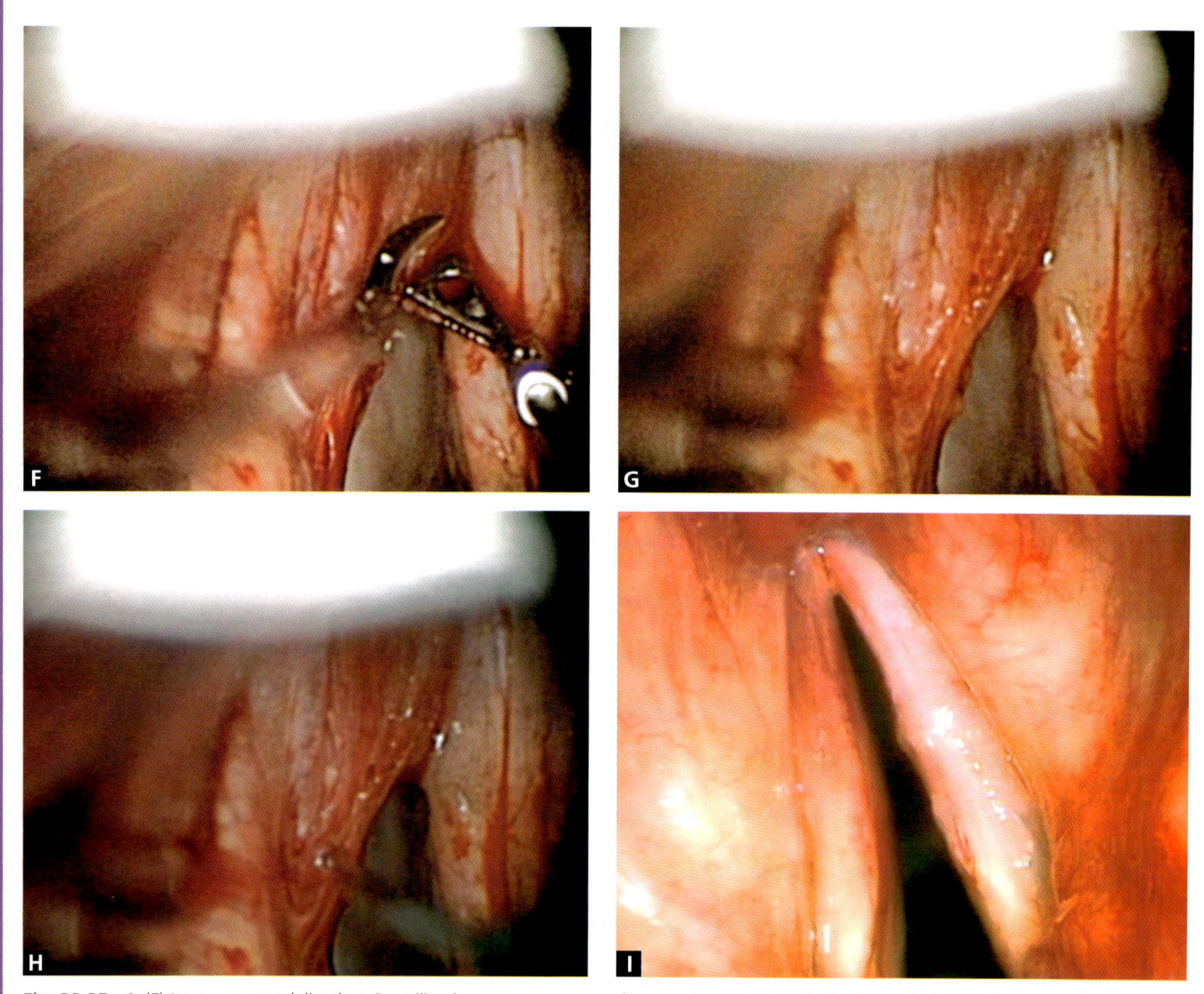

Fig. 29.8F a I: (F) Instrumentos delicados são utilizados para remover os fragmentos restantes do implante Radiesse. Da mesma forma que o teflon, frequentemente é impossível remover todo o Radiesse. (G) A incisão fechará por segunda intenção. A margem vibratória da prega vocal permanece intocada. (H) Decadron é injetado no sítio cirúrgico para reduzir a inflamação e cicatrizes resultantes causadas pela dissecção. (I) Com 6 semanas de pós-operatório, o sítio cirúrgico encontra-se bem cicatrizado ao exame com estroboscopia rígida.

Passo 6

A prega vocal é palpada e examinada quanto a qualquer implante que possa não ter sido detectado (Fig. 29.8G). Injeções superficiais e profundas de Decadron são realizadas (Fig. 29.8H). A anestesia geral é revertida e a extubação realizada. Embora a margem vibratória não tenha sido tocada, o paciente é mantido em repouso vocal relativo, para evitar trauma desnecessário às estruturas mais profundas da prega vocal. Uma estroboscopia rígida pós-operatória com 6 semanas mostra um sítio cirúrgico bem cicatrizado e maior flexibilidade da prega vocal (Fig. 29.8I).

Caso 3 – Remoção de Implante de Radiesse com *Laser* de Dióxido de Carbono

Passo 1

Alternativamente, esse procedimento pode ser realizado com o *laser* de dióxido de carbono. A anestesia geral é administrada via intubação orotraqueal e a glote é exposta com a microlaringoscopia de suspensão (Fig. 29.9A). Um chumaço úmido de algodão é posicionado profundamente ao sítio cirúrgico.

Fig. 29.9A a E: (A) Ao utilizar um *laser*, uma boa visualização da glote é obtida e um chumaço úmido de algodão é posicionado na subglote. (B) Uma incisão é realizada com o *laser* na superfície superolateral da prega vocal direita. (C) A dissecção continua profundamente no interior da prega vocal até que o Radiesse seja encontrado. (D) Dissecção romba é utilizada para liberar o Radiesse do tecido circundante. (E) O implante Radiesse integrou-se ao tecido circundante.

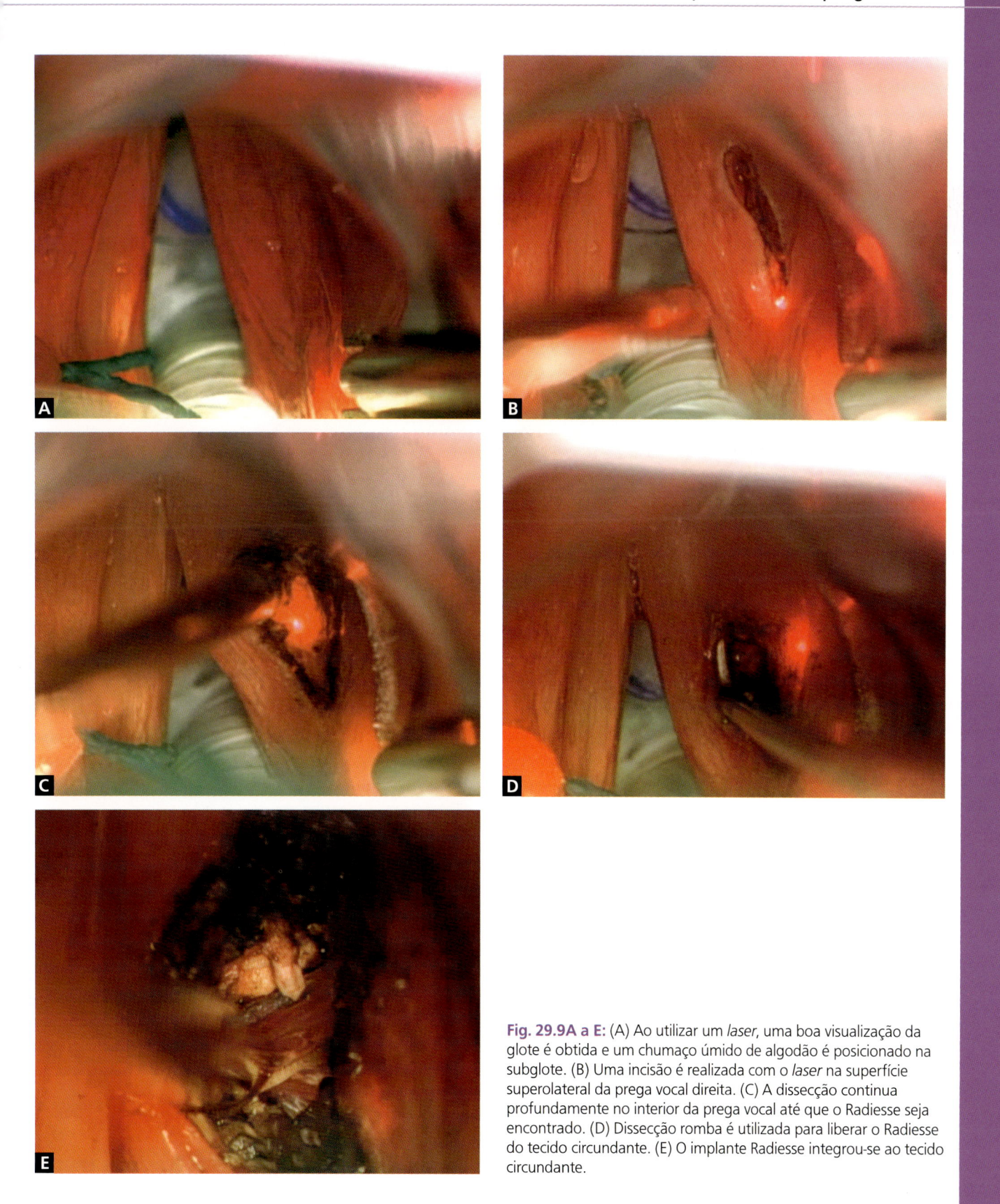

Desordens neurogênicas

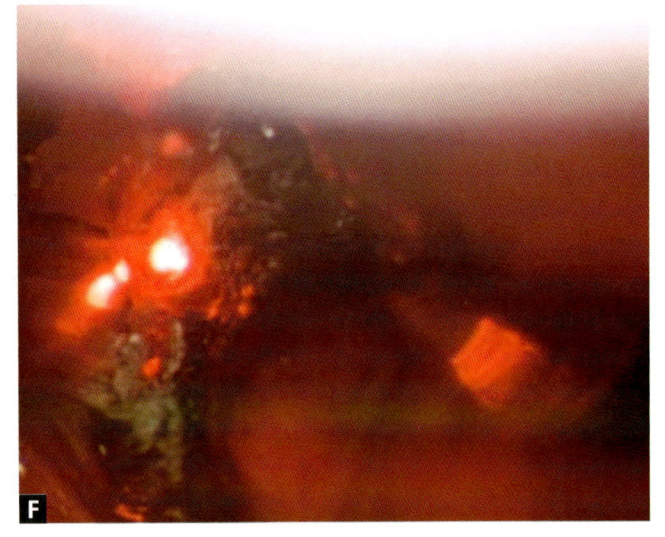

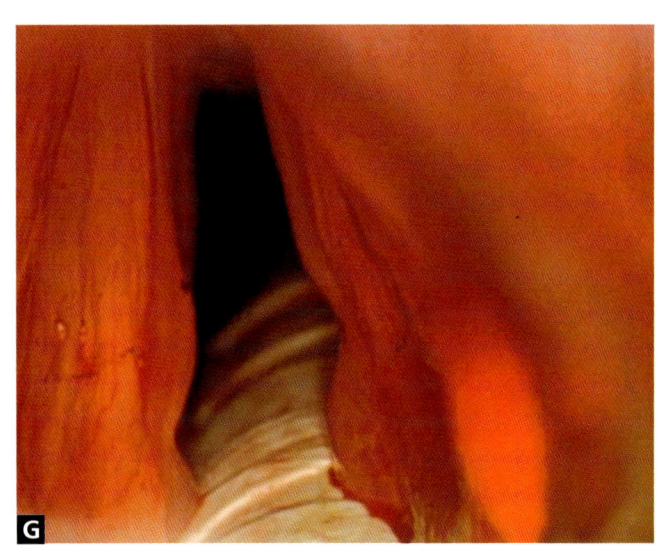

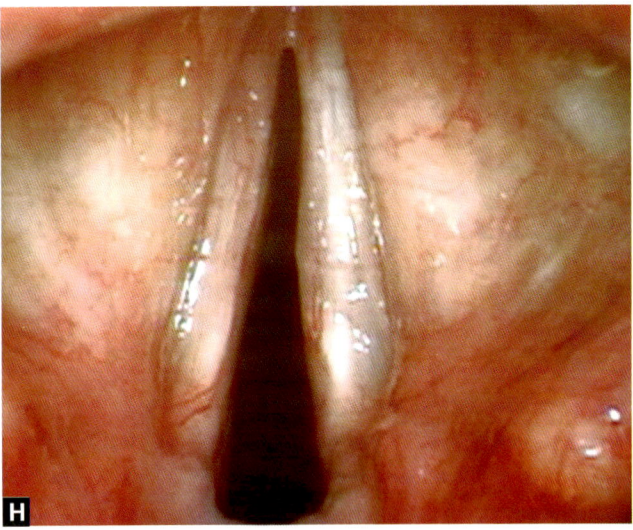

Fig. 29.9F a H: (F) Quando o *laser* atinge o implante Radiesse, ocorre um clarão, similar àquele observado com o teflon. (G) A margem vibratória e o epitélio que circunda a incisão são preservados. (H) O exame videoestroboscópico na 6ª semana do pós-operatório mostra uma boa cicatrização da prega vocal.

Passo 2

A prega vocal é palpada para confirmar a localização do implante calcificado. Uma incisão é realizada com o *laser* na superfície superior da prega vocal, evitando a margem vibratória (Fig. 29.9B).

Passo 3

A dissecção continua profundamente no interior da prega vocal até que o implante é encontrado (Fig. 29.9C). A dissecção romba auxilia na liberação do implante do tecido circundante (Fig. 29.9D). A dissecção pode se tornar difícil caso o implante encontre-se integrado ao ligamento vocal e músculos circundantes (Fig. 29.9E).

Passo 4

Quando o implante é vaporizado pelo *laser*, um clarão, similar ao observado durante a ressecção do teflon é observado (Fig. 29.9F).

Passo 5

A prega vocal é palpada quanto a qualquer material remanescente do implante (Fig. 29.9G). Injeções profundas e superficiais de Decadron são realizadas. A anestesia geral é revertida e o paciente é extubado. O paciente é mantido em repouso vocal relativo para minimizar o trauma pós-operatório à prega vocal. Um exame na 6ª semana do pós-operatório mostra uma prega vocal bem cicatrizada, com maior flexibilidade (Fig. 29.9H).

REFERÊNCIAS

1. Rubin AD, Sataloff RT. Vocal fold paresis and paralysis. In: Sataloff RT. Professional Voice: The Science and Art of Clinical Care, 3rd edition. San Diego, California: Plural Publishing, Inc.; 2005. pp. 871-86.

2. Stone JW, Arnold GE. Human larynx injected with Teflon paste. Histological study of innervation and tissue reaction. Arch Otolaryngol. 1967;86(5):550-61.
3. Von Leden H, Yanagihara N, Werner-Kukuk E. Teflon in unilateral vocal cord paralysis. Preoperative and postoperative function studies. Arch Otolaryngol. 1967;85(6):666-74.
4. Schramm VL, May M, Lavorato AS. Gelfoam paste injection for vocal cord paralysis: temporary rehabilitation of glottic incompetence. Laryngoscope. 1978;88(8 Pt 1):1268-73.
5. Anderson TD, Mirza N. Immediate percutaneous medialization for acute vocal fold immobility with aspiration. Laryngoscope. 2001;111(8):1318-21.
6. Ford CN, Bless DM. Loftus JM. Role of injectable collagen in the treatment of glottic insufficiency: a study of 119 patients. Ann Otol Rhinol Laryngol. 1992;101(3):237-47.
7. Ford CN, Bless DM. Collagen injected in the scarred vocal fold. J Voice. 1987;1:116-8.
8. Ford CN, Bless DM. Selected problems treated by vocal fold injection of collagen. Am J Otolaryngol. 1993;14(4):257-61.
9. Cendron M, DeVore DP, Connolly R, et al. The biological behavior of autologous collagen injected into the rabbit bladder. J Urol. 1995;154(2 Pt 2):808-11.
10. Ford CN, Staskowski PA, Bless DM. Autologous collagen vocal fold injection: a preliminary clinical study. Laryngoscope. 1995;105(9 Pt 1):944-8.
11. DeVore DP, Hughes E, Scott JB. Effectiveness of injectable filler materials for smoothing wrinkle lines and depressed scars. Med Prog Technol. 1994;20(3-4):243-50.
12. Burstyn DG, Hageman TC. Strategies for viral removal and inactivation. Dev Biol Stand. 1996;88:73-9.
13. DeVore DP, Kelman C, Fagien S, et al. Autologen: autologous, injectable dermal collagen. In: Bosniak S (Ed). Ophthalmic Plastic and Reconstructive Surgery. Philadelphia, PA: WB Saunders Company;1996. pp. 670-5.
14. Passalaqua P, Pearl A, Woo P, et al. Direct transcutaneous translaryngeal injection laryngoplasty with AlloDerm. Presented at the 30th Annual Symposium: Care of the Professional Voice; June 16, 2001; Philadelphia, PA.
15. Rihkanen H. Vocal fold augmentation by injection of autologous fascia. Laryngoscope. 1998;108(1 Pt 1):51-4.
16. Dedo HH. A technique for vertical hemilaryngectomy to prevent stenosis and aspiration. Laryngoscope. 1975;85(6):978-84.
17. Mikaelian DO, Lowry LD, Sataloff RT. Lipoinjection for unilateral vocal cord paralysis. Laryngoscope. 1991;101(5):465-8.
18. Brandenburg JH, Kirkham W, Koschkee D. Vocal cord augmentation with autogenous fat. Laryngoscope. 1992;102(5):495-500.
19. Billings E Jr, May JW Jr. Historical review and present status of free fat graft autotransplantation in plastic and reconstructive surgery. Plast Reconstr Surg. 1989;83(2):368-81.
20. Wexler DB, Jiang J, Gray SD, et al. Phonosurgical studies: fat-graft reconstruction of injured canine vocal cords. Ann Otol Rhinol Laryngol. 1989;98(9):668-73.
21. Hill DP, Meyers AD, Harris J. Autologous fat injection for vocal cord medialization in the canine larynx. Laryngoscope. 1991;101(4 Pt 1):344-8.
22. Archer SM, Banks ER. Intracordal injection of autologous fat for augmentation of the mucosally damaged canine vocal fold: a long-term histological study. Presented at the Second World Congress on Laryngeal Cancer; Sydney, Australia; 1994.
23. Sataloff RT, Mayer DP, Spiegel JR. Radiologic assessment of laryngeal Teflon injection. J Voice. 1988;2(1):93-5.
24. Netterville JL, Coleman JR Jr, Chang S, et al. Lateral laryngectomy for the removal of teflon granuloma. Ann Otol Rhinol Laryngol. 1998;107(9 Pt 1):735-44.
25. Coleman JR, Miller FR, Netterville JL. Teflon granuloma excision via a lateral laryngectomy. Oper Techn Otolaryngol Head Neck Surg. 1999;10(1):29-35.

Capítulo 30

Tireoplastia

Robert T. Sataloff ■ Farhad Chowdhury ■ Shruti Joglekar ■ Mary J. Hawkshaw

TIREOPLASTIA TIPO I

A tireoplastia Tipo I é uma excelente abordagem para medialização. Este procedimento foi popularizado por Isshiki *et al.* em 1975,[1] embora o conceito tenha sido introduzido no começo do século por Payr.[2] A tireoplastia é realizada sob anestesia local. Embora o autor raramente utilize mais a técnica original, na tireoplastia clássica, com o pescoço estendido, uma incisão de 4 a 5 cm é realizada horizontal, no ponto médio entre a incisura tireoidiana e a borda inferior da cartilagem tireoide. Um retângulo de cartilagem tireoide é removido do lado envolvido. Ele se inicia a aproximadamente 5 a 7 mm lateral à linha média, medindo geralmente 3 a 5 mm por 3 a 10 mm. O limite inferior localiza-se a aproximadamente 3 mm acima da margem inferior da cartilagem tireoide. Cuidados devem ser tomados para não estender o retângulo muito posteriormente, ou ele não poderá ser deslocado medialmente. A cartilagem é comprimida para dentro, movendo a prega vocal em direção à linha média. A peça de silicone é então moldada para manter a cartilagem comprimida na posição apropriada (Fig. 30.1A a C). Desde a descrição original de Isshiki, muitos cirurgiões preferem remover a cartilagem. A maioria preserva o pericôndrio interno, embora técnicas que envolvem incisões através do pericôndrio interno também tenham sido bem-sucedidas. Os cirurgiões também têm utilizado vários outros materiais, incluindo cartilagem autóloga, hidroxiapatita, politetrafluoroetileno expandido e titânio.[3-9]

Várias modificações técnicas adicionais foram propostas à medida que esta técnica tornou-se mais popular, muitos tipos de implantes pré-formados para tireoplastia foram introduzidos comercialmente. Muitas dessas modificações se provaram úteis, especialmente técnicas que previnem a necessidade de se esculpir individualmente. Implantes de blocos de silicone envolvem uma técnica que é frequentemente desafiadora para cirurgiões de tireoplastia inexperientes. As modificações em blocos de silicone descritas pelo Dr. Harvey Tucker[10] são também úteis, particularmente a técnica de eliminar uma porção da prótese para permitir o posicionamento de um pedículo neuromuscular. Entretanto, o autor abandonou de forma geral todas essas técnicas, exceto durante casos revisionais, em favor do Gore-Tex (politetrafluoroetileno expandido). O uso de Gore-Tex na laringe foi inicialmente descrito por Hoffman e McCulloch.[7] Desde então, numerosos relatos documentaram a sua eficácia.[11-13] Em nosso centro, o autor (RTS) tem utilizado o Gore-Tex para Tipo I primário de forma quase exclusiva desde 1999. O material é de fácil posicionamento, fácil de ajustar e pode ser contornado para compensar o arqueamento *(bowing)* das pregas vocais.

Nossa técnica preferida é ligeiramente diferente dos procedimentos previamente publicados. Uma das maiores vantagens do Gore-Tex é que ele pode ser posicionado por meio de uma minitireotomia, sem a necessidade de traumatizar ou transeccionar a musculatura em fita *(strap muscles)*. Uma pequena (2 cm) incisão horizontal é realizada centralmente na linha média, em uma dobra cutânea próxima ao terço inferior da dimensão vertical da cartilagem tireoide. A cartilagem é exposta na linha média e o pericôndrio é incisado e elevado. Uma broca diamantada de 5 mm é utilizada para perfurar uma minitireotomia de 5 mm. Sua borda anterior é localizada a aproximadamente 7 mm da linha média em mulheres e a 9 mm da linha média em homens, e sua margem inferior é a aproximadamente 3 a 4 mm acima da borda inferior da cartilagem tireoide. O pericôndrio interno é mantido intacto. Um elevador delicado, como o Woodson (Codman, Raynham MA) ou o elevador de tireoplastia de Sataloff (Medtronics Xomed, Jacksonville FL), é utilizado para elevar o pericôndrio posteriormente. Na opinião do autor, é muito importante que apenas uma elevação mínima seja realizada. Uma pequena bolsa, com apenas 2 a 3 mm de largura, paralela à borda inferior da cartilagem tireoide, é suficiente. Isso é substancialmente diferente da extensa elevação realizada durante a tireoplastia tradicional. Entretanto, se o pericôndrio for excessivamente elevado, torna-se difícil controlar a posição do Gore-Tex. Qualquer elevação adicional necessária será obtida pelo Gore-Tex durante a inserção. O Gore-Tex é então assentado pela incisão da tireotomia e ajustado para otimizar a fonação (Fig. 30.2A a D).

Tireoplastia

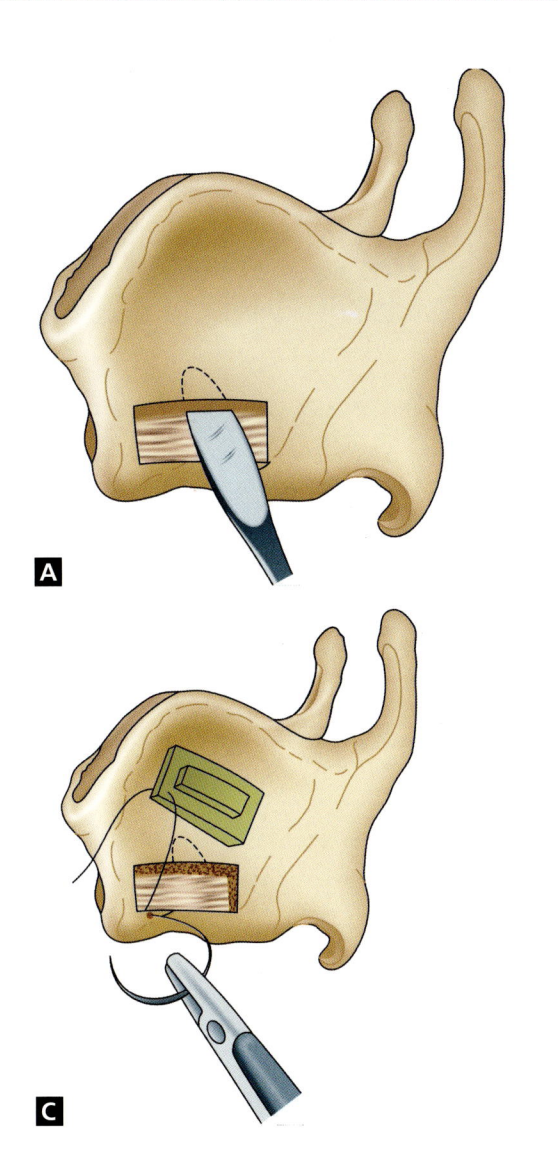

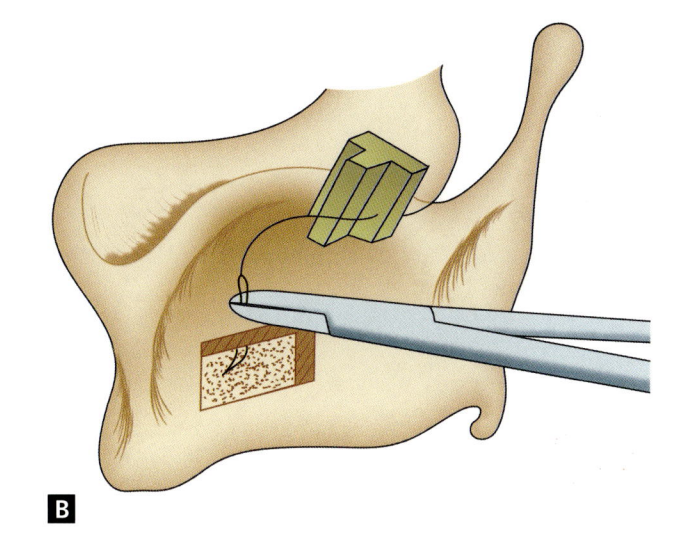

Fig. 30.1A a C: (A) Na tireoplastia Tipo I, a cartilagem é cortada iniciando-se 5 a 7 mm lateralmente à linha média. A janela mede em torno de 3 a 5 mm × 3 a 10 mm. A janela não deve ser feita a mais de 5 mm da borda inferior da cartilagem tireoide. Após a incisão na cartilagem estar completa, o pericôndrio interno é elevado. Este desenho ilustra o correto posicionamento da janela. (B) Um bloco de silicone é utilizado para comprimir a cartilagem até a posição desejada, deslocando medialmente a prega vocal. O silicone pode ser suturado à cartilagem. Frequentemente é necessário afilar o silicone anteriormente. Este desenho também ilustra os erros mais comuns em cirurgia tireoplástica, posicionando a janela ligeiramente mais acima e moldando o bloco muito espesso anteriormente. (C) Posição apropriada da janela de tireoplastia e prótese afilada.

Este procedimento é realizado sob anestesia local com sedação e a posição da prega vocal pode ser monitorada por laringoscopia flexível durante a operação. Nós não utilizamos monitoramento contínuo rotineiramente, mas sempre checamos visualmente a posição final na conclusão da operação. Para o fechamento, outros cirurgiões utilizam retalhos de pericôndrio que são reposicionados e suturados. O autor descobriu que esta manobra é desnecessária, consumindo muito tempo. Uma vez que o Gore-Tex foi otimamente posicionado, ele é cortado poucos milímetros externamente à tireotomia. A tireotomia é então preenchida com poucas gotas de cianoacrilato. Essa cola não reage com o Gore-Tex. Entretanto, ela forma um selo customizado em forma de botão, com uma pequena aba interna de cianoacrilato e uma pequena mecha de Gore-Tex no centro do bloco de cianoacrilato. Tal ação previne a extrusão do Gore-Tex, além do que o "botão" de cianoacrilato e o Gore-Tex são facilmente removidos quando a cirurgia de revisão é necessária, simplesmente empurrando no final do Gore-Tex que se estende por uns poucos milímetros além do cianoacrilato. A tireoplastia com Gore-Tex é tão eficiente e atraumática que pode ser realizada bilateralmente no mesmo tempo cirúrgico. Isso é frequentemente realizado para o tratamento do arqueamento *(bowing)* das pregas vocais em virtude da paresia bilateral do nervo laríngeo superior e a outras causas e para o tratamento da presbifonia refratária à fonoterapia. Tireoplastias bilaterais podem ser realizadas de forma rotineira em menos de 1 hora. Um pequeno dreno é geralmente posicionado na conclusão do procedimento. Em muitos casos, o procedimento é realizado como em um paciente ambulatorial, embora observação por uma noite seja apropriada se houver edema nas pregas vocais ou qualquer preocupação quanto ao comprometimento das vias aéreas.

Não existem estudos documentando a eficácia do uso rotineiro de esteroides ou antibióticos em tireoplastia. Muitos cirurgiões utilizam ambos rotineiramente. O autor (RTS) não utiliza nem antibióticos nem esteroides de

Seção 4 — Desordens neurogênicas

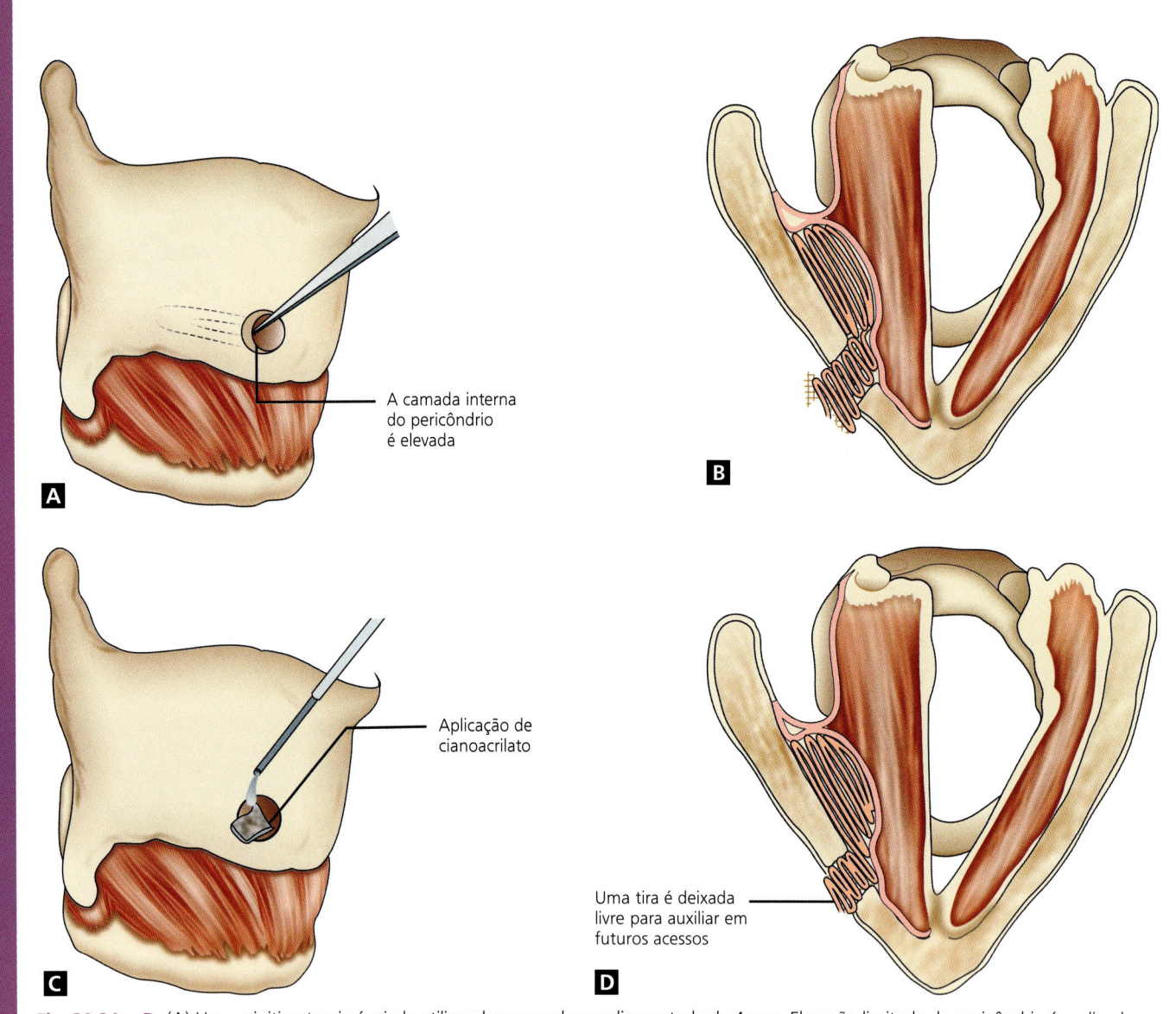

Fig. 30.2A a D: (A) Uma minitireotomia é criada utilizando-se uma broca diamantada de 4 mm. Elevação limitada do pericôndrio é realizada. (B) O Gore-Tex (WL Gore and Associates Incorporated, Newark, Del) é assentado no espaço entre a cartilagem e o pericôndrio. O paciente é solicitado a fonar, e o Gore-Tex é ajustado até que o *output* fonatório seja ótimo. (C) Cianoacrilato é utilizado para selar a tireotomia. (D) Uma pequena quantidade de Gore-Tex é deixada externamente.

Legendas nas figuras:
- (A) A camada interna do pericôndrio é elevada
- (C) Aplicação de cianoacrilato
- (D) Uma tira é deixada livre para auxiliar em futuros acessos

rotina. Em nossa prática, encontramos somente uma infecção em seguida a tireoplastia em 20 anos, e acredita-se que tenha sido em virtude da sutura contaminada, recolhida pelo fabricante logo após a intervenção. Entretanto, uma vez que um corpo estranho é implantado durante uma tireoplastia, muitos cirurgiões preferem administrar antibióticos profilaticamente.

TIREOPLASTIA REVISIONAL

A tireoplastia revisional é um problema mais complexo. A maioria das tireoplastia que requereram revisões, até o momento, foi realizada originalmente utilizando um bloco de silastic ou um dos implantes comercialmente disponíveis. Durante as cirurgias iniciais, uma grande janela de tireoplastia era criada e o pericôndrio era elevado. A remoção do bloco de silastic e sua substituição por Gore-Tex não se mostrou satisfatória. A posição do Gore-Tex não pode ser bem controlada, em razão da anatomia pós-cirúrgica. Em geral, o autor prefere revisar esses casos esculpindo um novo bloco de silastic ou modificando a prótese originalmente posicionada. Se a revisão estiver sendo realizada devido a uma medialização ineficiente, algumas vezes é possível elevar o aspecto anterior da prótese e assentar o Gore-Tex medialmente à prótese. Entretanto, tais casos são incomuns. Com maior frequência, é necessário incisar a cápsula fibrótica na região do pericôndrio interno com um eletrocautério (que frequentemente produz um desconforto momentâneo no paciente) e criar uma nova prótese. Os problemas mais comuns que requerem revisões são submedialização, resultando em insuficiência glótica persistente, medialização anterior excessiva, resultando em uma voz tensa, posicionamento excessivamente alto da prótese original e seleção inapropriada do paciente. A submedialização pode ser corrigida subassentando o Gore-Tex ou criando-se uma prótese maior, como discutido anteriormente, ou endoscopicamente, injetando-se gordura ou colágeno. A medialização anterior excessiva é corrigida pelo remodelamento da prótese. Nestes casos, o implante original é geralmente muito grosso e posicionado muito anteriormente. O posicionamento excessivamente alto é frequentemente associado com uma janela de cartilagem consideravelmente mais alta do que os desejáveis 3 a 4 mm acima da borda inferior da cartilagem tireoide. Quando cartilagem adicional é removida para o posicionamento da prótese na altura desejada, a deficiência de cartilagem da cirurgia original frequentemente deixa a prótese instável. Nestes casos, o dispositivo implantado deve ser fixado à cartilagem tireoide através de suturas. De fato, ao utilizar um implante diferente do Gore-Tex para cirurgias primárias ou revisionais, o autor sempre fixa a prótese à cartilagem com prolene ou náilon para prevenir a migração ou extrusão.

Outra razão comum para revisão é a seleção inadequada de pacientes. Se existe uma grande e sintomática fenda glótica posterior, a tireoplastia isolada é, com frequência, insuficiente. Procedimentos para alterar a posição da cartilagem aritenoide são necessários em muitos desses casos. A falha em reconhecer essa necessidade e realizar a cirurgia apropriada inicialmente podem levar à necessidade de uma cirurgia revisional, incluindo procedimentos de reposicionamento da aritenoide. Exceto pela má posição do implante, a tireoplastia do Tipo I geralmente não apresenta complicações. A tireoplastia bem-sucedida melhora a função vibratória.[14] Entretanto, se a tireoplastia complicar por hemorragia e hematoma superficial ao longo da margem vibratória ou por infecção, rigidez da prega vocal com disfonia permanente poderá resultar. Hemorragia e edema podem também produzir obstrução da via aérea. Embora o autor nunca tenha presenciado tais casos, Weinman e Maragos[15] relataram-nos em 630 procedimentos de tireoplastia. Sete dos seus pacientes necessitaram de traqueotomia. Cinco de 143 pacientes que se submeteram a adução da cartilagem aritenoide em associação à tireoplastia necessitaram de traqueotomia. Na experiência de Weinman e Maragos, o intervalo médio entre cirurgia e a traqueotomia foi de 9 horas, com cinco dos sete pacientes necessitando de cirurgia das vias aéreas dentro das 18 horas seguintes à tireoplastia.[15] Portanto, embora em nossa experiência e na maioria das outras séries a obstrução das vias aéreas não tenha sido comum, deve-se reconhecer que tais complicações e a necessidade de uma traqueotomia são possíveis.

OUTROS TIPOS DE TIREOPLASTIA

Isshiki também descreveu outras técnicas de tireoplastia[16] (Fig. 30.3). A tireoplastia Tipo I já descrita foi desenhada para a medialização das pregas vocais. A tireoplastia Tipo II expande as pregas vocais lateralmente. É desenhada para pacientes com insuficiência das vias aéreas após trauma laríngeo. A cartilagem tireoide é separada anteriormente e presa por cartilagem ou outros materiais. Esse procedimento incomum restaura a via aérea às expensas da voz. A tireoplastia Tipo III encurta as pregas vocais através da incisão e compressão do segmento anterior da cartilagem tireoide. Pode ser utilizada para reduzir o *pitch* vocal. Um decréscimo adicional na frequência fundamental pode ser obtido por meio da combinação desse procedimento com injeções nas pregas vocais para aumentar a sua massa. Entretanto, isso envolve um risco bastante significativo de disfonia. A tireoplastia do Tipo III também mostrou eficácia ao menos temporária em alguns pacientes com disfonia espasmódica.

A tireoplastia Tipo IV foi desenhada para alongar as pregas vocais e aumentar a sua tensão, de forma a aumentar o *pitch* vocal. As cartilagens cricoide e tireoide são aproximadas anteriormente com suturas de náilon. Esse procedimento tem sido utilizado primariamente em pacientes submetidos a cirurgias de mudança de sexo e em idosas do sexo feminino com masculinização vocal excessiva. Infelizmente, os resultados de longo prazo (além de 6 a 12 meses) têm sido desapontadores. Sataloff *et al.* descreveram um procedimento alternativo que funde as cartilagens cricoide e tireoide (Fig. 30.4A a C), que se mostrou mais satisfatório.[17] A posição das cartilagens cricoide e tireoide pode ser mantida tanto com suturas, como ilustrado, como através de miniplacas. Surpreendentemente, esses pacientes mantiveram uma extensão vocal de aproximadamente 1/8, apesar da completa fusão e fixação cricotireóidea.

O *pitch* também pode ser elevado movendo-se a comissura anterior anteriormente. O procedimento é realizado através de incisões semelhantes às utilizadas na tireoplastia Tipo III. Entretanto, o segmento anterior é avançado. Esse avanço é mantido por meio da interposição de blocos de silastic nos espaços entre as bordas das cartilagens e da fixação das cartilagens com miniplacas. Cuidados devem ser tomados para não destacar o ligamento da comissura anterior durante este procedimento e durante laringoplastias cosméticas utilizadas em pacientes de mudança de sexo.

Seção 4
Desordens neurogênicas

Tipo I: Compressão lateral

Tipo II: Expansão lateral

Tipo III: Encurtamento

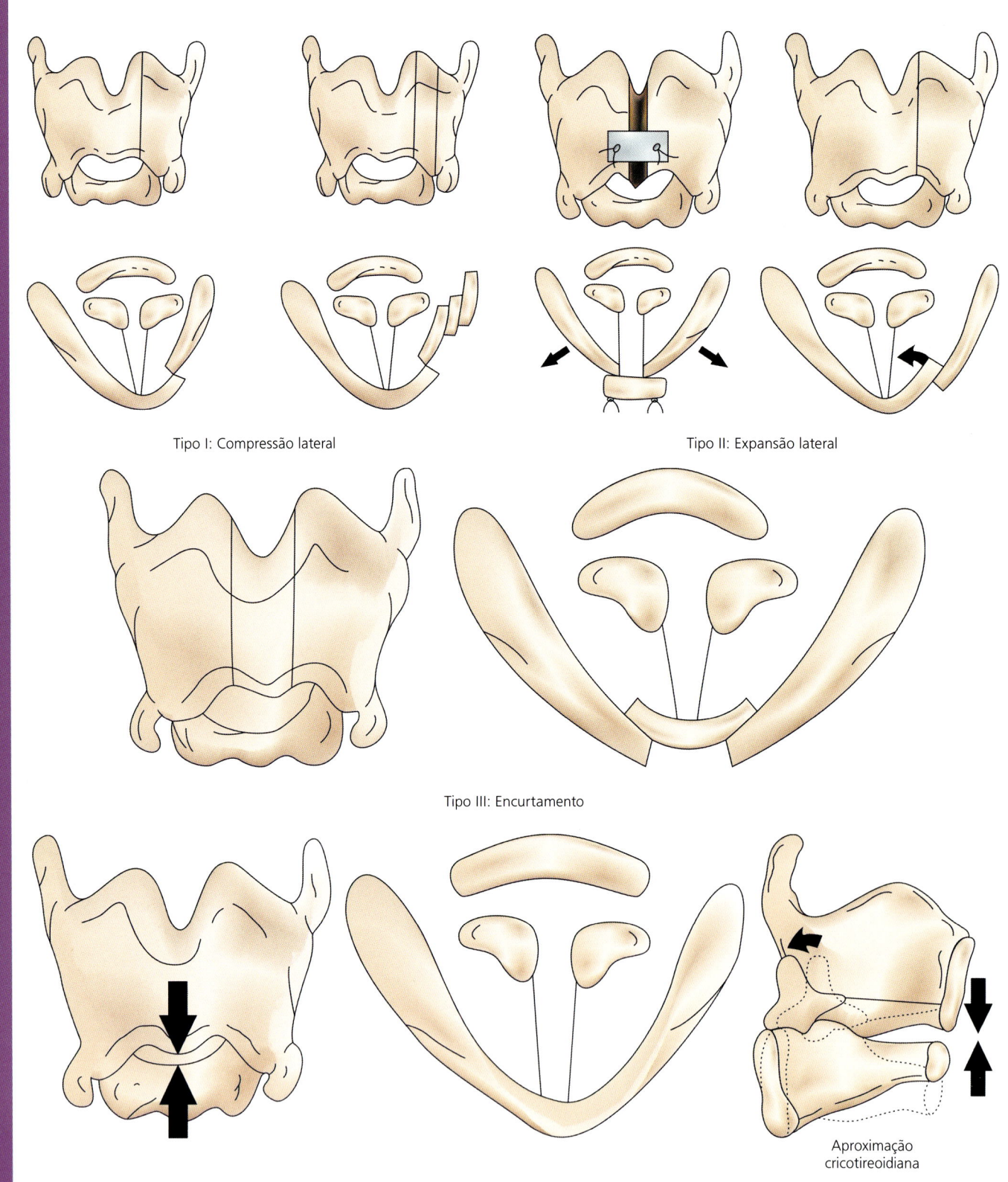

Tipo IV: Alongamento

Aproximação cricotireoidiana

Fig. 30.3: Quatro tipos de tireoplastia descritos por Isshiki.[16]

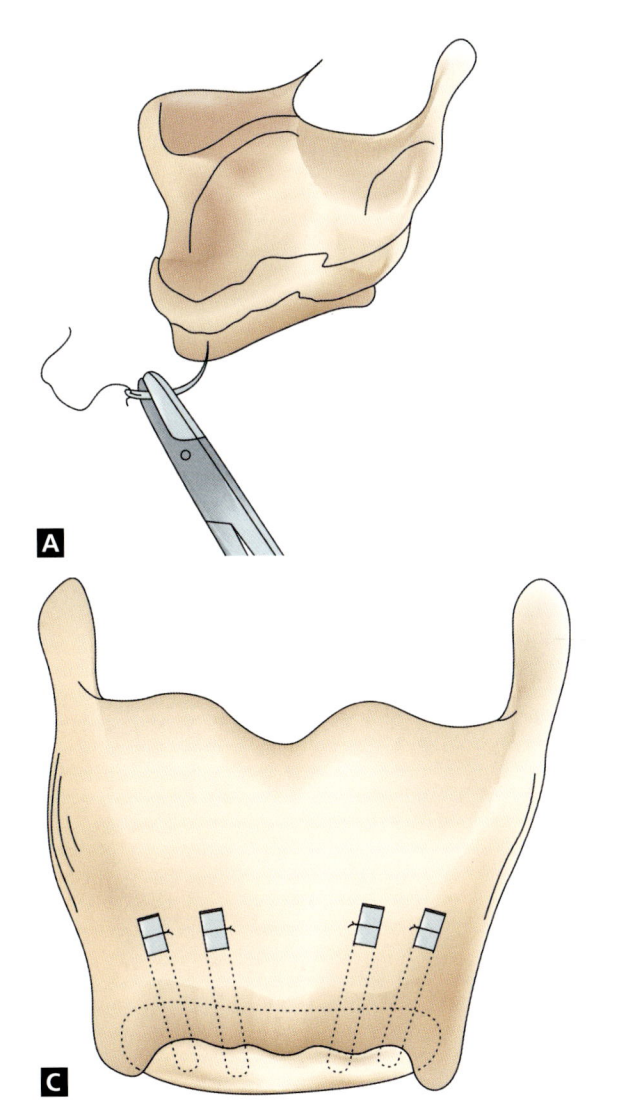

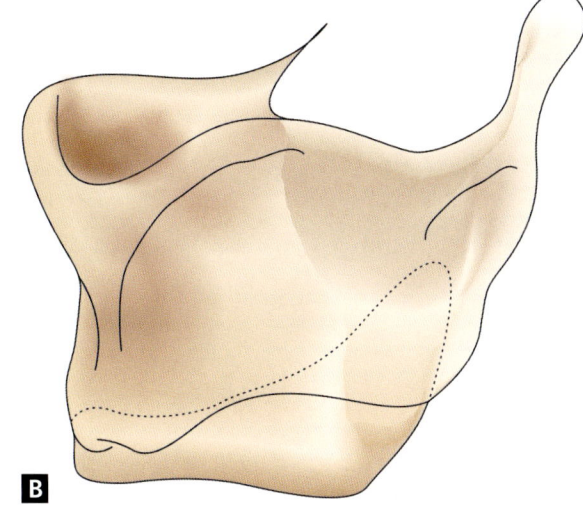

Fig. 30.4A a C: (A) Na cirurgia de aproximação cricotireoidiana descrita por Isshiki. (B) Suturas realizadas sobre *bolsters* são utilizadas para estreitar o espaço cricotireóideo, simulando a ação do músculo cricotireóideo. Em nossa modificação. (C) A cartilagem cricoide é subluxada posteriormente à cartilagem tireoide. Ela é fixada em posição por meio de suturas com *bolsters* ou de miniplacas. Embora o espaço cricotireóideo seja obliterado, a capacidade de variar o *pitch* permanece surpreendentemente boa.

Caso o tendão da comissura anterior seja destacado, a disfonia é geralmente grave. As pregas vocais tornam-se flácidas e o *pitch* habitual cai. A capacidade de mudança do *pitch* diminui e a perturbação aumenta. Separação da comissura anterior pode ocorrer iatrogenicamente, como visto acima, ou como consequência de traumas contusos, como traumatismo em volantes ou cotoveladas durante a prática de esportes. A laringoplastia de comissura anterior é realizada por meio de um acesso externo. A técnica para o reparo depende da natureza da lesão e da presença ou ausência de cartilagem no ponto em que a comissura anterior deve se conectar. Se há falta de cartilagem em seguida a um procedimento ou fratura laríngea, algumas vezes é possível identificar o tendão retraído da comissura anterior sem trauma adicional à cartilagem. Se isso não for possível, poderá ser necessário realizar uma laringofissura ou cortar uma janela próxima ao ponto médio vertical da cartilagem tireoide. As pregas vocais devem ser mobilizadas por uma distância de vários milímetros bilateralmente. Então, o ligamento da comissura anterior pode ser tracionado anteriormente e suturado à cartilagem (caso presente); a um fragmento de cartilagem colhido do aspecto lateral da lâmina tireoidiana e posicionado externamente à linha média da cartilagem tireoide; ou a uma miniplaca. Em casos particularmente difíceis, outras modificações técnicas poderão ser necessárias.

Ocasionalmente, cantores e atores indagam sobre cirurgias para alteração do *pitch*. As cirurgias no arcabouço laríngeo mostraram-se bem-sucedidas em alterar o *pitch* de pacientes especialmente selecionados, como aqueles submetidos a cirurgias de mudança de sexo. Entretanto, essas operações não permitem uma qualidade suficiente e consistentemente boa da voz para que sejam realizadas em um profissional da voz para alteração eletiva do *pitch* vocal. Adicionalmente, consideravelmente mais fatores além da frequência fundamental habitual estão envolvidos na per-

Desordens neurogênicas

cepção da classificação vocal e outros fatores importantes (como a frequência central do formante do cantor) não são modificados pela cirurgia laríngea.

NOMENCLATURA

Em um esforço para padronizar a confusa nomenclatura da cirurgia vocal laringoplástica (comumente chamada fonocirurgia), o Commitee on Speech, Voice and Swallowing Disorders of the American Academy of Otolaryngology – Head and Neck Surgery desenvolveu uma nomenclatura, cujo uso o autor recomenda.[18]

TÉCNICAS CIRÚRGICAS (Fig. 30.5A A T)

Passo 1
Na área pré-anestésica, o paciente é descongestionado por intermédio da aplicação tópica de oximetazolina. 10 cc de Decadron intravenoso são administrados. Cotonoides de algodão com lidocaína a 4% são colocados nas fossas nasais e deixados no local durante todo o procedimento (Fig. 30.5D).

Passo 2
A incisão cirúrgica planejada é demarcada com o paciente levemente sedado e posto em posição neutra (Fig. 30.5A). Se possível, uma dobra cutânea proeminente próxima à borda inferior da cartilagem tireoide é escolhida. A incisão estende-se por aproximadamente 2 cm de cada lado da linha média, gerando uma cicatriz pós-operatória simétrica.

Passo 3
Aproximadamente 10 cc de lidocaína a 1% com epinefrina 1:10.000 são injetados no local da incisão e tecidos profundos, estendendo-se superiormente até a incisura tireoidiana, inferiormente até a cartilagem cricoide e até as bordas laterais das asas tireoidianas (Fig. 30.5B).

Passo 4
Um campo cirúrgico estéril é preparado, estendendo-se da mandíbula até as clavículas (Fig. 30.5C). Os campos colocados sobre a face do paciente são suspendidos por uma mesa de Mayo (Fig. 30.5D), não se permitindo que recubram o paciente, e os instrumentos são organizados (Fig. 30.5E).

Passo 5
Uma incisão horizontal na pele e nos tecidos subcutâneos é realizada (Fig. 30.5F). Uma combinação de dissecção cortante, romba e por eletrocautério (Fig. 30.5G) é utilizada para dissecar por meio da rafe mediana e expor a cartilagem tireoide (Fig. 30.5H). A musculatura em fita *(strap muscles)* não deve ser transeccionada.

Passo 6
O pericôndrio tireoidiano externo é elevado das asas tireoidianas lateralmente em direção à linha oblíqua (Fig. 30.5I). Não é essencial preservar o pericôndrio externo.

Passo 7
A extensão anteroinferior da janela da tireotomia é demarcada na asa tireoidiana com um eletrocautério com ponta em agulha (Fig. 30.5J). Ela é posicionada 3 mm cefalicamente à borda inferior da cartilagem tireoide e, para ho-

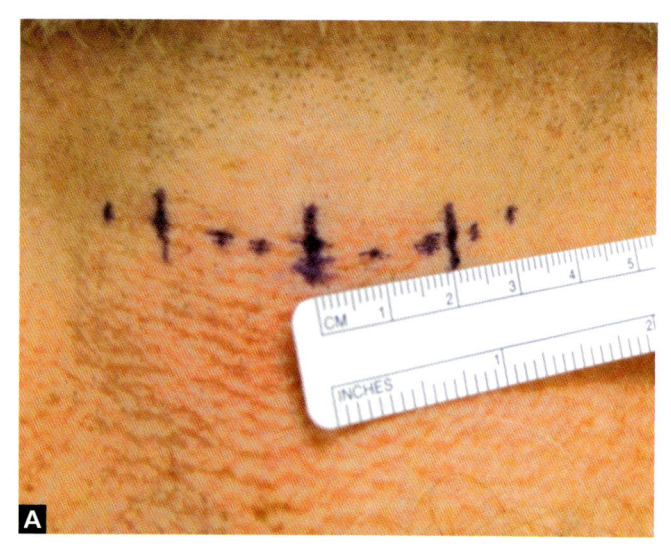

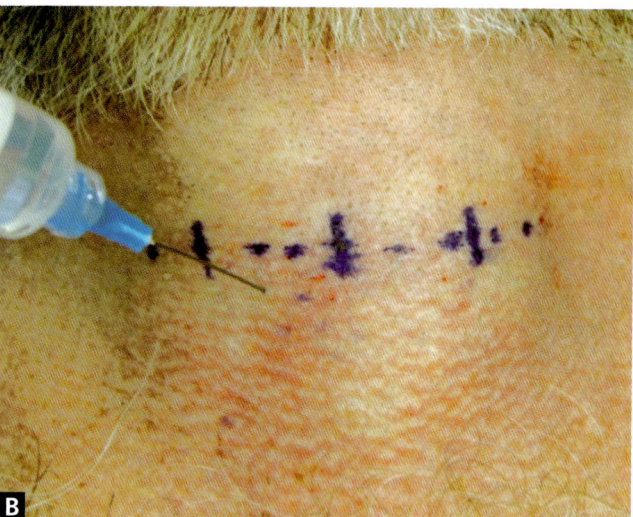

Fig. 30.5A e B: (A) A incisão cutânea horizontal proposta é demarcada, estendendo-se até, aproximadamente, 2 cm de cada lado da linha média. (B) Infiltração do campo cirúrgico com agente anestésico local e epinefrina.

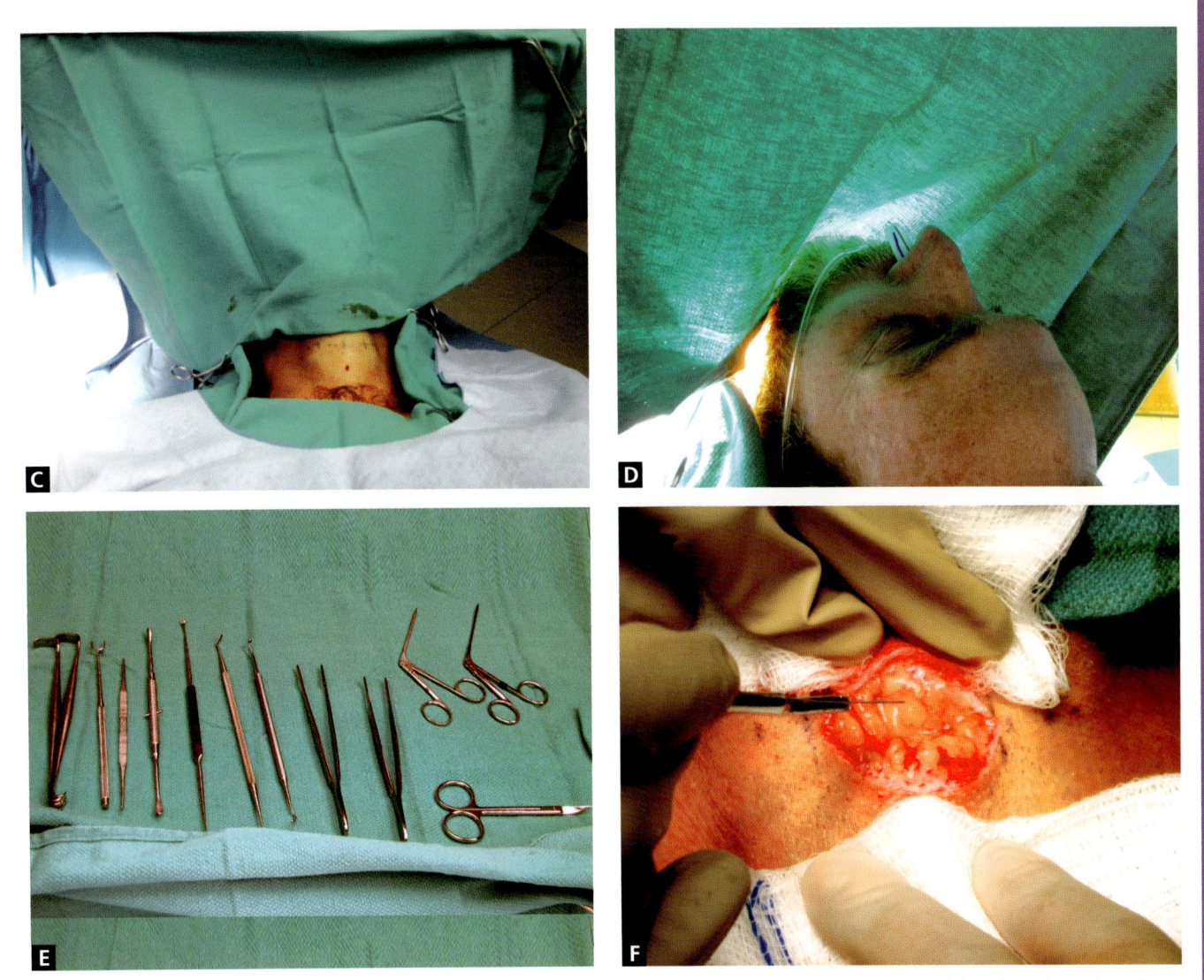

Fig. 30.5C a F: (C) Preparação estéril e colocação de campos cirúrgicos. (D) Campos são suspendidos, e não posicionados sobre a face do paciente. Esponjas de cotonoides nasais com descongestionantes e agentes anestésicos locais são colocadas e mantidas em posição. Os fios-guia dos cotonoides são fixados às bochechas do paciente, de forma a não se moverem inadvertidamente em direção aos olhos do paciente. (E) Instrumentos cirúrgicos são dispostos de forma organizada sobre a mesa de Mayo. (F) A incisão é realizada através da pele e tecidos subcutâneos.

mens, 9 mm posteriormente à inserção anterior das pregas vocais (7 mm para mulheres). A mensuração é realizada utilizando um elevador de Sataloff.

Passo 8
Uma broca diamantada de 5 mm é utilizada para criar uma janela de tireotomia (Fig. 30.5K). O pericôndrio interno da cartilagem tireoide permanece intacto na maioria dos casos.

Passo 9
Utilizando uma pequena cureta de estapedotomia (Fig. 30.5L), a janela de tireotomia é biselada posteriormente.

Isso permite a fácil colocação do implante de Gore-Tex na glote posterior. Uma pequena broca diamantada pode ser utilizada ao invés da cureta.

Passo 10
Um elevador de tireoplastia de Sataloff é utilizado para criar uma bolsa entre o pericôndrio interno e a cartilagem tireoide para posicionamento do implante (Fig. 30.5M). A bolsa é aumentada em uma linha reta, paralela à borda inferior da cartilagem tireoide, em uma direção posterior. Não deve haver nenhum movimento em varredura durante a elevação do pericôndrio interno.

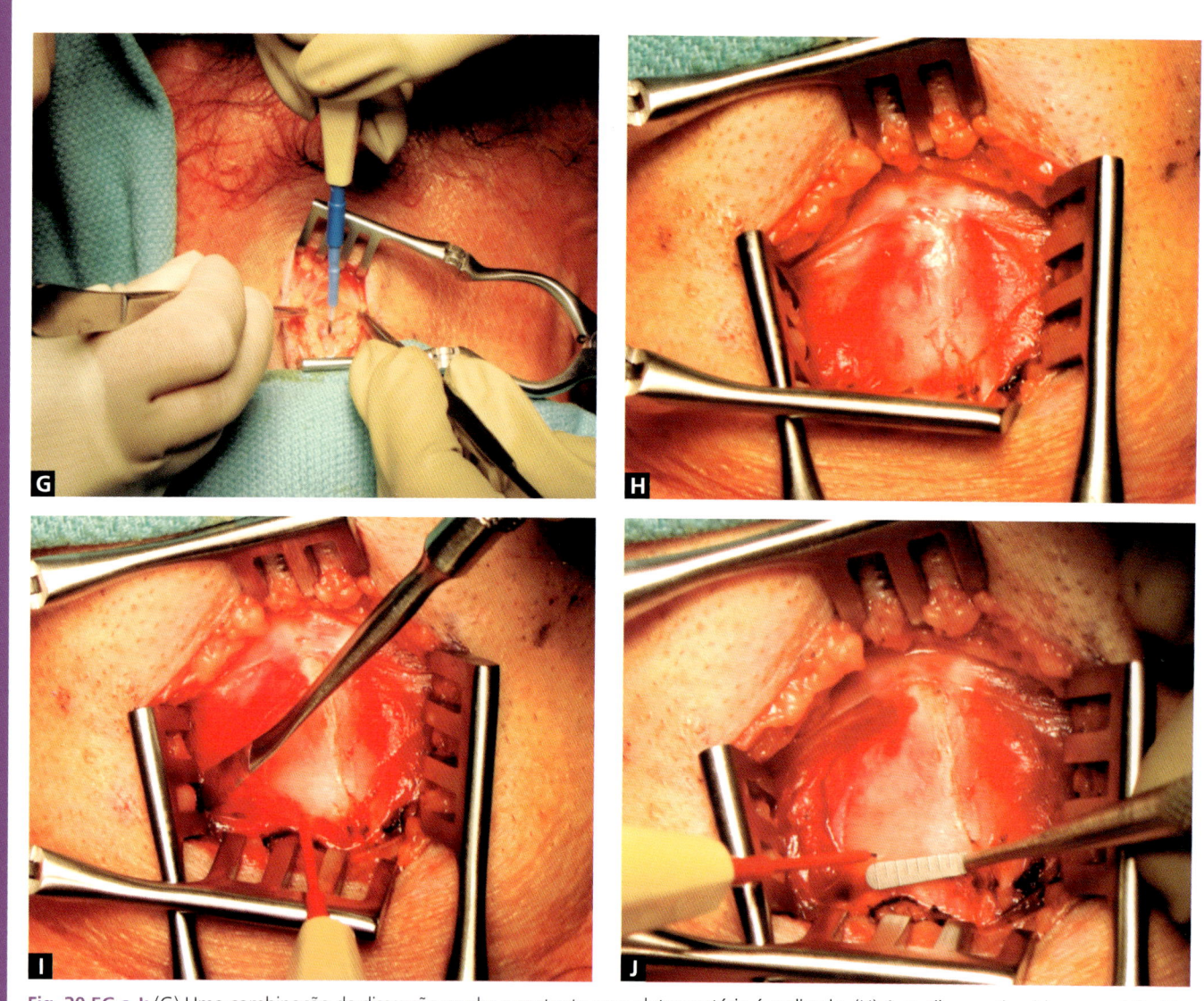

Fig. 30.5G a J: (G) Uma combinação de dissecção romba e cortante com eletrocautério é realizada. (H) A cartilagem tireoide e o pericôndrio sobrejacente são expostos. (I) A elevação do pericôndrio tireoidiano externo estende-se lateralmente até a linha oblíqua. (J) A extensão anteroinferior da janela de tireotomia é demarcada.

Passo 11

A faixa de Gore-Tex é pinçada com uma pinça jacaré otológica e preparada para a implantação (Fig. 30.5N). O implante mede 0,6 cm × 20 cm × 0,6 mm, mas a totalidade da extensão de uma faixa de Gore-Tex não é necessária na maioria dos casos.

Passo 12

Utilizando uma pinça jacaré de orelha média e um elevador de tireoplastia de Sataloff, o implante é posicionado posteriormente através da janela de tireotomia, em forma de camadas (Fig. 30.5O). Cada camada sucessiva é empacotada firmemente contra o interior da cartilagem tireoide. Um gancho de pele pode ser utilizado para rodar a laringe e melhorar a visualização (Fig. 30.5P).

Passo 13

A voz é periodicamente avaliada durante o posicionamento do implante. O implante é facilmente ajustado de forma necessária a alcançar uma voz ótima. Essa parte do procedimento deve ser realizada com uma combinação de cuidado extremo e expediência, uma vez que a manipulação da endolaringe causa edema das pregas vocais, dando a falsa impressão de alterações vocais.

Tireoplastia

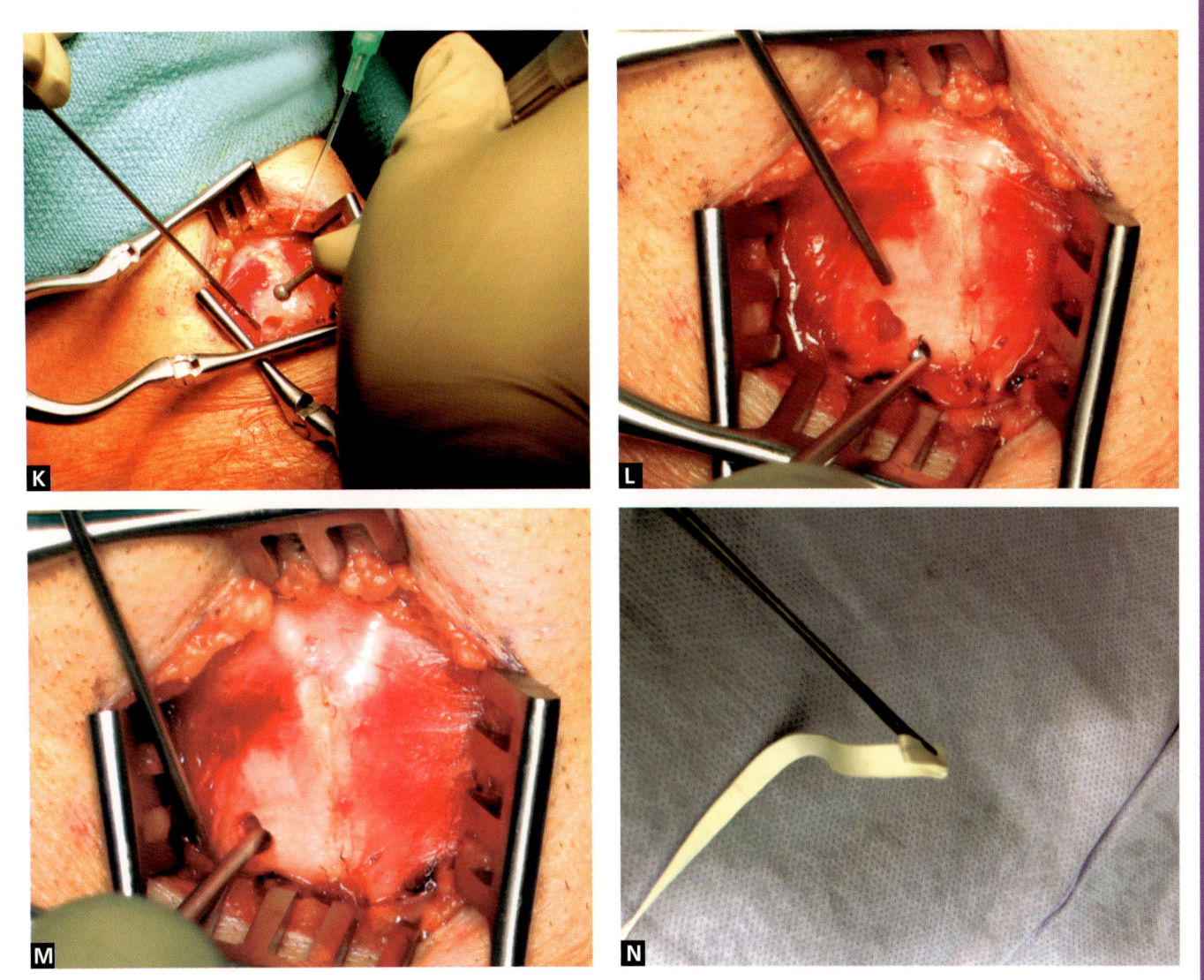

Fig. 30.5K a N: (K) Uma broca diamantada de alta velocidade de 5 mm é utilizada para criar a janela de tireotomia sem violar o pericôndrio interno da cartilagem tireoide. (L) Uma cureta de estapedotomia é utilizada para biselar a janela de tireotomia, permitindo a fácil colocação do implante posteriormente. Uma broca diamantada de 2 ou 3 mm pode ser utilizada como uma alternativa. (M) Elevação do pericôndrio interno por meio da janela de tireotomia, paralela à borda inferior da cartilagem tireoide. (N) O implante de Gore-Tex é preparado para ser colocado.

Passo 14

Assim que a ótima voz for alcançada, uma laringoscopia indireta é realizada para avaliação do fechamento glótico, podendo revelar complicações agudas potencialmente corrigíveis (nível inapropriado do implante, extrusão do implante, hematoma de prega vocal etc.).

Passo 15

O implante é transeccionado no lábio superior da janela de tireotomia (Fig. 30.5Q). Etilcianoacrilato pode ser utilizado para garantir a posição da extremidade proximal do implante (Fig. 30.5R).

Passo 16

A incisão é fechada em camadas. Suturas de vicryl 3.0 são utilizadas para aproximar a pele e as bordas são mantidas juntas com octil-2-cianoacrilato. Um pequeno dreno para evacuação de exsudatos serosos ou sangue é posicionado antes do fechamento (Fig. 30.5S).

Passo 17

Um curativo bem frouxo de compressas de gaze mantidas em posição com uma atadura elástica *(Ace wrap)* é feito e mantido com fita de seda de 1 polegada (Fig. 30.5T). O paciente é então avaliado dentro de 24 horas. Nesse mo-

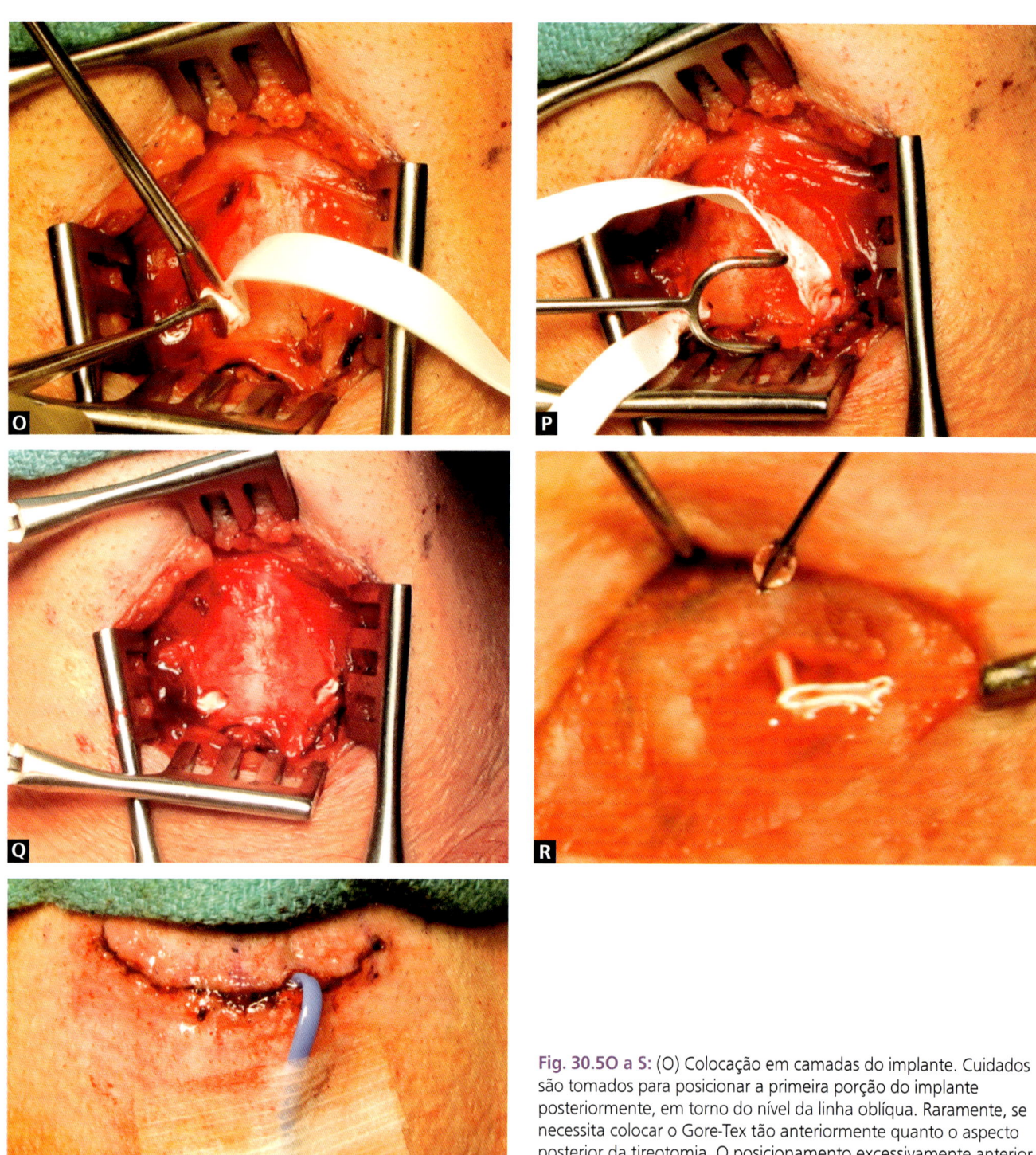

Fig. 30.5O a S: (O) Colocação em camadas do implante. Cuidados são tomados para posicionar a primeira porção do implante posteriormente, em torno do nível da linha oblíqua. Raramente, se necessita colocar o Gore-Tex tão anteriormente quanto o aspecto posterior da tireotomia. O posicionamento excessivamente anterior pode causar tensão vocal. (P) Um gancho cutâneo pode ser utilizado para rodar a laringe, com o objetivo de ajudar a melhorar a visualização. (Q) O implante é transeccionado no lábio superior da janela de tireotomia. (R) Etilcianoacrilato é aplicado sobre a janela de tireotomia. (S) A incisão é fechada com um pequeno dreno posicionado.

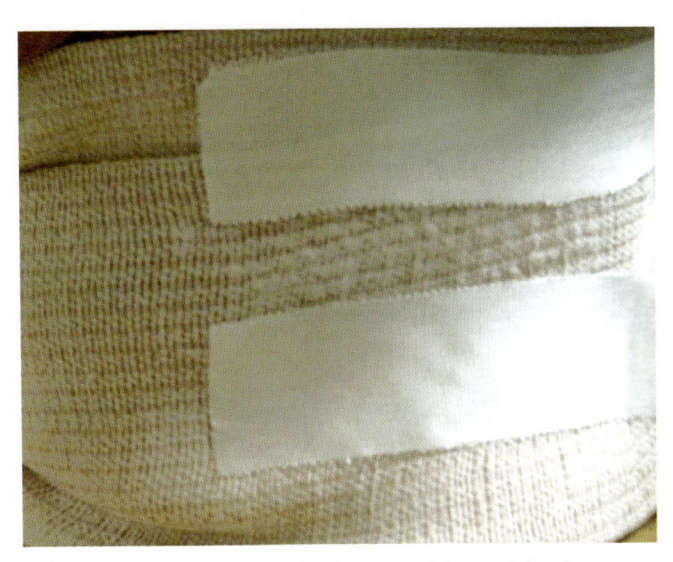

Fig. 30.5T: Uma atadura elástica (Ace wrap) frouxa é fixada com fita de seda de 1 polegada.

mento, o curativo e o dreno são removidos. Não é normal continuar a antibioticoterapia além das primeiras 72 horas de pós-operatório. Esteroides podem ser administrados se um edema significativo das pregas vocais for observado. O paciente é então reavaliado em aproximadamente 7 dias.

REFERÊNCIAS

1. Isshiki N, Okamura H, Ishikawa T. Thyroplasty type I (lateral compression) for dysphonia due to vocal cord paralysis or atrophy. Acta Otolaryngol. 1975;80(5-6):465-73.
2. Payr E. Plastik am schildknorpel zur Behebung der Folgen einseitiger Stimmbandlahmung. Dtsch Med Wochensch. 1915;43:1265-70.
3. Cummings CW, Purcell LL, Flint PW. Hydroxylapatite laryngeal implants for medialization. Preliminary report. Ann Otol Rhinol Laryngol. 1993;102(11):843-51.
4. Montgomery WW. Montgomery SK, Warren MA. Thyroplasty simplified. Operative Tech Otolaryngol Head Neck Surg. 1993;4:223-31.
5. Montgomery WW. Montgomery SK. Montgomery thyroplasty implant system. Ann Otol Rhinol Laryngol Suppl. 1997;170:1-16.
6. Flint PW, Corio RL, Cummings CW. Comparison of soft tissue response in rabbits following laryngeal implantation with hydroxylapatite, silicone rubber, and Teflon. Ann Otol Rhinol Laryngol. 1997;106(5):339-407.
7. McCulloch TM, Hoffman HT. Medialization laryngoplasty with expanded polytetrafluoroethylene. Surgical technique and preliminary results. Ann Otol Rhinol Laryngol. 1998;107(5 Pt 1):427-32.
8. Friedrich G. Titanium vocal fold medializing implant: introducing a novel implant system for external vocal fold medialization. Ann Otol Rhinol Laryngol. 1999;108(1):79-86.
9. Giovanni A, Vallicioni JM, Gras R, et al. Clinical experience with Gore-Tex for vocal fold medialization. Laryngoscope. 1999;109(2 Pt 1):284-88.
10. Tucker HA. External laryngeal surgery for adjustment of the voice. In: Gould WJ, Sataloff RT, Spiegel JR (Eds). Voice Surgery. St. Louis: CV Mosby Co; 1993. pp. 275-90.
11. Zeitels SM, Jarboe J, Hillman RE. Medialization laryngoplasty with Gore-Tex for Voice Restoration Secondary to Glottal Incompetence, Presented at the Voice Foundation's Annual Symposium, Care of the Professional Voice. Philadelphia, PA: 2000.
12. Zeitels SM. New procedures for paralytic dysphonia: adduction arytenopexy, Goretex medialization laryngoplasty, and cricothyroid subluxation. Otolaryngol Clin North Am. 2000;33(4):841-54.
13. McCulloch TM, Hoffman HT, Andrews BT, et al. Arytenoid adduction combined with Gore-Tex medialization thyroplasty. Laryngoscope. 2000(8);110:1306-11.
14. Omori K, Slavit D, Kacker A, et al. Effects of thyroplasty type I on vocal fold vibration. Laryngoscope. 2000;110(7):1086-91.
15. Weinman EC, Maragos NE. Airway compromise in thyroplasty surgery. Laryngoscope. 2000;110(7):1082-5.
16. Isshiki N. Phonosurgery–Theory and Practice. Tokyo: Springer-Verlag; 1989.
17. Sataloff RT, Spiegel JR, Carroll LM, et al. Male soprano voice: a rare complication of thyroidectomy. Laryngoscope. 1992;102(1):90-3.
18. Benninger MS, Crumley RL, Ford CN, et al. Evaluation and treatment of the unilateral paralyzed vocal fold. Otolaryngol Head Neck Surg. 1994;111(4):497-508.

Capítulo 31

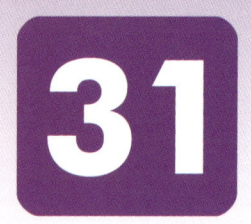

Adução/rotação da cartilagem aritenoide, subluxação cricotireoide, aritenoidopexia e aritenoidectomia

Robert T. Sataloff ■ Farhad Chowdhury ■ Shruti Joglekar ■ Mary J. Hawkshaw

A adução/rotação da cartilagem aritenoide[1] e a subluxação cricotireoide funcionam muito bem para a paralisia do nervo laríngeo recorrente, mas não tão bem se o nervo laríngeo superior estiver envolvido ou se a cartilagem aritenoide estiver em uma posição anormal por alguma outra razão. A cirurgia de adução/rotação da aritenoide é geralmente realizada sob anestesia local. O músculo tireofaríngeo é seccionado e a margem posterior da cartilagem tireoide é exposta. Um descolamento subpericondrial é realizado na superfície inferior da asa tireoidiana. A articulação cricotireoidiana é luxada e o seio piriforme, protegido. Quando o seio piriforme for descolado para adução, rotação da cartilagem aritenoide ou para aritenoideopexia (discutida adiante), é aconselhável reposicionar o *flap* mucopericondrial na conclusão do procedimento. Tal ação ajuda a prevenir a fibrose e a constrição que podem interferir na deglutição. Além de um edema extenso do seio piriforme poder eventualmente prolapsar, produzindo obstrução da via aérea, especialmente na presença de uma janela posterior na cartilagem tireoide. Este problema pode ser evitado suturando-se a mucosa do seio piriforme à cartilagem tireoide (Nicholas E. Maragos, M.D., comunicação pessoal, 2003). O processo muscular da cartilagem aritenoide é identificado e a articulação é aberta pela abordagem clássica, através de uma pequena incisão sobre o músculo cricoaritenoidiano. Entretanto, em muitos casos não é necessário abrir a articulação; e pode ser inclusive melhor não fazê-lo. Dois pontos 3.0 permanentes são fixados em tecidos moles através do processo muscular e amarrados na direção dos músculos cricoaritenoidiano lateral e tireoaritenoidiano lateral, ajustando a posição da prega vocal (Fig. 31.1A a M).

O autor (RTS) prefere não seccionar articulação cricotireóidea na maioria dos casos. Quando ela é seccionada, forma uma cicatriz. A fixação resultante pode afetar a movimentação da aritenoide funcional no lado contralateral e pode provavelmente afetar o movimento passivo no lado ipsilateral, em resposta à contração do músculo cricotireóideo contralateral. Além do mais, se a articulação for seccionada e não reparada, as forças naturais do pescoço tenderão a empurrar o corno inferior posteriormente à faceta da articulação cricotireóidea, encurtando a prega vocal e agravando a disfonia. Tradicionalmente, o autor tem evitado esse problema suturando a articulação cricotireóidea na sua posição normal, caso ela tenha sido seccionada. Isso evita a retrusão, mas não resulta em mobilidade passiva da articulação na maioria dos casos.

Uma técnica alternativa chamada subluxação cricotireoide foi descrita por Zeitels.[2] Essa técnica também não assegura a mobilidade passiva, mas tem sido surpreendentemente bem-sucedida na melhora da extensão dinâmica e de frequências da fonação, ao menos durante o *follow-up* imediato. Um ponto é amarrado ao redor do corno inferior da cartilagem tireoide e passado através da linha média da cartilagem cricoide (Fig. 31.2A a D). O corno inferior é delicadamente empurrado para a frente e se ajusta de acordo com a resposta fonatória do paciente. Nas ilustrações de Zeitels, o corno inferior é representado o mais anterior possível com relação à faceta da articulação cricotireóidea. Na experiência do autor (RTS), geralmente não é necessário deslocá-lo tão anteriormente. Geralmente, ótimos resultados são obtidos quando a porção posterior do corno inferior se encontra bastante próxima da porção anterior da faceta da articulação cricóidea.

Quando a adução da cartilagem aritenoide é combinada à tireoplastia, nem sempre é necessário criar uma janela de tireotomia. O autor (RTS) desenvolveu uma técnica em que um bloco de silastic é posicionado através de uma abordagem posterior. O procedimento na cartilagem aritenoide é realizado primeiramente (adução/rotação ou aritenoideopexia). O pericôndrio interno é então descolado do sentido posterior para o anterior sob visão direta. Um bloco de silastic é esculpido e ajustado no tamanho e forma apropriados. A posição do bloco de silastic é anotada e o bloco é removido. Um fio de sutura é passado através da cartilagem tireoide, sentido externo-interno, até a posição aproximada da junção dos terços anterior e médio da posição final do bloco de silastic. A agulha é, então, passada através da superfície externa da junção dos terços anterior e médio do bloco de silastic próximo à sua borda su-

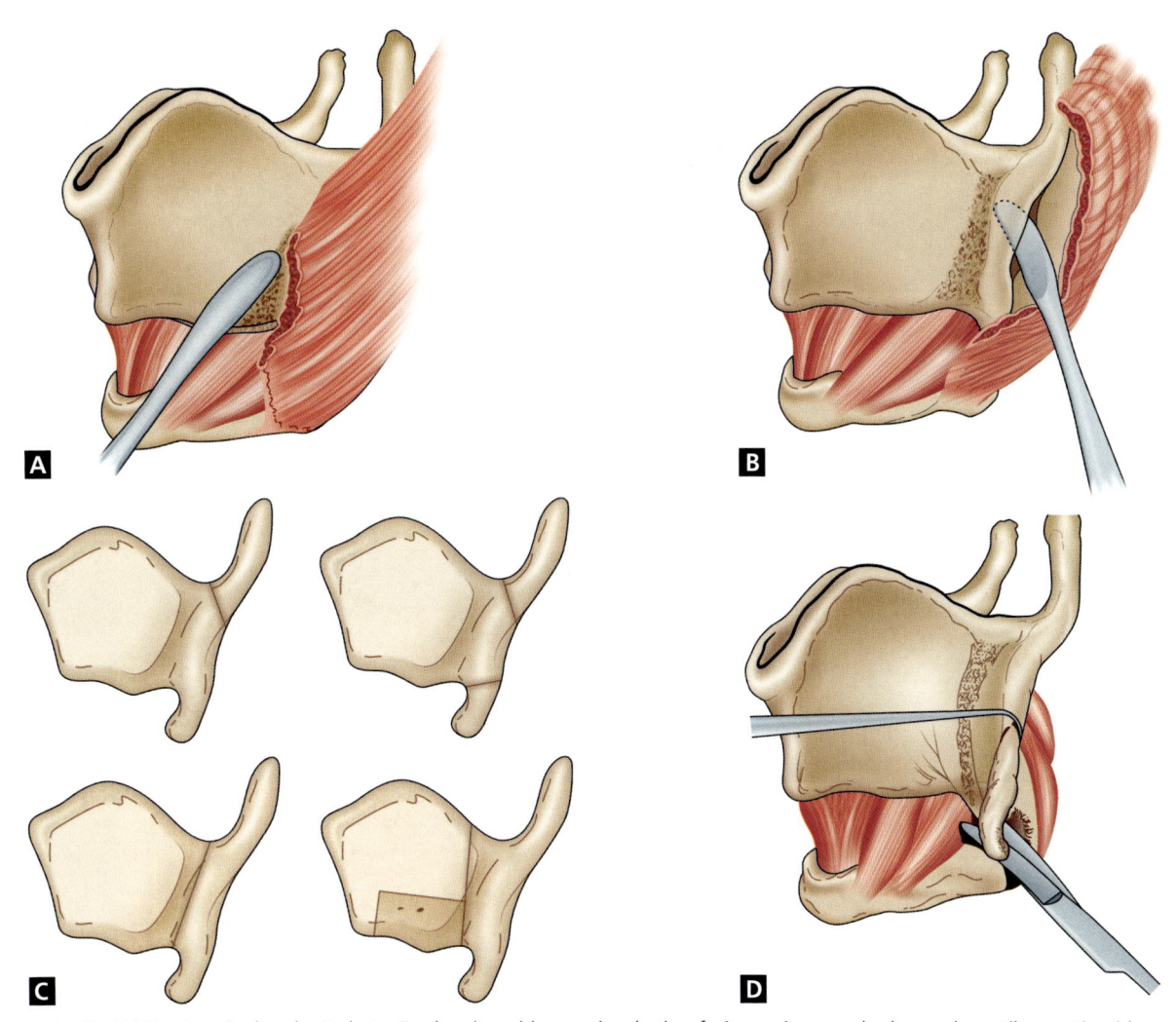

Fig. 31.1A a D: (A) Na cirurgia de adução/rotação da aritenoide, o músculo tireofaríngeo é separado da asa da cartilagem tireoide. (B) Iniciando pela porção posterior da cartilagem tireoide, o pericôndrio interno é descolado para prevenir a penetração na via aérea. (C) Na maioria das vezes, o procedimento pode ser continuado com a simples retração anterior da cartilagem tireoide. Entretanto, especialmente nos casos de grandes asas tireoideas encontradas em alguns indivíduos do sexo masculino, é útil transseccionar a cartilagem tireoide em uma das formas acima ilustradas com linhas sólidas. (D) Na maioria das vezes, a simples retração anterior da cartilagem tireoide permite ao cirurgião desarticular a articulação cricotireoide com tesouras, expondo a superfície articular cricotireóidea.

perior e trazida de volta através do bloco de silastic no sentido medial-lateral próximo à sua borda inferior. Ela é, então, passada da superfície interna da lâmina tireoidiana através da superfície externa, abaixo do ponto inicial de entrada da sutura. O fio é então amarrado na porção externa da cartilagem tireoide. À medida que o fio é apertado, o bloco de silastic é reinserido e ancorado. Se a posição não for completamente estável, um segundo fio pode ser utilizado. Esse procedimento se mostrou extremamente rápido e eficiente. O Gore-Tex (Newark, DE) não foi utilizado nesse cenário, uma vez que provavelmente se extrusaria através da abertura posterior, a não ser que fosse suturado em posição; e, mesmo assim, manter uma posição ótima do Gore-Tex seria um desafio. Quando há preferência pelo Gore-Tex em combinação a um procedimento na cartilagem aritenoide, o procedimento é realizado da forma habitual, através de uma minitireotomia anterior.

Zeitels também introduziu a aritenoidopexia de adução (Fig. 31.3A a G) como uma alternativa à clássica adução/rotação da cartilagem aritenoide.[3] Trata-se de um procedimento interessante e eficiente, embora possa ser tecnicamente desafiador para cirurgiões com pouca expe-

Seção 4 — Desordens neurogênicas

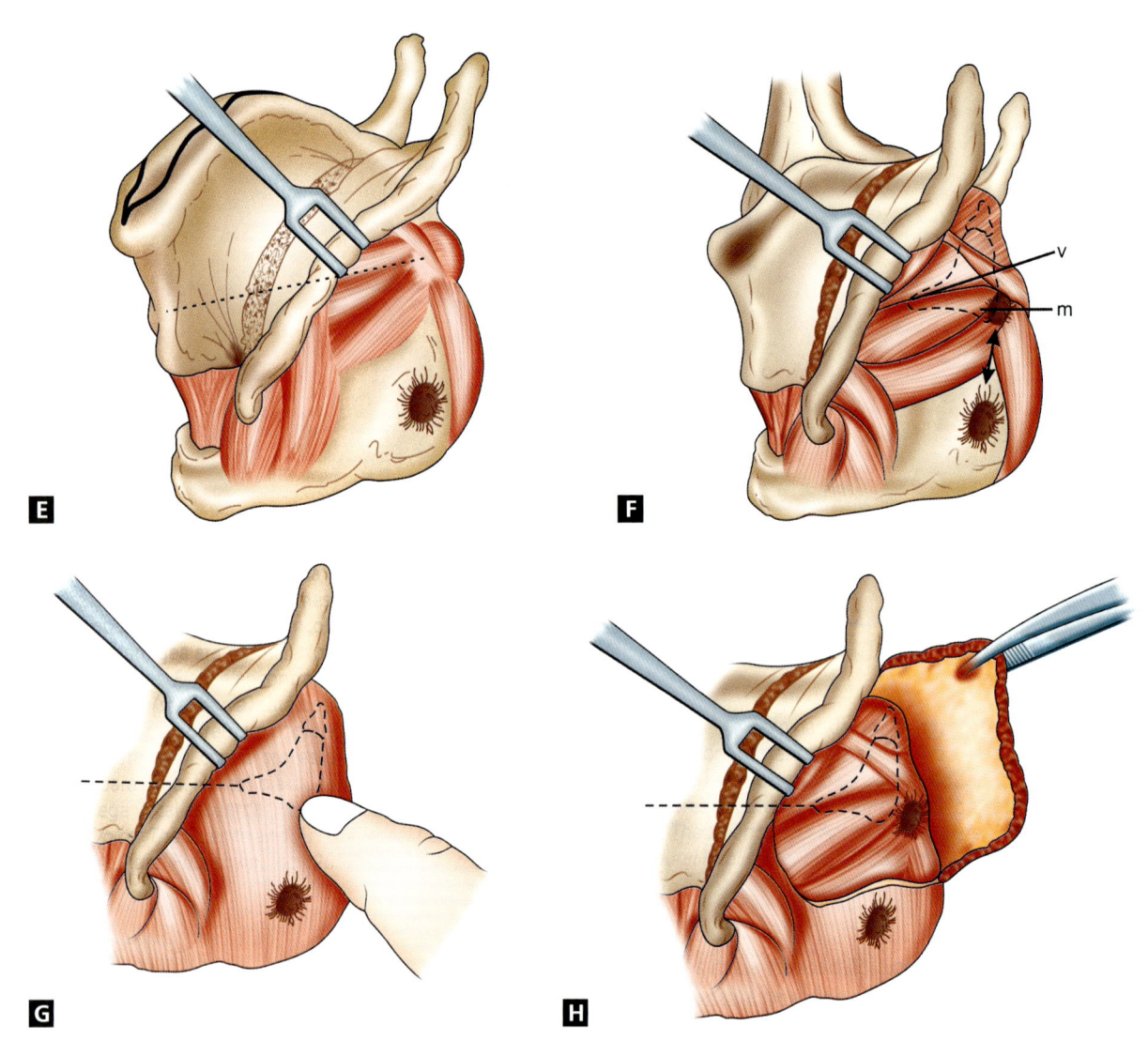

Fig. 31.1E a H: (E) O processo muscular da aritenoide é localizado aproximadamente no nível da prega vocal (linha tracejada). (F) A distância (seta) entre a margem superior da cartilagem cricotireóidea e a margem inferior da articulação cricoaritenóidea é, geralmente, inferior a 1 cm. A posição do processo muscular (m) e do processo vocal (v) também encontram-se ilustradas. (G) O processo muscular pode ser frequentemente identificado por meio da palpação. (H) Após descolar a mucosa que reveste o seio piriforme de forma a evitar a penetração na via aérea, as fibras posteriores do músculo cricoaritenóideo são seccionadas e penetram-se na articulação cricoaritenóidea A penetração na articulação cricoaritenóidea não é necessária em todos os casos.

riência em procedimentos sobre o arcabouço laríngeo. É frequentemente necessário seccionar a articulação cricotireoide para obter uma exposição adequada, de forma que o procedimento é rotineiramente combinado a uma sutura de reparo da articulação ou a uma subluxação cricotireóidea. Na aritenopexia de adução, é mais fácil expor a cartilagem cricoide na articulação cricotireoide, seguir a cartilagem desde a articulação até a sua superfície superior e dissecar ao longo da superfície superior da cartilagem cricoide. Tal sequência permite a identificação mais fácil da articulação cricoaritenóidea, particularmente após os músculos cricoaritenóideo lateral e cricoaritenóideo posterior terem sido seccionados do processo muscular. A articulação cricotireóidea é aberta durante este procedimento, uma manobra nem sempre necessária na clássica adução/rotação da aritenoide. Uma sutura é realizada inicialmente através da porção medial (próxima à linha média) da face posterior da cartilagem cricoide e através da porção medial da articulação cricoaritenóidea. O fio é então passado através da cartilagem aritenoide, circundado em torno da porção lateral da aritenoide e depois trazido de volta através da articulação e face posterior da cartilagem cricoide, onde é em seguida apertado. Essa técnica empurra a cartilagem aritenoide para cima da faceta cricóidea, fechando a fenda

Adução/rotação da cartilagem aritenoide, subluxação cricotireoide, aritenoidopexia...

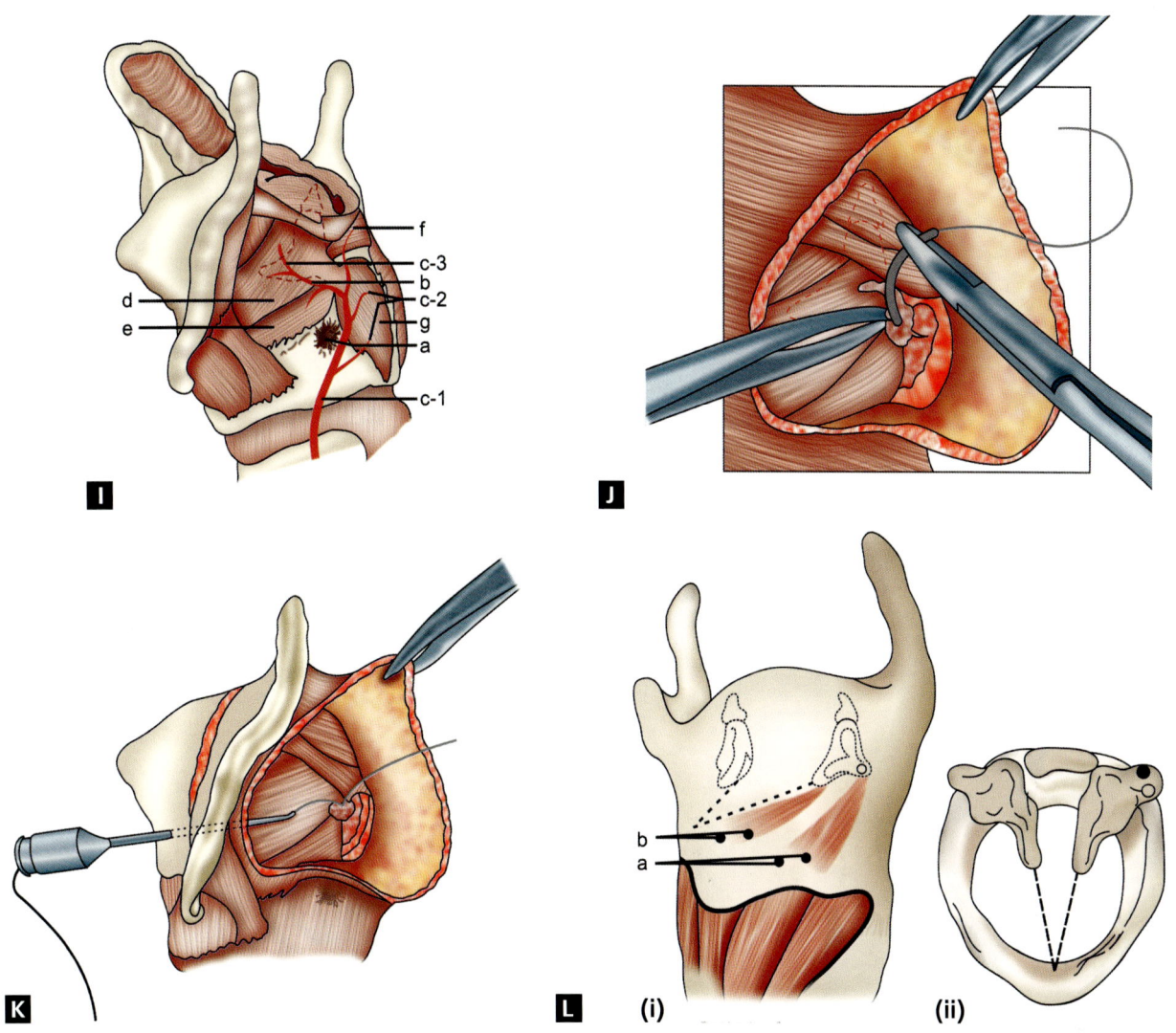

Fig. 31.1I a L: (I) É importante estar familiarizado com as estruturas anatômicas que podem ser encontradas durante este procedimento. As mais importantes incluem a articulação cricotireóidea *(a)*, articulação cricoaritenóidea *(b)*, nervo laríngeo recorrente *(c-1)*, com seus ramos abdutores *(c-2)* e adutores *(c-3)*; músculo tireoaritenóideo *(d)*, músculo cricoaritenóideo lateral *(e)*, músculo inteariténoideo *(f)* e a agulha encontra-se visível no espaço articular. *(K)* Após ser amarrado ao processo muscular, o fio é passado por meio da asa tireoidiana. Uma agulha de injeção pode ser utilizada, caso o fio não possa ser passado facilmente com a agulha de sutura. *(L-i)* uma ou duas suturas podem ser realizadas, tracionando a prega vocal na direção do cricoaritenóideo lateral *(a)* e na direção do tireoaritenóideo *(b)*. O ajuste da tensão entre estas duas suturas permite o posicionamento apropriado da prega vocal. Com frequência, somente a sutura do cricoaritenóideo lateral é necessária. Cada sutura é passada por dois orifícios na cartilagem tireoide *(círculos)* e amarrada externamente na cartilagem tireoide. O posicionamento das suturas (L-ii) nas aritenóides é importante. Se a sutura for realizada posteriormente *(ponto negro)* no processo muscular, uma maior adução é possível do que no caso da sutura ser realizada anteriormente *(círculo aberto)*.

glótica posterior. Ela também elimina a necessidade de suturas que se estendam anteriormente e podem interferir na tireoplastia, em alguns casos. Além disso, essa técnica tende a empurrar posteriormente o processo vocal, alongando a prega vocal. Entretanto, a otimização da altura do processo vocal pode ser difícil. Para facilitar o alinhamento do processo vocal, o paciente deve ser solicitado a fonar no seu *pitch* habitual (não um *pitch* alto, como habitualmente realizado em exames com espelho). O autor (RTS) algumas vezes acha necessário realizar uma ou duas suturas adicionais com prolene para estabilizar a cartilagem aritenoide na posição desejada.

Woodson *et al.* também reconheceram o problema de controlar a posição vertical do processo vocal e propuseram uma técnica para ajudar a controlar esse fator variável durante a cirurgia de adução/rotação da cartilagem aritenoide.[4] A sua técnica funciona melhor com a adução/rotação da cartilagem aritenoide (para a qual ela foi dese-

Desordens neurogênicas

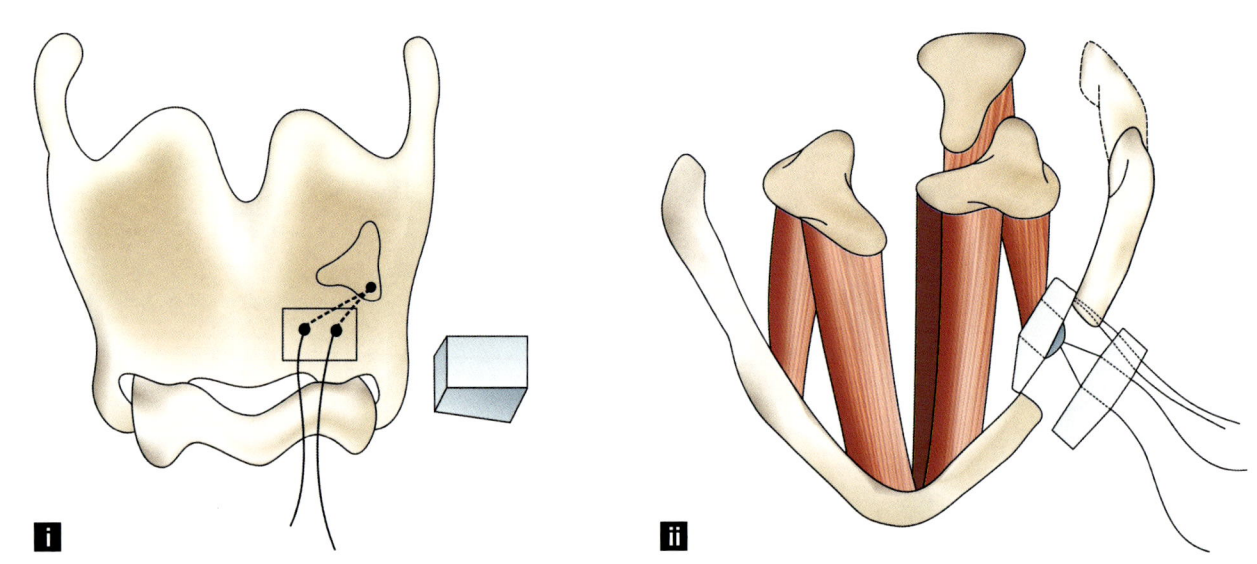

Fig. 31.1M: (i) A adução/rotação da aritenoide pode ser combinada à tireoplastia do Tipo I. Fios de sutura são primeiramente passados através da região da janela pretendida utilizando uma agulha ou pequenos orifícios realizados com broca. A sutura permanece solta.
(ii) Após o descolamento do pericôndrio interno, a cartilagem pode ser comprimida medialmente e a sutura pode ser apertada. Alternativamente, a sutura pode ser passada através de um bloco de silastic e amarrada sobre a prótese. A sutura é então passada através de outro implante posicionado lateralmente à janela e apertada novamente para se manter em uma posição segura e prevenir o deslocamento medial, afastando-se da face interna da lâmina tireóidea, da prótese interna ou da cartilagem.

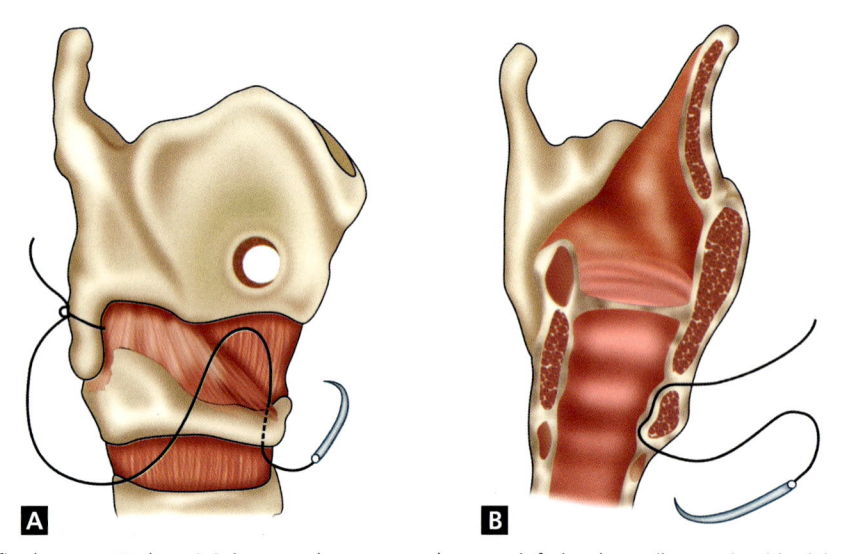

Fig. 31.2A e B: (A) Um fio de sutura Prolene 2.0 é amarrado em torno do corno inferior da cartilagem tireoide. (B) Passado circunferencialmente ao redor do arco cricoide, na linha média.

nhada) do que com a aritenopexia, devido ao grau de instabilidade articular criado durante a aritenopexia e devido à posição final do corno inferior da cartilagem tireoide quando a aritenoideopexia é combinada à subluxação cricotireóidea. Entretanto, o princípio pode ser aplicado a qualquer uma das operações. Woodson notou que, na paralisia laríngea flácida, o processo vocal frequentemente se encontra deslocado superior e lateralmente. Ela observou que a adução da cartilagem aritenoide tende a mover o processo vocal medial e caudalmente, mas que a sua posição final com frequência é mais caudal do que o normal. Ela formulou a hipótese de que tal fato era devido à ausência de ação normal do músculo cricoaritenóideo posterior e propôs uma sutura de ancoragem posterior para substituir o suporte do cricoaritenóideo posterior. Ela utilizou suturas da cartilagem aritenoide ao corno inferior da carti-

Adução/rotação da cartilagem aritenoide, subluxação cricotireoide, aritenoidopexia...

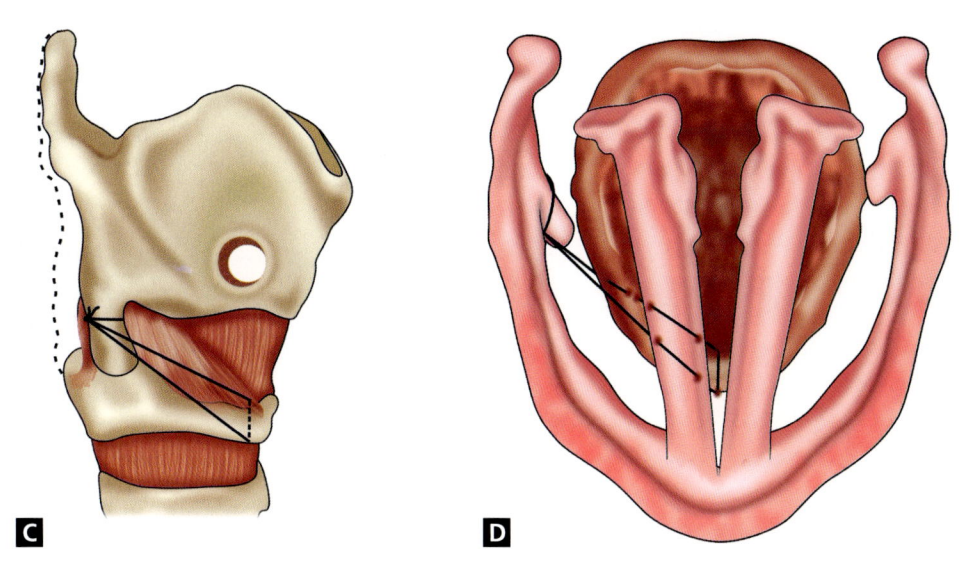

Fig. 31.2C e D: A sutura é ajustada para tracionar o corno inferior anteriormente, alongando a prega vocal. Pede-se ao paciente para fonar. Quando as frequências e a extensão dinâmica forem ideais, é melhor realizar uma discreta sobrecorreção (aproximadamente 1 mm) e fixar o corno inferior nessa posição.

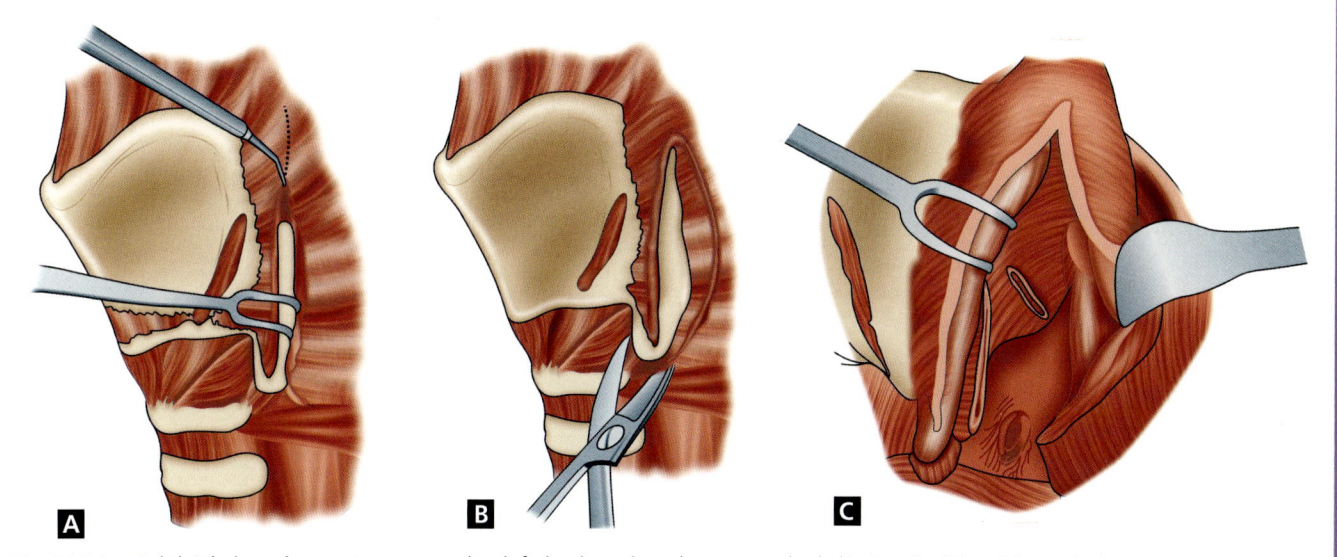

Fig. 31.3A a C: (A) A laringe é exposta e o constritor inferior é seccionado e separado da lâmina tireóidea. (B) A articulação cricotireóidea é seccionada com tesouras. (C) A dissecção segue a cartilagem cricoide a partir da faceta da articulação cricotireóidea até a borda da cartilagem cricoide. O seio piriforme é delicadamente dissecado posteriormente. O músculo cricotireóideo é cortado durante essa dissecção.

lagem tireoide ou à linha média posterior da cartilagem cricoide. Tensão nessas suturas reduziu o deslocamento caudal, mas as suturas ancoradas próximas à linha média alargaram a fenda glótica. Consequentemente, é preferível ancorar as suturas ao corno inferior da cartilagem tireoide ao utilizar essa abordagem. Embora a adução/rotação aritenóidea clássica seja substancialmente mais fácil e apresente excelentes resultados em alguns casos, a aritenoideopexia de adução possui claras vantagens em casos selecionados e deve ser utilizada especialmente em pacientes com paralisia unilateral completa da prega vocal, quando houver uma grande fenda glótica posterior e quando a aritenoide estiver muito inclinada lateralmente.

Iwamura descreveu ainda um outro procedimento para reposicionamento da cartilagem aritenoide chamado procedimento de tração do músculo cricoaritenóideo lateral.[5,6] Essa operação é realizada sob anestesia local através de uma janela de tireotomia de 10 mm × 8 mm. A janela é realizada imediatamente à frente da linha oblíqua, sobre o músculo cricoaritenóideo lateral (Fig. 31.4A e B). Suturas são passadas através de vários pontos ao longo da faixa atrófica do músculo cricoaritenóideo lateral (CAL) e amarradas, inicialmente em torno do músculo e, então, à cartilagem tireoide. As suturas são ajustadas de acordo com a melhora vocal intraoperatória.

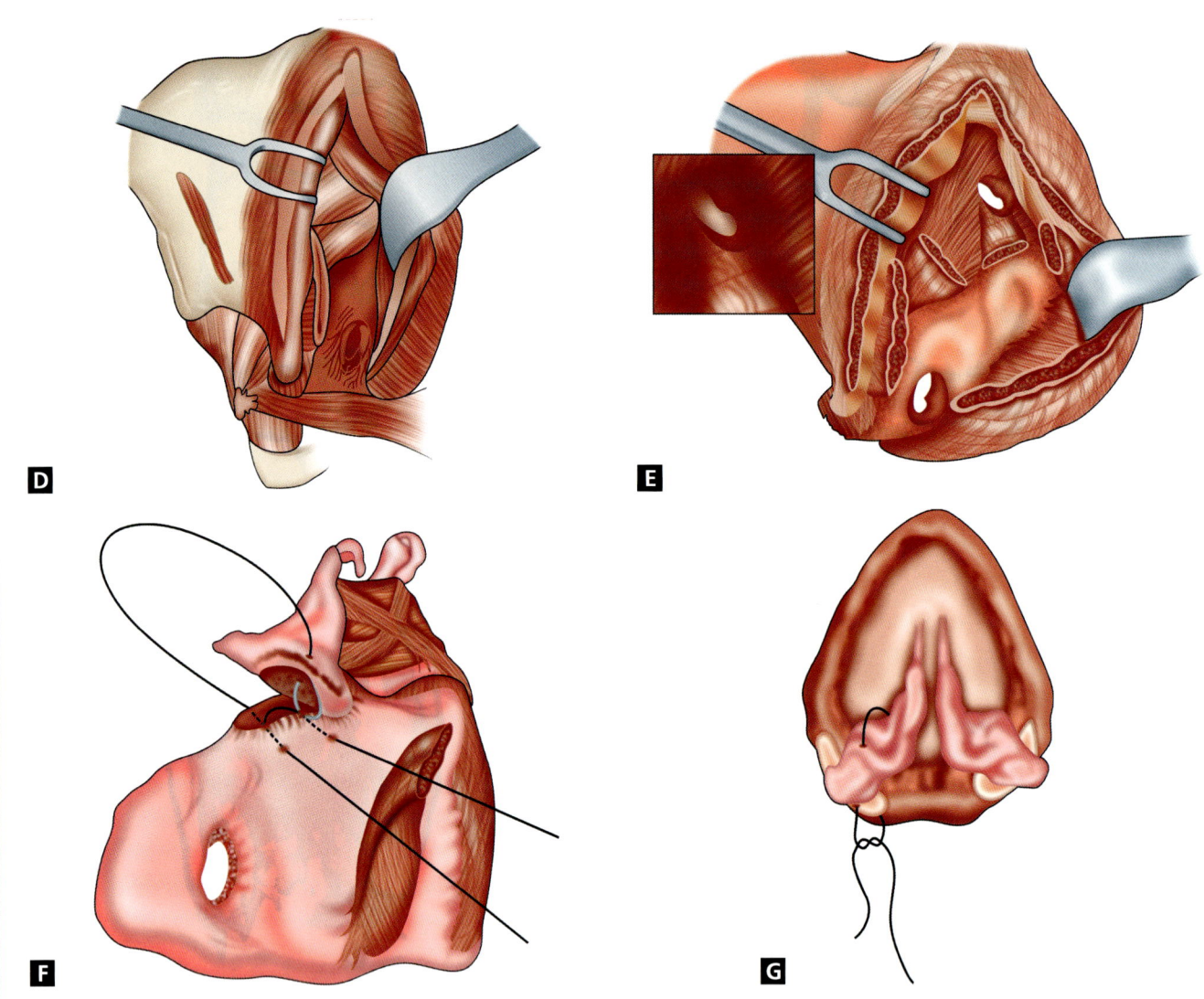

Fig. 31.3D a G: (D) Os músculos cricoaritenóideos lateral e posterior são seccionados do processo muscular. (E) Após a secção da cápsula da articulação cricoaritenóidea e a abertura ampla da articulação, o músculo cricoaritenóideo posterior é dissecado para fora da porção posterior da cartilagem cricoide. (F) Um fio de sutura Prolene 4.0 montado em uma agulha cortante é passado através da face posterior da cartilagem cricoide e através da articulação cricoaritenóidea. Ele então envolve o aspecto anterolateral da aritenoide, sendo trazido de volta através da articulação e da placa cricóidea posterior. (G) A posição da aritenoide é ajustada pela tensão na sutura à medida que esta é apertada ao longo da face posterior da cartilagem cricoide. Em alguns casos, suturas simples adicionais através da aritenoide e da cricoide podem ser necessárias para ajustar otimamente a posição do processo vocal.

ANASTOMOSES NEURAIS

A reanastomose de nervos laríngeos recorrentes seccionados ou lesados não resultou na restauração da função normal na maioria dos casos e tradicionalmente tem sido considerada pouco útil. Os fracassos podem ser devidos à intermistura anormal de fibras adutoras e abdutoras ou a outras causas. Experiências foram realizadas para melhorar os resultados, otimizando a abdução através da secção de ramos neurais adutores intralaríngeos.[7] Entretanto, essa técnica possui aplicabilidade limitada. Procedimentos utilizando vários outros nervos, incluindo *bypass* do nervo vago, separação do nervo vago, nervo frênico e outros nervos regionais foram tentados. Os resultados foram variáveis.

Entretanto, pesquisas em reinervação sugerem que a técnica pode ser bem mais valiosa do que anteriormente avaliado. Em ao menos alguns pacientes com paralisia de prega vocal parece haver algum grau de atrofia da prega vocal após uma denervação de longo termo. Embora algumas pregas vocais retornem à função normal mesmo após uma secção completa do nervo laríngeo recorrente, o res-

Adução/rotação da cartilagem aritenoide, subluxação cricotireoide, aritenoidopexia...

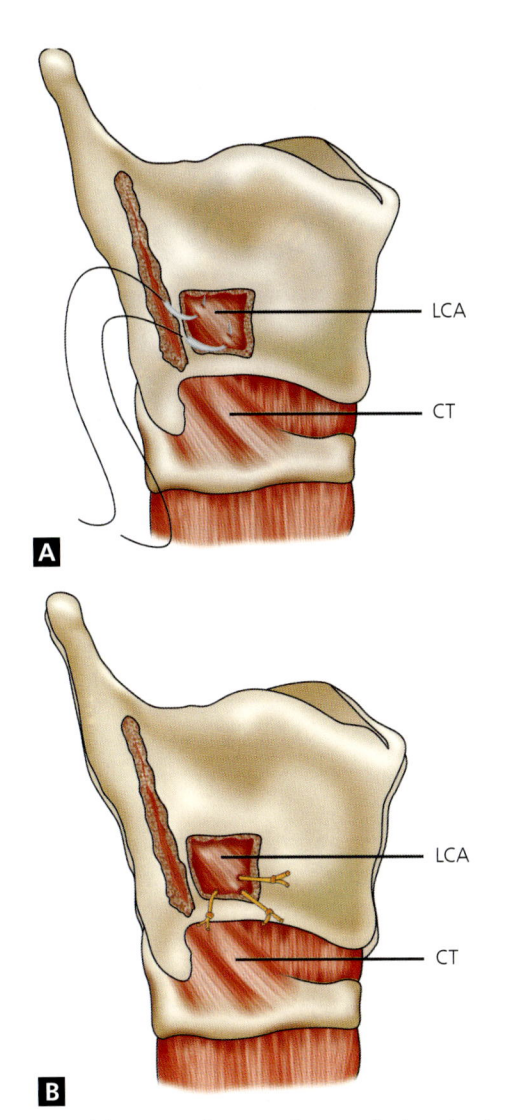

Fig. 31.4A e B: (A) Suturas são passadas através do músculo cricoaritenóideo lateral. (B) A tensão das suturas é ajustada para otimizar o *output* fonatório, sendo fixadas à cartilagem tireoide anterior e inferiormente.

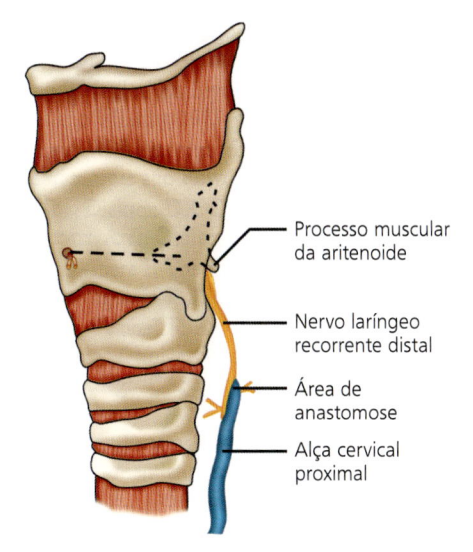

Fig. 31.5: Anastomose entre alça cervical e nervo laríngeo recorrente distal. A reanastomose primária terminoterminal do nervo laríngeo recorrente pode ser realizada quando ambas as extremidades do nervo danificado estão disponíveis.

tabelecimento do suprimento neural pode ser importante para manter a massa da prega vocal (logo, a efetividade da cirurgia de medialização) e para ajudar a controlar o *pitch* da prega vocal.[8-11] Se um nervo laríngeo recorrente foi reconhecidamente seccionado durante a cirurgia, vale a pena o cirurgião suturar os cotos neurais, mesmo que tal ação provavelmente não resulte em adução e abdução normais (Fig. 31.5). Este assunto é discutido mais amplamente em outras fontes.[12]

ARITENOIDECTOMIA

A aritenoidectomia continua sendo a técnica mais confiável para o restabelecimento de uma boa via aérea em pacientes com paralisia bilateral das pregas vocais ou fixação das aritenoides. Infelizmente, ela geralmente atinge este objetivo às custas da perda da boa qualidade vocal. Entretanto, ela permite uma qualidade vocal superior à cirurgia que a precedeu, que era a cordectomia total.[13] Tradicionalmente, a aritenoidectomia tem sido realizada através de uma incisão externa. O procedimento foi inicialmente introduzido por Woodman em 1946. Ele descreveu a remoção da cartilagem aritenoide com preservação do processo vocal.[14] A aritenoidectomia endoscópica foi descrita dois anos depois por Thornell.[15] A aritenoidectomia endoscópica tem sido bem-sucedida e efetiva e provou ser uma abordagem particularmente satisfatória desde que o uso do *laser* de dióxido de carbono foi introduzido para esta operação.[16-19]

O procedimento é realizado utilizando a microlaringoscopia de suspensão. Uma lente objetiva de 400 mm é usualmente ótima. *Lasers* com *spots* de tamanho 0,4 mm ou menos geralmente são utilizados, de 6 a 10 watts, em modo contínuo ou repetido, com pulsos de 0,1 segundo. A cartilagem corniculada e a mucosa que recobre o ápice da aritenoide são vaporizadas, da mesma forma que o mucoperiósteo do ápice e corpo da cartilagem aritenoide. A porção superior do corpo da aritenoide é removida utilizando-se o modo contínuo. O modo repetido é, então, utilizado para vaporizar o mucopericôndrio do corpo inferior, que é em seguida vaporizado em sentido lateromedial. O ligamento lateral é transeccionado e a cartilagem cricoide é exposta. O processo vocal é vaporizado, bem como o processo muscular, preservando-se a inserção do músculo aritenóideo (Fig. 31.6). A vaporização é continuada lateralmente ao músculo vocal para criar uma cicatriz que irá auxiliar na lateralização da prega vocal (Fig. 31.7). Devido à exposição da cartilagem, antibióticos geralmente são

Seção 4
Desordens neurogênicas

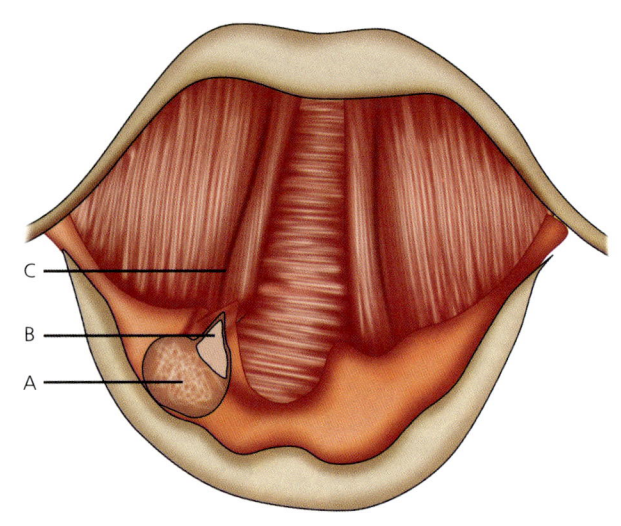

Fig. 31.6: (A) Passo intermitente durante a aritenoidectomia com *laser* mostrando exposição da cartilagem cricoide, (B) processo vocal da cartilagem aritenoide e (C) músculo vocal.

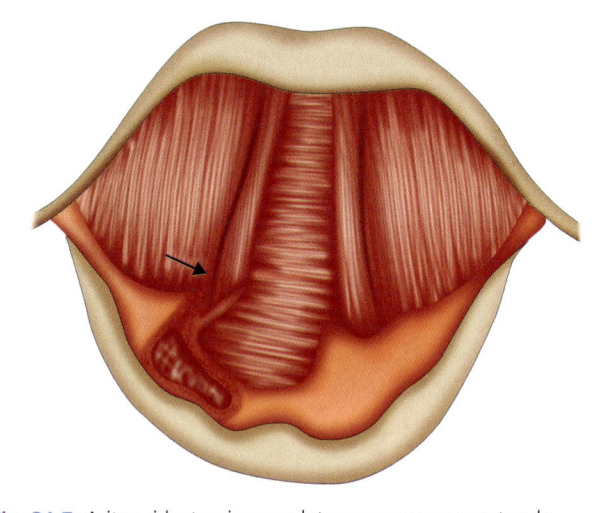

Fig. 31.7: Aritenoidectomia completa com remanescentes do processo muscular e inserção dos aritenóideos, e trauma *laser*-induzido lateral ao músculo vocal, para auxiliar na lateralização *(seta)*.

recomendados. Se o paciente não estiver traqueotomizado, corticosteroides intraoperatórios são também utilizados por muitos cirurgiões. Não existem dados que comprovem a eficácia de antibióticos e corticosteroides durante esse procedimento. Seu uso, no presente momento, depende do julgamento do cirurgião. Existem várias modificações dos procedimentos de aritenoidectomia. Muitos cirurgiões (incluindo o autor) preservam um *flap* de mucosa, suturando-o sobre o sítio de ressecção. O fechamento da mucosa ajuda e evitar a formação de granulomas, uma complicação problemática da aritenoidectomia. Os pacientes de aritenoidectomia devem também ser tratados profilaticamente quanto a refluxo faringolaríngeo. Tal ação parece acelerar a cicatrização e aparentemente não interfere na formação da cicatriz lateralizante.

Também é possível ressecar somente porções da cartilagem aritenoide. A aritenoidectomia medial (que preserva uma delgada cápsula de cartilagem aritenoide) frequentemente permite uma via aérea adequada e minimiza o colapso da anatomia laríngea posterior. A aritenoidectomia medial foi popularizada por Crumley.[19] Esse procedimento pode ser particularmente vantajoso em pacientes com tendência à aspiração após uma aritenoidectomia completa. A aritenoidectomia medial também foi utilizada em circunstâncias pouco usuais, como a pseudoparalisia bilateral e outras condições.[20]

REFERÊNCIAS

1. Isshiki N, Tanabe M, Sawada M. Arytenoid adduction for unilateral vocal cord paralysis. Arch Otolaryngol. 1978;104(10):555-8.
2. Zeitels SM. Adduction arytenoidopexy with medialization laryngoplasty and cricothyroid subluxation: A new approach to paralytic dysphonia. Operat Tech Otolaryngol Head Neck Surg. 1999;10(1):9-16.
3. Zeitels SM, Hochman I, Hillman RE. Adduction arytenopexy: A new procedure for paralytic dysphonia and the implications for medialization laryngoplasty. Ann Otol Rhinol Laryngol. 1998;107:1-24.
4. Woodson JE, Picernor R, Yeung D, *et al.* Arytenoid adduction. Controlling vertical position. Annals Otol Rhinol Laryngol. 2000;109:360-4.
5. Iwamura S, Curita N. A newer arytenoid adduction technique for one-vocal-fold paralysis: A direct pull of the lateral cricoarytenoid muscle. Otolaryngol Head Neck Surg. 1996;6(1):1-10.
6. Iwwamura S, Murakawa Y. Tomographic assessment of the arytenoid body and unilateral vocal fold paralysis before and after lateral cricoarytenoid muscle-pull surgery. J Japanese Broncoesophagological Society. 1997;48(4):310-20.
7. Murakami Y, Kirchner JA. Vocal cord abduction by regenerated recurrent laryngeal nerve. An experimental study in the dog. Arch Otolaryngol. 1971;94(1):64-68.
8. Tucker HM. Reinnervation of the unilaterally paralyzed larynx. Ann Otol Rhinol Laryngol. 1977;86(6 Pt 1):789-94.
9. Tucker HM, Rusnov M. Laryngeal reinnervation for unilateral vocal cord paralysis: long-term results. Ann Otol Rhinol Laryngol. 1981;90(5 Pt 1):457-9.
10. May M, Beery Q. Muscle-nerve pedicle laryngeal reinnervation. Laryngoscope. 1986;96(11):1196-200.
11. Crumley R. New perspectives in laryngeal reinnervation. In: Bailey BJ, Biller HF, (Eds). Surgery of the Larynx. Philadelphia, PA: WB Saunders; 1985:135-47.
12. Rubin AD, Sataloff RT. Vocal fold paresis and paralysis. In: Sataloff RT (Ed). Professional Voice: The Science and Art of Clinical Care, 3rd edition. San Diego, CA: Plural Publications, Inc.; 2005:871-86.
13. Lundy DS, Casiano RR, Landy HJ, *et al.* Effects of vagal nerve stimulation on laryngeal function. J Voice. 1993;7(4):359-64.

14. Woodman D. A modification of the extralaryngeal approach to arytenoidectomy for bilateral abductor paralysis. Arch Otolaryngol 1946;43:63-5.
15. Thornell WC. Intralaryngeal approach for arytenoidectomy in bilateral abductor vocal cord paralysis. Trans Am Acad Opthalmol Otolaryngol. 1949;53:631-6.
16. Eskew JR, Bailey BJ. Laser arytenoidectomy for bilateral vocal cord paralysis. Otolaryngol Head Neck Surg. 1983;91(3):294-8.
17. Strong MS, Jako GJ, Vaughan CW, *et al*. The use of CO_2 laser in otolaryngology: a progress report. Trans Sect Otolaryngol Am Acad Ophthalmol Otolaryngol 1976;82(5):595-602.
18. Ossoff RH, Duncavage JA, Shapshay SM, *et al*. Endoscopic laser arytenoidectomy revisited. Ann Otol Rhinol Laryngol. 1990;99(10 Pt 1):764-71.
19. Crumley RL. Endoscopic laser medial arytenoidectomy for airway management in bilateral laryngeal paralysis. Ann Otol Rhinol Laryngol. 1993;102(2):81-4.
20. Cantarella G, Neglia CB, Marzano AV, *et al*. Bilateral laryngeal pseudoparalysis in xanthoma disseminatum treated by endoscopic laser medical arytenoidectomy. Ann Otol Rhinol Laryngol. 2001;110(3):263-8.

Capítulo 32

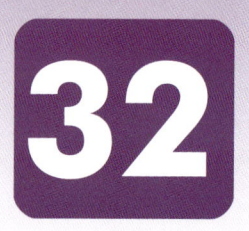

Cirurgia do pedículo neuromuscular

Robert T. Sataloff ▪ Farhad Chowdhury ▪ Shruti Joglekar ▪ Mary J. Hawkshaw

A cirurgia do pedículo neuromuscular envolve a implantação de uma porção do músculo omo-hióideo, ou de um outro músculo com seu ramo motor intacto da alça do hipoglosso, para um músculo laríngeo abdutor paralisado (Fig. 32.1A a D) ou uma porção do músculo cricotireóideo, com seu ramo motor do nervo laríngeo superior, para um músculo adutor paralisado. O conceito foi originalmente relatado por Tekenouchi e Sato em 1968[1] e popularizado por Tucker *et al.* em 1970,[2] sendo descrito em inúmeras publicações desde então. As taxas de sucesso são variáveis e a operação certamente não é universalmente satisfatória. Provavelmente, a pequena melhora frequentemente observada resulta mais da alteração de massa ou da posição do que do retorno da mobilidade. Rejeição e atrofia também podem ocorrer. Falência na reinervação após esse procedimento foi demonstrada histoquimicamente em alguns pacientes. Este procedimento é geralmente mais efetivo quando combinado a um procedimento de medialização, como a tireoplastia Tipo I, que pode ser realizada pela mesma incisão (Fig. 32.1E).

OUTRAS TÉCNICAS

Várias outras técnicas foram experimentadas para restaurar a qualidade vocal em pacientes com paralisia das pregas vocais. Elas incluem troca de músculos intactos, implantação de músculos artificiais, implantação de cartilagens e outros métodos. Nenhuma das técnicas disponíveis são completamente satisfatórias, embora o interesse no *pacing* laríngeo seja particularmente encorajador.[3,4] Ele é promissor para o tratamento das paralisias uni e bilaterais das pregas vocais, assim como outros notáveis avanços em fase de investigação.

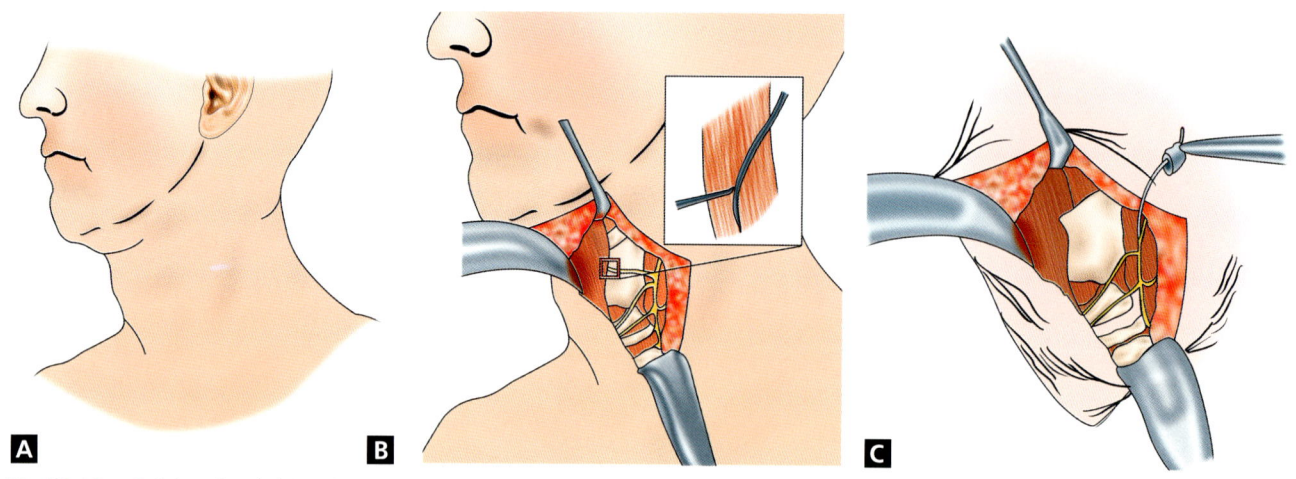

Fig. 32.1A a C: (A) A alça do hipoglosso é vista penetrando no músculo omo-hióideo. (B) O nervo é seguido até 2 a 3 cm no interior do músculo, até o ponto em que ele se ramifica e (C) é incluído em um bloco muscular, deixando as junções neuromusculares sem traumatismo.

Cirurgia do pedículo neuromuscular

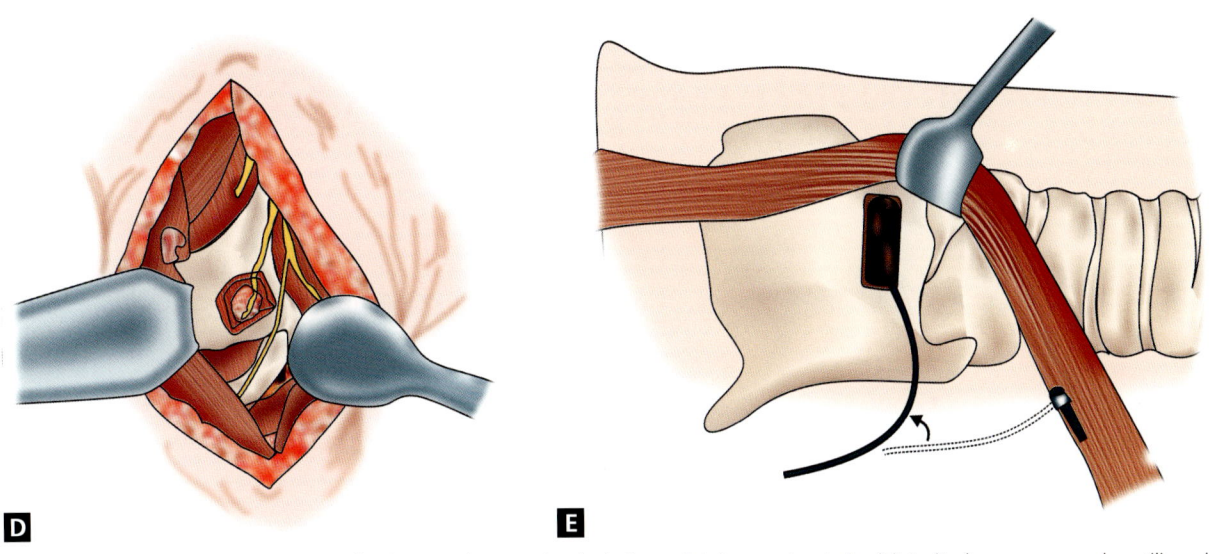

Fig. 32.1D e E: (D) O pedículo neuromuscular é suturado ao músculo laríngeo intrínseco desejado. (E) Pedículo neuromuscular utilizando o ramo da alça do hipoglosso para o ventre anterior do músculo omo-hióideo. Após utilizar a técnica de Tucker de rotação do pedículo neuromuscular e sutura do mesmo ao músculo tireoaritenóideo exposto através de uma janela de tireoplastia, a prótese de tireoplastia deve então ser entalhada para prevenir lesões ao pedículo neuromuscular.

REFERÊNCIAS

1. Takenouchi S, Sato F. Phonatory function of the implanted larynx. Jpn J Bronchoesophagol. 1968;19:280-1.
2. Tucker HM, Harvey JE, Ogura JH. Vocal cord remobilization in the canine larynx. Arch Otolaryngol. 1970;92:530-3.
3. Goldfarb D, Keane WM, Lowry LD. Laryngeal pacing as a treatment for vocal fold paralysis. J Voice. 1994;8(2):179-85.
4. Lundy DS, Casiano RR, Landy HJ, et al. Effects of vagal nerve stimulation on laryngeal function. J Voice. 1993;7(4):359-64.

Capítulo 33

Outras técnicas para paralisias bilaterais das pregas vocais

Robert T. Sataloff ▪ Farhad Chowdhury ▪ Shruti Joglekar ▪ Mary J. Hawkshaw

A paralisia bilateral das pregas vocais ainda coloca o paciente e o cirurgião em uma posição bem mais difícil: não existe, ainda, um bom tratamento disponível. A aritenoidopexia é uma alternativa à aritenoidectomia. Nesse procedimento, nenhum tecido é removido, mas a cartilagem aritenoide é suturada na posição de abdução.[1,2] Infelizmente, este procedimento é menos consistente do que a aritenoidectomia na confecção de uma boa via aérea. Entretanto, a lateralização da sutura (passando um ponto através da pele na região cervicolateral, em volta da prega vocal, e de volta para fora através da pele) pode ser um adjunto útil à aritenoidectomia, ajudando a lateralizar a porção posterior da prega vocal. Em alguns casos, a lateralização da sutura pode ser por si só suficiente. Ela é especialmente valiosa em pacientes nos quais não se tem certeza se a paralisia será permanente.

Uma alternativa interessante à sutura ou aritenoidectomia foi proposta por Cummings et al.[3] (Fig. 33.1A e B).

Eles desenvolveram um aparato de aço inoxidável/politene com dupla hélice e duplo eixo, que é acoplado ao processo vocal através de uma janela de 1 cm na cartilagem tireoide. Esse aparato semelhante a um parafuso pode ser ajustado para lateralizar precisamente a prega vocal, estabelecendo um ótimo balanço entre via aérea e voz. Essa técnica minimamente invasiva foi descrita após estudos em ovelhas contudo estudos de eficácia em humanos estão pendentes. Entretanto, a técnica parece promissora.

Embora a aritenoidectomia forneça uma boa via aérea, como discutido acima, ela usualmente resulta em uma voz soprosa e um pouco rouca. Quanto melhor a via aérea, pior a voz. Entretanto, se as pregas vocais estiverem próximas à linha média, produzindo uma boa voz, uma traqueotomia é geralmente necessária para indivíduos ativos. Outra técnica proposta para restabelecer uma via aérea adequada é a cordotomia posterior, como descrita por Dennis e Kashima.[4] Esse procedimento envolve a remo-

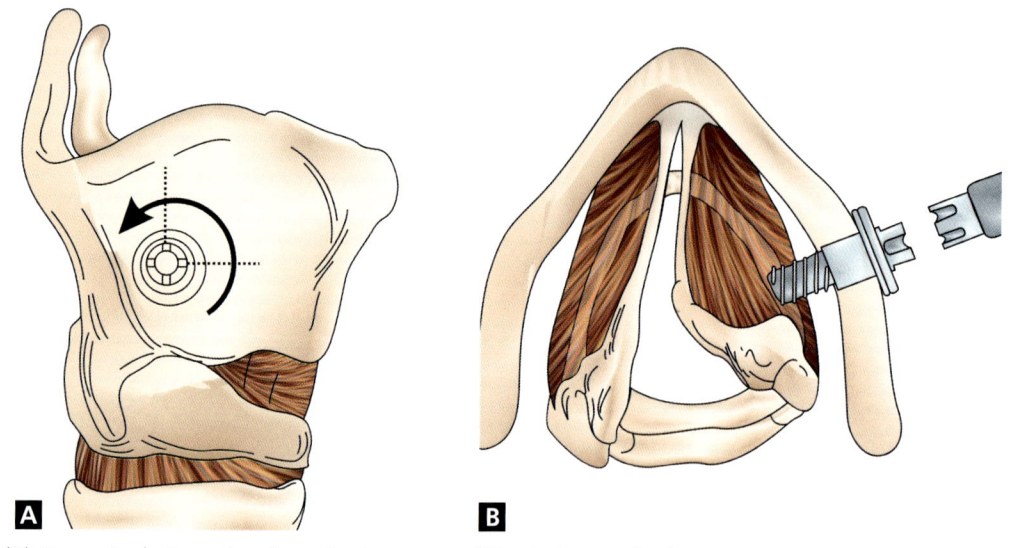

Fig. 33.1A e B: (A) O aparato de Cummings é encaixado em um orifício de 1 cm realizado na cartilagem tireoide, o que estabiliza o aparato e permite acesso para ajustes. (B) Uma vez que o aparato é conectado à região do processo vocal (direta), o eixo externo é retraído, lateralizando a prega vocal verdadeira. O aparato de aço inoxidável/politene com dupla hélice e duplo eixo é conectado ao processo vocal através de uma janela de 1 cm na cartilagem tireoide. Este aparato em forma de parafuso pode ser ajustado para lateralizar precisamente a prega vocal, estabelecendo um ótimo equilíbrio entre via aérea e voz.

ção do terço posterior da prega vocal e pode produzir uma qualidade vocal melhor do que a aritenoidectomia isolada.[3] Muitos cirurgiões combinam esse princípio com a aritenoidectomia, associada a uma ressecção lateral em formato de cunha do músculo tireoaritenóideo, anterior ao processo vocal (cordotomia posterior).

Se a paralisia bilateral das pregas vocais se apresenta com boa voz e uma via aérea *borderline*, a reinervação pode valer a pena, mesmo se as pregas vocais estiverem na linha média. Para se submeterem à reinervação dos músculos cricoaritenóideos posteriores, os pacientes devem apresentar aritenoides móveis e articulações cricoaritenóideas intactas. Para assegurar-se quanto à condição da articulação cricoaritenóidea na paralisia, uma palpação durante a laringoscopia direta poderá ser necessária. É recomendável palpar rotineiramente a cartilagem aritenoide em todos os pacientes, de forma que o cirurgião possa conhecer o grau de pressão necessária para mover uma cartilagem aritenoide normal. Pressão direta sobre o processo vocal ou sobre a sua junção com o corpo da cartilagem aritenoide devem ser evitadas de forma a prevenir a fratura do processo vocal para fora do corpo da aritenoide.

Um pedículo neuromuscular com 2 a 3 mm^2 é criado a partir de qualquer um dos músculos em fita *(strap muscles)*,[5,6] embora o omo-hióideo seja o mais comumente utilizado. O músculo cricoaritenóideo posterior é exposto através da retração das porções posteriores da cartilagem cricoide e da separação do músculo constritor inferior próximo à base do corno inferior da cartilagem tireoide. Cuidados devem ser tomados para refletir e não transgredir o seio piriforme. Os músculos cricoaritenóideos posteriores são reconhecidos facilmente, porque eles possuem um trajeto em ângulos retos até o constritor inferior. O pedículo neuromuscular é suturado dentro do músculo cricoaritenóideo. Quando o procedimento funciona, ocorre usualmente um retardo de 4 a 6 meses entre a cirurgia e a adução e abdução ativas.

O autor utilizou ocasionalmente a toxina botulínica na paralisia bilateral das pregas vocais. Embora pareça contraintuitivo, deve ser lembrado que ao menos uma pequena reinervação é comum após a paralisia de prega vocal. Quando a reinervação ocorre, há sincinesias. Ou seja, tanto adutores quanto abdutores são inervados. Consequentemente, caso exista uma via aérea *borderline*, a injeção de toxina botulínica nos músculos adutores pode permitir uma força abdutora sem oposição suficiente para resultar em um milímetro ou dois de espaço glótico. Se isso for suficiente para o paciente, é certamente menos traumático que a aritenoidectomia e geralmente resulta em melhor qualidade vocal.

REFERÊNCIAS

1. Ejnell H, Mansson I, Hallen O, *et al*. A simple operation for bilateral vocal cord paralysis. Laryngoscope. 1984;94:954-8.
2. Geterud A, Ejnell H, Stenborg R, *et al*. Long-term results with simple surgical treatment of bilateral vocal cord paralysis. Laryngoscope. 1990;100:1005-8.
3. Cummings CW, Redd EE, Westra WH, *et al*. Minimally invasive device to effect vocal fold lateralization. Ann Otol Rhinol Laryngol. 1999;108(9):833-6.
4. Dennis DP, Kashima H. Carbon dioxide posterior colectomy for treatment of vocal cord paralysis. Ann Otol Rhinol Laryngol. 1989;85:930-4.
5. Tucker HM. Human laryngeal reinnervation: Long-term experience with nerve muscle pedicle technique. Laryngoscope. 1978;88:598-604.
6. Tucker HM. The Larynx, 2nd edition. New York: Thieme Medical Publishers; 1993. pp. 255-65.

Capítulo 34

Neurectomia do tireoaritenóideo

Robert T. Sataloff

Quando Dedo introduziu a secção do nervo laríngeo recorrente como tratamento para a disfonia espasmódica em 1976,[1] o procedimento foi recebido com grande entusiasmo. Entretanto, rapidamente ficou claro que havia problemas associados a essa abordagem,[2,3] e ela foi abandonada pela maioria dos cirurgiões nos anos 1980. Desapontamento e controvérsias em torno da secção do nervo laríngeo recorrente podem ter sido, em parte, responsáveis pelo retardo no reconhecimento do valor da neurectomia seletiva do tireoaritenóideo. Esse procedimento foi desenvolvido por Shinobu Iwamura em 1978 e introduzido nos Estados Unidos em 1979.[4] Como descrito por Iwamura, esse procedimento envolve a criação de uma janela similar à da tireoplastia, mas posicionada mais posteriormente. O aspecto posterior da janela é adjacente à linha oblíqua. A janela deve medir aproximadamente 8 mm × 10 mm. O pericôndrio interno é incisado e dissecção romba é utilizada para identificar o ramo tireoaritenóideo do nervo laríngeo recorrente (Fig. 34.1). Iwamura descreveu a secção do nervo para paralisar o músculo tireoaritenóideo. Na verdade, o procedimento atualmente é ligeiramente mais complexo, como descrito adiante.

O procedimento de Iwamura foi reintroduzido por Berke et al. em 1991. Seu relato inicial descrevia a denervação bilateral dos tireoaritenóideos em cães, com anastomoses da alça cervical ao coto distal do nervo tireoaritenóideo, prevenindo-se, portanto, a reinervação pelo coto proximal do nervo tireoaritenóideo.[5] Acreditava-se que esse procedimento limitava a atrofia e a fibrose do músculo tireoaritenóideo. Desde então, Berke tem utilizado essa abordagem em humanos e continua a recomendar a anastomose da alça cervical com o coto distal do nervo tireoaritenóideo, de forma a prevenir a recorrência dos sintomas.[6]

Inicialmente, o procedimento recomendado por Berke parecia superior à operação de Iwamura, uma vez que a reinervação deve ocorrer em alguns pacientes se o nervo tireoaritenóideo estiver meramente cortado ou, mesmo se estiver cortado, avulsionado ou clipado. O autor (RTS) é familiarizado com casos em que o problema ocorreu. Interessantemente, Iwamura relata que ele não teve problemas

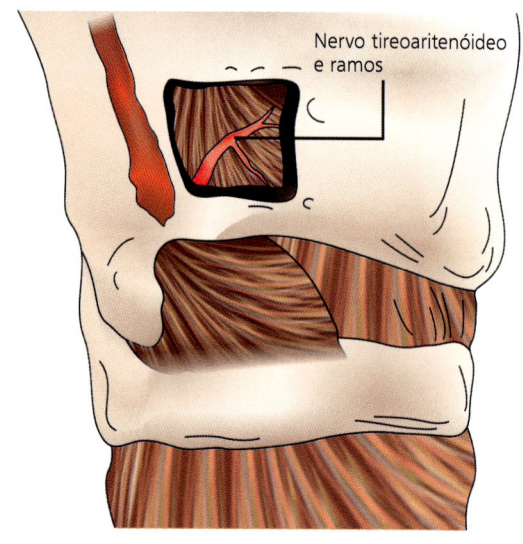

Fig. 34.1: Uma janela com aproximadamente 10 mm por 8 mm é criada na lâmina tireoidiana, imediatamente anterior à linha oblíqua. Geralmente, o nervo tireoaritenóideo pode ser facilmente exposto com dissecção romba, após a abertura do pericôndrio interno. Entretanto, ocasionalmente ele pode se ramificar antes desse ponto, sendo mais dificilmente encontrado.

com recorrência dos sintomas (Shinobu Iwamura, MD, comunicação pessoal, 2000), mas não estava claro para o autor por que tal discrepância existia até a visita do Dr. Iwamura à Filadélfia, quando tivemos a oportunidade de discutir seu procedimento em detalhes e rever vídeos da operação. Além da realização da neurectomia do tireoaritenóideo, Iwamura remove rotineiramente uma grande quantidade de músculo tireoaritenóideo. A miomectomia não somente ajuda a assegurar que todos os ramos do nervo tireoaritenóideo são cortados, mas também remove uma quantidade de músculo tal que, mesmo que fibras residuais sejam reinervadas, uma atividade normal não pode ocorrer. Em nossa experiência com eletromiografia (EMG) em pacientes com disfonia espasmódica de abdução após injeção de toxina botulínica, observamos que muitos pacientes permanecem fluentes com somente 30 a 40% de redução do recrutamento no músculo tireoaritenóideo.

Observando a quantidade de músculo removida pelo Dr. Iwamura, parece razoável imaginar que a perda muscular e a fibrose resultariam em substancial redução da função do músculo tireoaritenóideo, mesmo que uma reinervação substancial a partir do coto proximal do nervo viesse a ocorrer. Então, a anastomose à alça é desnecessária se o procedimento for realizado dessa maneira. O Dr. Iwamura usualmente opera um dos lados, passando à cirurgia no lado contralateral caso o controle seja insuficiente (a minoria dos casos). O autor (RTS) utilizou a abordagem de Iwamura e obteve resultados similares. Embora a operação resulte em maior disfonia, na maioria dos pacientes, geralmente após 3 a 6 meses, ela é mínima e comparável à qualidade vocal observada durante o tratamento bem-sucedido com injeções de toxina botulínica.

Em alguns pacientes, o autor (RTS) teve dificuldades para identificar o ramo tireoaritenóideo do nervo laríngeo recorrente. A pesquisa não abordou o fato de que a anatomia dos ramos terminais do nervo laríngeo recorrente nunca havia sido descrita. Nós iniciamos estudos para remediar essa deficiência da literatura. O ramo tireoaritenóideo foi o primeiro a ser estudado.[7] Neste estudo, nós determinamos que a distância média do tubérculo inferior da cartilagem tireoide ao ramo tireoaritenóideo do nervo laríngeo recorrente era de 3,75 mm. Cinquenta e quatro por cento dos nervos apresentavam trajeto horizontal dentro da laringe, mas orientações verticais e oblíquas foram observadas. O segmento tireoaritenóideo do nervo laríngeo recorrente se ramificava em aproximadamente 20% dos espécimes. Deste estudo, nós concluímos que cirurgiões que realizam a neurectomia do tireoaritenóideo podem identificar a provável posição do nervo medindo aproximadamente 4 mm do tubérculo inferior ao longo de uma linha perpendicular. Na maioria dos espécimes, o nervo foi encontrado entre 1 e 4 mm do tubérculo inferior.

O autor (RTS) tem sido gratificado com os resultados da neurectomia e miomectomia dos tireoaritenóideos, mas tanto este procedimento quanto o procedimento descrito por Berke (anastomose à alça cervical) são opções razoáveis. Entretanto, na opinião do autor, não é sábio simplesmente seccionar o nervo tireoaritenóideo sem realizar uma miomectomia simultânea ou uma anastomose neural.

Embora não estejamos preparados para descrever uma nova técnica cirúrgica para a disfonia espasmódica de abdução em detalhes, nós desenvolvemos e realizamos cirurgias para seccionar o músculo cricoaritenóideo posterior e o seu nervo. O procedimento é baseado em nossos estudos anatômicos do nervo para o músculo cricoaritenóideo posterior e suas relações com os nervos para os músculos interaritenóideos.[8]

REFERÊNCIAS

1. Dedo HH. Recurrent laryngeal nerve section for spastic dysphonia. Ann Otol Rhinol Laryngol. 1976;85(4 Pt 1):451-9.
2. Aronson AE, De Santo LW. Adductor spastic dysphonia: three years after recurrent laryngeal nerve resection. Laryngoscope. 1983;93(1):1-8.
3. Dedo HH, Izdebski K. Problems with surgical (RLN Section) treatment of spastic dysphonia. Laryngoscope. 1983;93(3):268-71.
4. Iwamura S. Comments in spastic dysphonia: State of the art. Van L. Lawrence (Ed). The Voice Foundation. New York, NY; 1979. pp. 26-32.
5. Sercarz JA, Berke GS, Ming Y, et al. Bilateral thyroarytenoid denervation: a new treatment for laryngeal hyperadduction disorders studied in the canine. Otolaryngol Head Neck Surg. 1992;107(5):657-68.
6. Berke GS, Blackwell KE, Gerratt BR, et al. Selective laryngeal adductor denervation-reinnervation: a new surgical treatment for adductor spasmodic dysphonia. Ann Otol Rhinol Laryngol. 1999;108(3):227-31.
7. Scheid SC, Nadeau DP, Friedman O, et al. Anatomy of the thyroarytenoid branch of the recurrent laryngeal nerve. J Voice. 2004;18(3):279-84.
8. Eller RL, Miller M, Weinstein J, et al. The innervation of the posterior cricoarytenoid muscle: exploring clinical possibilities. J Voice. 2009;23(2):229-34.

SEÇÃO 5

Trauma laríngeo

Capítulo 35

Trauma laringotraqueal

Yolanda D. Heman-Ackah ■ Robert T. Sataloff

A incidência de trauma laringotraqueal é estimada em 1 em cada 14.000 a 30.000 consultas de emergência por ano nos Estados Unidos.[1,2] O trauma do complexo laringotraqueal pode ser classificado como contuso, penetrante, cáustico, térmico e lesões iatrogênicas. A morbidade associada a essas lesões varia desde uma obstrução crônica das vias aéreas até um comprometimento vocal, com taxas de complicação tão elevadas quanto 15 a 25%.[3-5] Devido ao seu potencial para comprometimento das vias aéreas, tais lesões podem ser letais, com taxas de mortalidade de 2 a 15%.[3-5] Lesões da laringe e da traqueia frequentemente acompanham outras lesões graves e o pescoço pode parecer decepcionantemente normal, mesmo em casos de destruição laringotraqueal séria.

Lesões laringotraqueais podem ser causadas por trauma interno ou externo. Insultos externos incluem lesões contusas e penetrantes. No passado, a maioria dos traumas laríngeos externos era resultado de acidentes com veículos motorizados. Estudos demonstraram que, devido à melhoria das características de segurança dos automóveis e redução dos limites de velocidade, o trauma laríngeo tem sido visto com menos frequência. Muitas lesões laríngeas ainda ocorrem, entretanto, em outros tipos de acidentes e na prática desportiva. Adicionalmente, as lesões penetrantes vêm se tornando mais prevalentes devido ao aumento da violência urbana.[6-8] A maioria das lesões laríngeas internas é iatrogênica. Intubações e endoscopias rígidas e flexíveis podem levar a lesões das vias aéreas superiores.[9,10] Lesões internas não iatrogênicas podem resultar de aspiração de corpo estranho, ingestão de cáusticos, inalação de toxinas e, ocasionalmente, abuso ou trauma vocal (incluindo fonação, tosse e esternutações). O trauma laríngeo pode levar à formação de membranas laríngeas, hemorragia nas pregas vocais ou lacerações mucosas, qualquer uma delas podendo produzir cicatrizes permanentes. O trauma também pode fraturar o esqueleto laríngeo, deslocar as aritenoides ou paralisar os nervos laríngeos recorrentes. Uma via aérea segura deve ser obtida. Se a intubação for requerida, uma traqueotomia imediata ou precoce deve ser considerada para minimizar o risco de trauma iatrogênico às pregas vocais.

Sempre que for possível, uma avaliação diagnóstica completa da voz, incluindo videolaringoestroboscopia e análise objetiva da voz, deve ser realizada para mapear e documentar a lesão da melhor forma possível. Quando existir um questionamento quanto à alteração da mobilidade das pregas vocais devido a paralisias ou causas mecânicas, uma eletromiografia laríngea deverá ser realizada. TC com cortes coronais e axiais de alta resolução (cortes de 1 mm) são, com frequência, extremamente úteis. A alta resolução permite não somente uma excelente visão da laringe, mas também uma visualização clara das articulações cricoaritenóideas.

Quando lesões maiores ocorrem, é aconselhável o envolvimento de um fonoaudiólogo nos cuidados ao paciente, tão logo as suas condições médicas o permitam, preferencialmente antes da cirurgia. Após a cirurgia, o fonoaudiólogo deve participar da reabilitação do paciente tão logo este esteja liberado para falar. Em um profissional da voz, o envolvimento precoce do professor profissional de voz do paciente é também útil, desde que o professor esteja interessado e confortável quanto ao treinamento de vozes lesionadas. A colaboração estrita entre todos os membros da equipe de voz é particularmente importante na reabilitação desses pacientes. Apesar de muitos estudos revisionais excelentes e de estudos em curso com modelos animais, muitos pontos controversos persistem no tratamento cirúrgico do trauma laríngeo.[2,4,7,11-15] Este capítulo foca os métodos "estado da arte" para avaliação e cirurgia que parecem alcançar os resultados mais consistentemente aceitáveis: uma via aérea estável com boa qualidade vocal.

LESÕES CONTUSAS

Estas são a causa mais comum de trauma laringotraqueal e resultam de colisões de veículos motorizados na população adulta e de acidentes envolvendo veículos *all-terrain*, bicicletas, esportes de contato e lesões do tipo enforcamento nas populações de adultos jovens, adolescentes e pediátrica. Adultos e crianças diferem não somente nos mecanismos

Trauma laríngeo

Tabela 35.1: Sinais e sintomas das lesões laríngeas	
Rouquidão/disfonia	**Dispneia**
Estridor	Edema endolaríngeo
Hematoma endolaríngeo	Enfisema subcutâneo
Laceração endolaríngea	Dor cervical/sensibilidade pontual
Disfagia	Perda dos marcos anatômicos laríngeos
Odinofagia	Alteração da mobilidade da prega vocal
Hemoptise	Deslocamento aritenóideo
Equimose/Abrasão do pescoço anterior	Exposição de cartilagens endolaríngeas

de lesão, mas também nos tipos de lesões experimentados. Essas diferenças são devidas a, ao menos em parte, diferenças no tamanho relativo, posição e grau de calcificação da laringe e da traqueia. Os sinais e os sintomas das lesões laríngeas são enumerados na Tabela 35.1.

Lesões Contusas do Arcabouço em Adultos

Nos adultos, a borda inferior da cartilagem cricoide está localizada no nível das 6ª e 7ª vértebras cervicais.[16] Logo, na posição normal em pé, a laringe se encontra relativamente protegida contra traumas pela projeção da mandíbula superiormente e pela massa dos músculos esternocleidomastóideos lateralmente. Lesões laríngeas são relativamente raras, exceto quando ocorre um golpe direto sobre o pescoço. A vítima usual de trauma laringotraqueal em uma colisão de veículo motorizado é um passageiro sem cinto de segurança no banco da frente ou o motorista em um veículo sem *air bags* protetores. Na colisão, o passageiro do banco da frente ou o motorista são projetados para frente com o pescoço em extensão, eliminando a ação da mandíbula como escudo protetor. O complexo laringotraqueal atinge o painel ou o volante com um vetor de força superiormente baseado, e as cartilagens tireoide e cricoide são esmagadas contra as vértebras cervicais (Fig. 35.1A a D).[17,18] Golpes diretos sobre a laringe também podem ocorrer durante competições atléticas, em uma queda para frente sobre um objeto contundente ou em um enforcamento por uma corda ou um fio suspenso. Um largo espectro de lesões previsíveis ocorre. As cartilagens tireoide e cricoide interagem dinamicamente para proteger a via aérea do trauma contuso.[18] Forças direcionadas à laringe anterior frequentemente se encontram primeiramente na altura da proeminência tireóidea, que se dobra contra as vértebras cervicais no impacto. A cartilagem tireoide eventualmente atinge um ponto de máxima flexibilidade, e uma fratura única, mediana ou paramediana, ocorre (Fig. 35.2). A força então

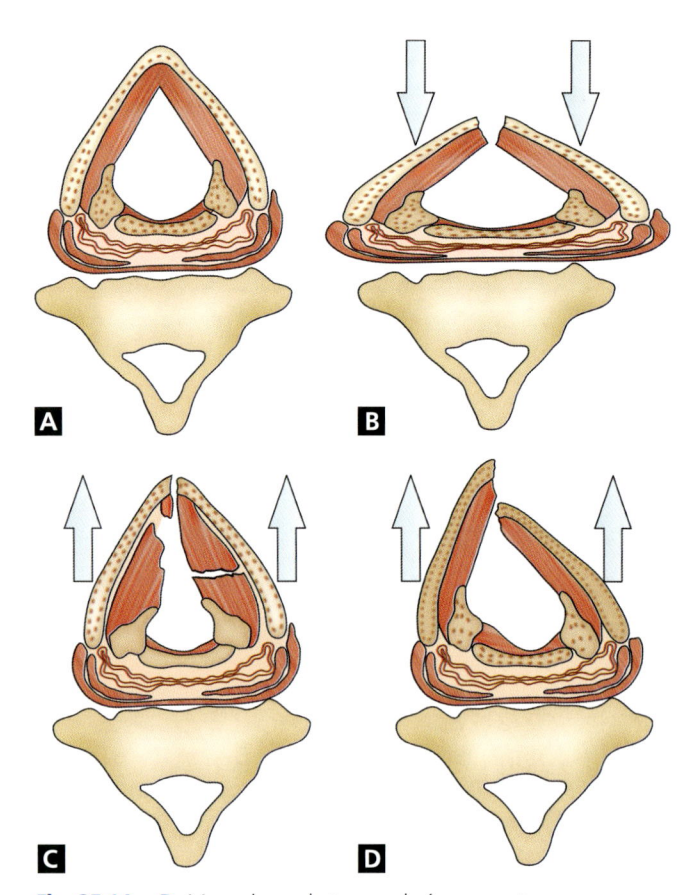

Fig. 35.1A a D: Mecanismo de trauma laríngeo contuso: (A) Posição normal da laringe. (B) Força posteriormente direcionada, esmagando a asa tireóidea contra as vértebras cervicais, resultando em uma fratura da linha média. (C) Recuperação laríngea quanto à força, resultando em descolamento do ligamento vocal à esquerda, laceração no músculo tireoaritenoidiano direito e luxação bilateral das aritenoides. (D) Recuperação laríngea quanto à força, resultando em sobreposição, fratura por deslocamento da lâmina tireóidea e mau posicionamento da prega vocal (Ilustrações cortesia de Sabrina M. Heman-Ackah).

impacta sobre o anel cricóideo, que se encontrava previamente protegido pela projeção anterior da cartilagem tireoide. Em um paciente com uma marcada proeminência laríngea, múltiplas fraturas da cartilagem tireoide, tanto no plano vertical, quanto no horizontal, podem ocorrer previamente à distribuição da força para a cartilagem cricoide (Fig. 35.3).[18] A cricoide possui um arco anterior relativamente fino, que se dobra lateralmente ante tubérculos rígidos reforçados. Impactos nos níveis inferiores resultam em uma fratura única mediana ou múltiplas fraturas paramedianas verticais. A via aérea é mantida pelos esteios laterais (Fig. 35.4). Com forças de impacto mais altas, fraturas secundárias dos arcos laterais podem ocorrer na cartilagem cricoide, resultando em colapso da via aérea e possíveis lesões aos nervos laríngeos recorrentes devidas ao impacto no nível da articulação cricotireóidea (Figs. 35.5 e 35.6). Se a

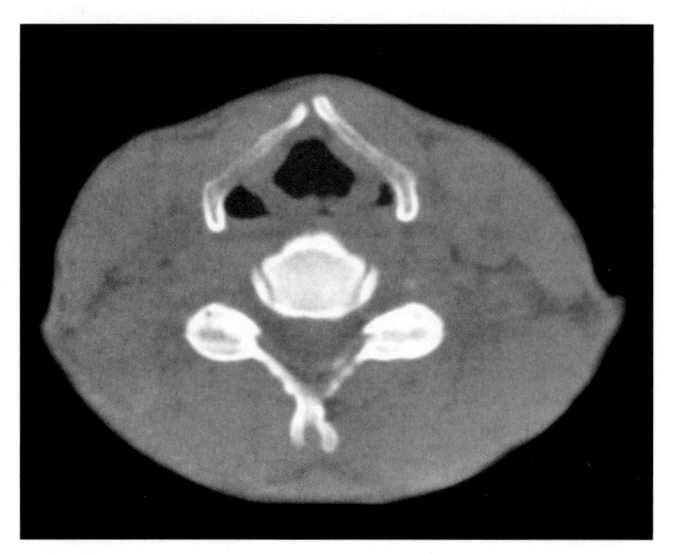

Fig. 35.2: Corte axial de TC da asa tireóidea. Há uma fratura da asa tireóidea na linha média, com diástases dos segmentos fraturados. Reproduzida de *Sataloff RT. Professional Voice: The Science and Art of Clinical Care, 3rd edition. San Diego, CA: Plural Publishing, Inc.; 2005: Fig. 88.2, com permissão.*

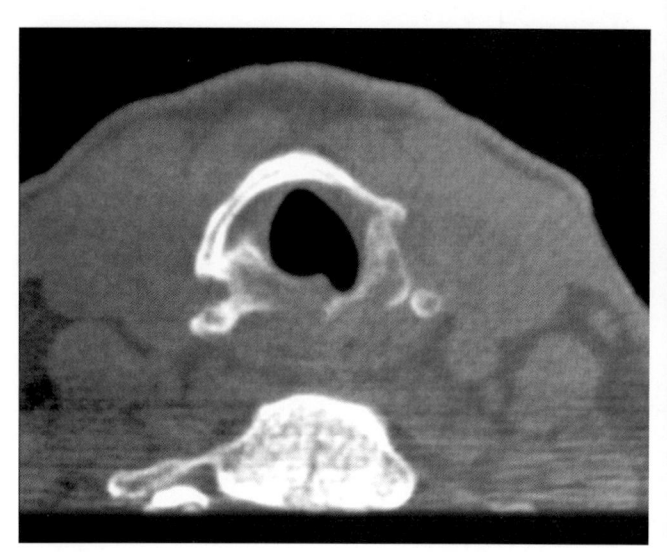

Fig. 35.4: Corte axial de TC no nível das cartilagens tireoide e cricoide. Há uma fratura vertical, deslocada posteriormente da lâmina cricóidea, com fusão da articulação cricotireóidea direita. A via aérea é mantida pelos esteios laterais. Reproduzida de *Sataloff RT. Professional Voice:The Science and Art of Clinical Care, 3rd edition. San Diego, CA: Plural Publishing, Inc.; 2005: Fig. 88.4, com permissão.*

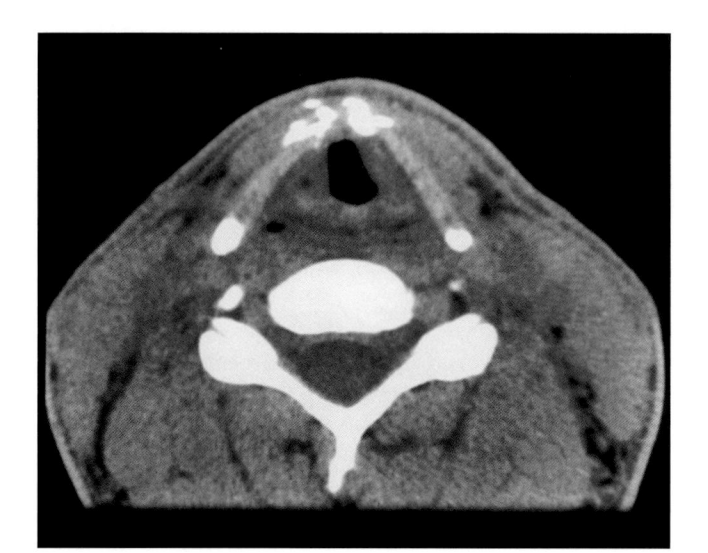

Fig. 35.3: Corte axial de TC da asa tireóidea demonstrando uma fratura cominutiva anterior da asa tireóidea, obtida pelo paciente após uma colisão de veículo motorizado. Reproduzida de *Sataloff RT. Professional Voice: The Science and Art of Clinical Care, 3rd edition. San Diego, CA: Plural Publishing, Inc.; 2005: Fig. 88.3, com permissão.*

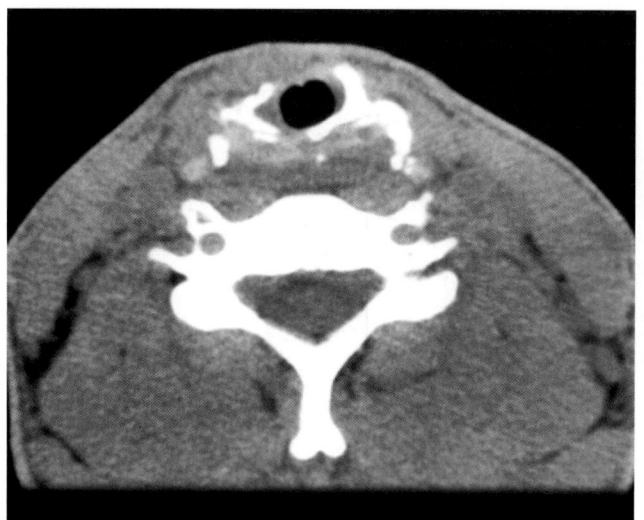

Fig. 35.5: Corte axial de TC da cartilagem cricoide. A via aérea é estreitada, secundariamente às fraturas verticais anteriores e posteriores, com deslocamento da lâmina cricóidea. Reproduzida de *Sataloff RT. Professional Voice: The Science and Art of Clinical Care, 3rd edition. San Diego, CA: Plural Publishing, Inc.; 2005: Fig. 88.5, com permissão.*

força for intensa ou baixa no pescoço, uma disjunção laringotraqueal completa poderá ocorrer.[19] A separação usualmente ocorre entre a cartilagem cricoide e o primeiro anel traqueal, resultando em deslocamento inferior da traqueia e colapso dos tecidos moles para o interior da via aérea, com consequente obstrução da mesma.[19-22] A musculatura em fita *(strap muscles)* e a fáscia cervical circundante podem servir como um conduto temporário para o ar até que a formação de edema e hematoma resultem em obstrução dessa via aérea temporária.

Trauma laríngeo

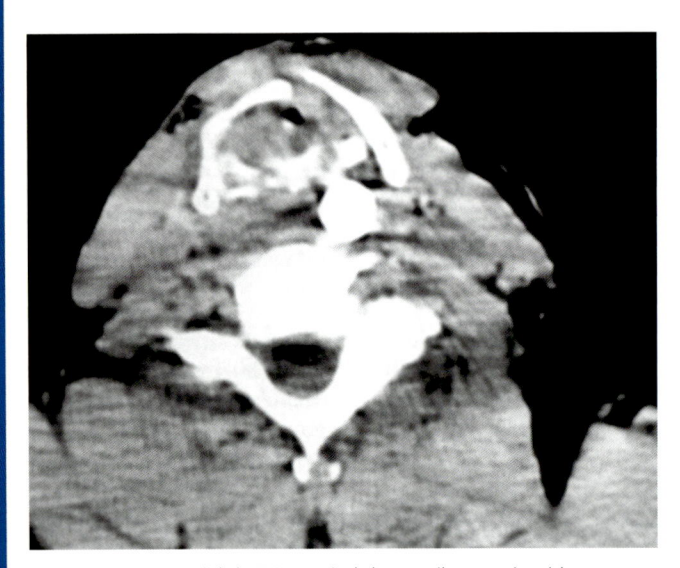

Fig. 35.6: Corte axial de TC no nível das cartilagens tireoide e cricoide. Há fraturas da asa tireóidea na linha média e à esquerda e fraturas cominutivas da lâmina cricóidea posterior, com perda de espaço da via aérea. A via aérea foi garantida abaixo dos segmentos da fratura por meio de uma traqueotomia. Reproduzida de *Sataloff RT. Professional Voice: The Science and Art of Clinical Care*, 3rd edition. San Diego, CA: Plural Publishing, Inc.; 2005: Fig. 88.6, com permissão.

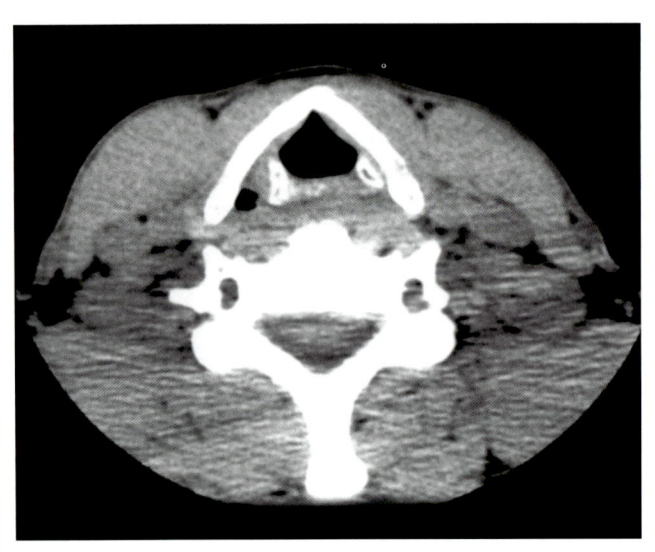

Fig. 35.7: Corte axial de TC no nível das cartilagens tireoide e cricoide. Há subluxação da cartilagem cricoide sob a asa tireóidea após o paciente sofrer uma cotovelada no pescoço jogando beisebol. Reproduzida de *Sataloff RT. Professional Voice: The Science and Art of Clinical Care*, 3rd edition. San Diego, CA: Plural Publishing, Inc.; 2005: Fig. 88.7, com permissão.

Lesões Contusas do Arcabouço em Crianças

Fraturas das cartilagens tireoide e cricoide por trauma contuso são incomuns na população pediátrica. A laringe pediátrica se localiza em níveis superiores no pescoço com relação aos adultos e, dependendo da idade, podem se situar entre a 2ª e a 7ª vértebras cervicais. A mandíbula funciona como um escudo protetor ainda mais do que em adultos.[23] A maior elasticidade do arcabouço cartilaginoso pediátrico o torna mais resistente a agressões externas e a mobilidade dos tecidos de suporte tende a proteger o complexo laringotraqueal mais efetivamente. Crianças são propensas a sofrer lesões de tecidos moles, resultando em edema e formação de hematomas.[22,23] Tal fato é de particular preocupação em uma criança devido ao diâmetro relativamente pequeno da via aérea pediátrica. O paciente pediátrico é mais propenso a sofrer lesões por transecção ou lesões telescópicas do que os adultos. O indivíduo que cai sobre o guidão de uma bicicleta pode sofrer uma lesão telescópica, na qual a cartilagem cricoide é deslocada superiormente, por baixo da lâmina tireóidea (Fig. 35.7).[22-25] Com golpes mais intensos, uma disjunção laringotraqueal completa pode ocorrer. Um adolescente ou um adulto jovem guiando um *snowmobile* ou um veículo *all terrain* pode sofrer uma lesão do tipo "marca de roupa" no pescoço. Durante uma colisão com um cabo ou um fio, uma força horizontal linear é aplicada inferiormente no pescoço, comprimindo o complexo cricotraqueal contra as vértebras cervicais anteriores e resultando em disjunção cricotraqueal.[25] A elasticidade dos ligamentos intercartilaginosos contribui para a retração subesternal da traqueia. Essas lesões são geralmente fatais, mas ocasionalmente existe um suporte fascial suficiente para manter uma via aérea adequada até que uma via aérea artificial possa ser estabelecida. Pode haver lesão associada e possível transecção de ambos os nervos laríngeos recorrentes, que também são comprimidos contra as vértebras cervicais durante o trauma.[22,25] Crianças pequenas podem se enforcar acidentalmente enquanto brincam e adolescentes podem fazê-lo intencionalmente, em tentativas de suicídio. Nessas instâncias, a queda até a posição de enforcamento é geralmente menor do que 30 a 60 centímetros. A corda em volta do pescoço aperta usualmente na região da membrana tireo-hióidea, resultando em obstrução da via aérea, à medida que a epiglote se fecha sobre a glote. A diferença entre esta lesão e a lesão que resulta de tentativas intencionais de enforcamento é que nas lesões por autoenforcamento ou nas lesões acidentais a morte não é necessariamente iminente e, naqueles que sobrevivem, geralmente ocorre lesão, possivelmente avulsão, no nível da membrana tireo-hióidea. Nos enforcamentos homicidas (execuções profissionais), a vítima geralmente é deixada cair de uma altura de vários metros, resultando em morte pela transecção da traqueia ou lesão medular por deslocamento de C1-C2.[25]

Lesões de Tecidos Moles por Trauma Contuso

Traumas contusos da laringe podem levar a lesões de tecidos moles com ou sem lesões associadas do arcabouço. A

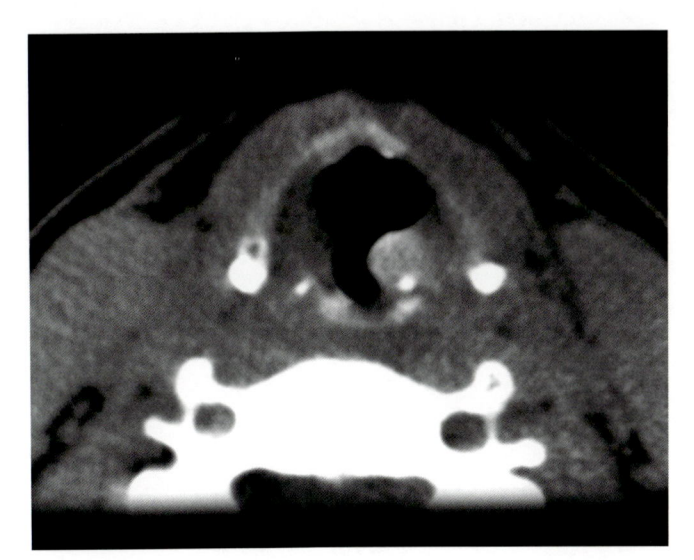

Fig. 35.8: Corte axial de TC da laringe no nível das aritenoides, demonstrando deslocamento anterior da cartilagem aritenoide. Reproduzida de *Sataloff RT. Professional Voice: The Science and Art of Clinical Care*, 3rd edition. San Diego, CA: Plural Publishing, Inc.; 2005: Fig. 88.8, com permissão.

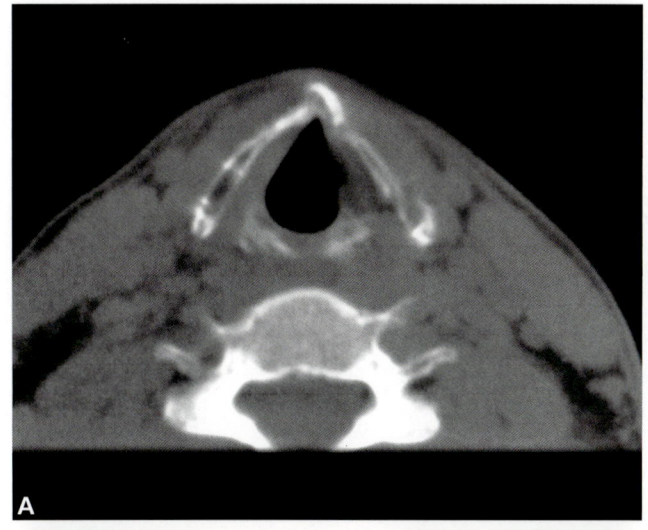

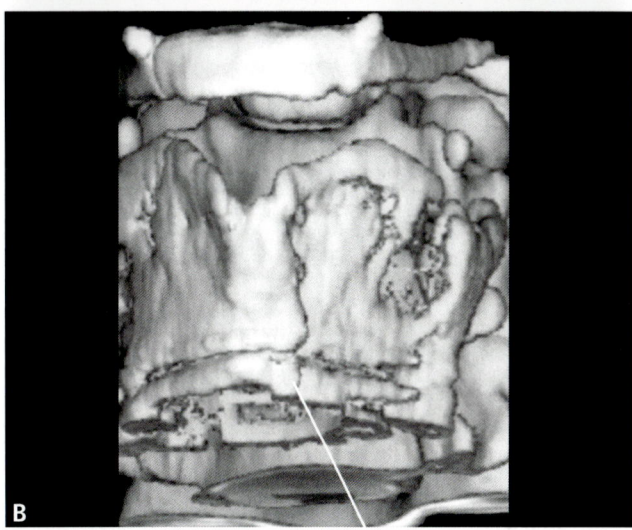

Fig. 35.9A e B: (A) Corte axial de TC da laringe subglótica demonstrando uma fratura deslocada paramediana da asa tireóidea esquerda. As pregas vocais (não mostradas) encontram-se mal posicionadas. (B) Reconstrução tridimensional em TC da fratura paramediana da asa tireóidea esquerda, demonstrando sobreposição dos segmentos da fratura. Reproduzida de *Sataloff RT. Professional Voice: The Science and Art of Clinical Care*, 3rd edition. San Diego, CA: Plural Publishing, Inc.; 2005: Fig. 88.9, com permissão.

ruptura do ligamento tireoepiglótico pode estar associada a fraturas horizontais ou verticais da cartilagem tireoide. Estreitamento do lúmen laríngeo pode ocorrer secundariamente à herniação de tecidos pré-epiglóticos ou deslocamento posterior do pecíolo epiglótico.[17,21]

Lesões das pregas vocais resultam de fraturas verticais da asa tireoidiana (Fig. 35.1A a D). À medida que a cartilagem tireoide retorna da sua compressão contra as vértebras cervicais, o músculo e o ligamento tireoaritenóideos podem ser lacerados, resultando em uma separação em qualquer ponto do seu comprimento. Tal fato pode ser evidenciado como lacerações mucosas ou hemorragias de uma ou de ambas as pregas vocais. A mucosa sobre as aritenoides pode sofrer desnudamento ou avulsão. Devido à tração sobre as aritenoides causada por este movimento tipo "mola" da cartilagem tireoide, elas também podem ser deslocadas da articulação cricoaritenóidea para uma posição mais posterior e lateral ou anterior (Fig. 35.8). Caso um segmento da tireoide não consiga retornar à sua posição normal, uma fratura sobreposta pode ocorrer, resultando em um mau posicionamento da prega vocal (Figs. 35.9A e B e 35.10). Lacerações do seio piriforme e do esôfago superior podem ocorrer à medida que a cartilagem tireoide atrita as vértebras cervicais.[17,21] Lesões dos tecidos moles associadas a lesões com disjunção cricóidea, traqueal e cricotraqueal geralmente envolvem uma mucosa esmagada ou lacerada. Ambos os nervos laríngeos recorrentes são frequentemente lesados, podendo ser seccionados por traumas contusos que resultem em fraturas cricóideas e/ou disjunção cricotraqueal. O nervo frênico também pode ser atingido, especialmente nos casos de disjunção cricotraqueal.[17,19,21,22,25] Lacerações e perfurações esofagianas associadas são comuns.

Avaliação das Lesões Contusas

A avaliação inicial e o atendimento do paciente com trauma contuso é similar em adultos e crianças. É importante compreender os mecanismos das lesões. Um alto índice de suspeição quanto a trauma contuso do pescoço deve ser mantido em colisões de veículos motorizados, mesmo na ausência de sinais externos óbvios. O conhecimento da

Seção 5
Trauma laríngeo

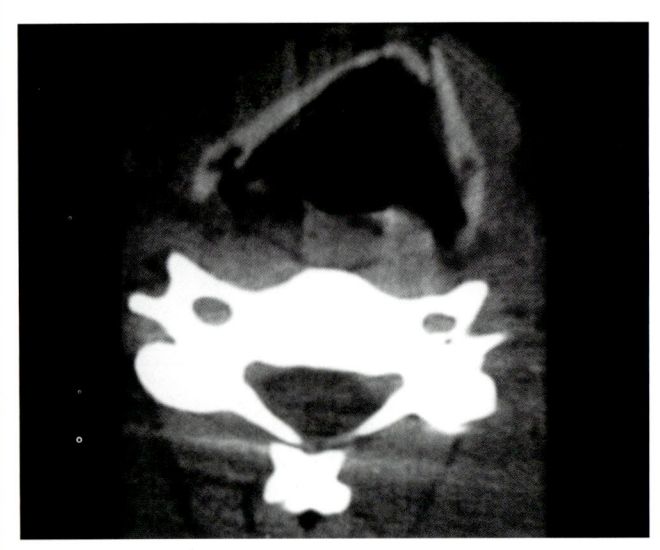

Fig. 35.10: Corte axial de TC da laringe supraglótica. Há uma fratura paramediana deslocada da asa tireóidea direita. Reproduzida de *Sataloff RT. Professional Voice: The Science and Art of Clinical Care*, 3rd edition. San Diego, CA: Plural Publishing, Inc.; 2005: Fig. 88.10, com permissão.

velocidade do veículo no momento da colisão, do uso de cinto de segurança pela vítima do trauma e da presença e da abertura de *air bags* pode ser útil na estimativa da quantidade de força envolvida. No paciente de baixa estatura, a força de desaceleração contra uma "fita que trava o ombro" que atapeta o pescoço também pode produzir lesões significativas. O atendimento ao paciente se inicia com a avaliação e estabilização da via aérea, com particular atenção ao estado da espinha vertebral. O atendimento então prossegue com avaliação e estabilização de lesões neurológicas, da coluna cervical, cardiovasculares e de outros órgãos sistêmicos em emergência. O tratamento das lesões do trato aerodigestivo varia, dependendo da presença de alterações agudas da via aérea (Algoritmo 35.1).

AVALIAÇÃO DO PACIENTE COM TRAUMA CONTUSO SEM ALTERAÇÕES DA VIA AÉREA

No paciente sem sinais imediatos de comprometimento da via aérea, a avaliação pode prosseguir com um exame completo, incluindo palpação do pescoço, avaliação da qualidade vocal e avaliação flexível da laringe e das vias aéreas superiores. A laringoscopia flexível permite acessar a mobilidade das pregas vocais, a patência das vias aéreas superiores e a integridade da mucosa. Se existe uma via aérea adequada, a intubação não é necessária. Devido ao potencial para

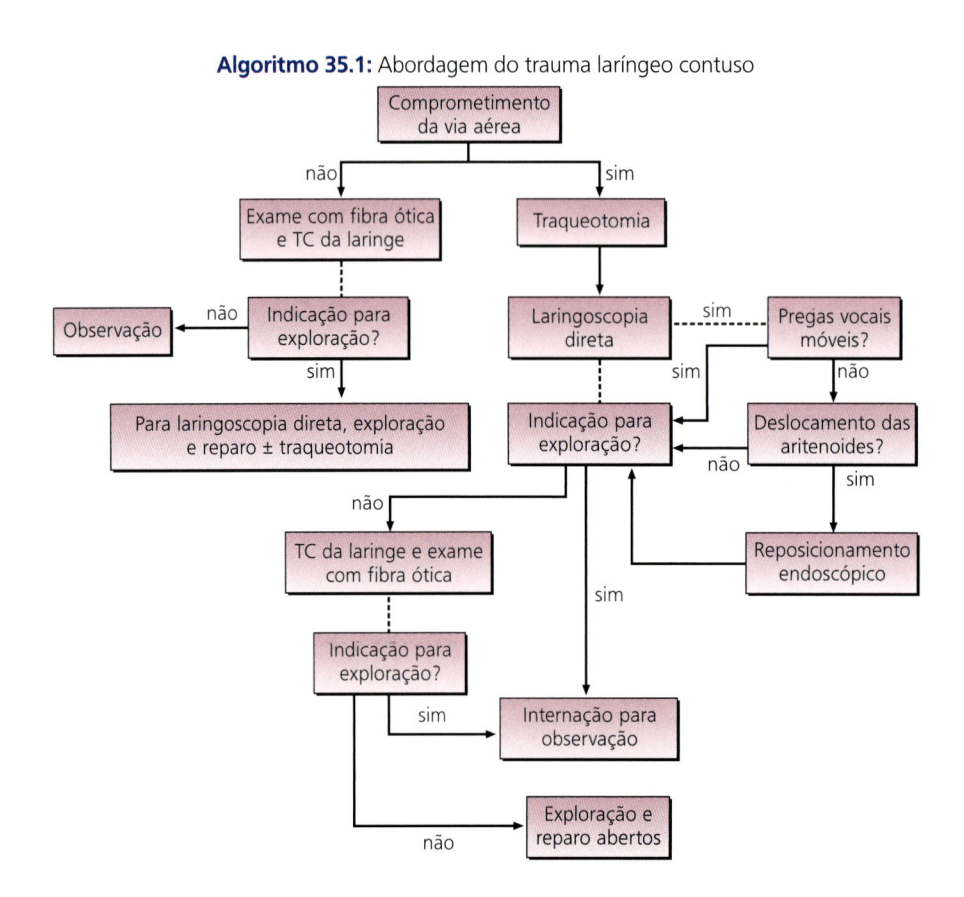

Algoritmo 35.1: Abordagem do trauma laríngeo contuso

desenvolvimento ou agravamento de edema laríngeo e comprometimento da via aérea, exames seriados das vias aéreas devem ser realizados durante as primeiras 24 a 48 horas após o trauma, caso a intubação seja inicialmente considerada desnecessária.

A conduta é fundamentada na severidade dos sinais e sintomas iniciais.[7] Pacientes com qualquer sinal de lesão endolaríngea (Tabela 35.1) devem ser submetidos a exames de imagem para avaliação de possíveis lesões do arcabouço laríngeo[7,24,26] ou de possíveis fraturas instáveis (Tabela 35.2).

Fraturas com aparente potencial para instabilidade devem posteriormente ser avaliadas com laringoscopia direta e exploração aberta para reparos. Pacientes com fraturas minimamente deslocadas associadas a lesões endolaríngeas significativas também podem necessitar de laringoscopia direta, exploração aberta e reparo das lesões dos tecidos moles. Devido ao alto potencial para lesões concomitantes da medula cervical, a avaliação da coluna cervical é sempre realizada antes das intervenções cirúrgicas para correção das lesões laríngeas. A presença de uma lesão da coluna cervical pode impedir a capacidade de realização de uma laringoscopia direta e o reparo se inicia baseado nas informações da TC e do exame endoscópico flexível (Fig. 35.11A a C). Deslocamentos da articulação cricoaritenóidea são agora reconhecidos como um componente bastante comum do trauma laríngeo.[27,28] Podem ser observados como a única lesão significativa após traumas cervicais contusos, em combinação a fraturas laríngeas sem deslocamento ou como parte de uma cirurgia complexa da laringe.

No caso de uma lesão severa, a inspeção e a palpação da aritenoide no momento da cirurgia são necessárias para determinar a integridade articular. Deslocamentos anteriores ocorrem mais comumente e geralmente resultam de trauma contuso externo que comprime a laringe contra a espinha cervical ou de intubações traumáticas. Deslocamentos posteriores ocorrem por intubações prolongadas, intubações e extubações traumáticas e endoscopias traumáticas. Os deslocamentos da aritenoide devem ser reduzidos o mais brevemente possível. Mesmo quando descobertos muito tempo após as lesões iniciais, a redução deve ser tentada, uma vez que a melhora da qualidade vocal pode ser obtida na maioria dos casos.[28]

Pacientes sem fraturas à TC e aqueles com fraturas estáveis, minimamente deslocadas, podem ser observados estritamente. Lesões de tecidos moles consistindo em lacerações mucosas isoladas da laringe supraglótica, lacerações superficiais da margem não vibratória da prega vocal verdadeira, pequenos hematomas das pregas vocais verdadeiras e/ou edema mucoso discreto também podem ser observados.

AVALIAÇÃO DO PACIENTE COM TRAUMA CONTUSO COM ALTERAÇÃO DA VIA AÉREA

Sinais de acometimento das vias aéreas incluem estridor, retração esternal e dispneia. O paciente deve ser examinado quanto a sinais de lesões do trato aerodigestivo superior. Na presença de alterações pós-traumáticas imediatas da via aérea, lesões laringotraqueais significativas são prováveis. O pescoço é estabilizado para prevenção de agravamento de lesões cervicais espinhais não reconhecidas e a via aérea é garantida com uma traqueotomia realizada em pelo menos 2 anéis abaixo dos segmentos lesados ou através do segmento transeccionado mais distal, sob anestesia local.[1,2,15,17,19,22,29-33] A traqueotomia previne quanto a lesões laríngeas posteriores e pode expor uma separação

Tabela 35.2: Achados da TC que sugerem estabilidade da fratura

Tipo de fratura	Deslocamento	Estável	Conduta sugerida
Vertical única, unilateral	Não deslocada	Sim	Observação, fixação caso sintomas ou exame piorem
	Minimamente deslocada (< 1 largura da cartilagem)	Sim	Fixação imediata ou alterações vocais retardadas, de outra forma, observar
	Deslocada (> 1 largura da cartilagem)	Não	Redução e fixação
Horizontal única, unilateral	Não deslocada	Sim	Observação, fixação caso sintomas ou exame piorem
	Minimamente deslocada	Sim	Observação, fixação caso sintomas ou exame piorem
	Deslocada	Não	Redução e fixação
Múltiplas unilaterais	Não deslocada	Não	Redução e fixação
	Deslocada	Não	Redução e Fixação
Múltiplas bilaterais	Não deslocada	Não	Redução e fixação
	Deslocada	Não	Redução e fixação

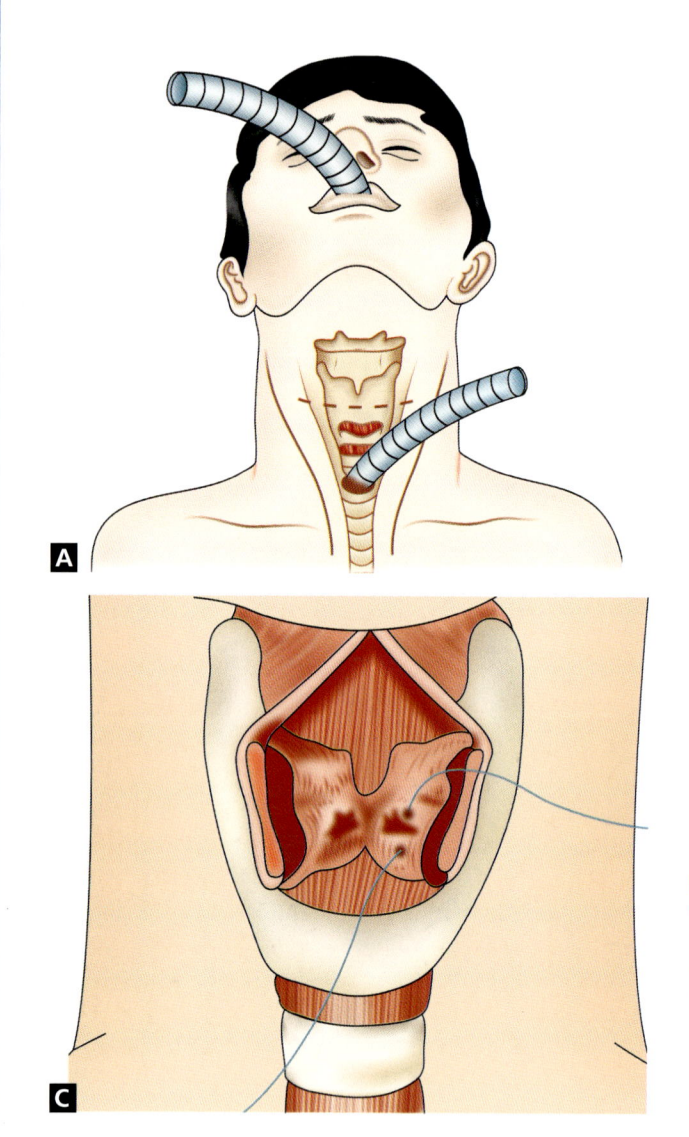

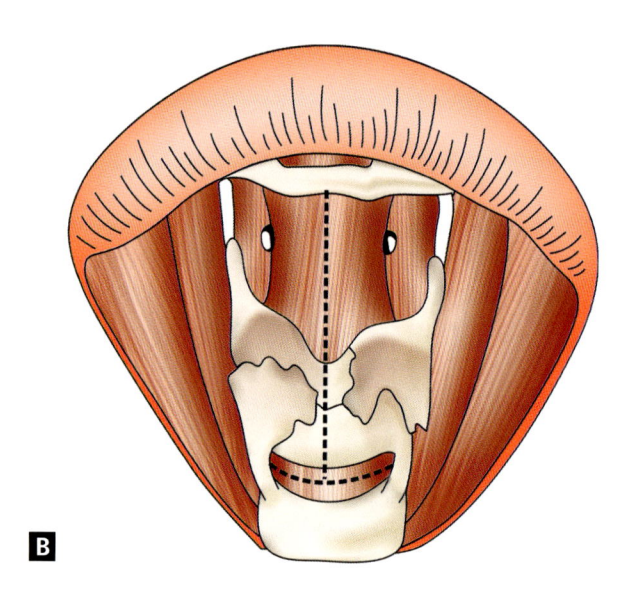

Figs. 35.11A a C: (A) O acesso cirúrgico para reparos no trauma laríngeo é mais bem obtido por meio de uma incisão transversa superior ao local da traqueotomia. (B) Nos casos de fraturas cominutivas da cartilagem tireoide, a laringe deve ser acessada através da membrana tireo-hióidea ou da membrana crico-hióidea, de forma que a incisão mucosa possa ser feita acuradamente sob visão direta na comissura anterior. (C) As lacerações mucosas são meticulosamente fechadas, utilizando fios de sutura absorvíveis de fina espessura.

laringotraqueal não notada previamente. A intubação orotraqueal e/ou nasotraqueal na presença de trauma laringotraqueal severo pode posteriormente levar a lesões laríngeas e comprometimento da via aérea.

Na criança com alterações da via aérea, esta é garantida em ambiente cirúrgico, se o tempo permitir. A anestesia geral é induzida utilizando um agente inalatório com baixa probabilidade de causar laringoespasmo. Durante a respiração espontânea, um broncoscópio rígido é delicadamente passado pela laringe e traqueia lesadas até um ponto distal aos locais lesados. A traqueotomia é realizada sobre o broncoscópio, seguida pelo reparo das lesões.[20,23]

A avaliação operatória da laringe com laringoscopia direta é realizada após garantir-se a via aérea. Se a laringoscopia direta revela lesões endolaríngeas significativas (Tabela 35.3), exploração e reparo abertos são realizados.

A presença de fraturas laríngeas palpáveis é também um indicador para exploração e reparo abertos. Se a laringoscopia direta não revela uma necessidade de exploração aberta, uma TC pós-operatória da laringe é realizada para completar a avaliação.

AVALIAÇÃO CIRÚRGICA

A avaliação completa, com determinação da necessidade de intervenção cirúrgica, deve ser iniciada o mais cedo possível, a partir do momento em que uma lesão laríngea é suspeitada. Tanto Schaefer quanto Leopold reportaram melhores resultados quando o tratamento é iniciado nas primeiras 24 horas.[2,11] Embora muitos pacientes que sofrem traumas múltiplos devam ter a sua avaliação retardada, de-

Tabela 35.3: Indicações para reparo operatório após trauma laríngeo contuso

- Laceração da margem vibratória da prega vocal
- Laceração da comissura anterior
- Laceração profunda do músculo tireoaritenóideo
- Exposição de cartilagem
- Alteração na mobilidade da prega vocal
- Deslocamento da aritenoide
- Deslocamento da epiglote
- Herniação de conteúdo pré-epiglótico
- Fraturas laríngeas instáveis/deslocadas
- Comprometimento da via aérea
- Edema endolaríngeo extenso

ve-se sempre agir o mais precocemente possível, quando as condições clínicas gerais permitirem. As indicações para cirurgia podem ser divididas em três grupos: necessidade de restauração da integridade cartilaginosa, necessidade de restauração da integridade da mucosa e necessidade de restauração da função normal da articulação cricoaritenóidea.

A avaliação intraoperatória se inicia com a laringoscopia direta para avaliar a extensão das lesões endolaríngeas, esofagoscopia para avaliar lacerações esofagianas e broncoscopia para avaliar lesões subglóticas e traqueobrônquicas. As cartilagens aritenoides são palpadas quanto a possíveis luxações. No paciente com deslocamento isolado da articulação cricoaritenóidea, a redução usualmente pode ser realizada endoscopicamente, especialmente se a luxação for diagnosticada precocemente. Com retardos no diagnóstico, mesmo além de uma semana, anquilose da articulação pode se iniciar, tornando a redução mais difícil. Entretanto, uma tentativa deve ser realizada de recolocar a cartilagem aritenoide de volta à sua posição normal na cricoide, independentemente do intervalo de tempo desde o momento da lesão. Em casos de deslocamento posterior, isso pode ser conseguido pela inserção do lábio anterior de um laringoscópio de intubação com uma lâmina Miller-3 no aspecto posterior da articulação cricoaritenóidea, enquanto se exerce um movimento de elevação em direção anteromedial na cartilagem cricoide. Deslocamentos anteriores podem ser reduzidos exercendo uma força posteriormente direcionada na articulação cricoaritenóidea, utilizando a ponta de um laringoscópio rígido.[30,34] Deslocamentos anteriores podem ser reduzidos com manipulações diretas no corpo da aritenoide. Cuidados devem ser tomados para não fraturar o processo vocal durante essa manobra. Se nenhuma outra lesão que requeira reparo for notada na TC ou na laringoscopia direta, a exploração aberta geralmente não é necessária.

EXPLORAÇÃO E REPARO ABERTOS

A exploração aberta é realizada para reparar lacerações mucosas envolvendo a comissura anterior e/ou a margem vibratória da prega vocal; para reparar lacerações profundas do músculo tireoaritenóideo; para restaurar a cobertura mucosa sobre cartilagens expostas; para reposicionar o ligamento vocal e a comissura anterior; para reposicionar uma epiglote deslocada ou conteúdo pré-epiglótico herniado; para reanastomosar segmentos seccionados e para reduzir e fixar fraturas deslocadas e/ou instáveis (Algoritmo 35.2). Se não houver sido previamente realizada, uma traqueotomia é realizada para permitir acesso intraoperatório à laringe e cuidados pós-operatórios à via aérea.

Exposição

Para a exploração aberta, uma incisão horizontal no pescoço é realizada e os retalhos subplatismais são elevados. Para expor as cartilagens tireoide e cricoide, a musculatura em fita *(strap muscles)* pode ser seccionada na linha média e retraídos lateralmente. Quando reparos endolaríngeos de lesões de tecidos moles são necessários, a entrada no interior da laringe é conseguida por meio de fraturas da cartilagem tireoide que sejam medianas ou paramedianas e a menos de 0,5 cm da linha média. Em pacientes com fraturas laterais ou horizontais da cartilagem tireoide, uma tireotomia é realizada na linha média. Um corte na linha média é então realizado através da comissura anterior sob visualização direta, com cuidados para não romper posteriormente a arquitetura da prega vocal. Acima do nível glótico, a incisão endolaríngea é curvada lateralmente à epiglote de um lado, para evitar cortes através das cartilagens ou mucosa. Cuidados são tomados durante a exposição para se evitar posteriores lesões aos nervos laríngeos recorrente e superior.

Reparos Endolaríngeos

O objetivo funcional do reparo é realinhar os tecidos glóticos para os seus planos anteroposterior, horizontal e transverso pré-morbida, começando posteriormente e prosseguindo em uma direção anterior para maximizar a exposição. A aritenoide é reposicionada, com meticuloso fechamento dos defeitos mucopericondriais sobrejacentes. Se a mucosa aritenoidiana estiver muito danificada, *flaps* locais de rotação podem ser realizados a partir do seio piriforme ou da região pós-cricóidea. Independentemente da extensão das lesões, uma tentativa deve ser realizada de reparar lesões aritenoidianas severas, uni e bilaterais. A aritenoidectomia é um procedimento secundário que poderá ser considerado em uma data posterior, após a cicatrização e a maturação das lesões.[17] Esta abordagem permite a possibilidade de vocalização e respiração se ao menos uma das aritenoides retiver alguma função.

Seção 5 — Trauma laríngeo

Algoritmo 35.2: Exploração aberta no trauma laríngeo

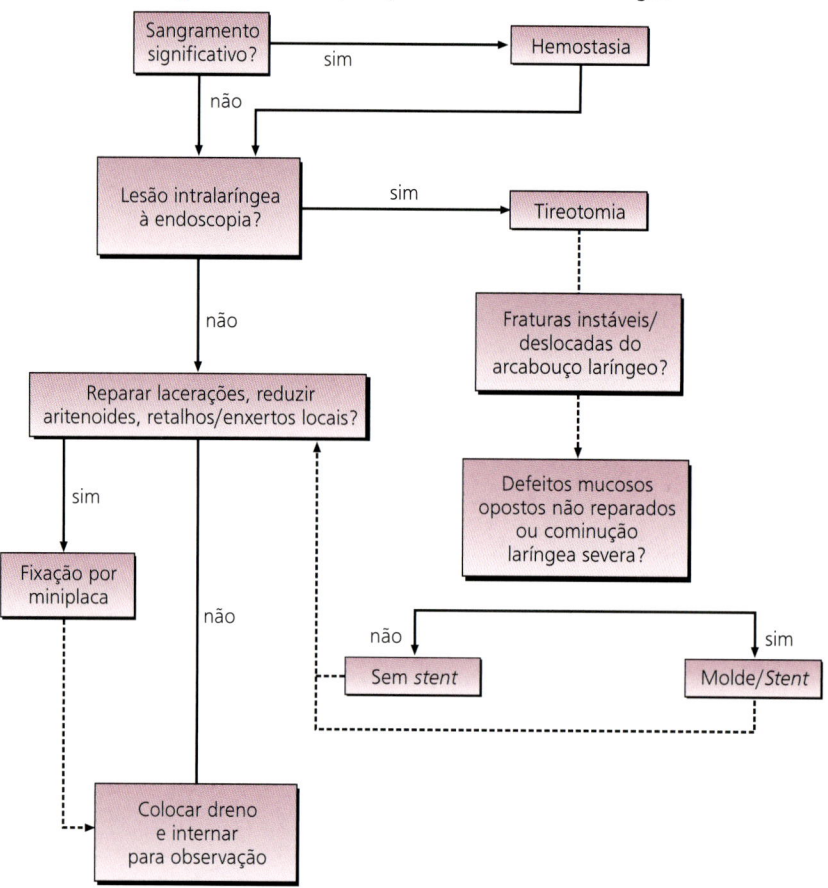

- Sangramento significativo?
  - sim → Hemostasia
  - não ↓
- Lesão intralaríngea à endoscopia?
  - sim → Tireotomia
    - Fraturas instáveis/deslocadas do arcabouço laríngeo?
      - Defeitos mucosos opostos não reparados ou cominução laríngea severa?
        - não → Sem *stent*
        - sim → Molde/*Stent*
  - não ↓
- Reparar lacerações, reduzir aritenoides, retalhos/enxertos locais?
  - sim → Fixação por miniplaca
  - não ↓
- Colocar dreno e internar para observação

Lacerações no músculo ou na mucosa tireoaritenóidea podem ser reparadas com suturas absorvíveis finas. Lesões mucosas avasculares e por esmagamento são debridadas antes do fechamento. Se o fechamento primário de rupturas da mucosa for difícil, avanços locais ou retalhos rotacionais devem ser realizados. Avanços locais ou retalhos rotacionais a partir do seio piriforme ou da região pós-cricoide usualmente permitem uma cobertura adequada da aritenoide e do seu processo vocal. Um retalho de músculo esterno-hióideo pode preencher pequenos defeitos, mas não oferece suporte cartilaginoso (Fig. 35.12). Mucosa adequada para a cobertura da região da comissura anterior geralmente pode ser obtida da epiglote. Se houver necessidade de uma quantidade extensa de mucosa, a mucosa da epiglote pode ser descolada das superfícies laríngea e lingual da epiglote, com remoção de cartilagem para permitir um retalho largo da epiglote, superiormente baseado (Fig. 35.13A e B).[35] É importante assegurar um fechamento meticuloso e reepitelização da região da comissura anterior, uma vez que se trata da região mais propensa a desenvolver uma membrana ou uma estenose como complicações tardias.

Defeitos mucosos da falsa prega vocal e da epiglote são menos propensos a apresentar problemas significativos com estenose. Se o reparo primário ou um retalho local

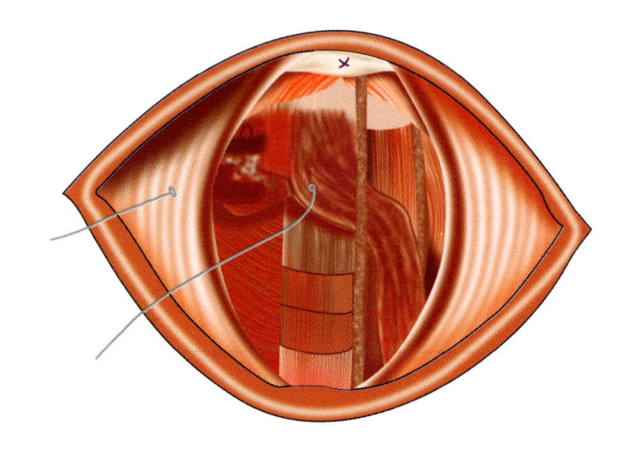

Fig. 35.12: Um retalho inferiormente com base no músculo esterno-hióideo é utilizado para cobrir um defeito mucoso posterior.

Trauma laringotraqueal

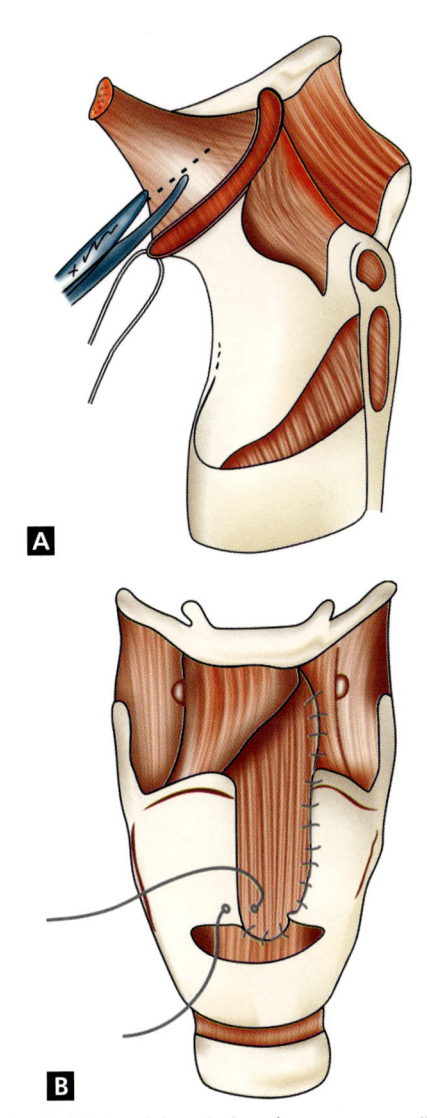

Fig. 35.13A e B: (A) A epiglote é pinçada e suas conexões anteriores encontram-se tão lesadas que ela pode ser avançada inferiormente para dentro do defeito laríngeo. (B) O retalho epiglótico é suturado no defeito laríngeo utilizando suturas permanentes interrompidas.

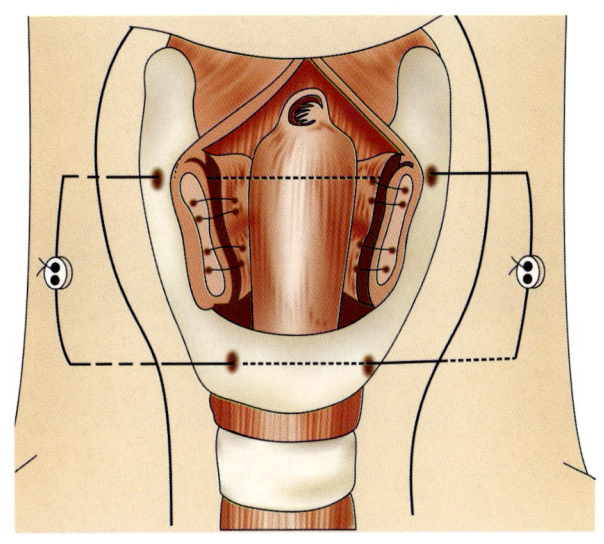

Fig. 35.14: Fios suturados sobre botões na pele externa mantêm um *stent* macio em posição. Os fios também restringem a movimentação vertical da laringe no pescoço.

não puderem ser realizados, essa área pode ser deixada aberta para granular e mucosalizar por segunda intenção. Um ligamento tireoepiglótico rompido deve ser reconectado anteriormente para reposicionar a epiglote para a sua posição mais anatômica. Conteúdos herniados do espaço pré-epiglótico devem ser removidos ou repostos anteriormente à epiglote e ao ligamento tireoepiglótico.

A ligação do ligamento vocal à comissura anterior é inspecionada. Se lacerada, ela é reparada através da colocação de uma sutura de absorção lenta monofilamentar através da porção anterior do ligamento, passando-o através de uma fratura na linha média para fixá-lo à cartilagem tireoide. Se a fratura for paramediana, a sutura é trazida através da linha média da cartilagem e fixada. É importante restabelecer a altura apropriada da prega vocal, da mesma forma que o posicionamento apropriado da linha média para resultados vocais pós-operatórios ótimos. O posicionamento apropriado do ligamento vocal ajuda a garantir a posição adequada do restante da prega vocal.

Stenting Endolaríngeo

Questões concernentes a quando e como utilizar *stents* nos reparos do trauma agudo ainda não foram adequadamente respondidas. Entretanto, existem alguns *guidelines* definitivos e relativos. Indicações definitivas para a colocação de *stents* incluem fraturas severamente cominutivas nas quais a fixação direta é inadequada para manter a integridade cartilaginosa; ruptura severa da comissura anterior; ruptura severa da mucosa endolaríngea e grandes defeitos mucosos que requerem a aplicação de enxertos cutâneos ou mucosos. Se lacerações mucosas bilaterais produzirem membranas, ou caso uma membrana tenha sido ressecada, um *stent* também poderá ser empregado. Embora os *stents* pareçam promover uma restauração mais consistente da via aérea laríngea, eles também podem ser prejudiciais. Foi demonstrado que *stents* causam reações inflamatórias locais em quase todos os casos.[36] Os fios de suturas utilizados para fixar o *stent* à pele cervical também produzem irritação crônica pela "fricção" causada pela movimentação vertical da laringe durante a deglutição (Fig. 35.14).

Então, em casos nos quais a comissura anterior é o maior problema, um molde que previna a formação de membranas anteriores, sem fazer contato com a maioria

Seção 5 — Trauma laríngeo

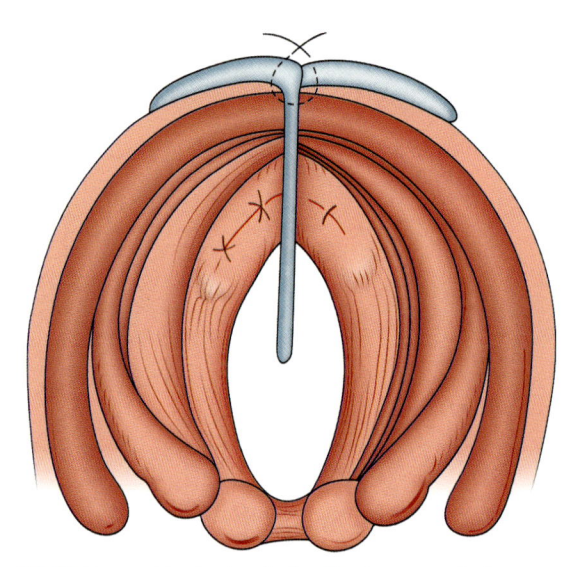

Fig. 35.15: Um molde de tântalo é utilizado para reduzir a formação de cicatrizes na comissura anterior.

da mucosa endolaríngea, é preferido. O molde pode ser formado a partir de silastic, teflon ou tântalo (Fig. 35.15).[37,38] Moldes podem ser posicionados através de uma incisão aberta ou endoscopicamente. Nos casos de pacientes com mobilidade normal das pregas vocais ou naqueles submetidos à redução cricoaritenóidea, os *stents* devem ser evitados, se possível. Todas as vezes que *stents* forem utilizados, eles devem ser removidos o mais precocemente possível. Duas semanas são adequadas para a maioria dos pacientes, a não ser que outros problemas que possam retardar a cicatrização (p. ex. diabetes, desnutrição ou idade avançada) coexistam. Os *stents* raramente são mantidos por mais de 4 semanas em pacientes de trauma.[12] Tanto os *stents* moldados pré-fabricados, quanto os macios têm sido utilizados com sucesso. *Stents* moldados estão disponíveis em tamanhos variados e se conformam às superfícies endolaríngeas, presumivelmente reduzindo o trauma friccional (Fig. 35.16). Variedades Silastic e Gore-Tex estão disponíveis. *Stents* macios, geralmente um dedo de luva preenchido por gaze ou espuma, permitem o aparecimento de edema mucoso e podem ser menos traumáticos do que os materiais moldados. Enxertos mucosos ou cutâneos de espessura parcial podem ser fixados circunferencialmente a qualquer dos tipos de *stent*, com a epiderme distante da mucosa laríngea, como um curativo biológico (Fig. 35.17).

Fixação Laríngea

A redução e a fixação do arcabouço laríngeo são realizadas após o tratamento de todas as lesões mucosas. Se um *stent* for necessário, ele é posicionado antes do reparo das lesões do arcabouço. As fraturas são reduzidas e fixadas para assegurar uma redução estável. Tradicionalmente, a estabilização tem sido realizada utilizando fios de aço inoxidável ou

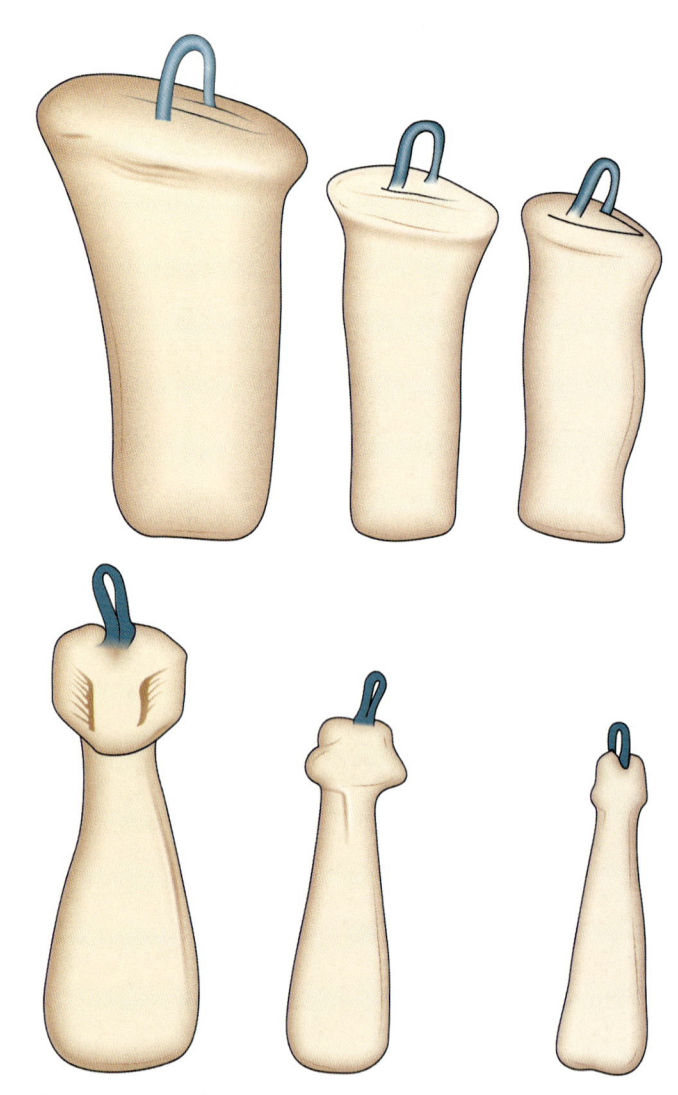

Fig. 35.16: *Stents* laríngeos pré-moldados de Montgomery são oferecidos em tamanhos masculino, feminino e pediátrico.

suturas não absorvíveis. Entretanto, uma vez que estas promovem somente fixação bidimensional, pode haver algum movimento dos fragmentos laríngeos com a rotação e flexão da cabeça e durante a deglutição. A estabilização é otimizada se uma técnica de sutura em oito for utilizada. A recente disponibilidade de miniplacas de titânio e absorvíveis permitiu uma fixação mais rígida do arcabouço laríngeo em três planos dimensionais (Fig. 35.18A e B). Elas possuem uma vantagem sobre a fixação com fios de sutura pelo fato de gerarem uma imobilidade imediata dos segmentos da fratura, podendo ser utilizada efetivamente na maioria das fraturas cominutivas e podendo reduzir a necessidade de uso de *stents* endolaríngeos.[39,40]

As miniplacas podem ser curvadas para se conformarem à geometria do arcabouço laríngeo, preservando, portanto, as dimensões anteroposterior e transversa da laringe. Geralmente, placas de baixo perfil na faixa entre 1,2 e 1,4 mm

Trauma laringotraqueal

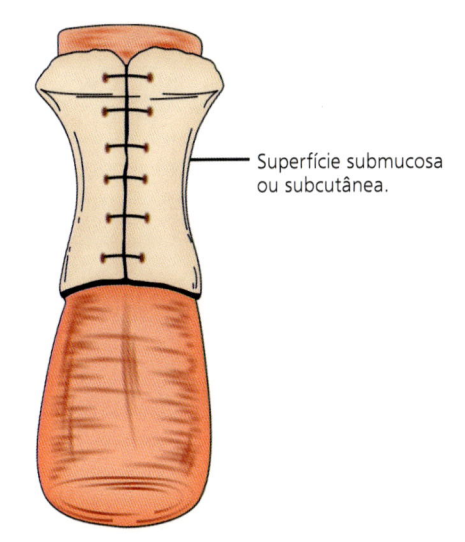

Fig. 35.17: Defeitos mucosos podem ser reparados posicionando um enxerto cutâneo circunferencialmente ao redor do *stent* laríngeo, com a derme voltada para fora.

de diâmetro) do *set* de placas de 1,3 mm ou parafusos autorrosqueáveis.

Reanastomose Laringotraqueal

Em pacientes com disjunção cricotraqueal, a intubação inicial é através do segmento distal. Qualquer mucosa ou cartilagem avulsionada ou gravemente contundida é ressecada previamente à anastomose para reduzir a incidência de formação de tecido de granulação. O reparo se inicia com a passagem de fios de sutura da mucosa traqueal posterior para o pericôndrio interno da cricoide, utilizando sutura 3.0 absorvível ou fios de fina espessura. O reparo então prossegue anteriormente, amarrando todos os nós extraluminalmente. O pericôndrio e as cartilagens cricóideos e traqueais são reparados utilizando-se suturas absorvíveis 2.0 ou 3.0.[17] O uso de suturas absorvíveis reduz a incidência de formação de tecido de granulação anastomótico e estenose tardia.[42] Na presença de lesões cricóideas e/ou em pacientes nos quais o edema pós-operatório pareça provável, um tubo em T pode ser posicionado, como um *stent* temporário. Pós-operatoriamente, o pescoço é mantido em flexão por 7 a 10 dias, para prevenir trações sobre o fechamento anastomótico.

Reparo do Nervo Laríngeo Recorrente

As lesões com disjunção laringotraqueal podem ser acompanhadas por lesões bilaterais dos nervos laríngeos recorrentes. Uma tentativa deve ser realizada de localizar os nervos, caso as pregas vocais demonstrem evidências de imobilidade pré-operatória. Nervos esmagados ou diferentemente lesados, embora intactos, devem ser deixados intocados para autorregeneração. Se um nervo lesado é encontrado, os cotos lesados devem ser reavivados e uma tentativa deve ser feita de reanostomose do epineuro, utilizando um fio monofilamentar de fina espessura, com fechamento livre de tensão. Caso seja impossível realizar um fechamento livre de tensão, ou caso o coto proximal não possa ser localizado e o nervo oposto esteja intacto, uma transferência unilateral da alça cervical para o nervo laríngeo recorrente é uma opção. É pouco provável que o reparo do nervo laríngeo recorrente restaure as funções plenas de adução e abdução das pregas vocais, mas ele pode permitir um tônus suficiente do músculo tireoaritenóideo visando propósitos de vocalização em longo prazo.[43,44] Se as lesões de tecidos moles cervicais forem extensas e a transferência da alça cervical para o nervo laríngeo recorrente não puder ser realizada, transferências do hipoglosso para o laríngeo recorrente ou enxertos utilizando enxertos do nervo grande auricular ou sural são as outras possibilidades para o reparo neural. Em geral, melhores resultados são obtidos com as transferências neurais do que com os enxertos.

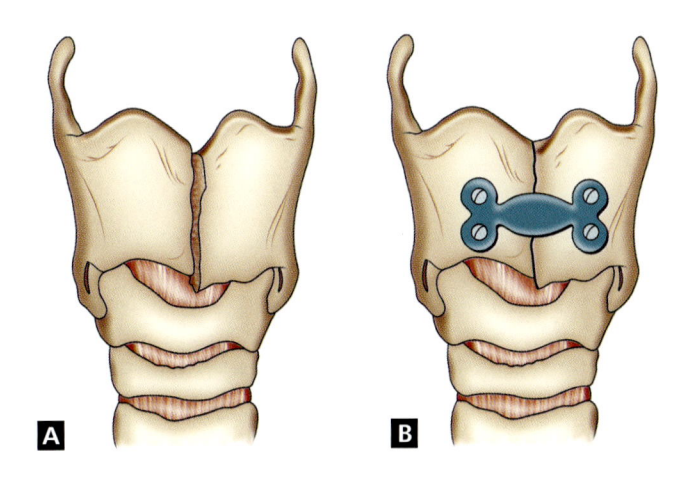

Fig. 35.18A e B: Fixação de miniplacas em uma fratura vertical da lâmina tireóidea (Ilustrações cortesia de Sabrina M Heman-Ackah).

de tamanho permitem uma fixação adequada do arcabouço laríngeo e são menos proeminentes do que sistemas de alto perfil. Em pacientes sem ossificação significativa da cartilagem tireoide, frequentemente é necessário utilizar brocas 2 tamanhos menores do que o parafuso, de forma a prevenir problemas de sobrebrocagem da cartilagem macia.[39-41] Por exemplo, caso se pretenda utilizar um sistema de placas de 1,3 mm, o orifício deve ser brocado com uma broca de 0,8 mm ao invés do tamanho usual de 1,0 mm. Alternativamente, pode-se utilizar a broca de 1,0 mm com os parafusos de rosca mais larga "emergenciais" (1,5 mm

LESÕES PENETRANTES

Lesões penetrantes são a segunda causa mais comum de lesões laringotraqueais em adultos e a causa mais comum na população pediátrica.[1,4,22] Essas lesões resultam de feridas acidentais ou deliberadas por armas brancas ou de feridas por armas de fogo. É importante compreender os mecanismos de lesão, a direção da força, da mesma forma que o instrumento utilizado para criar a lesão. Se o caminho tiver atravessado a linha média, uma lesão do trato aerodigestivo superior é provável. Da mesma forma que no paciente com trauma contuso, as vítimas de lesões penetrantes da laringe e da traqueia podem parecer confortáveis; entretanto, complicações por comprometimento da via aérea, lesões vasculares e perfurações esofagianas podem resultar em taxas de mortalidade tão elevadas quanto 19%.[5,45,46] Portanto, um alto grau de índice de suspeição associado a um exame físico completo é necessário.

Avaliação das Lesões Penetrantes

As preocupações iniciais na avaliação e no tratamento dos pacientes com lesões penetrantes são a avaliação e o estabelecimento de uma via aérea patente e a avaliação e o controle de lesões vasculares e da coluna cervical, uma vez que estes frequentemente são fatores que contribuem para a morbidade e a mortalidade precoces nas lesões penetrantes do pescoço.[45] Em pacientes que necessitam de controle emergencial da via aérea, a decisão de realizar uma intubação orotraqueal *versus* uma traqueotomia deve ser individualizada. O paciente com uma lesão menor é menos propenso a apresentar uma disjunção laringotraqueal oculta, tornando as tentativas de intubação menos problemáticas.[45] Pacientes nos quais se observam sinais e sintomas de uma lesão significativa do trato aerodigestivo (*ver* Tabela 35.3) devem ser submetidos à laringoscopia direta rígida, com considerações para possíveis exploração e reparo abertos do pescoço. Uma vez que lesões esofagianas associadas foram reportadas em 20 a 50% dos pacientes com lesões laríngeas, a esofagoscopia deve sempre ser realizada no momento da endoscopia rígida.[5,45]

Reparo das Lesões Penetrantes

O reparo das lesões penetrantes da laringe e a abordagem pós-operatória são realizados de forma similar aos de pacientes com trauma contuso. Em pacientes com lesões combinadas do esôfago e da parede posterior da traqueia, considerações devem ser feitas acerca do posicionamento de um retalho muscular interposto entre a traqueia e o esôfago, visando prevenir a formação de uma fístula traqueoesofagiana. Tal procedimento pode ser realizado através de um pedículo de músculo em fita (*strap muscle*) da vizinhança ou de um retalho do músculo esternocleidomastóideo.

LESÕES CÁUSTICAS E TÉRMICAS

As lesões cáusticas e térmicas da laringe podem causar comprometimento agudo e significativo da via aérea, da mesma forma que complicações vocais tardias. As lesões cáusticas ocorrem tanto em adultos quanto em crianças. Lesões cáusticas podem resultar da ingestão de bases, ácidos ou alvejantes. As lesões mais severas são as causadas pelas bases, que produzem necrose de liquefação dos músculos, do colágeno e dos lipídeos, com piora progressiva das lesões com o tempo. Os ácidos causam uma necrose de coagulação que ocorre de forma mais rápida e tende a danificar somente as estruturas superficiais. Em crianças com menos de 5 anos de idade, as ingestões tendem a ser acidentais. As ingestões de adolescentes e adultos geralmente são tentativas de suicídio e tendem a produzir as lesões mais graves.[47,48]

As lesões térmicas da laringe usualmente são encontradas em pacientes que apresentam lesões por queimadura significativas, ocorridas em incêndios em espaços confinados.[49] As lesões laríngeas mais frequentemente resultam do insulto térmico à laringe supraglótica e glótica.[50] Devido ao fato de que as lesões por inalação podem afetar a laringe, a árvore traqueobrônquica ou o parênquima pulmonar, todos os pacientes com lesões por inalação significativas devem ser submetidos ao menos a uma laringoscopia flexível e broncoscopia.

A preocupação primária é a proteção da via aérea. A decisão de realizar uma traqueotomia *versus* intubação orotraqueal é controversa. A intubação orotraqueal ou nasotraqueal apresenta o risco de causar lesões mucosas posteriormente. Numerosos estudos sugerem que a traqueotomia no paciente queimado o expõe a um risco aumentado de sequelas de longo termo, como a estenose traqueal e a sepse.[50-52] Em geral, a traqueotomia é recomendada a pacientes que não possam ser intubados endotraquealmente devido a lesões laríngeas significativas, naqueles que falhem a extubação e/ou naqueles nos quais será necessário suporte respiratório prolongado.[49,52,53]

Complicações tardias associadas às lesões cáusticas e térmicas incluem estenose e formação de membranas. A formação de cicatrizes pode continuar por vários meses em seguida ao insulto inicial.[49] Logo, a laringe e a traqueia devem ser avaliadas serialmente durante o curso de vários meses. O reparo é postergado até que a formação de cicatrizes tenha se estabilizado. Tal ação ajuda a minimizar a incidência de formação de cicatrizes recorrentes e aumenta as chances de um reparo bem-sucedido.[49,53]

LESÕES IATROGÊNICAS

As lesões iatrogênicas da laringe incluem lesões por radiação e lesões resultantes da intubação ou de trauma térmico (como disparos de *laser*). As doses de radiação utilizadas para o tratamento do câncer de cabeça e pescoço (6.000 a 7.000 cGy) podem levar a lesões da mucosa e do arcabouço cartilaginoso da laringe, caso esta esteja incluída no campo irradiado.

A lesão iatrogênica mais comum da laringe resulta de trauma durante a intubação.[54] Uma vez que crianças têm sido mais frequentemente submetidas a intubações prolongadas, como prematuros e neonatos em Unidades de Cuidados Intensivos Neonatais, elas são mais propensas a sofrer complicações como consequência de intubações.[55]

Em neonatos, intubações prolongadas frequentemente levam à formação de tecido de granulação circunferencial, formação de cicatrizes e eventual estenose da subglote. Essa região é mais frequentemente afetada pois a cricoide é o ponto mais estreito da via aérea do neonato, sendo, então, mais traumatizada pelo tubo endotraqueal. A inclinação posterior da cartilagem cricoide nos neonatos ajuda a prevenir danos à região interaritenóidea, que é o local mais comum de lesões em adultos.

A estenose subglótica devida a lesões por intubação na criança pode ser abordada de forma similar à estenose subglótica congênita. Para estenoses com obstrução inferior a 50%, o tratamento consiste na observação, dilatação ou excisão com *laser* CO_2. Se o *laser* CO_2 for utilizado para uma estenose circunferencial, ele é realizado serialmente, não sendo ressecados mais de 30% da circunferência durante qualquer um dos procedimentos, para prevenir a reestenose. Em estenoses com obstrução entre 50 e 70%, procedimentos endoscópicos ou abertos podem ser considerados, dependendo da localização e da potencial facilidade de um procedimento endoscópico. Regiões estenóticas superiores a 70% de obstrução são mais bem abordadas por intermédio de técnicas abertas. Lesões isoladas da região subglótica podem ser tratadas com um procedimento de divisão anterior da cricoide. Regiões estenóticas mais extensas podem ser tratadas com enxertos de cartilagem ou com anastomose terminoterminal. Regiões completamente estenosadas requerem ressecção e reanastomose.[56]

A formação de cicatrizes na glote posterior raramente causa problemas com comprometimento da via aérea. Tentativas de liberar bandas cicatriciais na glote posterior devem ser evitadas para prevenir a piora da estenose, a não ser que sintomas substanciais justifiquem os riscos. Nos casos com comprometimento significativo da via aérea e mínimas cicatrizes posteriores, o tratamento com laringoscopia direta com microscopia e secção da banda cicatricial com *laser* de dióxido de carbono é usualmente bem-sucedido.[57] Cuidados devem ser tomados durante essas secções no sentido de proteger a mucosa normal da região interaritenoidiana.[58] Ocasionalmente, repetidas laringoscopias diretas com microscopia e secções por *laser* são necessárias. Nos casos com cicatrizes interaritenóideas moderadas a severas, uma laringofissura com retalho mucoso de avanço a partir da fenda interaritenóidea ou a partir de uma prega ariepiglótica ou um procedimento endoscópico simular pode ser realizado (Fig. 35.19A e B).[59] O valor do tratamento adjunto com mitomicina-C tópica para prevenir a reestenose está sendo atualmente estudado, mas os resultados preliminares são encorajadores.[60]

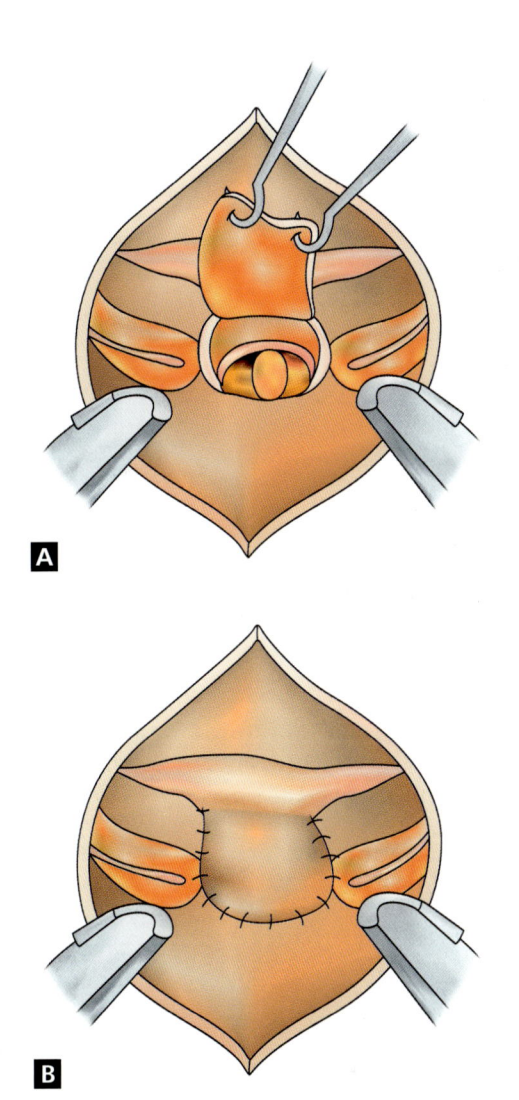

Fig. 35.19A e B: (A) Após a ressecção da estenose glótica posterior, um retalho mucoso superiormente baseado é elevado.
(B) O retalho mucoso é avançado até o defeito e fixado com suturas absorvíveis de fina espessura.

CONCLUSÃO

Lesões do complexo laringotraqueal podem resultar de insultos contundentes, penetrantes, cáusticos, térmicos e iatrogênicos. As preocupações primárias na abordagem inicial dessas lesões é o estabelecimento e a manutenção de uma via aérea adequada. O tratamento pode, então, ser orientado para a reconstrução das relações anatômicas normais da laringe e da traqueia, em uma tentativa de restaurar as funções fonatória, respiratória e protetora da laringe.

REFERÊNCIAS

1. Bent JP 3rd, Silver JR, Porubsky ES. Acute laryngeal trauma: A review of 77 patients. Otolaryngol Head Neck Surg. 1993;109 (3 Pt 1):441-9.
2. Schaefer SD. The treatment of acute external laryngeal injuries. 'State of the art'. Arch Otolaryngol Head Neck Surg. 1991;117(1):35-9.
3. Jewett BS, Shockley WW, Rutledge R. External laryngeal trauma analysis of 392 patients. Arch Otolaryngol Head Neck Surg. 1999;125(8):877-80.
4. Gussack GS, Jurkovich GJ, Luterman A. Laryngotracheal trauma: A protocol approach to a rare injury. Laryngoscope. 1986;96(6):660-5.
5. Minard G, Kudsk KA, Croce MA, et al. Laryngotracheal trauma. Am Surg. 1992;58(3):181-7.
6. Angood PB, Attia EL, Brown RA, et al. Extrinsic civilian trauma to the larynx and cervical trachea–Important predictors of long-term morbidity. J Trauma. 1986;26(10):869-73.
7. Schaefer SD, Close LG. Acute management of laryngeal trauma. Update. Ann Otol Rhinol Laryngol. 1989;98(2):98-104.
8. Komisar A, Blaugrund SM, Camins M. Head and neck trauma in taxicabs. A growing urban problem. Arch Otolaryngol Head Neck Surg. 1991;117(4):442-5.
9. Blanc VF, Tremblay NA. The complications of tracheal intubation: A new classification with a review of the literature. Anesth Analg. 1974;53(2):202-13.
10. Whited RE. A prospective study of laryngotracheal sequelae in long-term intubation. Laryngoscope. 1984;94(3):367-77.
11. Leopold DA. Laryngeal trauma: A historical comparison of treatment methods. Arch Otolaryngol. 1983;109(2):106-12.
12. Cohn AM, Larson DL. Laryngeal injury: A critical review. Arch Otolaryngol. 1976;102(3):166-70.
13. Olson NR. Surgical treatment of acute blunt laryngeal injuries. Ann Otol Rhinol Laryngol. 1978;87(5 Pt 1):716-21.
14. Potter LR, Sessions DG, Ogura JM. Blunt laryngotracheal trauma. Otolaryngol. 1978;86:906-23.
15. Trone TH, Schaefer SD, Carder HM. Blunt and penetrating laryngeal trauma: A 13-year review. Otolaryngol Head Neck Surg. 1980;88(3):257-61.
16. Holinger PH, Schild JA. Pharyngeal, laryngeal, and tracheal injuries in the pediatric age group. Ann Otol Rhinol Laryngol. 1972;81(4):538-45.
17. Pennington CL. External trauma of the larynx and trachea. Immediate treatment and management. Ann Otol Rhinol Laryngol. 1972;81(4):546-54.
18. Travis LW, Olson NR, Melvin JW, et al. Static and dynamic impact trauma of the human larynx. Trans Sect Otolaryngol Am Acad Ophthalmol Otolaryngol. 1975;80(4 Pt 1):382-90.
19. Ashbaugh DG, Gordon JH. Traumatic avulsion of the trachea associated with cricoid fracture. J Thorac Cardiovasc Surg. 1975;69(5):800-3.
20. Gold SM, Gerber ME, Shott SR, et al. Blunt laryngotracheal trauma in children. Arch Otolaryngol Head Neck Surg. 1997;123(1):83-7.
21. Bryce DP. Current management of laryngotracheal injury. Adv Otorhinolaryngol. 1983;29:27-38.
22. Ford HR, Gardner MJ, Lyn,ch JM. Laryngotracheal disruption from blunt pediatric neck injuries: Impact of early recognition and intervention on outcome. J Pediatr Surg. 1995;30(2):331-4.
23. Myer CM 3rd, Orobello P, Cotton RT, et al. Blunt laryngeal trauma in children. Laryngoscope. 1987;97(9):1043-8.
24. Offiah CJ, Endres D. Isolated laryngotracheal separation following blunt trauma to the neck. J Laryngol Otol. 1997;111(11):1079-81.
25. Alonso WA, Caruso VG, Roncace EA. Minibikes, a new factor in laryngotracheal trauma. Ann Otol Rhinol Laryngol. 1973;82(6):800-4.
26. Schild JA, Denneny EC. Evaluation and treatment of acute laryngeal fractures. Head Neck. 1989;11(6):491-6.
27. Hoffman HT, Brunberg JA, Wintr P, et al. Arytenoid subluxation: Diagnosis and treatment. Ann Otol Rhinol Laryngol. 1991;100(1):1-9.
28. Sataloff RT, Feldman M, Darby KS, et al. Arytenoid dislocation. J Voice. 1988;1:368-77.
29. Reece CP, Shatney CH. Blunt injuries to the cervical trachea: A review of 51 patients. South Med J. 1988;81:1542-7.
30. Chodosh PL. Cricoid fracture with tracheal avulsion. Arch Otolaryngol. 1968;87(5):461-7.
31. Harris HH. Management of injuries to the larynx and trachea. Laryngoscope. 1972;82(10):1924-9.
32. Ogura J. Management of traumatic injuries of the larynx and trachea including stenosis. J Laryngol Otol. 1971;85(12):1259-61.
33. Fuhrman GM, Stieg FH 3rd, Buerk CA. Blunt laryngeal trauma: Classification and management protocol. J Trauma. 1990;30(1):87-92.
34. Sataloff RT, Bough ID Jr, Spiegel JR. Arytenoid dislocation: Diagnosis and treatment. Laryngoscope. 1994;104(11 Pt 1):1353-61.
35. Olson NR. Laryngeal suspension and epiglottic flap in laryngopharyngeal trauma. Ann Otol Rhinol Laryngol. 1976;85(4 Pt 1):533-7.
36. Thomas GK, Stevens MH. Stenting in experimental laryngeal injuries. Arch Otolaryngol. 1975;101(4):217-21.
37. Dedo HH. Endoscopic teflon keel for anterior glottic web. Ann Otol Rhinol Laryngol. 1979;88(4 Pt 1):467-73.
38. McNaught RC. Surgical correction of anterior web of the larynx. Trans Am Laryngol Rhinol Otol Soc. 1950;pp 232-42.
39. Woo P, Kellman R. Laryngeal framework reconstruction with miniplates: indications and extended indications in 27 cases. Operative Techniques Otolaryngol Head Neck Surg. 1972;3:159-64.
40. Woo P. Laryngeal framework reconstruction with miniplates. Ann Otol Rhinol Laryngol. 1990;99(10 Pt 1):772-7.
41. Pou AM, Shoemaker DL, Carrau RL, et al. Repair of laryngeal fractures using adaptation plates. Head Neck. 1998;20(8):707-13.
42. Grillo HC, Donahue DM, Mathisen DJ, et al. Postintubation tracheal stenosis. Treatment and results. J Thorac Cardiovasc Surg. 1995;109(3):486-93.
43. Crumley RL. Teflon versus thyroplasty versus nerve transfer: A comparison. Ann Otol Rhinol Laryngol. 1990;99(10 Pt 1):759-63.
44. Crumley RL. Update: Ansa cervicalis to recurrent laryngeal nerve anastomosis for unilateral laryngeal paralysis. Laryngoscope. 1991;101(4 Pt 1):384-8.

45. Grewal H, Rao PM, Mukerji S, *et al*. Management of penetrating laryngotracheal injuries. Head Neck. 1995;17(6):494-502.
46. Feliciano DV, Bitondo CG, Mattox KL, *et al*. Combined tracheoesophageal injuries. Am J Surg. 1985;150(6):710-5.
47. Hawkins DB, Demeter MJ, Barnett TE. Caustic ingestion: Controversies in management. A review of 214 cases. Laryngoscope. 1980(1);90:98-109.
48. Schild JA. Caustic ingestion in adult patients. Laryngoscope. 1985;95(10):1199-201.
49. Jones JE, Rosenberg D. Management of laryngotracheal thermal trauma in children. Laryngoscope. 1995;105(5 Pt 1):540-2.
50. Moylan JA. Smoke inhalation and burn injury. Surg Clin North Am. 1980;60(6):1533-40.
51. Lund T, Goodwin CW, McManus WF, *et al*. Upper airway sequelae in burn patients requiring endotracheal intubation or tracheostomy. Ann Surg. 1985;201(3):374-82.
52. Eckhauser FE, Billote J, Burke JF, *et al*. Tracheostomy complicating massive burn injury. A plea for conservatism. Am J Surg. 1974;127(4):418-23.
53. Miller RP, Gray SD, Cotton RT, *et al*. Airway reconstruction following laryngotracheal thermal trauma. Laryngoscope. 1988;98(8 Pt 1):826-9.
54. Richardson MA. Laryngeal anatomy and mechanisms of trauma. Ear Nose Throat J. 1981;60(8):346-51.
55. Cotton RT, Seid AB. Management of the extubation problem in the premature child. Anterior cricoid split as an alternative to tracheotomy. Ann Otol Rhinol Laryngol. 1980;89(6 Pt 1): 508-11.
56. Lusk RP, Wooley AL, Holinger LD. Laryngotracheal stenosis. In: Holinger LD, Lusk RP, Green CG (Eds). Pediatric Laryngology and Bronchoesophagology. Philadelphia, PA: Lippincott-Raven Publishers; 1997. pp. 172-84.
57. Dedo HH, Rowe LD. Laryngeal reconstruction in acute and chronic injuries. Otolaryngol Clin North Am. 1983;16(2):373-89.
58. Dedo HH, Sooy CD. Endoscopic laser repair of posterior glottic, subglottic and tracheal stenosis by division or microtrapdoor flap. Laryngoscope. 1984;94(4):445-50.
59. Dedo HH, Sooy FA. Surgical repair of late glottic stenosis. Ann Otol Rhinol Laryngol. 1968;77(3):435-41.
60. Correa AJ, Reinisch L, Sanders DL, *et al*. Inhibition of subglottic stenosis with mitomycin-C in the canine model. Ann Otol Rhinol Laryngol. 1999;108(11 Pt 1):1053-60.

Capítulo 36

Avulsão do processo vocal

Robert T. Sataloff ▪ Farhad Chowdhury ▪ Shruti Joglekar ▪ Mary J. Hawkshaw

A avulsão do processo vocal pode ocorrer com o trauma laríngeo interno ou externo. Os achados do exame podem ser sutis. A videolaringoestroboscopia com grande magnificação pode ser útil. A avaliação endoscópica com palpação durante anestesia geral pode ser necessária. Inicialmente, fonoterapia deve ser realizada. Opções cirúrgicas incluem o uso de materiais injetáveis para redução fechada, tenotomia química com toxina botulínica, redução aberta endoscópica da fratura por meio de uma abordagem por cordotomia ou redução aberta utilizando laringofissura.

A avulsão do processo vocal pode resultar de intubação ou de trauma externo à laringe. Estas também são as causas mais comuns de deslocamentos da aritenoide, que devem ser incluídas no diagnóstico diferencial da disfonia que se segue a estes eventos. Discrepância na altura dos processos vocais pode ser notada, tanto na avulsão do processo vocal, quanto nos deslocamentos da aritenoide. O exame cuidadoso do movimento do corpo da cartilagem aritenoide com relação ao processo vocal pode ajudar na distinção entre as duas patologias. Para efeitos de anotação, ao se reduzir um deslocamento anterior da aritenoide, deve-se ter cuidado para não introduzir qualquer instrumento sob o processo vocal ou inserir muito profundamente o laringoscópio, de tal forma que se coloque o processo vocal sob risco de avulsão. O trauma laríngeo externo é uma potencial ameaça à vida. A disfonia é um sinal ameaçador e deve alertar o médico quanto a uma possível fratura laríngea ou lesão do processo vocal.

Na experiência do autor (RTS), os pacientes com avulsão do processo vocal se apresentam com disfonia persistente por semanas ou meses após o insulto inicial.[1-3] Algumas lesões estruturais são suspeitadas a partir do exame e dos resultados da EMG. Outros sintomas na apresentação aguda podem incluir dor e disfagia. Os achados de uma avulsão do processo vocal podem ser enganosos, e um exame cuidadoso da laringe com laringoscopia flexível e videoestroboscopia rígida é crítico na avaliação dessas lesões. Sinais de avulsão podem incluir uma aparente separação do processo vocal do corpo da aritenoide, ângulo ou posição anormal do processo vocal, sobreposição do processo vocal avulsionado no processo vocal contralateral, mobilidade independente do processo vocal com relação ao corpo da cartilagem aritenoide e redução do alongamento da prega vocal durante o glissando.

O tratamento da avulsão do processo vocal deve ser guiado pela gravidade da lesão e pela expectativa do paciente. Uma tentativa inicial de fonoterapia é recomendável, podendo resultar em uma voz satisfatória em alguns pacientes. Caso a opção seja pela cirurgia, existem várias opções disponíveis. Nossa abordagem preferida é a redução aberta endoscópica da fratura.

TÉCNICAS CIRÚRGICAS (Fig. 36.1A a I)

Passo 1

A anestesia geral é administrada por ventilação Jet através de um cateter de Hunsacker. A microlaringoscopia de suspensão é realizada para visualização da laringe (Fig. 36.1A).

Passo 2

A palpação da prega vocal confirma a presença e a localização do processo vocal avulsionado (Fig. 36.1B).

Passo 3

Uma incisão é realizada na superfície superior da prega vocal, evitando a margem vibratória (Fig. 36.1C). Dissecção romba, frequentemente com uma tesoura reta, pode ser utilizada para obter a exposição do processo vocal (Fig. 36.1D a F).

Passo 4

Utilizando a menor agulha disponível, um fio de sutura catgut 4.0 é passado através do corpo da aritenoide (Fig. 36.1G). Então, o fio é passado pela porção proximal do processo vocal (Fig. 36.1H). Uma sutura em "8" é realizada, aproximando o processo vocal avulsionado do corpo da aritenoide. O nó é apertado, podendo ser visto protruindo através da incisão (Fig. 36.1I). As pontas livres dos fios de

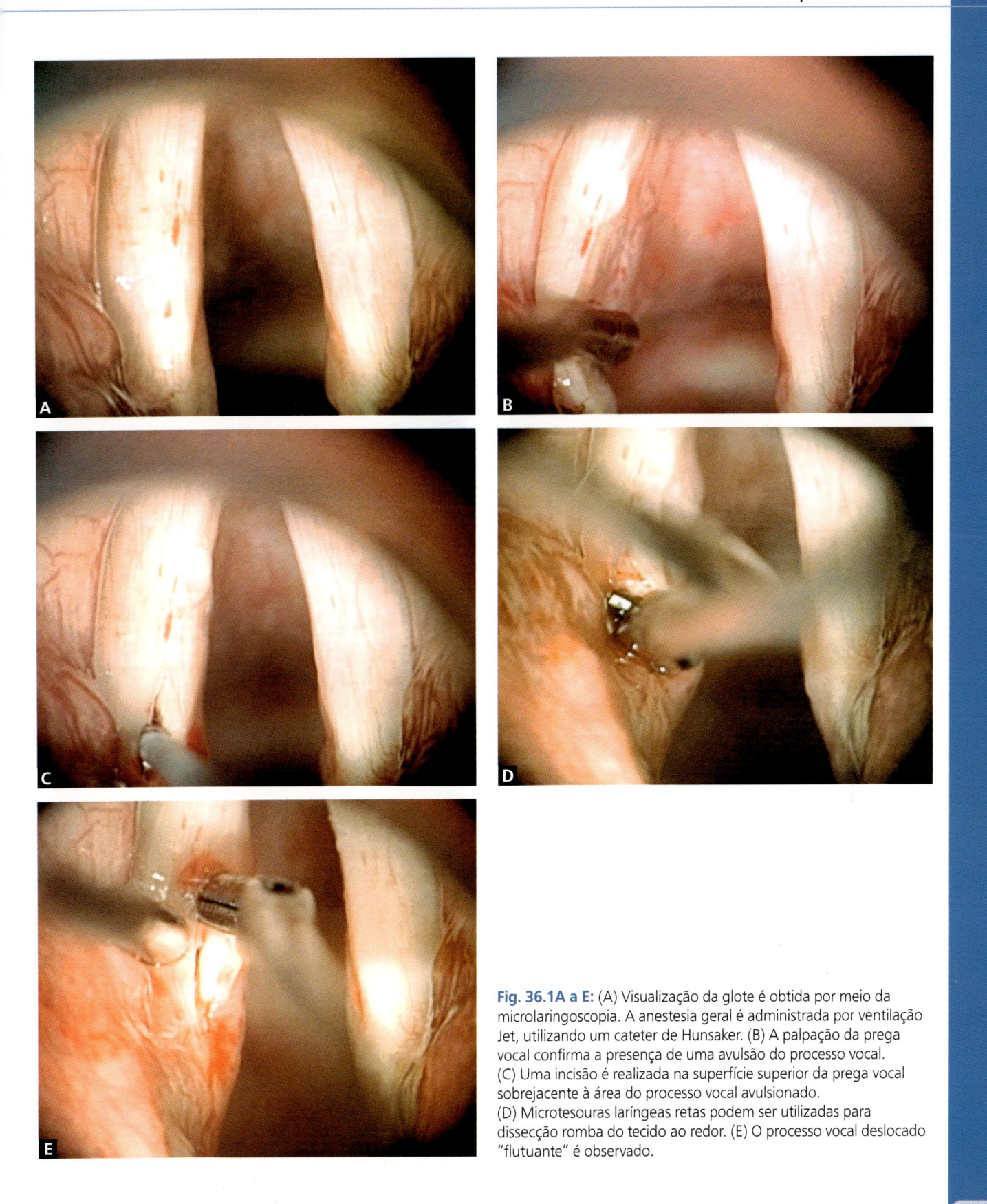

Fig. 36.1A a E: (A) Visualização da glote é obtida por meio da microlaringoscopia. A anestesia geral é administrada por ventilação Jet, utilizando um cateter de Hunsaker. (B) A palpação da prega vocal confirma a presença de uma avulsão do processo vocal. (C) Uma incisão é realizada na superfície superior da prega vocal sobrejacente à área do processo vocal avulsionado. (D) Microtesouras laríngeas retas podem ser utilizadas para dissecção romba do tecido ao redor. (E) O processo vocal deslocado "flutuante" é observado.

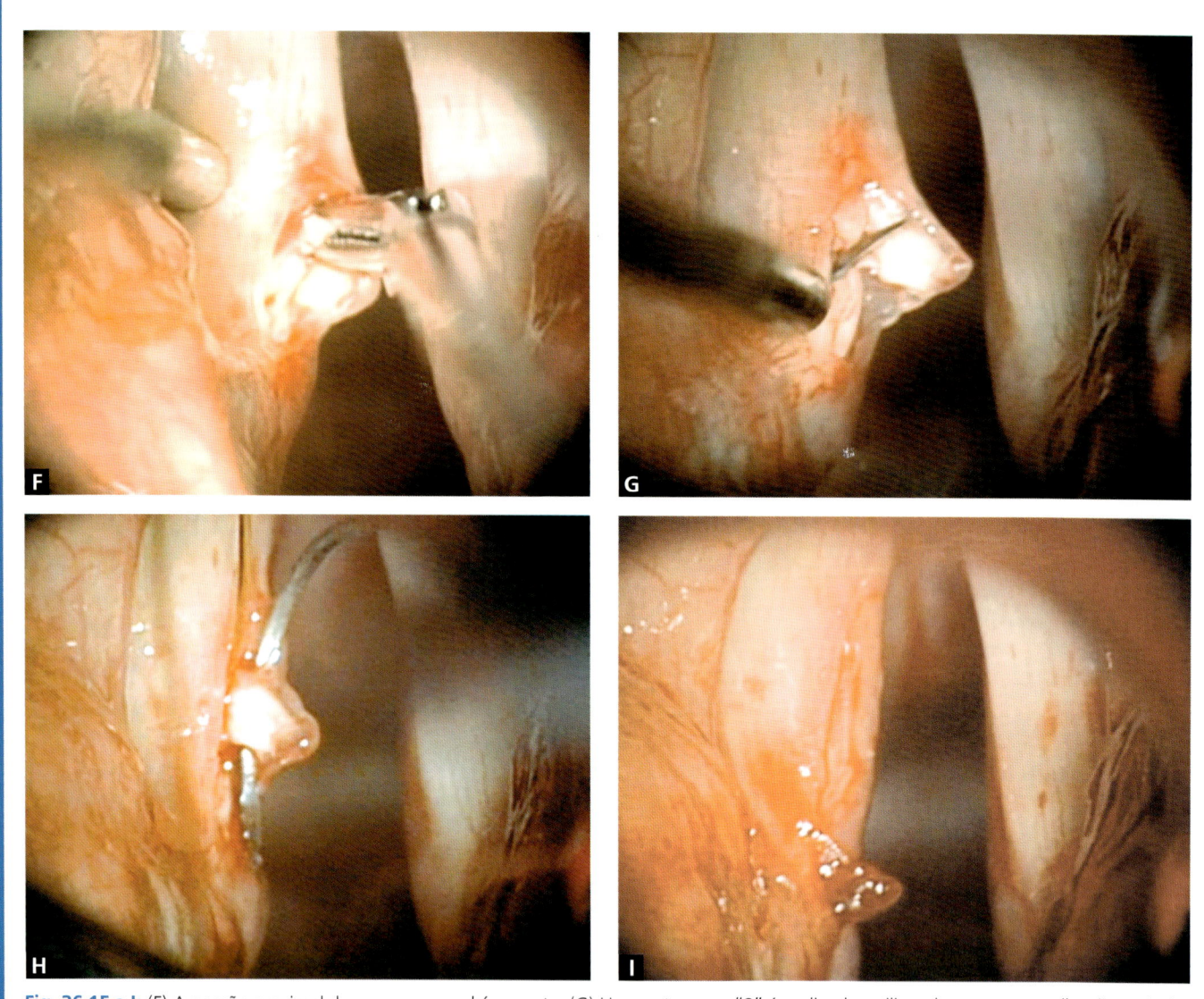

Fig. 36.1F a I: (F) A porção proximal do processo vocal é exposta. (G) Uma sutura em "8" é realizada, utilizando a menor agulha disponível e fio Catgut. O primeiro passo é feito através do corpo da aritenoide. (H) O fio foi passado pelo corpo da aritenoide. Ele será, então, passado pela porção proximal do processo vocal deslocado. (I) Um nó é visto protruindo pelo local da incisão. As pontas da sutura são mantidas rentes, evitando trauma desnecessário à prega vocal e possível formação de granuloma.

sutura são removidas, para evitar trauma desnecessário e consequente formação de granuloma na prega vocal. O epitélio circundante não foi manipulado.

Passo 5

É concebível que o vetor de força gerado pela contração do músculo tireoaritenóideo possa sobrepujar a força da sutura recém-realizada e deslocar novamente o processo vocal. É prática do autor (RTS) injetar toxina botulínica no músculo tireoaritenóideo da prega vocal envolvida, geralmente 1 a 2 semanas antes da cirurgia. Se não for realizada pré-operatoriamente, a toxina botulínica pode ser injetada no músculo tireoaritenóideo dentro da sala de cirurgia. A extubação profunda é realizada e o paciente permanece em repouso vocal estrito até a realização do exame de *follow-up*, geralmente após 7 dias.

REFERÊNCIAS

1. Rubin AD, Hawkshaw MJ, Sataloff RT. Vocal process avulsion. J Voice. 2005;19(4):702-6.
2. Sataloff RT, Heuer RJ, Hawkshaw MJ, *et al.* Vocal fold avulsion. Ear Nose Throat J. 1995;74(4):230.
3. Abraham R, Shapshay S, Galati L. Botulinum-assisted endoscopic repair of traumatic vocal fold avulsion. Ear Nose Throat J. In press.

Capítulo 37
Lesões das articulações cricoaritenóidea e cricotireóidea – Avaliação e tratamento

Robert T. Sataloff ■ Farhad Chowdhury ■ Shruti Joglekar ■ Mary J. Hawkshaw

LESÕES DA ARTICULAÇÃO CRICOARITENÓIDEA

Hipomobilidade ou imobilidade da prega vocal podem ocorrer em seguida a traumas cervicais internos ou externos. A mobilidade reduzida pode ser devida à paresia ou paralisia da prega vocal, à fixação da articulação cricoaritenóidea ou, ainda, ao deslocamento ou subluxação da aritenoide. Deslocamento é o desalojamento de uma estrutura, particularmente um desarranjo da relação normal entre ossos ou cartilagens que formam uma articulação. Deslocamento e luxação não são sinônimos. Subluxação é um deslocamento incompleto, de tal forma que ainda existe contato entre superfícies articulares, embora a relação esteja alterada. Subluxação é um sinônimo de semiluxação, constituindo uma forma específica de deslocamento. A maioria dos deslocamentos aritenóideos é, na verdade, subluxação, mas o termo deslocamento engloba mau posicionamentos parciais e completos e será utilizado ao longo deste capítulo. O deslocamento das aritenoides é comumente mal diagnosticado como paralisia de prega vocal. Quando o diagnóstico acurado é retardado, o reparo cirúrgico se torna mais difícil, embora não impossível, como se acreditava anteriormente.[1,2] Muitos laringologistas foram ensinados que a redução das aritenoides era impossível ou inapropriada após a primeira ou segunda semana após a lesão. Nossa experiência sugere que resultados razoavelmente bons são comuns, desde que a aritenoide seja reduzida até em torno de 10 semanas.[2] Embora a redução possa ser realizada até muitos anos após o deslocamento da aritenoide, reduções tardias geralmente resultam em correção da disparidade da altura vertical sem restauração da mobilidade articular.

EMBRIOLOGIA E ANATOMIA

A compreensão das complicadas anatomia e embriologia das cartilagens aritenoides é útil para clarificar os princípios cirúrgicos e evitar complicações. Os primórdios da laringe, traqueia, brônquios e pulmões surgem como um prolongamento da faringe durante a terceira semana da vida embrionária, formando a estria laringotraqueal.[3] Essa estria anterior localiza-se imediatamente posterior à eminência hipobranquial e torna-se o adito laríngeo primitivo. O adito se situa entre os sextos arcos branquiais. As extremidades ventrais dos sextos arcos branquiais crescem e formam as eminências aritenóideas. Durante a sétima semana, uma fissura surge em cada eminência aritenóidea, estendendo-se para o vestíbulo primitivo. Tal estrutura é o ventrículo laríngeo. A última porção da estria laringotraqueal a ser obliterada é o sulco intra-aritenóideo, em torno de 11 semanas.

As cartilagens laríngeas hialinas se desenvolvem a partir do mesoderma dos arcos branquiais e as cartilagens elásticas são derivadas do mesoderma do assoalho faríngeo.[4] A maior parte da aritenoide é composta por cartilagem hialina. Entretanto, os processos vocais se desenvolvem separadamente em associação às pregas vocais, sendo compostos por cartilagem elástica. O termo "aritenoide" provém da palavra grega *arytainoeides*, significando "em forma de concha". As cartilagens são piramidais, consistindo de ápice, base e dois processos. A base se articula com a cartilagem cricoide. O ápice se conecta à cartilagem corniculada de Santorini e à prega ariepiglótica. O processo vocal se projeta anteriormente para se conectar ao ligamento vocal e o processo muscular é o ponto de inserção da maioria dos músculos que movem a aritenoide.[5] As facetas cricoaritenoides são bem definidas, lisas e simétricas. Cada aritenoide se articula com uma faceta elíptica na margem posterossuperior do anel cricóideo. A faceta cricóidea tem aproximadamente 6 mm de comprimento, sendo cilíndrica.[6] O ensino tradicional sustenta que a mobilidade da articulação cricoaritenóidea inclui movimentos de rotação, deslocamento e oscilação (balanceio). A maior parte da movimentação cricoaritenóidea é oscilatória. Entretanto, ao longo do eixo longo da faceta cricóidea, o deslizamento também ocorre.[7] Um movimento rotatório pivotal limitado também é permitido. Estudos mais recentes sugerem que essas descrições tradicionais não são totalmente acuradas e que uma revolução complexa pode descrever mais sucintamente o comportamento da aritenoide.[8] As cartilagens aritenoides e as facetas cricoaritenóideas são extremamente simétricas e consistentes.[9] A articulação cricoaritenóidea é uma articulação sinovial, suportada por uma cápsula preenchida por líquido sinovial. A cápsula é reforçada posteriormente pelo ligamento cricoaritenóideo.[9] Esse ligamento é forte e ordinariamente previne a subluxação anterior. O eixo da junta encontra-se em um ângulo de aproximadamente 45° do plano sagital e de 40° do plano horizontal. A articulação cricoaritenóidea controla a abdução e a adução das pregas vocais verdadeiras, facilitando, portanto, a respiração, a proteção da via aérea e a fonação.

A movimentação da aritenoide é controlada diretamente pelos músculos intrínsecos da laringe, incluindo o cricoaritenóideo posterior, cricoaritenóideo lateral, interaritenóideo e tireoaritenóideo. Ela também é afetada pelo músculo cricotireóideo, que aumenta a tensão longitudinal da prega vocal (que se insere no processo vocal da aritenoide) e, em um grau menor, pelo músculo tireoepiglótico, que tensiona a prega ariepiglótica.

DESLOCAMENTO ARITENÓIDEO: DIAGNÓSTICO

Tradicionalmente, suspeita-se do deslocamento aritenóideo com base na história e na ausência do "fenômeno do empurrão" (*jostle phenomenon*), presente em muitos casos de paralisia unilateral de prega vocal.[10] Frequentemente, ele não é diagnosticado até que a laringoscopia direta revele uma redução na mobilidade passiva da prega vocal. A diferenciação pré-operatória entre a paralisia da prega vocal e o deslocamento da aritenoide deve ser possível em praticamente todos os casos. Entretanto, se não for especificamente considerada, não será realizada na maioria dos casos. A disparidade na altura entre os processos vocais é mais facilmente visualizada sob luz estroboscópica em vários *pitches* do que com luz contínua. Nos deslocamentos posteriores, o processo vocal e a prega vocal se encontram usualmente mais altos no lado deslocado[11] (Fig. 37.1). Nos deslocamentos anteriores, eles geralmente se encontram mais baixos no lado anormal[12] (Fig. 37.2). Em qualquer dos casos, a prega vocal afetada pode se mover vagarosamente ou se apresentar imóvel. Raramente, adução e abdução podem aparecer praticamente normais sob a luz contínua. Documentação por vídeo dos aspectos pré- e pós-operatórios podem mostrar-se particularmente úteis em casos de deslocamento de aritenoide, não somente para o diagnóstico, mas também porque muitos desses pacientes se encontram em situações de litígio devido às suas lesões.

Os testes mais valiosos são o exame estroboscópico para visualizar diferenças na altura dos processos vocais: TC da laringe, que deve visualizar o deslocamento da aritenoide e revelar obscurecimento ou obliteração do espaço articular cricoaritenóideo; e eletromiografia laríngea (EMG),

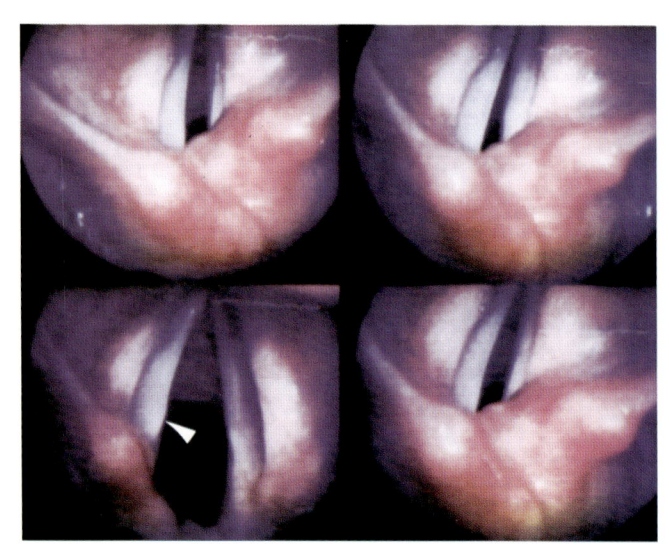

Fig. 37.1: Típico aspecto de um deslocamento posterior da aritenoide. A aritenoide esquerda deslocada eleva o processo vocal *(ponta de seta)*, de forma que o lado anormal se sobrepõe à prega vocal móvel. Reproduzida de *Sataloff RT. Professional Voice: The Science and Art of Clinical Care*, 3rd edition. San Diego, CA: Plural Publishing, Inc.; 2005: Fig. 89.1, com premissão.

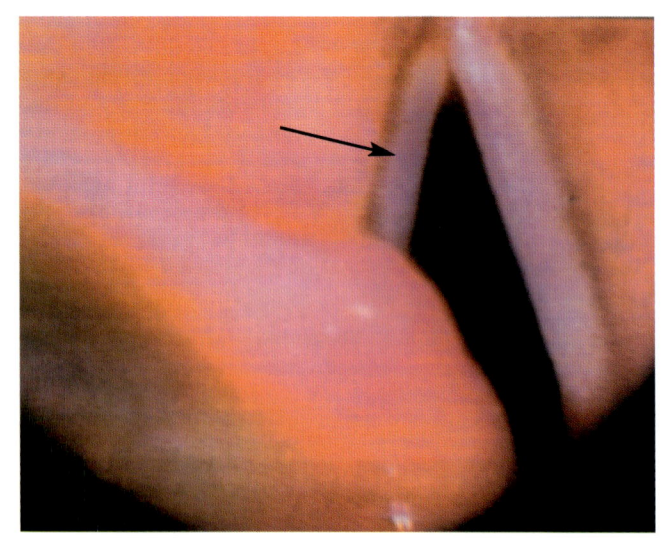

Fig. 37.2: Típico aspecto de um deslocamento anterior severo. A aritenoide esquerda encontra-se inclinada para a frente e o processo vocal puxa a prega vocal para um nível inferior *(seta)*, de tal forma que a prega vocal direita móvel se sobrepõe ao lado anormal durante a adução. Reproduzida de *Sataloff RT. Professional Voice: The Science and Art of Clinical Care*, 3rd edition. San Diego, CA: Plural Publishing, Inc.; 2005: Fig. 89.2, com premissão.

para diferenciar uma articulação cricoaritenóidea deslocada e imóvel de uma paralisia de prega vocal. Análises do fluxo aéreo também são úteis para documentar alterações antes e após a terapia. A videolaringoestroboscopia também é importante para avaliar outras lesões das pregas vocais. Rigidez e formação de cicatrizes na porção musculomembranosa das pregas vocais são comumente encon-

Lesões das articulações cricoaritenóidea e cricotireóidea – Avaliação e tratamento

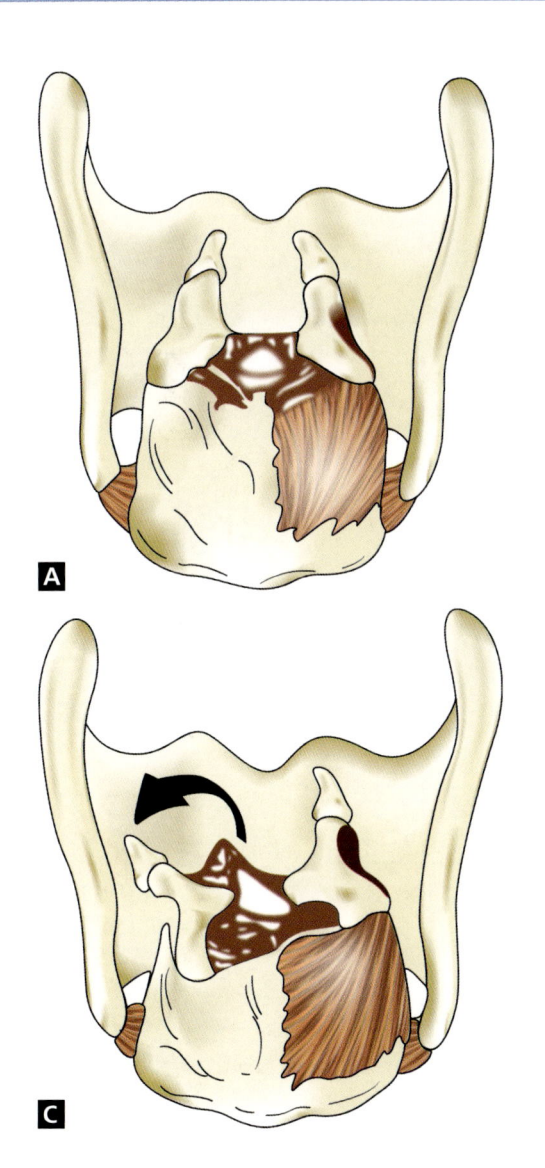

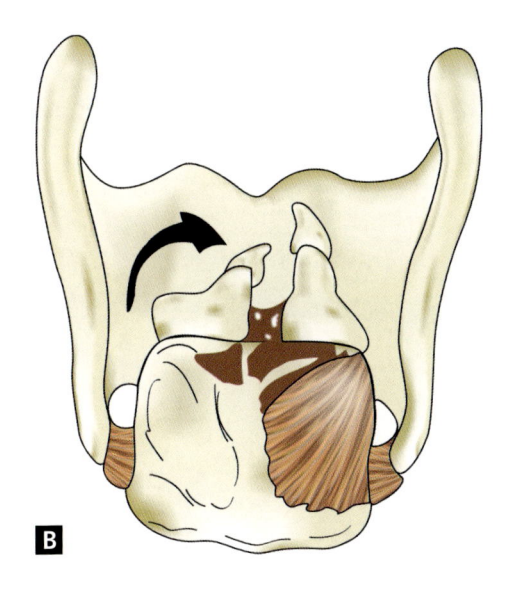

Fig. 37.3A a C: (A) Uma laringe normal pode ser visualizada no sentido posteroanterior. O ligamento cricoaritenóideo é visto em ambos os lados. O músculo interaritenóideo foi removido. O músculo cricoaritenóideo posterior é preservado à direita. No deslocamento posterior da aritenoide. (B) O ligamento cricoaritenóideo posterior geralmente se torna mais flácido e não se encontra lacerado. Em um deslocamento anterior. (C) O ligamento cricoaritenóideo posterior geralmente é lacerado (como ilustrado) ou avulsionado de sua inserção na cartilagem cricoide ou aritenoide.

tradas em associação aos deslocamentos da aritenoide. O trauma que leva ao deslocamento frequentemente envolve uma força considerável, que resulta em hemorragia das pregas vocais. É importante reconhecer a presença de uma cicatriz das pregas vocais antes da redução do deslocamento das aritenoides, de forma a informar ao paciente sobre expectativas razoáveis para os resultados cirúrgicos.

Quando o autor reportou sua série de 26 casos em 1994, somente 31 casos adicionais haviam sido relatados na literatura.[2] Desde então, casos adicionais foram documentados.[10-22] Embora os deslocamentos anteriores e posteriores sejam mais comumente descritos, foi previamente notado que as aritenoides podem ser deslocadas em qualquer direção.[2] Deslocamentos complexos foram observados em alguns dos casos que estiveram sob os cuidados do autor.[2]

O deslocamento posterior é comumente uma lesão da extubação. A aritenoide é mobilizada posterolateralmente e o processo vocal se encontra posicionado alto e lateralmente. O deslocamento anterior é mais comumente causado pela intubação. O laringoscópio ataca o lábio posterior da aritenoide, lacerando o ligamento cricoaritenóideo posterior e inclinando a aritenoide anteromedialmente (Fig. 37.3A a C). Ordinariamente, o processo vocal encontra-se mais baixo do que o normal nesses casos. Deslocamentos complexos da aritenoide também ocorrem, podendo ser particularmente desafiadores. Em nossos casos mais recentes (não reportados), deslocamento anterior direto foi observado em dois pacientes. Nestes casos, a aritenoide é deslocada anteriormente, mas o processo vocal encontra-se alto. Esta lesão requer um trauma considerável, com ruptura da cartilagem. Ambos os casos se seguiram a intubações. Com lesões dessa gravidade, a redução endoscópica foi menos satisfatória do que nos casos com deslocamentos anteriores e posteriores típicos. Em raras instâncias, mesmo situações mais complicadas podem ser encontradas, incluindo deslocamento bilateral das aritenoides (Fig. 37.4).

Trauma laríngeo

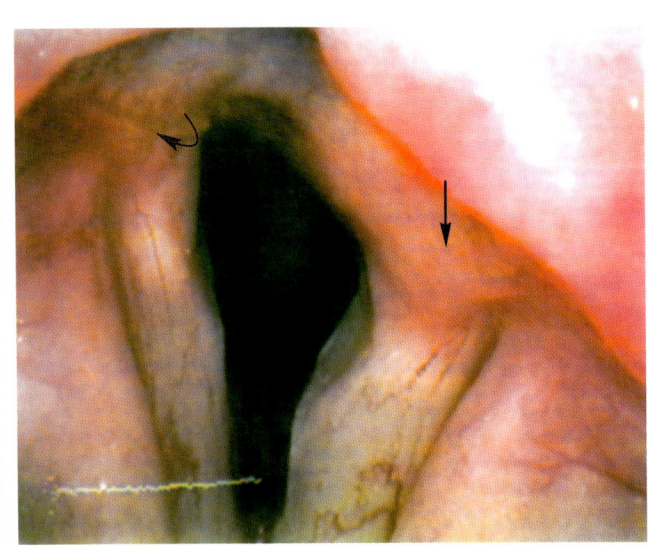

Fig. 37.4: Este artista e professor de 62 anos de idade acordou após uma cirurgia abdominal com uma rouquidão severa, soprosidade e dor de garganta, dez meses antes da nossa avaliação. Ambas as pregas vocais encontravam-se imóveis e a eletromiografia laríngea era normal. Notem a posição muito pouco usual das aritenoides. Elas se encontram em diferentes alturas. A aritenoide direita (seta curva) está deslocada posteriormente. A aritenoide esquerda sofreu um complexo deslocamento anterior de aritenoide (seta reta), com o processo vocal sendo deslocado para frente e para cima. Notem o arqueamento (bowing) e a flacidez da prega vocal esquerda. Reproduzida de Sataloff RT. Professional Voice: The Science and Art of Clinical Care, 3rd edition. San Diego, CA: Plural Publishing, Inc.; 2005: Fig. 89.4, com permissão.

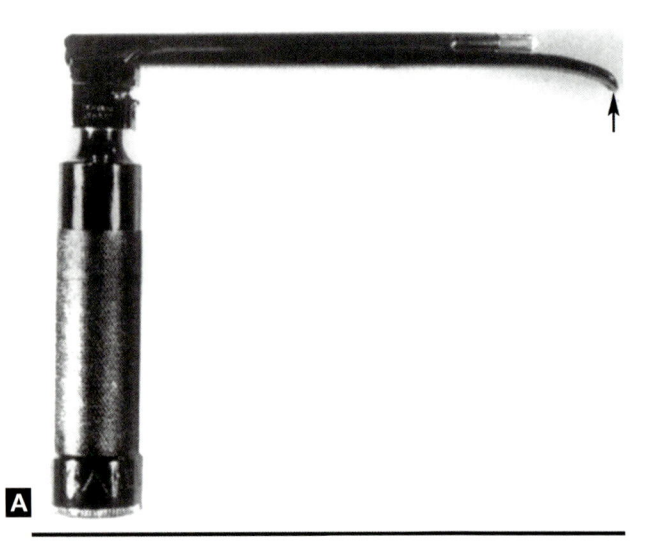

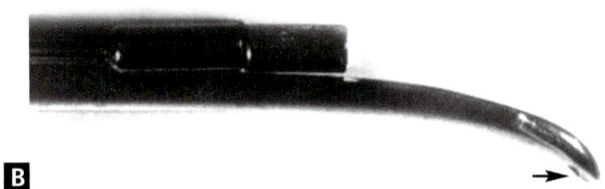

Fig. 37.5A e B: Lâminas de um laringoscópio reto Miller-3 (A) utilizado por anestesiologistas. (B) A ponta curva com um discreto lábio (seta) se mostrou ideal para a redução dos deslocamentos posteriores da aritenoide. Reproduzida de Sataloff RT. Professional Voice: The Science and Art of Clinical Care, 3rd edition. San Diego, CA: Plural Publishing, Inc.; 2005: Fig. 89.5, com permissão.

TÉCNICAS PARA REDUÇÃO CIRÚRGICA DO DESLOCAMENTO DAS ARITENOIDES

Embora a redução espontânea precoce do deslocamento da aritenoide tenha sido reportada,[2] a redução cirúrgica geralmente é necessária. A fonoterapia por, ao menos, um breve período pode ser útil em alguns casos, e a avaliação pré-operatória por um fonoaudiólogo é geralmente recomendada. Os cirurgiões devem estar cientes de que abordagens não cirúrgicas foram sugeridas. Por exemplo, Rontal e Rontal introduziram o conceito da tenotomia química utilizando toxina botulínica para aumentar as reduções espontâneas.[23] Em alguns casos, procedimentos adjuntos realizados no momento da redução da aritenoide podem ser recomendáveis, como discutido adiante.

Redução Fechada para Deslocamentos Posteriores da Aritenoide

O autor (RTS) considera a lâmina do antigo laringoscópio reto Miller-3 o instrumento mais útil para redução dos deslocamentos posteriores da aritenoide (Fig. 37.5A e B).

Modelos mais novos não possuem o lábio distal curvo. O instrumento é posicionado no seio piriforme com a ponta curva do laringoscópio contra a borda inferolateral da cartilagem deslocada (Fig. 37.6A a D). A outra mão do cirurgião é posicionada externamente no lado oposto da laringe, para aplicar uma pressão constante. A aritenoide é tracionada cranialmente, e então manipulada anteromedialmente para que a aritenoide salte de volta à sua posição. Uma força substancial frequentemente é necessária, em algumas ocasiões toda a força do braço direito do autor.

Um laringoscópio de Holinger é usualmente utilizado para reduzir deslocamentos anteriores. Instrumentos mais delicados, como pinças saca-bocado, não são suficientemente fortes e são mais propensos a lacerar a mucosa e expor a cartilagem ao risco de infecções. Nenhum instrumento deve ser posicionado sob o processo vocal devido ao risco de fratura no plano embriológico de fusão entre o processo vocal e o corpo da aritenoide. O laringoscópio de Holinger é rodado, de forma que sua superfície supralateral faça um amplo contato com a face anteromedial da aritenoide. A outra mão do cirurgião é posicionada externa e posteriormente contra a laringe, realizando uma contra-pressão (Fig. 37.7A a D).

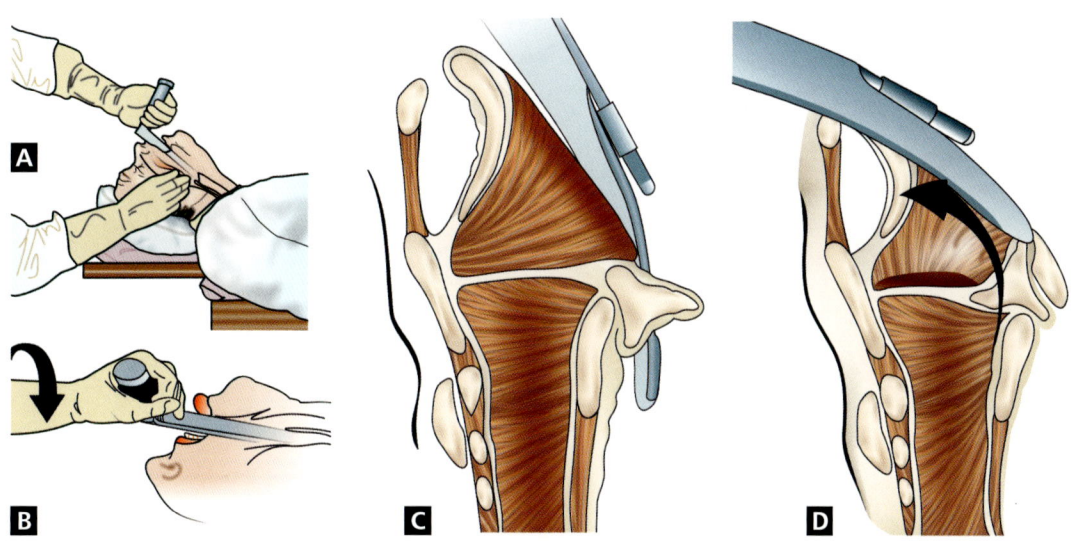

Lesões das articulações cricoaritenóidea e cricotireóidea – Avaliação e tratamento

Fig. 37.6A a D: Para a redução de um deslocamento posterior da aritenoide, a ponta de uma lâmina Miller-3 é posicionada no seio piriforme. (A) Para a redução de um deslocamento posterior esquerdo, o laringoscópio é rodado medialmente (B) de forma que o lábio do laringoscópio encaixe a aritenoide deslocada à medida que o laringoscópio é puxado superiormente para fora do seio piriforme. Uma contrapressão digital externa (A) é requerida e a mão direita ordinariamente deve ser posicionada mais anteriormente do que ilustrado nesta figura. Se ilustrada na posição apropriada, a mão bloquearia a visualização da ponta do laringoscópio. Uma vez que a aritenoide tenha sido capturada pela ponta do laringoscópio, (C) uma considerável força é necessária para tracionar a aritenoide em uma direção cefálica e para, então, rodá-la anteromedialmente, reduzindo-a, portanto (D).

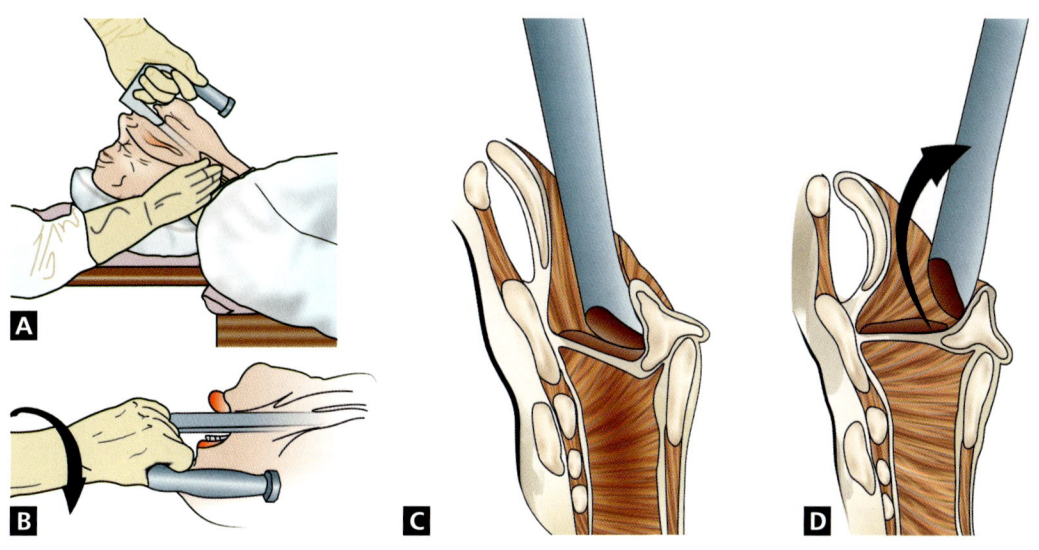

Fig. 37.7A a D: Para a redução de um deslocamento anterior, um laringoscópio de Holinger é posicionado (A). Para a redução de um deslocamento anterior da aritenoide direita, o laringoscópio é rodado em aproximadamente 130° (B), de forma que a superfície superior do laringoscópio faça um amplo contato com a superfície medial da aritenoide deslocada (C). A mão contralateral do cirurgião é posicionada externamente, posteriormente na laringe (A), de forma que a aritenoide seja manipulada entre a ponta do laringoscópio e os dedos da mão direita do cirurgião, para reduzir este deslocamento anterior da aritenoide direita. Uma força considerável é requerida para reduzir a aritenoide (D) e cuidados devem ser tomados para não lesar ou avulsionar o processo vocal.

Para deslocamentos complexos, uma combinação dessas técnicas é utilizada. Pode ser necessário re-fraturar a cartilagem e/ou desarticular a articulação, para manipular a aritenoide. Por exemplo, nos deslocamentos laterais e anterolaterais, o uso do laringoscópio de Holinger se mostrou útil, visando romper a cartilagem e fibrose, e trazendo a aritenoide posteriormente. Logo, uma combinação do laringoscópio de Holinger e do laringoscópio Miller-3 é utilizada para retornar a aritenoide à sua posição ideal.

Quando a redução fechada endoscópica não é bem sucedida ou é tão instável que ocorre recorrência do deslocamento, a redução aberta e fixação devem ser consideradas. O procedimento é realizado utilizando-se uma abor-

Seção 5
Trauma laríngeo

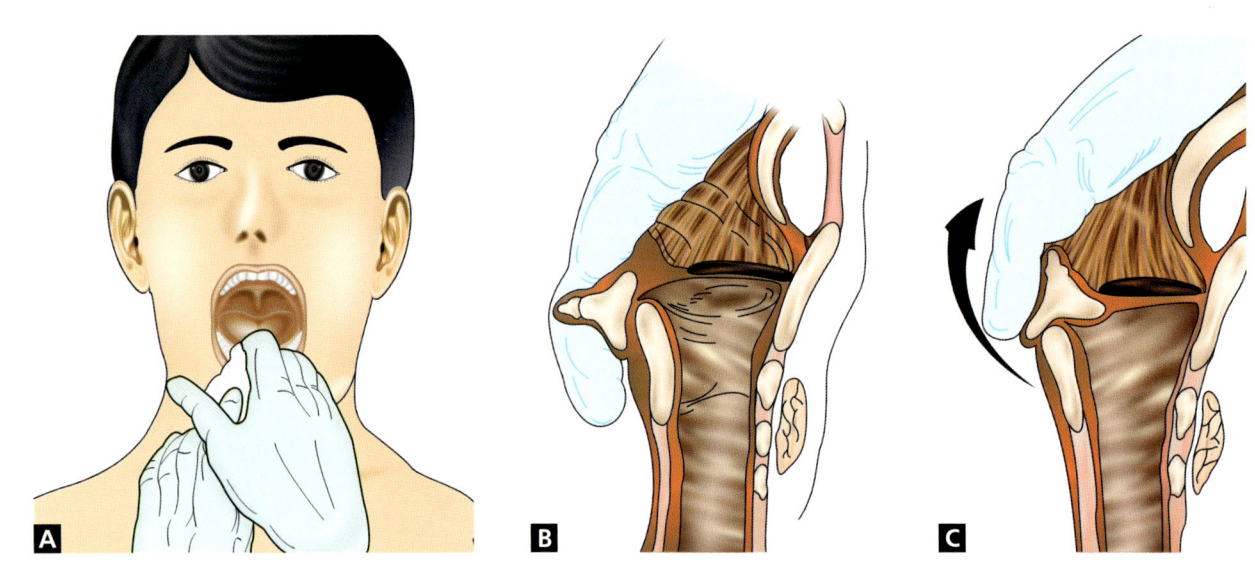

Fig. 37.8A a C: Uma redução digital pode ser conseguida ocasionalmente, especialmente em pacientes edêntulos e que apresentaram deslocamento posterior recente ou redeslocamento após uma redução recente da aritenoide. A língua do paciente é retraída por ele mesmo ou por um assistente, deixando a outra mão do cirurgião livre para uma contrapressão externa (A). O indicador ou o dedo médio do cirurgião é posicionado no seio piriforme, encaixando a aritenoide deslocada (B). A outra mão do cirurgião aplica uma contrapressão externa e a aritenoide é reduzida digitalmente (C).

dagem padrão para adução/rotação da aritenoide. Usualmente, a articulação é penetrada. Caso a articulação esteja obliterada por uma cicatriz, uma "articulação" é criada com precisão, usualmente utilizando uma tesoura de íris. A aritenoide é movida para otimizar a posição do processo vocal. A cirurgia é realizada com o paciente acordado, sendo importante ajustar a posição do processo vocal enquanto o paciente fona na sua frequência habitual, ao invés de utilizar um *pitch* mais alto. Se a aritenoide estiver instável ou hipermóvel, em algumas vezes é possível estabilizá-la com 3 a 6 suturas de fina espessura posicionadas através dos tecidos moles conectados às cartilagens cricoide e tireoide. Essa abordagem não foi discutida previamente por outros autores, mas o autor a considera útil para estabilizar uma cartilagem hipermóvel em casos selecionados, particularmente se a aritenoide tende a cair anteriormente. Essencialmente, as suturas substituem o ligamento cricoaritenóideo posterior.

Situações especiais e condições clínicas desafiadoras algumas vezes demandam outras soluções para o problema do deslocamento da aritenoide. Em três ocasiões, o autor utilizou a redução digital (Fig. 37.8A a C). A primeira foi em uma paciente edêntula internada em uma unidade de tratamento intensivo, que havia se extubado repetidamente. Seus médicos estavam preocupados até com o risco de transportá-la para o centro cirúrgico, deixando-a sedada. Além disso, ela apresentava problemas respiratórios e era importante restaurar a eficiência da sua tosse. Sua língua foi aparada com uma gaze, como na laringoscopia indireta, ao lado do leito. Um assistente auxiliou a estabilizar externamente a sua laringe. Um dedo foi posicionado no seio piriforme e o seu deslocamento posterior da aritenoide foi reduzido manualmente. Uma boa posição foi mantida e a mobilidade retornou. Essa técnica foi utilizada em dois outros pacientes cujas aritenoides se redeslocaram dentro de 48 horas após a intervenção cirúrgica.

Mais recentemente, outra nova técnica foi utilizada. O autor (RTS) foi chamado para atender um paciente que acordou com uma voz rouca, fraca e soprosa e tosse ineficaz após uma fusão cervical anterior. Um deslocamento aritenóideo posterior foi facilmente diagnosticado e uma boa inervação das pregas vocais foi confirmada pela eletromiografia. Entretanto, o paciente apresentava um pescoço grosso e curto, sendo flexionado em um halo com Coumadin em dose plena. Na sala cirúrgica, a aritenoide foi reduzida indiretamente sob controle da nasolaringoscopia com fibra ótica. Uma pinça baioneta em ângulo reto foi utilizada. Esse é o instrumento que era utilizado rotineiramente como portador de algodão cocainizado* para o seio piriforme, objetivando anestesiar localmente a laringe. A ponta da pinça foi coberta com um cateter de borracha vermelha. O instrumento foi posicionado no seio piriforme e a aritenoide foi elevada cranialmente, anteriormente e medialmente, saltando facilmente de volta à sua posição (Fig. 37.9A a D).

Vale a pena tentar uma redução endoscópica, mesmo após uma lesão de longo termo.[1,2,22] Em 1998, o autor reduziu com sucesso um deslocamento anterior de aritenoi-

---

*N. do T.: atenção, a cocaína nunca esteve disponível para uso médico no Brasil.

Lesões das articulações cricoaritenóidea e cricotireóidea – Avaliação e tratamento

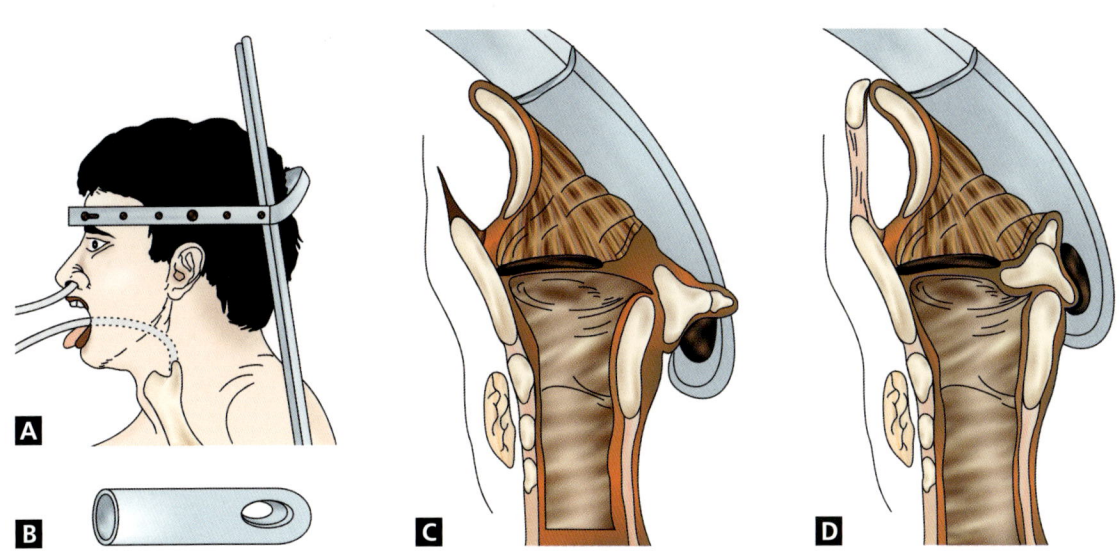

Fig. 37.9A a D: Este procedimento ainda não descrito pode ser utilizado em pacientes com deslocamento posterior da aritenoide e dificuldades anatômicas, como este paciente em um halo. (A) Um laringoscópio flexível é introduzido pela narina para observação da laringe. Um instrumento em ângulo reto, como uma pinça baioneta laríngea, é coberto por um fragmento de cateter de borracha vermelha. O orifício no cateter de borracha vermelha (B) ajuda a fazer um contato estável com a aritenoide deslocada. A porção posterior da aritenoide deslocada é encaixada (C) e puxada superior e anteromedialmente para reduzir a cartilagem deslocada (D).

de que havia ocorrido 38 anos antes, restaurando a simetria vertical do processo vocal e da prega vocal, embora a tireoplastia tenha sido necessária para permitir uma adequada medialização.

MEDIDAS COADJUVANTES

Várias medidas adjuntas devem ser consideradas ao se realizar uma redução da aritenoide. Para um deslocamento posterior de longo termo, especialmente quando a redução parecer instável, uma medialização simultânea deve ser considerada. A tireoplastia ou a injeção de gordura autóloga ou de colágeno não apenas ajudam a medializar a prega vocal, como também tendem a empurrar o processo vocal para frente. Tal fato ajuda a manter a posição desejada da aritenoide.

Após um deslocamento anterior, Rontal e Rontal sugeriram a injeção de toxina botulínica nos músculos adutores que tendem a empurrar a aritenoide para frente.[23] De fato, eles sugeriram que a toxina botulínica isoladamente pode resultar em uma redução "espontânea", sem a necessidade de uma intervenção cirúrgica. Na opinião do autor, embora isso possa ser verdadeiro em casos raros, não é provável que ocorra uma vez que a articulação esteja fibrosada. Mais investigações sobre este novo conceito são certamente desejáveis. Entretanto, o autor (RTS) utilizou a toxina botulínica intraoperatoriamente em muitas ocasiões em que a redução da aritenoide parecia um tanto quanto instável. Se um deslocamento posterior pode ser reduzido, mas tende a se redeslocar posteriormente quando o paciente é solicitado a tossir na sala cirúrgica, a toxina botulínica pode ser injetada no músculo cricoaritenóideo posterior. Isso permite uma tração sem oposição do músculo adutor,[5] o que tende a mover a aritenoide para a direção desejada. Quando combinada à injeção de gordura autóloga, essa técnica se mostrou bastante eficaz.

LESÕES DA ARTICULAÇÃO CRICOTIREÓIDEA

Embora as lesões da articulação cricotireóidea tenham sido discutidas com consideráveis detalhes, a disfonia relacionada a lesões da articulação cricotireóidea somente foi reportada raramente.[24,25] Os otorrinolaringologistas devem estar cientes de que lesões a esta estrutura podem ocorrer, causando severas disfunções vocais. A articulação cricotireóidea é uma articulação sinovial entre o corno inferior da cartilagem tireoide e a porção lateral da cartilagem cricoide. Em 1978, Schultz-Coulon descreveu o caso de um cantor profissional de 44 anos de idade que sofreu uma séria contusão laríngea após um acidente esportivo.[24] Ele se recuperou das lesões agudas, mas queixou-se de uma perda persistente de sua voz em falsete. Uma subluxação unilateral esquerda da articulação cricotireóidea foi diagnosticada através de uma xerorradiografia. Em *pitches* mais baixos, sua voz voltava ao normal, mas ele falhava em recuperar seu falsete apesar de mais de 12 meses de fonoterapia intensiva. O autor atribuiu esse dano permanente a um distúrbio do mecanismo de inclinação entre as cartilagens cricoide e tireoide.

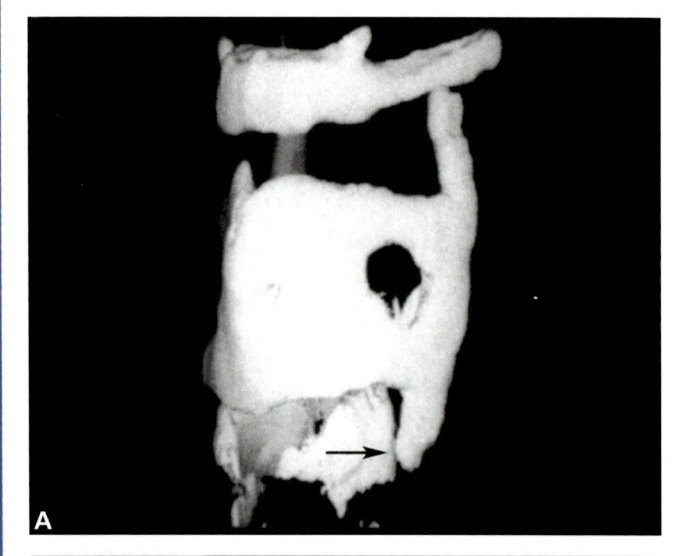

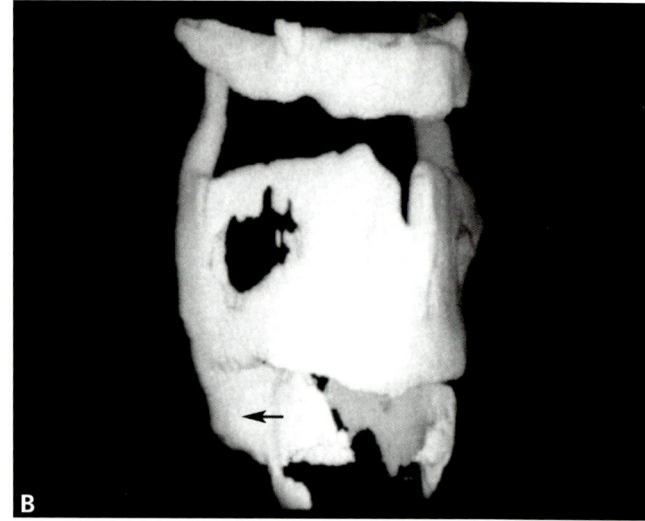

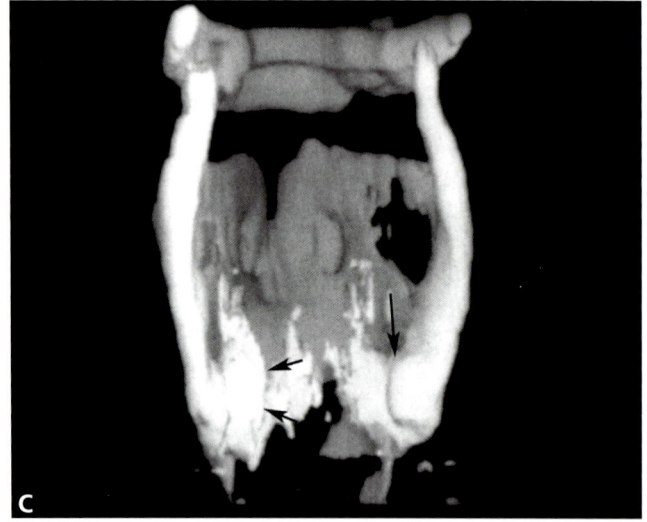

Figs. 37.10A a C: (A) TC oblíqua anterior da laringe mostrando uma articulação cricotireóidea esquerda normal *(seta)*.
(B) TC anterior oblíqua em 3D mostrando fusão da cricoide e tireoide na região da articulação cricotireóidea obliterada *(seta)*.
(C) TC posteroanterior em 3D mostrando a articulação cricotireóidea esquerda intacta *(setas)* e fusão, com formação de nova cartilagem, na região da articulação cricotireóidea direita *(seta reta)*.
Reproduzida de *Sataloff RT. Professional Voice: The Science and Art of Clinical Care*, 3rd edition. San Diego, CA: Plural Publishing, Inc.; 2005: Fig. 89.10, com permissão.

Em 1998, Sataloff *et al.* reportaram dois pacientes com disfunção da articulação cricotireóidea.[25] O caso 1 era de um jogador profissional de basquete aposentado. Ele havia sido golpeado no pescoço anterior 12 vezes durante a sua carreira. A última lesão resultou em uma soprosidade imediata e persistente, redução no volume, rouquidão, *pitch* muito baixo e incapacidade de projeção da voz. A sua articulação cricotireóidea se encontrava fundida e ossificada (Fig. 37.10A a C), e o seu espaço cricotireóideo estava alargado, fixando a sua voz em um *vocal fry*. O caso 2 era de um homem de 36 anos de idade que havia se envolvido em uma briga. Ele se queixava de disfagia, fraqueza vocal discreta e dor laríngea, mais pronunciada durante esternutações e tosse. A sua articulação cricotireóidea esquerda se encontrava separada (Fig. 37.11). Ambos os pacientes apresentavam uma disfonia significativa devido a alterações no mecanismo de inclinação entre as cartilagens cricoide e tireoide. No caso 1, a mobilidade entre as cartilagens cricoide e tireoide se encontrava completamente erradicada. A fonoterapia isolada não foi adequada e a cirurgia foi necessária para restaurar a mobilidade. No caso 2, apesar de alterada, a mobilidade ainda estava presente. A fonoterapia permitiu a restauração da qualidade e da tolerabilidade vocal, adequadas aos propósitos do paciente. Caso o paciente tivesse uma demanda profissional da voz, uma cirurgia de realinhamento das cartilagens cricoide e tireoide (redução da separação articular) teria sido proposta.

CONCLUSÃO

Os deslocamentos aritenóideos não são raros, embora sejam frequentemente mal diagnosticados como paralisia de pregas vocais. Embora o objetivo do tratamento seja a restauração da posição e da função normal, esta nem sem-

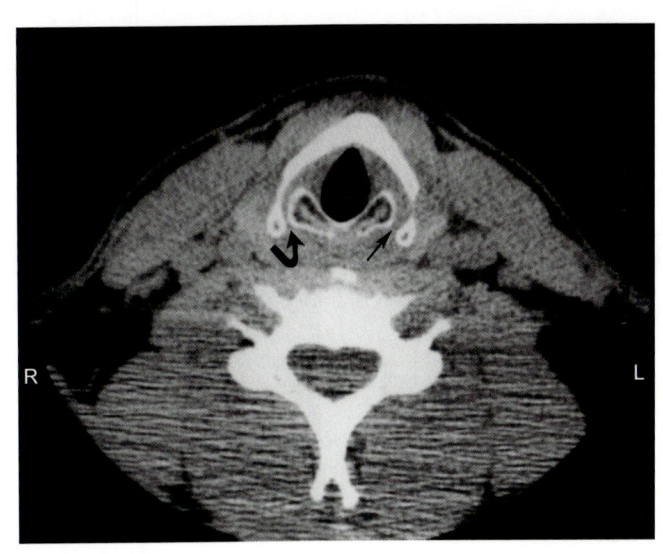

Fig. 37.11: TC axial mostrando uma articulação cricotireóidea direta normal *(seta curva)* e uma articulação cricotireóidea esquerda separada *(seta reta)*. Este aspecto era consistente em vários cortes da TC, não sendo devido à rotação. Reproduzida de *Sataloff RT. Professional Voice:The Science and Art of Clinical Care, 3rd edition. San Diego, CA: Plural Publishing, Inc.; 2005: Fig. 89.11, com permissão.*

pre pode ser obtida. Entretanto, vale a pena corrigir mesmo a anormalidade na altura vertical. Essencialmente, tal ação simplifica o problema, convertendo-o a um problema que pode ser facilmente tratado pelas cirurgias de medialização padronizadas. É essencial para o cirurgião compreender a anatomia e os princípios cirúrgicos envolvidos, uma vez que a visualização durante a manipulação cirúrgica é extremamente limitada e uma força considerável é requerida. Em praticamente todos os casos, a voz do paciente pode ser melhorada, e problemas da via aérea e outras complicações significativas não foram encontrados até o momento.

Lesões às articulações cricotireóideas foram raramente relatadas, embora seja certo que elas ocorrem com maior frequência, mas não são reconhecidas com a mesma frequência. Os laringologistas devem estar familiarizados com a natureza e a importância da articulação cricotireóidea e o potencial para lesões sintomáticas dessa estrutura. Experiência adicional é necessária para a otimização do tratamento.

REFERÊNCIAS

1. Sataloff RT, Feldman M, Darby KS, *et al.* Arytenoid dislocation. J Voice. 1987;1(4):368-77.
2. Sataloff RT, Bough ID Jr, Spiegel JR. Arytenoid dislocation: diagnosis and treatment. Laryngoscope. 1994;104(11 Pt 1):1353-61.
3. Lee GJ. Essential Otolaryngology, 3rd edition. New York: Medical Examination Publishing; 1983. pp. 306-10.
4. Langman J. Medical Embryology, 3rd edition. Baltimore: Williams and Wilkins; 1975. pp. 269-72.
5. Hollinshead WH. Anatomy for Surgeons, 3rd edition. New York: Harper and Row; 1982. pp. 423-7.
6. Maue WM, Dickson DR. Cartilages and ligaments of the adult human larynx. Arch Otolaryngol. 1971;94(5):432-9.
7. von Leden, Moore P. The mechanics of the cricoarytenoid joint. Arch Otolaryngol. 1961;73:541-50.
8. Letson JA Jr, Tatchell R. Arytenoid movement. In: Sataloff RT (Ed). Professional Voice: Science and Art of Clinical Care, 3rd edition. San Diego, CA: Plural Publishing, Inc.; 2005. pp. 179-94.
9. Pennington CL. External trauma of the larynx and trachea. Immediate treatment and management. Ann Otol Rhinol Laryngol. 1972;81(4):546-54.
10. Jackson C, Jackson CL. Disease and Injuries of the Larynx. New York, NY: Macmillian; 1942. pp. 321.
11. Sataloff RT, McCarter AA, Hawkshaw M. Posterior arytenoid dislocation. Ear Nose Throat J. 1998;77(1):12.
12. Sataloff RT, Spiegel JR, Heuer RJ, *et al.* Pediatric anterior arytenoid dislocation. Ear Nose Throat J. 1995;74(7):454-6.
13. Szigeti CL, Baeuerle JJ, Mongan PD. Arytenoid dislocation with lighted stylet intubation: case report and retrospective review. Anesth Analg. 1994;78(1):185-6.
14. Alexander AE Jr, Lyons GD, Fazekas-May MA, *et al.* Utility of helical computed tomography in the study of arytenoid dislocation and arytenoid subluxation. Ann Otol Rhinol Laryngol. 1997;160(12):1020-3.
15. Gauss A, Treiber HS, Haehnel J, *et al.* Spontaneous reposition of a dislocated arytenoid cartilage. Br J Anaesth. 1993;70(5):591-2.
16. Hsu CS, Huang CT, So EC, *et al.* Arytenoid subluxation following endotracheal intubation–a case report. Acta Anaesthesiol Sin. 1995;33(1):45-52.
17. Rieger A, Hass I, Gross M, *et al.* Intubation trauma of the larynx–a literature review with special reference to arytenoid cartilage dislocation. Anasthesiol Intensivmed Notfallmed Schmerzther. 1996;31(5):281-7.
18. Friedberg J. Giberson W. Failed tracheotomy decannulation in children. J Otolaryngol. 1992;21(6):404-8.
19. Talmi YP, Wolf M, Bar-Ziv J, *et al.* Postintubation arytenoid subluxation. Ann Otol Rhinol Laryngol. 1996;105(5):384-90.
20. Stack BC Jr, Ridley MB. Arytenoid subluxation from blunt laryngeal trauma. Am J Otolaryngol. 1994;15(1):68-73.
21. Hiong YT, Fung CF, Sudhaman DA. Arytenoid subluxation: implications for the anaesthetist. Anaesth Intensive Care. 1996;24(5):609-10.
22. Sataloff RT. Arytenoid dislocation. Operative Techniques Otolaryngol Head Neck Surg. 1998;9(4):196-202.
23. Rontal E, Rontal M. Laryngeal rebalancing for the treatment of arytenoid dislocation. J Voice. 1998;12(3):383-8.
24. Schultz-Coulon HJ, Brase A. Clinical and roentgenological manifestations of unilateral subluxation of the cricothyroid joint. HNO. 1978;26(2):68-72.
25. Sataloff RT, Rao MV, Hawkshaw M, *et al.* Crycothyroid joint injury. J Voice. 1998;12(1):112-6.

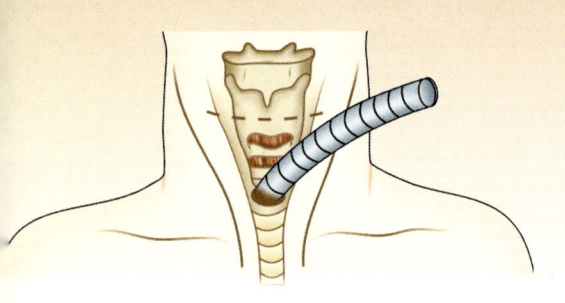

Índice Remissivo

Os números em *itálico* referem-se às Figuras ou Tabelas

A

Ace wrap, *209*
Adução
    da cartilagem, 210-218
        aritenoide, 210-218
            cirurgia de, *211*
AJC *(American Joint Comitee),* 162
AlloDerm
    injeção de, 184, *185*
Anamnese
    pré-operatória, 16
Anastomose(s)
    neurais, 216
Anestesia, 25-27
    geral, 26
    local da, 25
    tópica, *19*
Aproximação
    cricotireoidiana, *203*
        cirurgia de, *203*
Arcabouço
    lesões contusas do, 230, 232
        em adultos, 230
        em crianças, 232
Argônio
    laser de, 38
Aritenoide(s)
    deslocamento da, *250*, *252*, 252
        anterior, *253*
            redução do, *253*
        posterior, *250*, *252*, 253
            redução fechada para, 252
            redução cirúrgica do, 252
            técnicas, 252
    redução da, 255
        medidas coadjuvantes, 255
Aritenoidectomia, 210-218
    completa, 218
Aritenoidopexia, 210-218
Articulação(ões)
    lesões das, 249-257
        cricoaritenóidea, 249-257
            anatomia, 249
            deslocamento aritenóideo, 250, 252
            embriologia, 249
            medidas coadjuvantes, 255
        cricotireóidea, 249-257
Aspirador (es)-cautério, *30*
Atadura
    elástica, *209*
Avaliação
    da mucosa, 14
    vocal, 16-17
        pré-operatórios, 16-17
            anamnese, 16
            consentimento informado, 17
            considerações relacionadas, 17
            exame físico, 16
            medidas da voz, 16
            timing da cirurgia vocal, 17
Avulsão
    do processo vocal, 246-248
        técnicas cirúrgicas, 246

B

Biópsia
    excisional, 167
        de tumor glótico, 167

C

CaHA (Hidroxiapatita de Cálcio), 186
CAL (Cricoaritenóideo Lateral), 215
    músculo, 98, *216*
Câncer
    da laringe, 161-177
        laringerctomia total, 174
            reabilitação após, 174
                da deglutição, 174
                da voz, 174
        subglótico, 175
        técnicas cirúrgicas, 175
            ressecção endoscópica, 175
        tumores, 161, 166
            glóticos, 166
            supraglóticos, 161
    laríngeo, *162*, *163*, 167
        metástases linfáticas no, *163*
        estadiamento das, *163*
        tumor primário no, *162*, *167*
        estadiamento do, *162*, *167*
Carcinoma
    invasivo, *151*
        leucoplasia associada a, *151*
Cartilagem (ns)
    aritenoide, 210-218
        adução da, 210-218
        processo muscular da, *212*
        rotação da, 210-218
    da laringe, *9*
CCE (Carcinoma de Células Escamosas), 153
CHEP (Crico-Hioepiglotopexia), 171
CHP (Crico-Hiodeopexia), 171
Cicatriz(es)
    das pregas vocais, 119-129
        cirurgia das, 120
        deprimida, *123*
        técnicas cirúrgicas, 122
            excisão da, 122
                colocação de enxerto bucal, 122
            implantação de gordura, 126
                e lipoinjeção, 126
            injeção de Decadron, 125
            superficial, 125
        terapia para, 120
Cirurgia(s)
    das cicatrizes, 120
        de pregas vocais, 120
    de aproximação, *203*
        cricotireoidiana, *203*
    de modificação, 44
        do *Pitch*, 44
            aumento do, 45
            redução do, 45
    do pedículo, 220-221
        neuromuscular, 220-221
        outras técnicas, 220
    endoscópica, 167
        de tumor glótico, 167
    laríngea, 36-50
        à *laser*, 36-50
            características requeridas, 38
            classificações cirúrgicas, 45
            CO_2, 43
            complicações da, 42, 46
            limitações da, 41

Índice Remissivo

para lesões, 43
procedimentos, 41, 42
riscos, 42
técnicas anestésicas, 42
técnicas cirúrgicas, 47
 laser CO$_2$, 49
 laser KTP, 47
tipos de, 38
vocal, 17
 timing da, 17
CIS (Carcinoma *in situ*), 39, 150
transformação maligna, 153
Cisto(s)
das pregas vocais, 59-67
aspecto histológico de, *61*
superficial, *65*
com fluido, *59*
pós-hemorrágico, *60*
técnicas cirúrgicas, 63
Classificação(ões)
cirúrgicas, 45
distúrbios de mobilidade, 46
CO$_2$ (Dióxido de Carbono)
 laser de, 40, 41, 43, 49, 194
cirurgia com, 41
limitações da, 41
fonomicrocirurgia com, 43
princípios da, 43
remoção com, 194
de implante de radiesse, 194
técnicas cirúrgicas, 49
Colágeno
injeção de, 184
Consentimento
de pacientes, 5
seleção e, 5
informado, 17
Controle
de *Pitch*, 14
de volume, 14
neural, 12
Cordectomia, 168
Cosmética
da voz, 52-53
 lift da voz, 52-53
Cuidado(s)
vocais, 16-17, 54-55
no pós-operatório, 54-55
esteroides, 54
fonoterapia, 54
medicamentos antirrefluxo, 54
repouso vocal, 54
pré-operatórios, 16-17
anamnese, 16
consentimento informado, 17
considerações relacionadas, 17
exame físico, 16
medidas da voz, 16
 timing da cirurgia vocal, 17

D

Decadron
injeção de, 125, *127*
superficial, 125
Dedo
laringoscópio de, *22*
Deglutição
reabilitação da, 174
após laringectomia, 174
total, 174
Desordem (ns)
laríngeas, *92*
miscelâneas de, *92*
neurogênicas, 181-225
aritenoidectomia, 210-218
cartilagem aritenoide, 210-218
adução da, 210-218
rotação da, 210-218
neurectomia, 224-225
do tireoaritenóideo, 224-225
paralisias bilaterais, 222-223
das pregas vocais, 222-223
pedículo neuromuscular, 220-221
cirurgia do, 220-221
pregas vocais, 183-196
paralisias das, 183-196
paresias das, 183-196
subluxação cricotireoide, 210-218
tireoplastia, 198-209
DHP (Derivados da Hematopordirina), 39
Diodo
 laser de, 40, 41
cirurgia com, 41
limitações da, 41
Distúrbio(s)
de mobilidade, 46
classificações cirúrgicas, 46
Documentação, 6
Doença(s)
congênitas, *93*
e inflamatórias, *93*
da laringe, *99*
miscelâneas de, *99*
DRGE (Doença do Refluxo Gastroesofagiano), 156

E

Edema
de Reinke, 91-96
aspecto do, *94*
bilateral, *95*
técnicas cirúrgicas, 92
EGP (Etenose Glótica Posterior), 136-140
classificação, *136*
sistema de, *136*
procedimentos, 137, 138
endolaríngeos, 137
laríngeos, 138
a céu aberto, 138
técnicas cirúrgicas, 139
tipo I, *137*
EMG (Eletromiografia), 136, 224

Enxerto
bucal, 122
colocação de, 122
de mucosa bucal, *126*
Estenose
subglótica, 142-145
circunferencial, *143*
técnicas cirúrgicas, 143
Esteroide(s)
no pós-operatório, 54
Exame
estroboscópico, *47*, *48*, *50*
pré-operatório, *47*, *48*, *50*
rígido, *47*, *50*
Excisão
da cicatriz, 122
da prega vocal, 122

F

Fáscia
injeção de, 184
Fatura
estabilidade da, *235*
achados que sugerem, *235*
da TC, *235*
FCE (Fator de Crescimento Epidérmico), 154
Fixação
laríngea, 240
Fonação
fase laríngea da, *13*
etapas da, *13*
Fonocirurgia
 timing da, 6
Fonomicrocirurgia
características requeridas para, 38
dos *lasers*, 38
com *laser*, 41, 43, 46
CO$_2$, 43
princípios da, 43
complicações da, 46
acidentes relacionados, 46
procedimentos em, 41
considerações de segurança, 41
instrumentos específicos, 41
considerações para, 41
cruciais, 41
interação *laser*-tecido, 41
introdução, 3-4
desenvolvimento da, 3-4
evolução da, 3-4
história da, 3-4
técnicas de, 43
para tipos de lesões, 43
em recesso, 44
malignas precoces, 45
modificação do *Pitch*, 44
protrusas, 43
relativamente plana, 44
Fonoterapia
no pós-operatório, 54
Função
ressonadora, *14*
do trato vocal, *14*

Índice Remissivo

G
Gelfoam
　injeção de, 187
Gordura
　autóloga, 186
　　injeção de, 186
　implantação de, 126
Granuloma(s), *20*
　de teflon, *102*
　dos processos vocais, 98-105
　　técnicas cirúrgicas, 99
　　videoprint de, *100*
　laríngeo, *101*
　piogênico, *100*
　séssil, *103*
　　videolaringoestroboscopia de, *103*
　volumoso, *19*
　　estendendo, *19*

H
Hemilaringectomia
　supracricóidea, 171
　vertical, 168, *169*
　　enoscópica, 168
　　　assistida por *laser*, 168
Hemorragia(s)
　das pregas vocais, 85-89
　　técnicas cirúrgicas, 87
Hidrossecção, *49*
Hiperplasia, 149
　pseudoepiteliomatosa, 149
Hipervascularização, *49*
Holinger
　laringoscópio de, *21*
HPV (Papilomavírus Humano), 150
　biologia molecular, 154
　epidemiologia, 154

I
Implantação
　de gordura, 126
Implante
　de radiesse, 192, 194
　　remoção de, 192, 194
　　　com instrumentos frios, 192
　　　com *laser* de CO_2, 194
Injeção
　de AlloDerm, 184, *185*
　de colágeno, 184
　de Decadron, 125, *127*
　　superficial, 125
　de fáscia, 184
　de Gelfoam, 184
　de gordura autóloga, 186
　de teflon, 186
　lateral, *184*
　submucosa, 35
　　e microcirurgia, 35
　　　de laringe, 35

Instrumental, 28-34
Instrumento(s)
　delicados, *30*
　　Medtronic-Xomed, *30*
　específicos, 41
　　para fonomicrocirurgia, 41
　　com *laser*, 41
　selecionados, *30*, *31-34*
　　para microcirurgia, *31-34*
　　de laringe, *31-34*
Interação(ões)
　laser-tecido, 41
　　considerações cruciais, 41
　　para fonomicrocirurgia, 41

J
Jackson
　laringoscópio de, *21*

K
Kantor/Berci
　videolaringoscópio de, *23*
KTP *(Potassium, Titanyl, Phospate)*
　laser, 39, 47
　　crystal, 39
　　técnicas cirúrgicas, 47

L
Laringe, 8
　barreiras da, *162*
　câncer da, 161-177
　　laringerctomia total, 174
　　　reabilitação após, 174
　　　　da deglutição, 174
　　　　da voz, 174
　　subglótico, 175
　　técnicas cirúrgicas, 175
　　　ressecção endoscópica, 175
　　tumores, 161, 166
　　　glóticos, 166
　　　supraglóticos, 161
　cartilagens da, 9
　compartimentos da, *162*
　doenças da, 99
　　miscelâneas de, 99
　lesões malignas da, 147-179
　lesões pré-malignas da, 147-179
　　fatores, 151
　　　epidemiológicos, 151
　　　etiológicos, 151
　　papilomas laríngeos, 154
　　terminologia, 149
　　　termos clínicos, 149
　　　termos histológicos, 149
　　transformação maligna, 152
　músculos da, *10*
　　intrínsecos, *10*
　normal, *251*
　posterior, 150
　　paquidermia da, *150*
　regiões da, *162*

Laringectomia(s)
　parciais, 170
　　reconstrução após, 170
　supraglótica, *165*, *166*
　total, 171, *172*, *173*, 174
　　reabilitação após, 174
　　　da deglutição, 174
　　　da voz, 174
Laringoespasmo
　recorrente, *101*
　　videoprint de, *101*
Laringoscopia
　direta, 21-24, *48*
　　tração da, *48*
　　　nos tecidos moles, *48*
　indireta, 18-20
　　agulha de, *19*, *20*
　　técnicas cirúrgicas, 19
　transnasal, 19
　　flexível, 19
Laringoscópio
　cirúrgicos, 23
　　distensores, 23
　　　de Weerda, 23
　de Dedo, *22*
　de Holinger, *21*
　de Jackson, *21*
　de Lindholm, 23
　de Osoff-Pilling, *23*
　de Sataloff, *23*
　de valécula, *23*
Laser
　cirurgia laríngea à, 36-50
　　características requeridas, 38
　　classificações cirúrgicas, 45
　　CO_2, 43
　　complicações da, 42, 46
　　limitações da, 41
　　para lesões, 43
　　procedimentos, 41, 42
　　riscos, 42
　　técnicas anestésicas, 42
　　técnicas cirúrgicas, 47
　　　laser CO_2, 49
　　　laser KTP, 47
　tipos de, 38
　　CO_2, 40
　　corante, 39
　　de argônio, 38
　　de diodo, 40
　　KTP crystal, 39
　　LCP, 40
　　Nd:YAG, 38
　de CO_2, 194
　　remoção com, 194
　　　de implante de radiesse, 194
　fonomicrocirurgia com, 41
　　complicações da, 46
　　　acidentes relacionados, 46
　　considerações de segurança, 41
　　instrumentos específicos, 41
LCP (*Laser* Corante Pulsado), 40

Índice Remissivo

Lesão(ões)
  contusas, 233
    avaluiação das, 233
  da laringe, 147-179
    malignas, 147-179
    pré-malignas, 147-179
      fatores, 151
        epidemiológicos, 151
        etiológicos, 151
      papilomas laríngeos, 154
      terminologia, 149
      transformação maligna, 152
  das articulações, 249-257
    cricoaritenóidea, 249-257
      anatomia, 249
      deslocamento aritenóideo, 250, 252
      embriologia, 249
      medidas coadjuvantes, 255
    cricotireóidea, 249-257
  de tecidos moles, 232
    por trauma contuso, 232
  em recesso, 44
    como fazemos nas, 44
  estruturais, 57-146
    benignas, 57-146
  laríngeas, *230*
    sinais das, *230*
    sintomas das, *230*
  laringotraqueal, 229
    cáusticas, 242
    contusas, 229
      do arcabouço, 230
    iatrogênicas, 242
    penetrantes, 242
      avaliação das, 242
      reparo das, 242
    térmicas, 242
  malignas precoces, 45
  protrusas, 43, 44
    como fazemos com, 44
  relativamente plana, 44
    como fazemos nas, 44
Leucoplasia, 149
  associada, *151*
    a carcinoma invasivo, *151*
  moderada, *149*
  proeminente, *150*
  severa, *150*
Lift
  da voz, 52-53
Limitação(ões)
  da cirurgia, 41
    à *laser*, 41
      interação *laser*-tecido, 41
  LIN (Neoplasia Laríngea Intraepitelial), 150
Lindholm
  laringoscópio de, 23
Lipoaspiração
  cânula de, *190*
    larga, *190*
Lipoinjeção, 126, 189
  aumento por, *129*
    da prega vocal, *129*

M

Massa
  exofítica, *157*
    na prega vocal, *157*
      visão endoscópica da, *157*
  fibrosa, *72*
    proeminente, *72*
  polipoide, *80*
    videoprint de, *80*
Medicamento(s)
  antirrefluxo, 54
  no pós-operatório, 54
Membrana(s)
  laríngeas, 133-135
    glótica, *134*
    videoprint de, *133*
Microcirurgia
  de laringe, *31-34*, 35
    injeção submucosa e, 35
    instrumentos para, *31-34*
    selecionados, *31-34*
Microflap
  procedimento de, 62
Microlaringoscopia
  de suspensão, *116*, 193
  direta, *22*
  procedimentos de, 42
Minimicroflap, 64
Minitireotomia, *200*
Modificação
  do *Pitch*, 44
    cirurgias de, 44
      aumento do, 45
      redução do, 45
Mucosa
  avaliação da, 14
Músculo(s)
  CAL, 98, *216*
  intrínsecos, *10*, 11
    ação dos, 11
    da laringe, *10*
  TA, 98

N

Nd:YAG
  laser, 38
Nervo
  laríngeo, *188*, 241
    recorrente, 241
      reparo do, 241
    superior, *188*
      paresia bilateral do, *188*
Neurectomia
  do tireoaritenóideo, 224-225
Nódulo(s)
  das pregas vocais, 69-74
    em crianças, 69
    técnicas cirúrgicas, 71
  vocais, *71*
    aspecto dos, *71*
      histológico, *71*

O

Osoff-Pilling
  laringoscópio de, 23

P

Paciente(s)
  seleção de, 5-7
    documentação, 6
    e consentimento, 5
    fonocirurgia, 6
    timing da, 6
Papiloma(s), 106-114
  laríngeos, 154
    HPV, 154
      biologia molecular, 154
      epidemiologia, 154
    técnicas cirúrgicas, 108
    visão do, *109*
      endoscópica, *109*
Papilomatose
  laríngea, *113*
    visão endoscópica de, *113*
Paquidermia
  da laringe posterior, *150*
Paralisia(s)
  das pregas vocais, 183-196, 222-223
    bilaterais, 222-223
      outras técnicas para, 222-223
    injeção, 196, 197
      de AlloDerm, 184
      de colágeno, 184
      de fáscia, 184
      de Gelfoam, 197
      de gordura autóloga, 186
      de teflon, 196
    remoção de teflon, 187
    técnicas cirúrgicas, 189
Paresia(s)
  bilateral, *188*
    do nervo laríngeo, *188*
      superior, *188*
  das pregas vocais, 183-196
    injeção, 196, 197
      de AlloDerm, 184
      de colágeno, 184
      de fáscia, 184
      de Gelfoam, 197
      de gordura autóloga, 186
      de teflon, 196
    remoção de teflon, 187
    técnicas cirúrgicas, 189
Pedículo
  neuromuscular, 220-221
    cirurgia do, 220-221
      outras técnicas, 220
Pinça(s)
  saca-bocado, *20*, *30*
    laríngeas, *30*
    tradicionais, *30*
Pitch
  controle de, 14
  modificação do, 44

Índice Remissivo

cirurgias de, 44
  aumento do, 45
  redução do, 45
PLJ (Papilomatose Laríngea Juvenil), 155
Pólipo(s)
  aspecto do, *79*
    histológico, *79*
  das pregas vocais, 76-84
    técnicas cirúrgicas, 80
  hemorrágico, *80, 82*
    vaso nutridor do, *80*
    videoestroboscopia rígida de, *82*
      imagem pré-operatória de, 82
Ponte
  de mucosa, 130
    tratamento da, 130
Posição
  sniffing, 24
Prega(s)
  vocal, *12, 29, 50,* 59-67, 69-74, 76-84, 85-89, *95,* 119-129, 146, *157,* 183-196, 222-223
    abaulada, *95*
    arqueadas, 146
    cicatrizes das, 119-129
      cirurgia das, 120
      técnicas cirúrgicas, 122
      terapia para, 120
    cistos das, 59-67
      técnicas cirúrgicas, 63
    estrutura da, 12, *61*
    hemorragias das, 85-89
      técnicas cirúrgicas, 87
    massa exofítica na, *157*
      visão endoscópica da, *157*
    nódulos das, 69-74
      em crianças, 69
      técnicas cirúrgicas, 71
    paralisias das, 183-196, 222-223
      injeção, 196, 197
        de AlloDerm, 184
        de colágeno, 184
        de fáscia, 184
        de Gelfoam, 197
        de gordura autóloga, 186
        de teflon, 196
      remoção de teflon, 187
      técnicas cirúrgicas, 189
      bilaterais, 222-223
    paresias das, 183-196
      injeção, 196, 197
        de AlloDerm, 184
        de colágeno, 184
        de fáscia, 184
        de Gelfoam, 197
        de gordura autóloga, 186
        de teflon, 196
      remoção de teflon, 187
      técnicas cirúrgicas, 189
    pólipos das, 76-84
      técnicas cirúrgicas, 80
    resfriar as, *50*

varicosidades das, 85-89
  técnicas cirúrgicas, 87
vasos ectásicos das, 85-89
  técnicas cirúrgicas, 87
Presbifonia, 146
Procedimento(s)
  anestésicos, 42
  de *microflap*, 62
  de microlaringoscopia, 42
  em fonomicrocirurgia, 41
    com *laser*, 41
      considerações de segurança, 41
      instrumentos específicos, 41
  endolaríngeos, 137
  laríngeos, 138
    a céu aberto, 138
Processo(s)
  vocais, 98-105, 246-248
    avulsão, 246-248
      técnicas cirúrgicas, 246
    granulomas dos, 98-105
      técnicas cirúrgicas, 99
    úlceras dos, 98-105
      técnicas cirúrgicas, 99
Produção
  do som, 12

P

Pseudosulco
  vocal, 130

R

Radiesse
  implante de, 192, 194
  remoção de, 192, 194
    com instrumentos frios, 192
    com *laser* de CO_2, 194
Reabilitação
  após laringectomia, 174
  total, 74
    da deglutição, 174
    da voz, 174
Reanastomose
  laringotraqueal, 241
Redução
  da aritenoide, 255
    medidas coadjuvantes, 255
  do *Pitch*, 45
Reinke
  edema de, 91-96
    aspecto do, *94*
    bilateral, *95*
    técnicas cirúrgicas, 92
Remoção
  de implante, 192, 194
  de radiesse, 192, 194
    com instrumentos frios, 192
    com *laser* de CO_2, 194
  de teflon, 187

Reparo
  de trauma laringotraqueal, 237
    das lesões, 242
      penetrantes, 242
    do nervo laríngeo recorrente, 241
    endolaríngeos, 237
    exposição, 237
    fixação laríngea, 240
    reanastomose laringotraqueal, 241
    stenting endolaríngeo, 239
  operatório, *237*
    após traumalaríngeo, *237*
    contuso, *237*
Repouso
  vocal, 54
    no pós-operatório, 54
Ressecção
  endoscópica, 175
    de câncer, 175
      na prega vocal, 175
Ressonância, 13
RFCE (Receptor do Fator de Crescimento Epidérmico), 154
RNM (Ressonância Nuclear Magnética), 163
Rotação
  da cartilagem, 210-218
    aritenoide, 210-218
      cirurgia de, *211*

S

Sataloff
  laringoscópio de, *23*
    de valécula, *23*
Som
  produção do, 12
Stenting
  endolaríngeo, 239
Subluxação
  cricotireoide, 210-218
Sulco
  vocal, 130-132
    bilateral, *130*
    pseudosulco vocal, 130
    sulcus vergeture, 130
    tratamento do, 130
      e da ponte de mucosa, 130
Sulcus
  vergeture, 130
Supraglotoplastia, 115-118
  técnicas cirúrgicas, 115
Sutura, 215
  fio de, *214*

T

TA (Tireoaritenóideo)
  músculo, 98
TC (Tomografia Computadorizada), 136, 163, 188
Tecido(s)
  moles, 232
    lesões de, 232
      por trauma contuso, 232

Índice Remissivo

Teflon
   granuloma de, *188*
   injeção de, 186
      lateral, *184*
   remoção de, 187
TFD (Terapia Fotodinâmica)
   com *laser* corante, 39
Timing
   da cirurgia, 17
      vocal, 17
   da fonocirurgia, 6
Tireoplastia, 198-209
   nomenclatura, 204
   outros tipos de, 201
   quatro tipos de, *202*
   revisional, 200
   técnicas cirúrgicas, 204
   tipo I, 198, *199*
Tireotomia, *169*
Transformação
   maligna, 152
      CIS, 153
Trato
   vocal, 11, *14*
      função ressonadora do, *14*
      infraglótico, 11
      supraglótico, 11
Trauma
   contuso, 232, 234
      avaliação do paciente com, 234, 235
         com alteração da via aérea, 235
         sem alteração da via aérea, 234
      lesões por, 232
         de tecidos moles, 232
   laríngeo, 227-257
      avulsão, 246-248
         do processo vocal, 246-248
      contuso, *230*, 232, *234*, *237*
         abordagem do, *234*
         mecanismo de, *230*, *232*
         reparo operatório após, *237*
      lesões das articulações, 249-257
         cricoaritenóidea, 249-257
         cricotireóidea, 249-257
      laringotraqueal, 228-244
         avaliação cirúrgica, 236
         exploração aberta, 237
         exposição, 237
         lesões, 229, 242
            cáusticas, 242
            contusas, 229
               do arcabouço, 230
            iatrogênicas, 242
            penetrantes, 242
            térmicas, 242
         reparo aberto, 237
         endolaríngeos, 237
         do nervo laríngeo recorrente, 241
         fixação laríngea, 240
         reanastomose laringotraqueal, 241
         stenting endolaríngeo, 239
Tumor(es)
   glóticos, 166
      tratamento cirúrgico, 167
         biópsia excisional, 167
         cirurgia endoscópica, 167
         cordectomia, 168
         hemilaringectomia, 168, 169, 171
            supracricóidea, 171
            vertical, 168, 169
         laringectomias, 170, 171
            parciais, 170
            total, 171
   primário, *162*, *167*
      no câncer laríngeo, *162*, *167*
         estadiamento do, *162*, *167*
   supraglóticos, 161
      considerações terapêuticas, 163
      procedimentos cirúrgicos, 164

U

Úlcera(s)
   dos processos vocais, 98-105
      técnicas cirúrgicas, 99

V

Vaporização
   do vaso proeminente, *48*
Varicosidade(s)
   das pregas vocais, 85-89
      proeminente, *86*
      técnicas cirúrgicas, 87
Variz(es)
   na prega vocal, *88*
      tortuosa, *88*
         e proeminente, 88
   proeminente, 50
Vaso(s)
   ectásicos, 85-89
      das pregas vocais, 85-89
      técnicas cirúrgicas, 87
   proeminente, *48*
      vaporização do, *48*
Ventrículo
   laríngeo, *29*
Videoestroboscopia
   rígida, *82*
      de pólipo hemorrágico, *82*
         imagem pré-operatória de, *82*
Videolaringoestroboscopia, 60
   de granuloma séssil, *103*
   de sulco vocal, *131*
   rígida, *19*
Videolaringoscópio
   de Kantor/Berci, *23*
Videoprint
   de cisto, *59*
      com fluido, *59*
         na dobra vocal, *59*
      pós-hemorrágico, *60*
   de granuloma, *100*
      no processo vocal, *100*
   de laringoespasmo, *101*
      recorrente, *101*
   de membrana, *133*
      laríngea, *133*
   intraoperatória, *76*
      de pólipo, *76*
         de base larga, *78*
         pós-hemorrágico, *77*
         séssil, *76*
         unilateral, *76*
Volume
   controle de, 14
Voz
   anatomia da, 8-15
      breve revisão, 8-15
      introdução, 8
      laringe, 8
      trato vocal, 11
         infragótico, 11
         supraglótico, 11
   cosmética da, 52-53
      lift da voz, 52-53
   fisiologia da, 8-15
      breve revisão, 8-15
      controle, 12, 14
         de *pitch*, 14
         de volume, 14
         neural, 12
      introdução, 8
      mucosa, 14
         avaliação da, 14
      produção do som, 12
      ressonância, 13
   medidas da, 16
   reabilitação da, 174
      após laringectomia, 174
         total, 174

W

Weerda
   laringoscópios cirúrgicos de, *23*
      distensores, *23*

X

XRT (Intervalo entre a Radioterapia), 155